A BIBLIOGRAPHY
ON THE PRACTICE OF
COMPLETE DENTURES

全部床義歯臨床のビブリオグラフィー

時代を映した材料・手技・コンセプトに見る
教育・臨床の変遷

松田謙一 著
前田芳信 監修

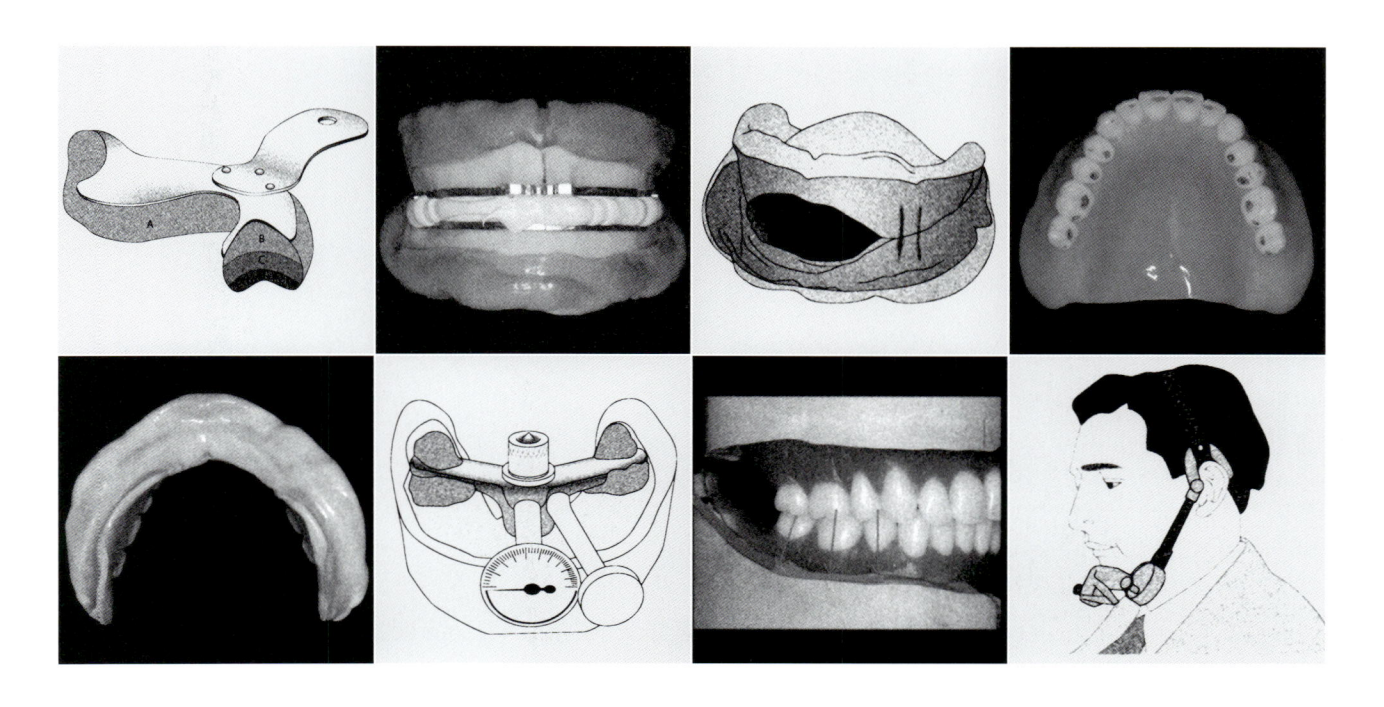

A BIBLIOGRAPHY ON THE PRACTICE OF COMPLETE DENTURES

医歯薬出版株式会社

This book was originally published in Japanese
under the title of :

ZENBUSHOUGISHI NO BIBURIOGURAFI
(A Bibliography on the Practice of Complete Dentures)

MATSUDA, Kenichi
  Assistant Professor
  Department of Prosthodontics, Gerodontology and Oral Rehabilitation
  Osaka University Graduate School of Dentistry
MAEDA, Yoshinobu
  Specially-appointed Professor
  Osaka University Graduate School of Dentistry
  Oralcare-station Honmachi Dental Clinic in Osaka

© 2019 1st ed.

ISHIYAKU PUBLISHERS, INC.
  7-10, Honkomagome 1 chome, Bunkyo-ku,
  Tokyo 113-8612, Japan

はじめに

本書は月刊『歯科技工』において2015年1月から2017年6月まで掲載された連載記事の内容を再編し，1冊にまとめたものである．

連載当時を振り返ってみれば，毎月13冊の『Prosthodontic Treatment for Edentulous Patients』各版における該当箇所をチェックし，コンビニで全ページをコピーし，各版の変遷について吟味しながら和訳し，原稿を執筆する作業は非常に骨が折れる仕事であった．しかし，同時に自分自身の知識の向上や整理に大いに役立ったことは間違いない．そして，その上で再認識したのは，「最新の教科書が必ずしも最良とは限らない」ということである．近年のエビデンスを重視する姿勢は，"科学的根拠に基づいた治療を行う"という意味では評価するべきなのかもしれないが，逆に十分なエビデンス（インパクトファクターの高い国際雑誌に掲載されている論文）がないからという理由で，先人たちの豊富な臨床経験から得られた言葉に耳を傾けないのは，非常にもったいないことではないだろうかとも感じている．

「私がもし，他人より遠くを見ているとしたら，それは先人の肩の上に乗っているからだ」というのはアイザック・ニュートンの言葉であるが，我々も先人たちの遺した知識から学び，より良い無歯顎補綴治療を行えるように努力するべきであり，本書が少しでもその役に立つことを祈りたい．

大阪大学大学院歯学研究科　顎口腔機能再建学講座

有床義歯補綴学・高齢者歯科学分野　助教

松田謙一

私の歯科臨床に関する書籍の読み方は偏向していると言っていいだろう．どこか，それぞれの書籍の中に共通点が存在するのではないかと探しながら読んでしまうからである．各書籍に述べられていることは，著者の長年の豊富な臨床経験から生まれた方法や知識が背景になっている．そのことに敬意を払いつつ，自分自身の臨床に取り入れられるのは，共通して述べてあること，言い換えれば「誰がやってもできること」「再現性のあること」であろう，と探してしまうのだ．

その意味で，本書で取り上げている『Prosthodontic Treatment for Edentulous Patients』（バウチャー無歯顎患者の補綴治療）の内容こそそのものずばりと言えそうなのだが，他の教科書と同様に分担執筆のテキストには限界がある．

そのことは，松田謙一先生が上記書籍を初版から最新版まで細かく分析してくれたことでさらによく理解できるようになったのだが，その努力と飽くなき追究の姿勢に改めて敬意を表したい．

また，最新版を最後に筆頭著者・編集者の立場を後進に譲ったGeorge A. Zarb先生に編集方針や内容の選択基準の変遷などについて直接質問し，真摯に答えてもらう機会が得られたことにも感謝している．

教科書としてはできるだけ多くの大学で利用してもらえるようにすることが不可欠であり，そのために編集者は相反する意見をどのように記載するかに苦労することになる．残念ながら，その記載のすべてに科学的な根拠があるとは限らないが，ノーベル賞を受賞された本庶　佑先生の言葉である「教科書を信用しない」姿勢を持って利用することにこそ意義があるのではないだろうか．

大阪大学大学院歯学研究科　特任教授・名誉教授

オーラルケアステーション本町歯科　院長

前田芳信

全部床義歯臨床のビブリオグラフィー

CONTENTS

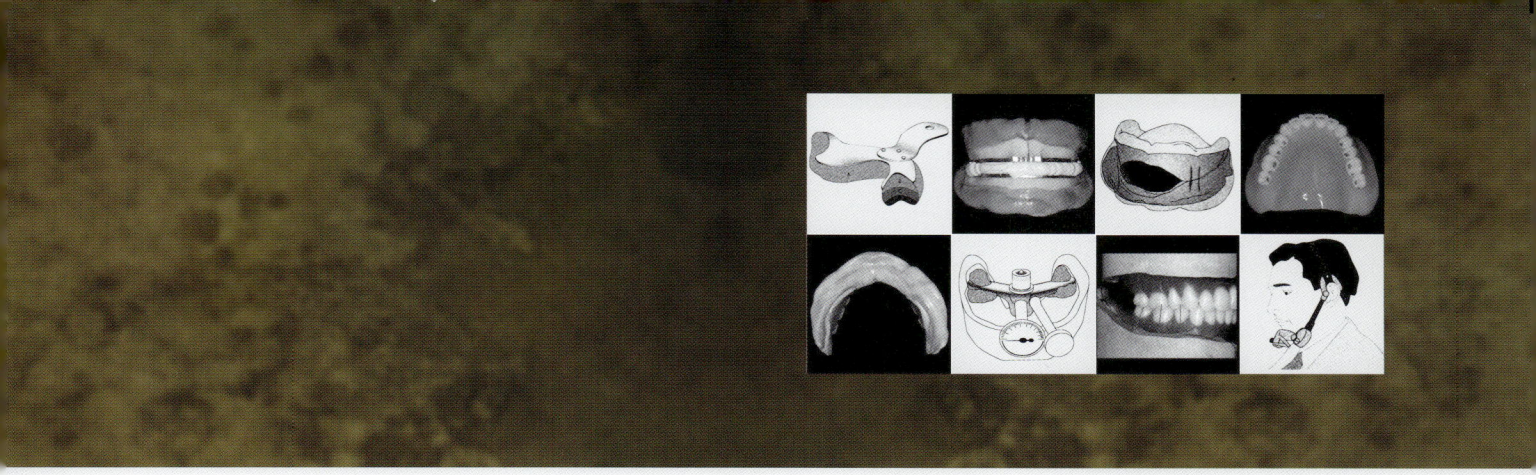

Cover & Page Design：a-pex design　　Illustration：TDL　　編集協力：鈴木弥佐士

総説；改訂内容の分析から試みる全部床義歯臨床の変遷の探求

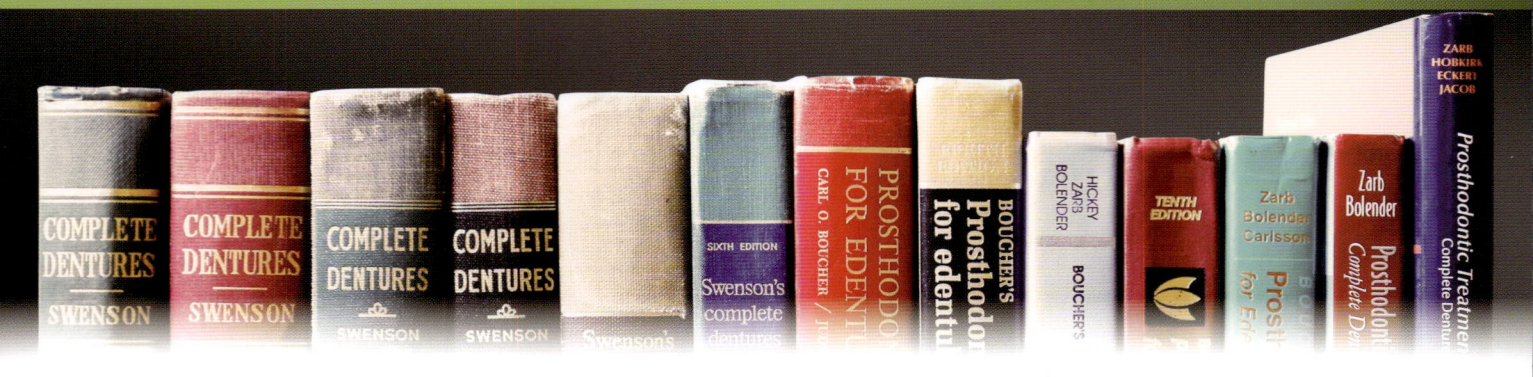

はじめに

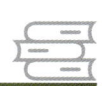

　我が国の歯科医師に「学生時代に使っていた全部床義歯学の教科書は何ですか？」と尋ねると，多くの場合，『全部床義歯補綴学』（初版：1982年〜第3版：1993年）や，2004年初版の『無歯顎補綴治療学』（現在は第3版．いずれも医歯薬出版）を挙げることと思われる．

　では，海外の有名な全部床義歯学の教科書は何かと考えると，それはCarl O. Boucherらによる『バウチャー無歯顎患者の補綴治療』（原著書名：Prosthodontic Treatment for Edentulous Patients, 以下PTEP）だという点で大方の認識が一致することであろう．

　我が国では，年代によって手にした訳本が主に第9版と第12版のもので分かれるかと思うが，PTEPに拠って全部床義歯学の講義に臨んだ歯科医師や，臨床で必要に迫られた場合に同書を開いたことのある歯科医師や歯科技工士も少なくないであろう．また，PTEPはおそらく米国を含めて国際的に最も知名度が高く，歴史の古い教科書の1つであり，少なからず我が国の全部床義歯学教育に影響をもたらした源流であると考えられる．PTEPは初版が1940年に出版され，その後も著者やタイトルの変遷を経ながら，2013年に第13版が出版された（図1）．

　実は，PTEPの初版タイトルにはBoucherの名前はなく，タイトルもシンプルに『COMPLETE DENTURES』であった．著者はMerill G. Swensonで，1959年に出版された第4版まで筆頭著者を務めている．その後，1964年に出版された第5版ならびに1970年出版の第6版では筆頭著者がBoucherに変わったものの，タイトルは『Swenson's complete dentures』となっており，内容も多くの部分がそれ以前の版を踏襲している．そして，続く第7版においてBoucherにより内容の多くが一新された．

　その後は筆頭著者こそジョージア医科大学のHickeyやZarbに変わっているが，執筆陣には大きな変わりはなく，タイトルを『BOUCHER'S Prosthodontic Treatment for Edentulous Patients』として，第8版〜第11版まで改訂を重ねている．その後はタイトルから「BOUCHER'S」が消えたものの，第12版が2004年に，第13版が2013年に出版され，その内容は改訂を経ながら変遷を続けている（表）．また，筆者らの得た情報では，既に第14版の執筆の準備も始まっているとのことである．

　日本語の訳本としては，前述したように第12版（田中久敏，古谷野　潔，市川哲雄 監訳／バウチャー無歯顎患者の補綴治療 原著第12版．2008年）があり，それ以前には第9版（田

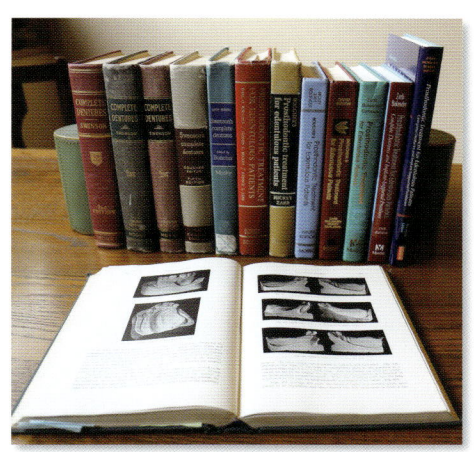

図 1 『Prosthodontic Treatment for Edentulous Patients』の初版（手前）と第 13 版まで

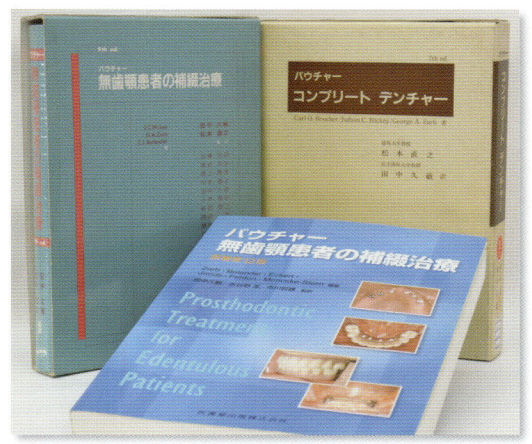

図 2 日本語訳本としては第 7 版，第 9 版，第 12 版が存在している

表 PTEP のタイトル，筆頭著者の変遷

	原著書名	原著筆頭著者	原著発行年	日本語訳本タイトル
初版	COMPLETE DENTURES	Merill G. Swenson	1940 年	——
第 2 版	COMPLETE DENTURES	Merill G. Swenson	1947 年	——
第 3 版	COMPLETE DENTURES	Merill G. Swenson	1953 年	——
第 4 版	COMPLETE DENTURES	Merill G. Swenson	1959 年	——
第 5 版	Swenson's complete dentures	Carl O. Boucher	1964 年	——
第 6 版	Swenson's complete dentures	Carl O. Boucher	1970 年	——
第 7 版	PROSTHODONTIC TREATMENT FOR EDENTULOUS PATIENTS	Carl O. Boucher	1975 年	バウチャー コンプリートデンチャー
第 8 版	BOUCHER'S Prosthodontic treatment for edentulous patients	Judson C. Hickey	1980 年	
第 9 版	BOUCHER'S Prosthodontic Treatment for Edentulous Patients	Judson C. Hickey	1985 年	バウチャー 無歯顎患者の補綴治療
第 10 版	Boucher's Prosthodontic Treatment for Edentulous Patients	George A. Zarb	1990 年	——
第 11 版	BOUCHER'S Prosthodontic Treatment for Edentulous Patients	George A. Zarb	1997 年	——
第 12 版	Prosthodontic Treatment for Edentulous Patients Complete Dentures and Implant-Supported Prostheses	George A. Zarb	2004 年	バウチャー無歯顎患者の補綴治療　原著第 12 版
第 13 版	Prosthodontic Treatment for Edentulous Patients Complete Dentures and Implant-Supported Prostheses	George A. Zarb	2013 年	——

中久敏，松本直之 監訳／バウチャー 無歯顎患者の補綴治療．1988 年），第 7 版（松本直之，田中久敏 訳／バウチャー コンプリートデンチャー．1981 年．上記訳本はいずれも医歯薬出版）が出版されていた．残念ながら現在ではすべて品切れとなっているが，これらの訳本によって PTEP が本格的に我が国に紹介され，その内容が全部床義歯学教育に多く採用されたであろうことは想像に難くない（図 2）．これは裏を返せば，Swenson が筆頭著者であった第 4 版以前の内容には，我々日本の歯科医療従事者（特に 40 代以前の若手歯科医師）にとって，あまりなじみのない手法や考え方が多く含まれている可能性があるとも言える．筆者らはその

ような，現在では紹介されていないテクニックや考え方の中に，今の時代に役立つ知識が含まれていないだろうかとの思いを抱いた．そこで第4版以前のPTEPを入手して精読したところ，驚くことに，その中には現代の全部床義歯臨床に十分通用する，臨床のコツとも呼べる細かなテクニックや，今では入手が不可能な器具・装置といった，これまで知り得なかった情報や知識があふれていた．これは全部床義歯臨床に取り組む者として，まさに温故知新であった．

そこで我々は月刊『歯科技工』において，2015年1月から2017年6月まで計25回にわたり，

FOCUS
筆頭著者の変遷

PTEPの執筆陣は，言うまでもなく有名な先生ばかりであるので，一部の読者にとっては，「何を今さら」と思われるかもしれない．しかし，やはり執筆者のつながりや個々のバックグラウンドを知っておくことは，本書の主旨を踏まえると，その理解において重要であると考えられるので，簡単ではあるが，筆頭著者の先生方に限って，その略歴等を紹介しておきたい．

1 Merill G. Swenson （1892 〜 1960）

ニューヨーク大学歯学部の補綴学の教授．PTEPの著者として高名であるが，日本の読者にとってその名に聞き覚えがあるとすれば，上顎全部床義歯の後縁部に付与するポストダムの形態であろう．今でも彼の考案したその形態は，臨床で広く用いられている．

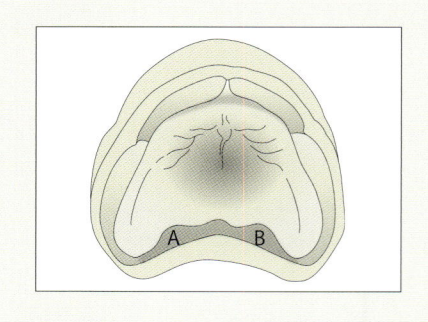

2 Carl O. Boucher （1904 〜 1975）

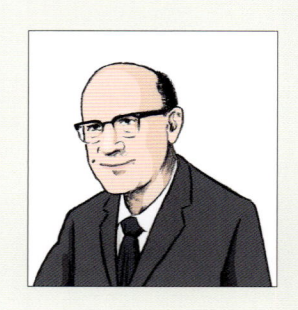

Boucherは，オハイオ州立大学を1927年に卒業後，市中の開業医に勤務し，その後は同大の非常勤講師として教鞭を執った．さらに1935年からは臨床分野を可撤性補綴に限定して臨床を行っていたようだ．彼がいかに義歯に関する臨床に熱心であったかが理解できるエピソードである．その後，同大の補綴学の教授や学部長等，数々の要職を歴任した．なお，彼はPTEPはもちろんのこと，R.P. Rennerとの共著による有名な部分床義歯の教科書も出版している（和書名：レンナーとバウチャーの部分床義歯の臨床．現在絶版）．

入手困難となっている PTEP 初版から本稿執筆時点の最新版である第 13 版までの内容を網羅的に比較し，その間およそ 70 年にわたる全部床義歯の診療術式や材料等の変遷，臨床や技工に役立てられる知識や知見を抽出し，紹介した.

　本書は同連載の内容を再編し，1 冊にまとめたものである．少しでも多くの歯科医師が，先人たちの経験や知識に触れ，日々の全部床義歯臨床に役立ててほしい.

Judson C. Hickey（1926 ～ 2004）

　Hickey は，Boucher が教鞭を執るオハイオ州立大学を 1950 年に卒業し，米国の公衆衛生局で 3 年間の研修を行った後に同大の補綴学教室に戻り，Boucher のもとで研究や臨床に励み，1962 年にはケンタッキー大学の教授となった．1966 年にはジョージア医科大学の教授，学部長を務めている.

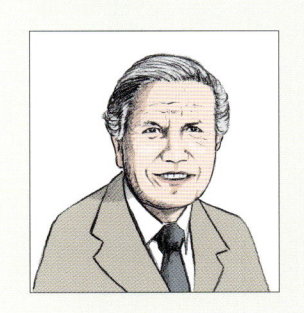

George A. Zarb（1938 ～ 　）

　Zarb は，International College of Prosthodontics（国際補綴歯科学会）が発行する国際雑誌である IJP（International Journal of Prosthodontics）のチーフエディターとして活躍した．2018 年末をもってアカデミズムの世界から引退を表明し後進にその役割を譲ったが，歯科医師であれば多くの方がご存知と思う．彼は Hickey とともに第 9 版以降でインプラントを用いた無歯顎補綴治療に関する章を手がけ，第 10 版より筆頭著者を務めた．本書では，読者諸氏の臨床のヒントとなる事項について，「Dr. Zarb's Opinion」としてコメントをお寄せいただいた（コメントは「歯界展望」130 巻 4 号インタビューより抜粋）.

＊　　＊　　＊

　その他にも，ワシントン大学の補綴学の教授である Charles L. Bolender やスウェーデン・イエテボリ大学教授の Gunnar E. Carlsson 等，高名な先生方も執筆陣に名を連ねている.

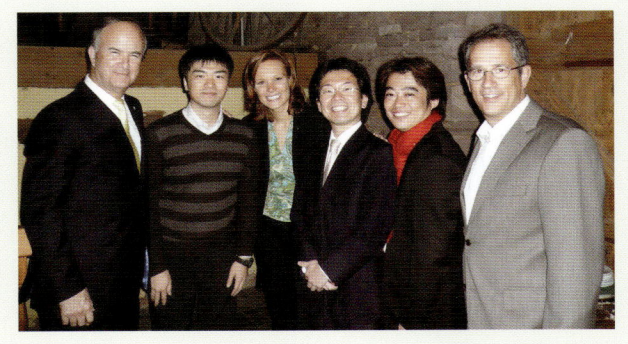

Zarb 先生（写真左）と筆者（松田．左から 2 番目）〔2008 年に開催された YPE（国際補綴歯科学会主催の若手補綴教育者のためのワークショップ）にて〕

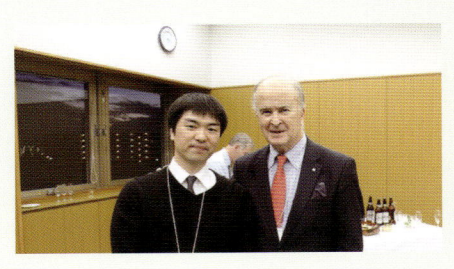

初めての出会いから 7 年後，2016 年京都で開催された同ワークショップにて，Zarb 先生と撮影スタッフとして参加した筆者

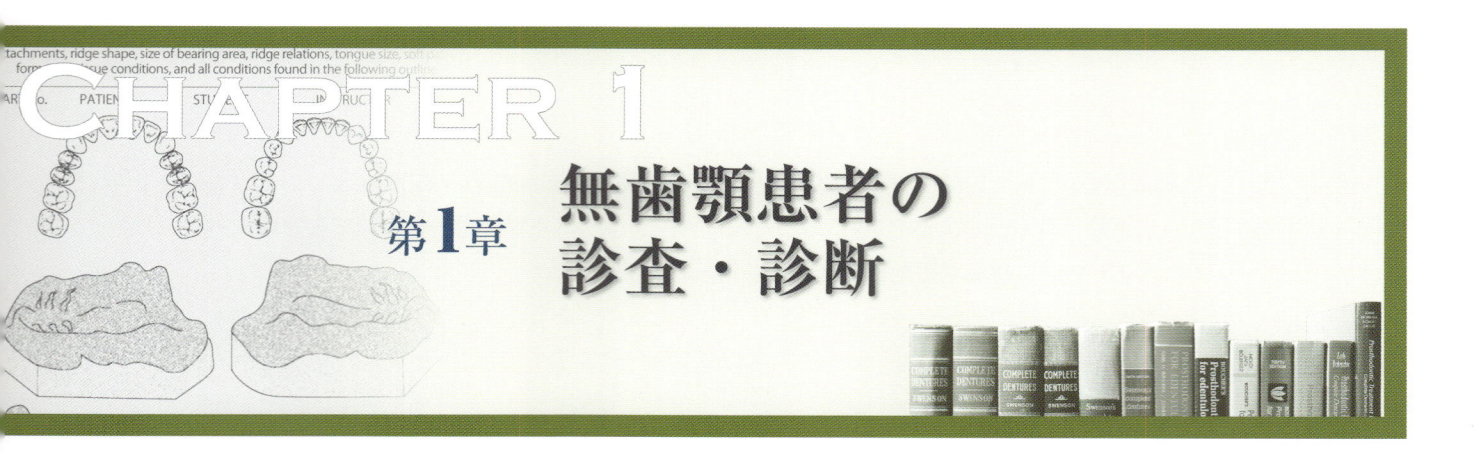

第1章 無歯顎患者の診査・診断

はじめに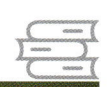

　「全部床義歯の製作にあたり，無歯顎患者の口腔内や現義歯の術前診査は重要である」と言うと，さも当たり前のように聞こえるかもしれない．しかしながら，ともすれば若手歯科医師や歯科技工士の中には，「全部床義歯臨床では，印象採得や咬合採得等の臨床ステップやそれに伴う技工操作に全力を尽くすことが最重要であり，術前診査はその結果がどうであれ，最終義歯の結果にはあまり影響しないのではないか？」と考える方もおられるかもしれない．

　確かに，有歯顎者の補綴治療では，残存歯の状態の適切な診断による保存の可否の判断や前処置の方法によって，無限とも言える最終補綴装置の設計が考えられるのに対し，残存歯を持たない無歯顎者であれば，補綴装置単位で考えると，どのような症例であっても「全部床義歯」を製作することには変わりがないため，術前診査の必要性は低いと勘違いしてしまいやすいと考えられる．

　では，なぜ全部床義歯の製作に際しても無歯顎患者の口腔内や現義歯の診査が重要なのだろうか？　筆者（松田）の私見であるが，無歯顎者の術前診査の1つの大きな意義は「完成義歯による治療の成否の予測」にあるように思われる．

　すなわち，術前に患者の口腔内と現義歯の状態や，現義歯の使用によりどの程度の機能回復がなされているかをじっくりと判断し，問題点を明確にする．続いて，もし仮に自分が新義歯を製作すれば，現義歯のどのような点をどの程度改善できるかを予測し，それを患者に伝えることが，歯科医師と患者の双方にとって重要であると考えている．

　例えば，明らかに状態の良くない現義歯を装着している患者に対して義歯の再製作を行う場合，その患者の現義歯以外の口腔内・外の条件が悪くなければ，治療の成功率は高くなると予測できる．逆に，患者の条件は良好で，かつ現義歯に大きな問題が見出せない場合には，再製作によって患者をより満足させることは困難であるかもしれない（図1，2）．これらのことを判断するためにも，術前診査は重要であると言える．

　では，術前診査としてはどのような項目が重要なのだろうか．本章では『Prosthodontic Treatment for Edentulous Patients』（PTEP）の初版〜最新版における診査項目について検討し，そこに生じた変遷を比較分析し，その中で現在でもその有用性が高いと考えられる診査項目について紹介したい．

初版〜第6版における記述

　PTEP の初版には既に，かなり詳細な項目にわたる診査票が紹介されている．まずはその内

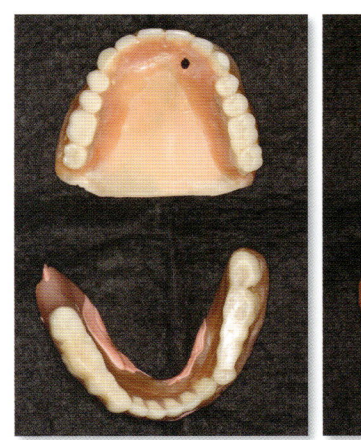
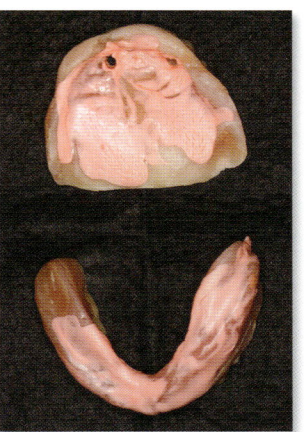

図1　明らかに状態の良くない現義歯の例

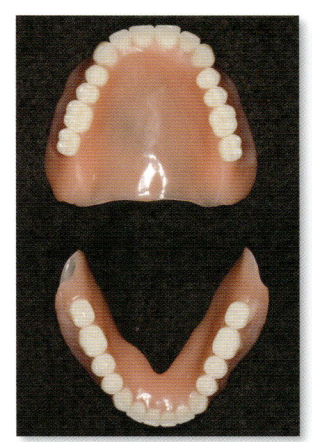
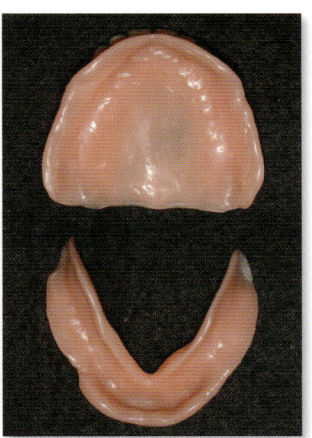

図2　外見からは大きな問題が見出せない現義歯の例

容について簡単に紹介する．

　診査票のタイトルには「義歯の診断，予後と治療計画」とあり，1ページ目には辺縁や筋の付着，顎堤の形態，義歯の被覆面，顎堤関係，舌のサイズ，軟口蓋の形態，軟組織の状態等，口腔内で認められた所見を記載するために，歯列のイラストや上下顎堤の俯瞰図，前頭断および矢状断の上下顎間関係を示す図が記載されている（図3）．続いて，診査項目としてA～Zまでの26項目が挙げられている（表1）．内容として興味深い点の1つに，患者の精神的態度についての項目がある．これは，患者の期待度や批判的な態度等といった患者の心理的要因が，治療成績に大きく関わっている事実が古くから知られていたことを示している．その中でも，第7版以降の診査票からは省略されてしまっているが，友人や家族の影響についての考察は，今でも重要であるように思われる．臨床上起こり得る事例として，前歯部の大きさや形態について，蠟義歯試適時にいくら患者本人が納得していても，新義歯完成後，自宅に帰った患者が家族や友人からの心ない批判により，義歯の修正を希望して再来院してきた……という経験のある方は，おそらく筆者だけではないだろう．

　やはり，自分の意見や考えについて，家族や友人からの影響を強く受けていることが予測されるような患者であれば，試適時には家族や友人と一緒に来院してもらうことも決して過剰な対応ではなく，繊細な患者対応が求められる現在にこそ有益であると考えられる．

　逆に，現在と比べて不足しているように考えられる項目は，現義歯に関する情報であろう．筆者らは歯学部生を指導する際には，「現義歯の問題点の抽出」と「改善点の把握」の重要性を強調している．何らかの主訴を携えて来院する患者にとって，現義歯のどこに不満があるのか，何を改善できるのかを歯科医師や歯科技工士が理解していなければ，主訴の解決は難しいことは言うまでもなく，ただやみくもに義歯の製作を繰り返しても患者，歯科医師双方にとって徒労に終わるだろう．

　では，なぜ初版における診査票には，その項目が盛り込まれていなかったのだろうか．筆者が推察するに，おそらく初版刊行当時，歯科医療は多くの市民にとってはまだまだ高額であり，気軽に受けられる治療ではなかったものと考えられる．特に，歯科医師と歯科技工士の高い技術がより求められる補綴治療はなおさらであろう．そのため，全部床義歯が現在に比べて非常に高価であり，そもそも現義歯を持った患者が少なかったという時代背景が存在するためだと思われる．

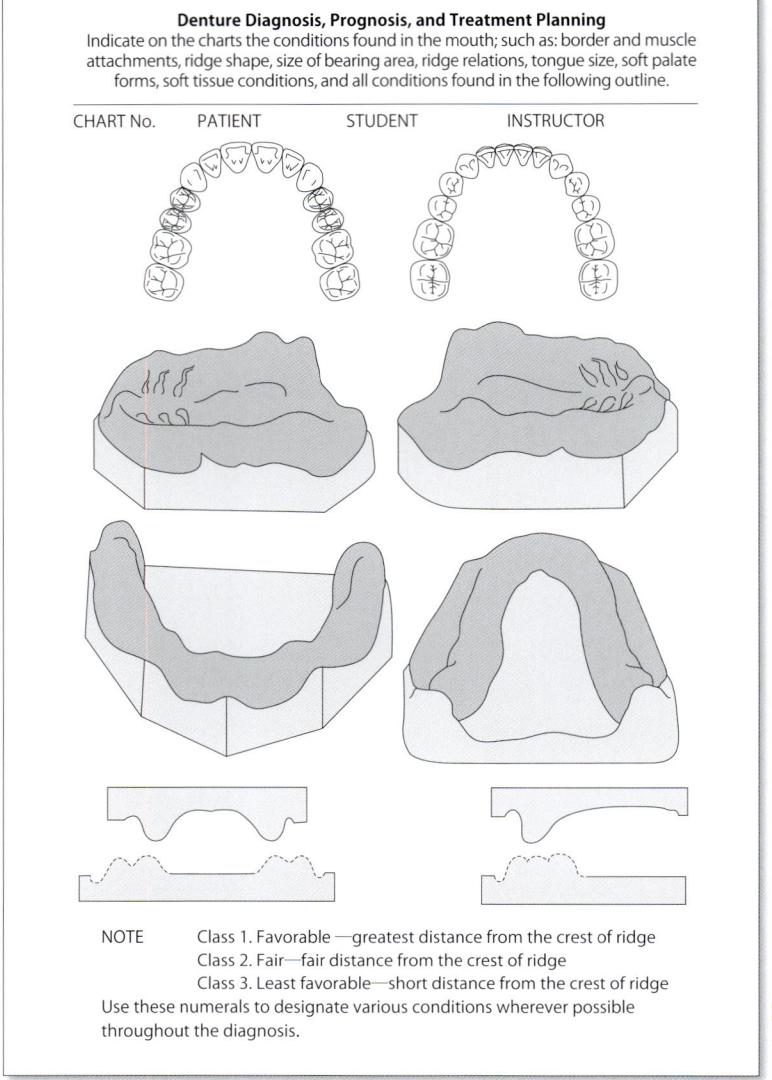

Denture Diagnosis, Prognosis, and Treatment Planning

Indicate on the charts the conditions found in the mouth; such as: border and muscle attachments, ridge shape, size of bearing area, ridge relations, tongue size, soft palate forms, soft tissue conditions, and all conditions found in the following outline.

CHART No.　PATIENT　　　STUDENT　　　INSTRUCTOR

NOTE　　　Class 1. Favorable —greatest distance from the crest of ridge
　　　　　　Class 2. Fair—fair distance from the crest of ridge
　　　　　　Class 3. Least favorable—short distance from the crest of ridge
Use these numerals to designate various conditions wherever possible throughout the diagnosis.

図3　初版の診査票（義歯の診断，予後と治療計画）（初版より作成）

表1　初版～第6版の診査票の記載項目（各項目を筆者が和訳した）

診査票 I　（初版～第6版）		
A. 健康 　1. 全身の健康状態　2. 筋緊張　骨代謝 　3. 残根，残存炎症，骨密度などのX線所見 B. 年齢 C. 性別 D. 職業 E. 精神的態度（心構え） 　1. 期待度　a. 普通　b. 過剰な期待　c. 悲観的(過少な期待) 　2. 無関心 　3. 超批判的 　4. 神経質 　5. 適応力　a. 不器用　b. 平均的　c. 良好 　6. 家族や友人の影響 F. 抜歯すべき残存歯の位置 　1. 義歯人工歯の審美的な位置に影響を与える場所に存在する 　2. 臼歯部人工歯の位置に影響を与える場所に存在する G. 無歯顎歴 　1. 即時義歯（修復）　2. 3週間以下　3. 3カ月以下 　4. 1年以上　5. 旧義歯装着者　a. 装着していた義歯のタイプ　b. 旧義歯の満足，不満，理由 H. 審美的改善の見込み 　1. 良好　2. 不良	I. 口唇の長さ，厚み J. 顎堤形態 　1. アンダーカット　2. 骨隆起　3. 平行性　4. V字型 　5. 高顎堤　6. 低顎堤（平坦）　7. 狭顎堤　8. 広顎堤 K. 顎間距離 　1. 良好　2. 小　3. 大 L. 支持域の大きさ 　1. 大　2. 平均的　3. 小 M. 顎堤関係 　1. 普通　2. 下顎前突　3. 正常　4. 交叉咬合A 　5. 交叉咬合B N. 顔面形態　前方　側方 O. 頬骨突起 　1. 床縁上方　2. 平均　3. 低位 　4. 頬骨突起上の不動粘膜 P. 口蓋形態 　1. 高口蓋　2. 平均的　3. 低位 　4. 口蓋隆起　a. 平均的幅径　b. 幅広　c. 低隆起 　　　　　　　　d. 細長い形態　e. 口蓋隆起なし Q. 上顎結節 　1. 大　2. 中　3. 小	R. バッカルスペース 　1. 高　2. 平均的　3. 低 S. 軟口蓋形態 　1. 広いポストダムエリア　2. 平均的ポストダムエリア 　3. 著しく狭いポストダムエリア T. 軟組織状態 　1. 平均的深さ　2. 硬く不動　3. 軟らかくスポンジ状 　4. 旧義歯による炎症 U. 歯肉頬移行部 　上顎：1. 高　2. 低　3. 中 　下顎：1. 高　2. 低　3. 中 V. 筋の付着 　1. 上顎小帯　2. 上顎頬筋　3. 下唇小帯 　4. 下顎頬筋　5. 舌小帯　6. 顎舌骨筋 W. 表情筋の筋緊張 X. 筋（咀嚼筋）の発達程度 Y. 舌の大きさ Z. 唾液性状 　1. 粘着性　2. 標準　3. 薄い　4. 量について

表2　第7版，第8版の診査票の記載項目（各項目を筆者が和訳した）

診査票Ⅱ　（第7版，第8版）		
口腔既往歴と補綴的診断	顎間距離：大，平均的，小 （上顎結節部：右　　　左　　　）	筋の付着異常や隆起
病変の有無：あり・なし	顎堤関係：正常，後方，交叉咬合	舌のサイズ：　　　クラス：　　　舌の活動性：
無歯顎歴　上顎：　　　下顎：	床粘膜面積：上顎：大，平均的，小 　　　　　　下顎：大，平均的，小	顎関節：1. クリック，2. 耳鳴（雑音），3. 疼痛
現義歯歴　上顎：　　　下顎：	頬骨突起：高 or 義歯床縁にかかる	下顎可動性
現義歯について　満足度，種類，床用材料	口蓋形態：V字型，高，平均的，低，口蓋隆起	外科的前処置：必要，不要
歯の喪失理由	上顎結節：大，中，小，骨化，線維化	協調性：
現義歯についての不満	口蓋後縁封鎖域：広，平均的，狭	患者の期待度：正常，楽観的過ぎる，悲観的過ぎる
特に考慮の必要な点	頬側前庭：上顎右側　高，平均的，低，狭，広 　　　　　下顎右側　高，平均的，低，狭，広 　　　　　上顎左側　高，平均的，低，狭，広 　　　　　下顎左側　高，平均的，低，狭，広	適応力：不器用，平均的，良好
審美的要件： 顔の形態（□，△，○），横顔，アーチフォーム		全身健康状態：
顔面：筋緊張，筋の発達程度，口唇の長さ・厚さ	軟組織の状態（正常，硬，軟，炎症性） 上右：　　上左：　　上前： 下右：　　下左：　　下前：	服用薬：
顎堤形態（残存歯槽骨形態） 上右：　上左：　下右：　下左：　下前： 1. アンダーカット　2. 豊隆　3. 平行性　4. V字型 5. 高　6. 低（平坦）7. 狭　8. 広		精神的態度：理性的，無関心，批判的，懐疑的
	口腔底の可動域　前方： 　　　　　　　　後方：	特記事項
残根		印象前に義歯を外しておく時間：
		治療用裏装：

また同様に，「G.　無歯顎歴」の項目には5つの選択肢が用意されているが，「1.　即時義歯」「2.　3週間以下」「3.　3カ月以下」「4.　1年以上」「5.　旧義歯装着者」となっている．これも当時は即時義歯製作や残存歯の抜去を行ってから早期に全部床義歯を製作し始める患者が多く，既に旧義歯を装着している患者の割合が決して多くなかったことを示しているといえる．

初版〜第6版では，診査票の内容に若干の変更はあるものの，大きくは変わっていない．しかし，第7版以降は改訂が進むにつれて診査票の内容が変化している．以下，その変遷について見ていく．

第7版，第8版における記述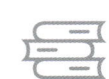

第7版と第8版には新しい診査票が記載されている．その内容をいくつか挙げてみたい（表2）．初版〜第6版の診査票の項目と比べてみると，唾液の性状についての項目や，前述した家族や友人からの影響の項目が省略されている．そして，新たに現義歯の状態や頬側前庭の状態，口腔底の可動性等についての項目が追加されている．

現義歯については満足度や種類，床用材料等の簡単な分類にとどまっているものの，初版当時は高価であった全部床義歯も，徐々に多くの患者が現義歯を持つようになってきていたことが窺われる．頬側前庭の深さや広さを各部位ごとに診査すること，口腔底の可動性を診査・記録することは確かに有用であり，義歯床縁の長さや厚みを決定する上で非常に重要な情報である．これは現在の全部床義歯臨床においても詳細に診査するべき項目であると考えられる（図4〜6）．

第9版，第10版における記述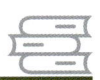

第9版には2つの診査票（表3，4）が記載されている．両者を見比べてみると，表3では現義歯についての詳細な情報や抜歯の原因等の項目がその半分を占めているが，表4はどちらかというと，現症としての口腔内の状態を詳細に記録するための診査項目が多く見られる．

臨床例に見る可動域の診査について

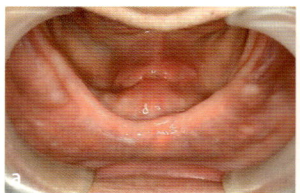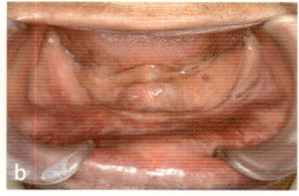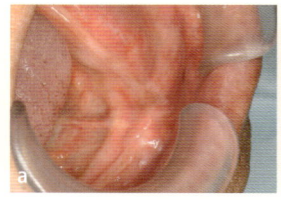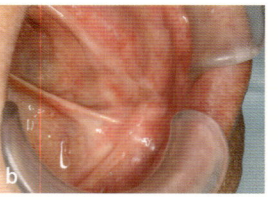

図4　口腔前庭の深さに違いを認める症例．a：顎堤の吸収量は中程度で口腔前庭の深さも平均的な症例．b：顎堤の吸収量が大きく，口腔前庭が非常に浅い症例

図5　口腔底の可動域の診査．口腔底の挙上をある程度認める症例（a：安静時，b：舌挙上時）

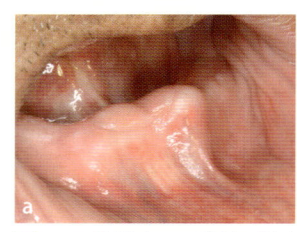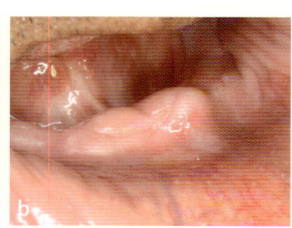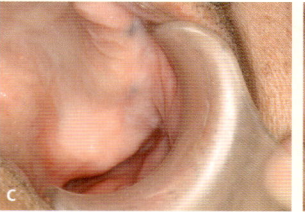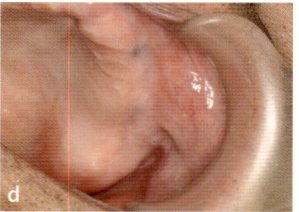

図6　口腔前庭の可動域の診査．口腔前庭の診査には粘膜を伸展させて，可動域を明示する必要がある（a，b：下顎唇側前庭，c，d：上顎頬側前庭）

表3，4　第9版，第10版の診査票の記載項目（各項目を筆者が和訳した）

診査票Ⅲ-1　（第9版，第10版）

抜歯歴： 上顎：歯周病，齲蝕，両方　年齢 下顎：歯周病，齲蝕，両方　年齢 義歯装着経験：なし―あり，良好―不良 現義歯の使用年数： 無歯顎歴： 義歯の種類：上下，上，下 即時義歯：上，下，上下 義歯装着時間： 一日中，時々外す，日中のみ，ほとんど装着しない 人工歯の材料：レジン，陶歯 人工歯の形態：有咬頭歯，無咬頭歯 床用材料：レジン，その他 義歯装着後の補綴治療の有無，内容	患者の主観的評価（良好，普通，不良） 　使用感，咀嚼能率，審美性，下顎運動，疼痛，味覚 義歯の臨床的評価 　顎間距離（適切，多い，少ない） 　安定（良好，不良） 　咬合（適切，不適切） 　発音（適切，不適切） 総合評価　上顎，下顎（5段階評価） 表情：変化あり，変化なし 口唇： 薄い，厚い，短い，長い，緊張，活動性 顎堤吸収： 上：わずか，不均一，広範囲 下：わずか，不均一，広範囲 顎間関係：正常，前突，後退 口腔底：良好，不良 辺縁組織：付着　上下	口腔粘膜：上下 1.　臨床的正常　2.　部分的炎症　3.　広範囲の発赤 4.　顆粒状変性 粘膜の弾性：上下 1.　硬い 2.　顎堤のわずかな動き　部分的 3.　顎堤のわずかな動き　広範囲 4.　顎堤の高さの半分以上の動き　部分的 5.　顎堤の高さの半分以上の動き　広範囲 アンダーカット：上下 舌：良好，不良 唾液：漿液性，粘液性 咽喉形態：良好，不良 X線写真による評価： 補綴前処置としての外科処置： 予後の説明： 予想される将来の処置：

診査票Ⅲ-2　（第9版，第10版）

1.　Cornell医学指数 2.　これまでの義歯経験 　タイプ：　　年数：　　再製理由： 3.　現義歯の評価（満足，不満足） 　会話：　咬合：　被覆：　維持：　審美性： 4.　現義歯装着時の習癖 　舌習癖：　　　クレンチング，ブラキシズム： 　夜間の義歯装着： 5.　開口量（大―中―小） 6.　顎堤の大きさ 　上顎：（大―中―小） 　下顎：（大―中―小） 7.　顎堤の形態（断面） 　前方，後方それぞれ 　上顎（U型―V型―球型―平型） 　下顎（U型―V型―球型―平型）	8.　口蓋の形態（平坦―高口蓋―U字型） 9.　軟口蓋の形態（良好―不良） 10.　口蓋後縁の閉鎖域 　幅（狭―広―平均的） 　可動性（顕著―平均的―わずか） 11.　口蓋隆起（あり―なし） 12.　下顎隆起（あり―なし） 13.　顎堤吸収 　上顎：（軽度―中等度―重度） 　下顎：（軽度―中等度―重度） 14.　粘膜の厚みと弾性（図示） 15.　粘膜の外観 　炎症，増殖（エプーリス，乳頭状，その他），角化 16.　口腔前庭の深さ 　上顎（十分―不十分），下顎（十分―不十分），部位	17.　顎間距離（十分―不十分） 18.　上顎結節（良好―不良） 19.　上顎結節と筋突起間の距離 　（十分―限度―不十分） 20.　顎間関係 　（正常―上顎前突―下顎前突） 　臼歯部 　（正常咬合―交叉咬合） 21.　舌の位置（正常―後方） 22.　唾液量（正常―多い―少ない） 23.　X線診査 　埋伏歯，根，異物，その他 24.　外科的前処置 25.　予後（良好―普通―不良）

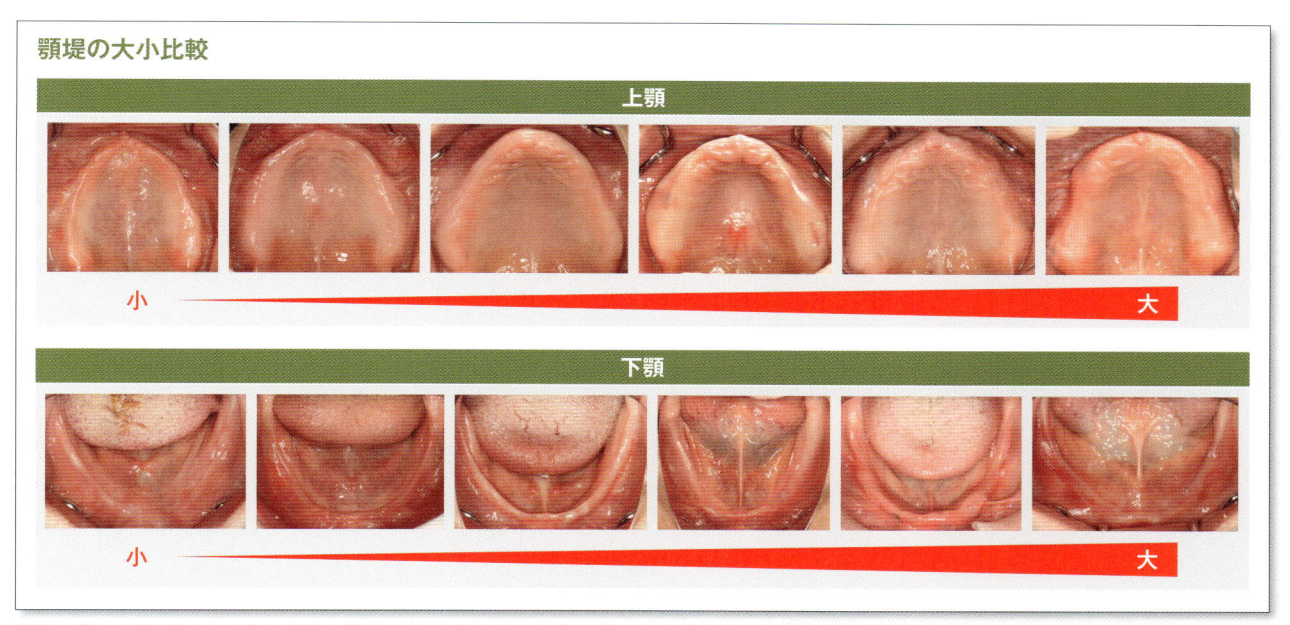

顎堤の大小比較

上顎

小 → 大

下顎

小 → 大

図7　様々な症例における上下顎の顎堤．どこまでが大きく，どこまでが小さいと言えるのだろうか？

つまり，表3は旧義歯に対して不満を持つ患者に対して，表4は新義歯の製作の際に口腔内の詳細な情報を記録することをコンセプトにしていると推測される．ただ，どちらにせよ以前の版に掲載されていた診査票と比べて特段の大きな変更はなく，項目としてはあまり変わっていないと言える．しかしながら，第7版，第8版の表にあったような，頬側前庭の特徴を部位ごとに診査する項目や頬骨突起についての項目等は省略されている．

　逆に新しい項目として，表4には「Cornell 医学指数」という，米国・コーネル大学の Dr. L. Broadmann らによって考案されたアンケート方式の健康調査票の結果を記載するようになっており，患者の全身健康状態や心身両面の状態を把握する試みがなされている．

第11版～第13版における記述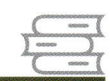

　第9版，第10版では2種類が記載されていた診査票は，ここへ来てその記載そのものがなくなった．その理由は明らかにされておらず，あくまでも推測の域を出ないが，筆者なりに考察してみたい．

　1つの大きな要因として考えられるのは，これまでの診査票に記載されている各項目はあくまでも術者の主観に頼ったものが多く，必ずしも客観的で公平な診査に至らなかったという点である．例えば，顎堤の大きさという項目1つにしても，大・中・小の中から選択するようになっているが，顎堤がどの程度であれば大きく，どこからが小さいと言えるのかは，術者によって判断が異なる項目であろう（図7）．他にも，粘膜の厚みや弾性，顎間距離が十分にあるかどうかや，舌の位置等，術者の主観が大きく影響すると考えられる項目が多く含まれており，記入する歯科医師によってその内容が異なることは明らかである．そのため，おそらくどの診査票も臨床現場で広く使われるまでには至らず，第11版以降では診査票そのものが掲載されなくなったように推察される．

~ACP分類チェックリスト~		Class I	Class II	Class III	ClassIV
下顎骨の高さ					
≧21 mm		■			
16〜20 mm			■		
11〜15 mm				■	
≦10 mm					■
上顎顎堤形態					
Type A	垂直的にも水平的にも残っている / ハミュラーノッチあり / 口蓋隆起なし	■			
Type B	臼歯部口腔前庭がない / ハミュラーノッチ発達していない / 口蓋隆起なし		■		
Type C	前歯部口腔前庭がない / 口蓋が低い / フラビーガムが存在する			■	
Type D	前・臼歯部の口腔前庭がない / 骨隆起の存在 / 前歯部の肥厚				■
下顎における筋付着					
Type A	全ての領域で付着粘膜が十分に存在	■			
Type B	唇側を除いて付着粘膜が十分に存在 / オトガイ筋の付着が歯槽頂付近に存在		■		
Type C	前歯部の唇舌側を除いて付着粘膜が十分存在 / オトガイ筋、オトガイ舌筋の付着が歯槽骨付近に存在			■	
Type D	付着粘膜が存在する部位が臼歯部舌側のみ				■
Type E	どの領域も付着粘膜がない				■
対向関係					
Class I			■		
Class II				■	
Class III					■

補綴前外科処置が必要な状態		Class I	Class II	Class III	Class IV
軟組織が少ない				■	
硬組織が少ない				■	
インプラント					■
インプラント＋骨補填					■
顎変形症					■
硬組織増大					■
大部分の軟組織の修正					■
顎堤間の距離					
18〜20 mm				■	
外科処置必要					■
舌					
大きすぎる				■	
挙動が激しい				■	
修飾因子					
口腔習癖				■	
	弱い		■		
	中等度			■	
	激しい				■
社会心理的側面					
	中等度			■	
	大きい				■
顎関節症状					■
感覚障害					■
ディスキネジア					■
顎顔面症状					■
運動失調症					■
頑固な患者					■

図8 ACP の難易度分類（McGarry TJ, et al. 1999[2]）

現在使用されている無歯顎患者の診査票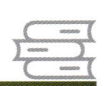

　ここで，現在でも使用されている無歯顎者の診査票を紹介しておきたい．その1つが，米国歯科補綴学会（American College of Prosthodontists: ACP）の難易度分類であり（図8），もう1つが日本補綴歯科学会（JPS）の症型分類（図9）である．どちらも無歯顎者の補綴治療において，その難易度を分類するための診査票であり，本章で紹介してきた診査票とは目的が少し異なっているといえるが，いずれの記載項目も，PTEP の診査票よりも客観的な数値や指標を用いて分類できるように工夫されている点では，実臨床において参考にできる．

　例えば，下顎顎堤の吸収程度を示す項目において，ACP ではパノラマ X 線画像によりその顎骨の高さを「21 mm 以上」「16〜20 mm」「11〜15 mm」「10 mm 以下」の4段階に分類している．JPS のものでは，口腔内での診査において顎堤の高さが「5 mm 以上」「5 mm 以下」「ほぼ高さのない状態」の3段階に分類している．このような分類であれば，術者を問わずほぼ同じように診査ができると考えられる．筆者らの研究においても，JPS の難易度分類票を用いて患者を分類すると，全部床義歯診療の治療結果に差が認められることが明らかになっている[1]．

診査票以外の変遷

　各版の術前診査の章には，診査票以外にも様々な記載がある．その全内容を比較することは難しいが，ここでは変遷の認められた特徴的な内容のうち，3点を簡単に紹介したい．

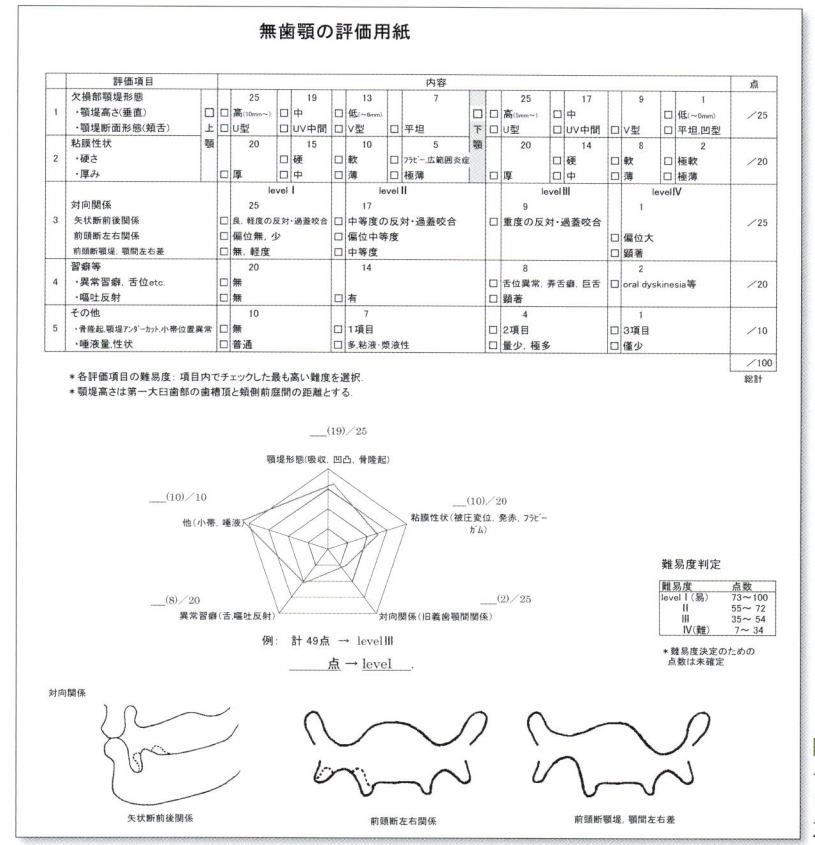

図9　JPSの症型分類シート：無歯顎の評価用紙（日本補綴歯科学会. 2008[3]）

1. 患者の精神的特徴

前述の通り，1940年発刊の初版から診査票において精神的な分類についての記載がみられたが，第7版～第10版まではHouseの分類（Milus House）として，より詳しく患者の精神状態のパターンが紹介されている．以下，その内容を列挙するが，それぞれのタイプに対する治療についてのアドバイスは，現在の我々歯科医療従事者にとっても非常に勉強になる項目である．

① **哲学者型**：歯科医師の意見を受け入れやすく，治療が成功しやすいタイプ（**図10-①**）．

② **無関心型**：自分の口腔内に興味がなく，家族に強要されて来院することが多い．義歯がうまくいかないとすぐに諦める等，治療には多くの時間や労力が必要なタイプ．記述の最後には，歯科医師の立場に沿って"このようなタイプの患者を治療する際，歯科医師は非常にがっかりさせられる"と記されているのが興味深い（**図10-②**）．

③ **批判型**：常に批判的な態度で，歯科医師の治療に対して何らかの言いがかりをつけて批判する．このような患者の治療には歯科医師自身の忍耐力が試されるであろう．治療前にこのようなタイプの患者であると見抜けないと，歯科医師は非常に苦労することとなる．治療法や診断を決定するのは患者ではなく，歯科医師であることを忘れてはならない（**図10-③**）．

④ **懐疑型**：これまでの治療がうまくいっておらず，歯科医師に不信感を抱いている．健康状態や顎堤の吸収状態，その他の条件等も不利であることが多い．そのため，このような患者には徹底的な診査が必要である．また，このタイプの患者には新義歯の製作だけでなく歯科医師の優しさと思いやりが必要であるといえる（**図10-④**）．

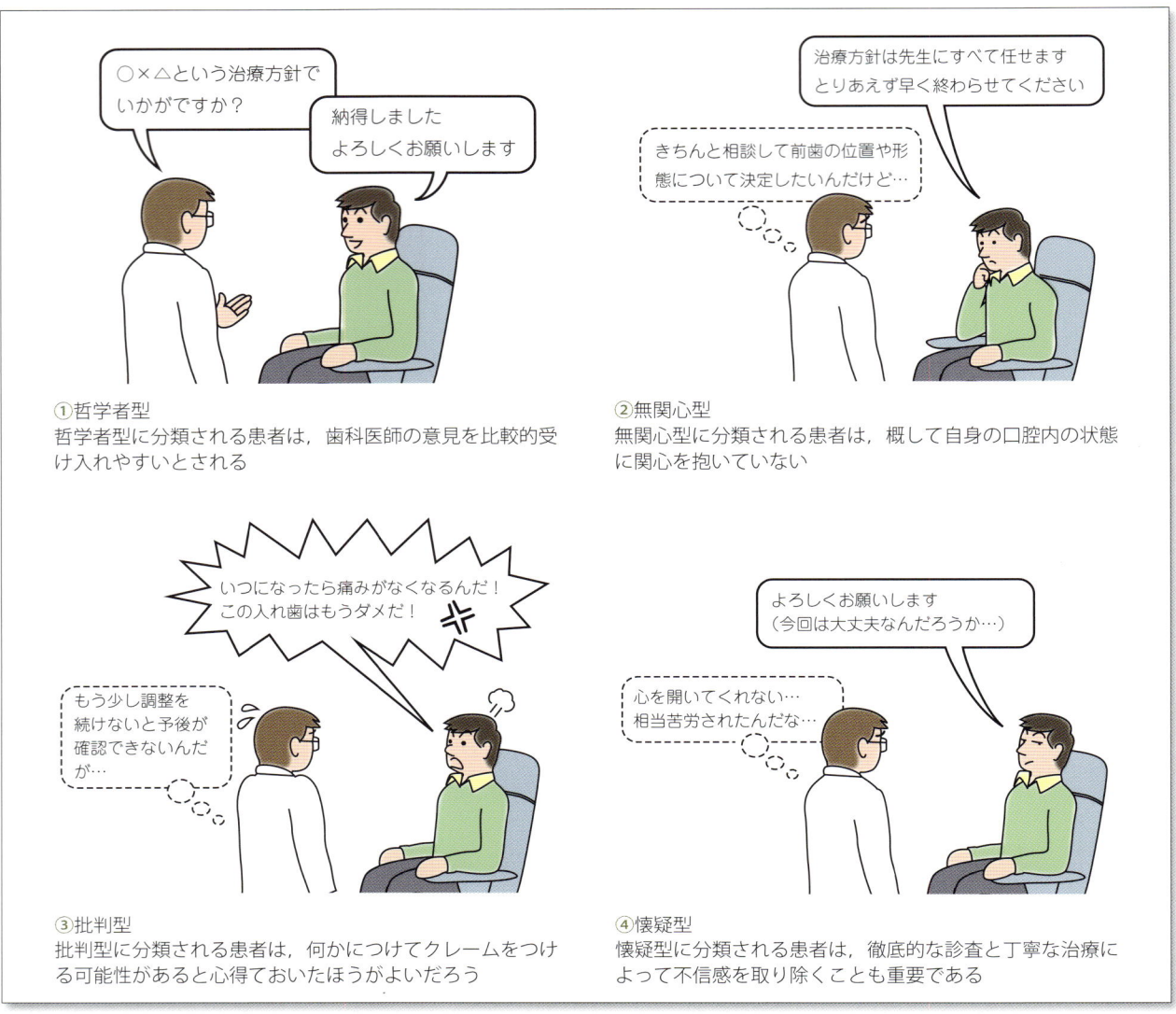

図 10　患者の精神的特徴

　なお，第 11 版以降は House の分類の章はなく，神経症傾向の強い患者では義歯の装着が困難である場合が存在することに触れる程度にとどまっている．

2. 無歯顎者の治療計画

　1983 年に米国において，『生命倫理に関する大統領委員会報告書』（図 11）より，医療における「患者の自己決定権」を尊重することと，インフォームドコンセントが医の倫理の基本であることが確認されて以降，医療におけるインフォームドコンセントがより広く知られるようになった．

　そのような時代の変遷に対応するためであろうか，第 9 版以降には「治療計画」という項目が新設されている．その内容としては，"治療計画は患者に対して提供される治療とそれに伴う義務を理解させることで，トラブルを未然に防ぐことにも役立つため，優れた治療計画を立てることは治療を成功へ導き，歯科医師と患者との相互理解の助けになる"ことが記載されている．治療計画とは患者に対する治療の必要性と歯科医師が提供可能な治療オプションについ

——— **Memorandum** ———

『生命倫理に関する大統領委員会報告書』は，めまぐるしく発展しつつある医学や生命科学の研究によって脅かされる危険性のある生命倫理について，有識者を集めて3年半の時間をかけて議論した内容をまとめたもので，原著は計15冊，数千ページにも及んでいる．その中でインフォームドコンセントについては，第2章「医療に関する検討」の中の第2項目として取り上げられている．現在ではインフォームドコンセントという言葉を知らない医療関係者はいないと考えられるほど広く浸透しており，その細かな内容を説明するまでもないかもしれないが，同書の中で筆者が興味深く感じた一節を紹介したい．

"インフォームドコンセントは意志決定を行う能力のある個人が自らの個人的な価値観に基づき，また自らの個人の目標を達成するためにヘルスケアの決定を行う権利を持つという原則に基づいている．しかし，患者の選択は絶対的なものではなく，以下の制限が加えられることがある"として，"医師が患者の選択に応じることは，認められた医療行為の枠を破るとか，医療の専門家として自らが固く信じている道徳的信念を侵害する場合(中略)，患者は医療関係者に対して，医療サービスの提供を主張する権限は与えられていない"と述べられている．つまり，インフォームドコンセントの概念が広まって，患者の自己決定権が尊重されるようになったとしても，近年増加しているように感じられる患者の無茶な要求に対して，医師は何が何でも応じる必要はない，ということを再確認できる記述である．

本書はその他にも「死の定義は？」「幸福と自己決定権との均衡」など興味深い内容について触れられており，医療に携わる者として非常に参考になる内容に溢れている．

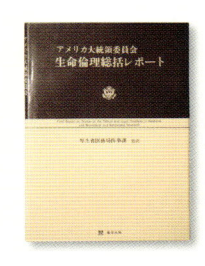

図11　『生命倫理に関する大統領委員会報告書』において，患者の自己決定権を尊重することが謳われた（アメリカ大統領委員会生命倫理総括レポート．1984[4]）

て，論理的，技術的に優先順位を考慮して立案するものであり，歯科医師がそのような計画を持ち合わせていないと，患者に対するインフォームドコンセントは不可能となる（つまり，歯科医師には適切な診断を行う能力と計画立案への努力義務があることを示している）こと等は，現在の歯科医療にとって重要な示唆を持つ内容である．

3.　患者の社会的背景

1990年代に入ってインフォームドコンセントの概念が広く知られるようになるとともに，患者の社会的な背景を歯科医師が適切に把握する重要性が認識されるようになったと考えられる．そのため，第11版からは患者の社会的背景に関する項目が追加されている．

内容としては詳細には述べられていないが，患者の職業等についての問診を行うことを勧めている．同章に挙げられている具体的な事例として，患者がカフェテリアで働いていると答えた場合，予約の取りやすい時間帯に関する情報が得られるだけでなく，仕事柄，頻繁に食事を摂ることが可能な環境に長時間いると考えられるため，それだけ齲蝕等の疾患のリスクにさらされやすいと判断することもできる．また同様に，患者の社会的階層を理解することは，患者の疾患の成り立ちを推測したり，治療への期待度をある程度予想したりすることにも役立つと考察されている．例えば，患者の教育レベルによって口腔に対する知識や治療への理解力が大きく異なれば，義歯治療の結果への期待度もおのずと異なってくると言えるため，患者の社会的背景をあらかじめ把握しておくことは重要であろう．

OHIP-EDENT 質問票

1〜19番の質問に対して，それぞれ以下の5つの選択肢から回答

選択肢：①全くない　②ほとんどない　③ときどきある　④よくある　⑤非常によくある

1. 食べ物が噛みにくいことがありますか

2. 歯や入れ歯に食べ物が挟まってしまうことがありますか

3. 入れ歯がうまく合っていないと感じることがありますか

4. 口の中にズキズキした痛みがありますか

5. 食べづらいと感じることがありますか

6. 口の中を触ると痛いところがありますか

7. 入れ歯が不快だったことがありますか

8. 歯科の問題で悩んだことがありますか

9. 歯・お口あるいは入れ歯のために人前を気にしたことがありますか

10. 歯・お口あるいは入れ歯に問題があって，食べづらい食品はありますか

11. 入れ歯の問題のために食べられないことがありますか

12. 歯・お口あるいは入れ歯に問題があって，食事を中断することがありますか

13. 歯・お口あるいは入れ歯に問題があって，体調が狂う（イライラする）ことがありますか

14. 歯・お口あるいは入れ歯に問題があって，少し恥ずかしい思いをしたことがありますか

15. 歯・お口あるいは入れ歯に問題があって，外出を避けることがありますか

16. 歯・お口あるいは入れ歯に問題があって，配偶者や家族につらく当たったことがありますか

17. 歯・お口あるいは入れ歯に問題があって，他の人に少し怒りっぽくなることがありますか

18. 歯・お口あるいは入れ歯に問題があって，仲間と楽しく過ごせなかったことがありますか

19. 歯・お口あるいは入れ歯に問題があって，人生を不満に思うことがありますか

図12　OHIP の様々なバージョンの 1 つである OHIP-EDENT の質問票．主に欠損を有する患者に対して用いられる（Slade GD, Spencer AJ. 1994[5]）

おわりに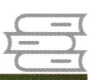

　本章では，無歯顎患者の診査や診断についての変遷を紹介したが，その内容は読者諸氏が想像していたよりも変遷に乏しいと感じられたのではないだろうか.

　確かに変更点は少ないながらも，情報量の差として挙げるとすれば，例えば初版の頃は社会的な背景として，当時の平均的な収入に比して高価な現義歯を持っている患者が少なかったことから，現義歯の診査に関する項目が充実していなかったこと，また，患者の意識の向上や社会の成熟とともに，インフォームドコンセントの考え方のもと，口腔内だけでなく，患者の全身状態，精神状態，社会的背景等の把握や治療計画の重要性がより強調され，同内容について記載される分量も増加してきたと考えられる.

　しかしながら，精読すると実際には1940年の初版においても患者の精神的態度や職業等について記録することの重要性が明言されている．また，口腔内の様々な解剖学的部位の診査についても初版の診査票にかなり詳細に記載されており，現在の我々から見てもその項目の多さは驚くほどである．米国においては既に，Swenson の時代から全部床義歯の基礎的考察が進んでいたことを窺い知ることができる.

　最後に，筆者らが治療の前後に行っている重要な診査項目を 1 つ紹介したい．それは，患者の満足度，特に口腔に関連する QOL（Quality of Life）についての調査である．代表的 QOL の質問票の 1 つとして OHIP（Oral Health Impact Profile）が挙げられ，これには様々なバージョンが存在する（**図12**）[5]．治療前後の OHIP スコアの変化は，歯科治療が患者の口腔の

QOL の変化にどのように寄与したか，つまり治療の成否を示す 1 つの指標となると考えられ，患者・歯科医師の双方にとって重要な情報である．そのため，近年では大学病院だけでなく一般開業医からも注目され，徐々に広まりつつある．

引用文献

1) Kurushima Y, Matsuda K, Ikebe K, Enoki K, Mihara Y, Maeda Y: Does case severity make a difference in clinical improvement following complete denture treatment? Int J Prosthodont 28: 161–166, 2015.
2) McGarry TJ, Nimmo A, Skiba JF, Ahlstrom RH, Smith CR, Koumjian JH: Classification system for complete edentulism. The American College of Prosthodontics. J Prosthodont 8(1): 27–39, 1999.
3) 日本補綴歯科学会：無歯顎の評価用紙．歯の欠損の補綴歯科診療ガイドライン 2008，p114.
4) 厚生省医務局医事課（監訳）：アメリカ大統領委員会 生命倫理総括レポート．篠原出版，東京，1984.
5) Slade GD, Spencer AJ: Development and evaluation of the oral health impact profile. Community Dent Health 11: 3–11, 1994.

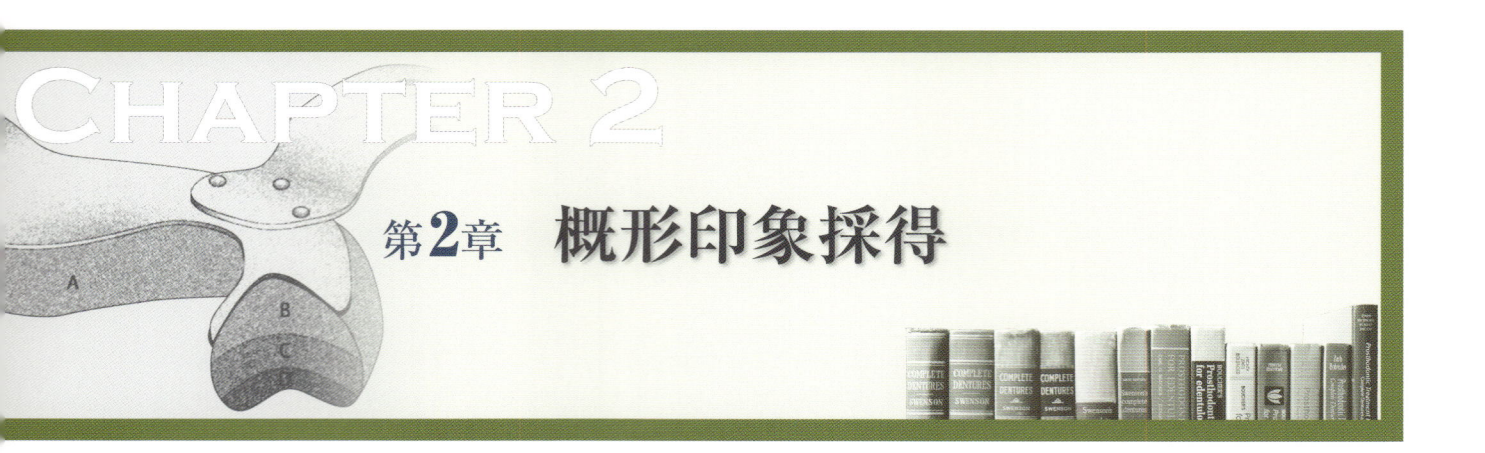

第2章　概形印象採得

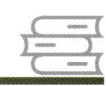

はじめに

　概形印象は全部床義歯の臨床において初めに行われるステップであるが，その重要性については術者によって認識が異なっているように見受けられる．中には，「どのみち最終印象採得を行うのだから，概形印象では文字通り"概ね採得"できていればよいのだろう」との認識しか持ち合わせず，作業をアシスタントに任せてしまい，自分では採得しないという歯科医師も少なくないと思われる．

　しかし実際には，「いい加減な概形印象で得られた研究用模型」と「必要な面積が十分に採得された印象によって得られた模型」とでは，そこから得られる情報量は必然的に異なり，その後に製作される個人トレーにも大きな差が生じる可能性がある（図1）．そして言うまでもなく，個人トレーの状態は，最終印象の良否に大きく影響を及ぼす．特にスペーサーを付与せずに個人トレーを製作する場合には，研究用模型上での適合がより重要となるため，さらに高い精度が求められると言える．また，概形印象は全部床義歯臨床において，かなり古くから行われている作業であり，PTEPにおいても，初版から詳細に述べられている．本章ではそのテクニックや材料がどのように変遷してきたのかについて，紹介する．

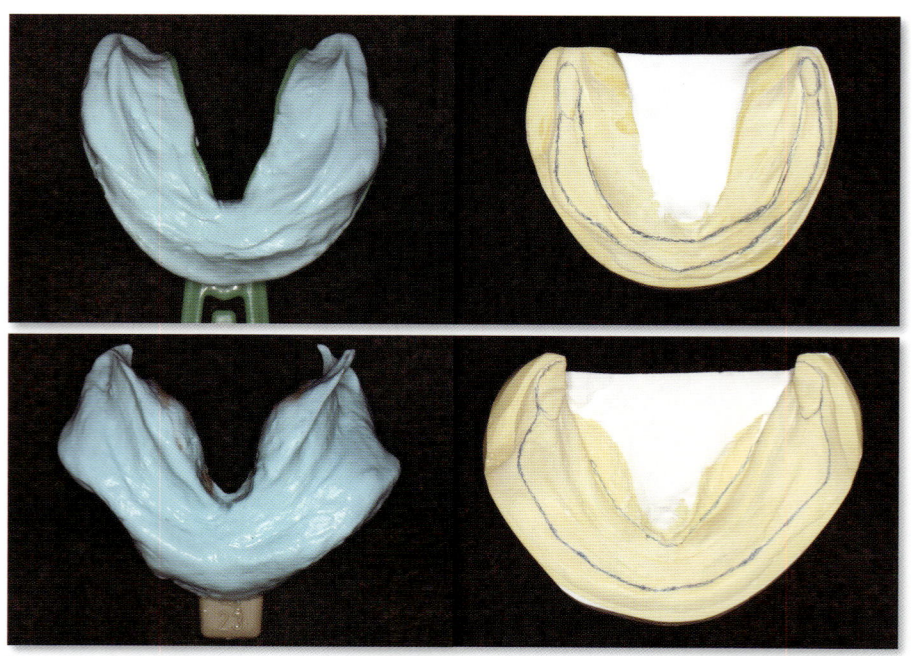

図1　同一患者の概形印象．概形印象の良否によって研究用模型で得られる情報は大きく異なる

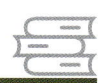

初版～第3版では同一の手法が紹介されている．まずは，そのポイントを順に挙げていきたい．印象用既製トレーはアルミニウム製の金属トレーを選択しており，興味深いことに，下顎の舌側に関してはあえて短いものを使用している．その理由として，下顎舌側部のコンパウンドをトリミングする際にトレーが邪魔にならないことが挙げられており，下顎については小さめのトレーを使い，大半の形態はコンパウンドで仕上げていくというコンセプトが感じられる．

使用材料は Kerr 社の Red compound を使用し，まずは多めの量（4 mm 厚）をトレーに盛り上げ，手指にて顎堤の形態をある程度コンパウンドに付与しておく．圧接に関しては2回に分けて行うように指示されており，1回目の圧接はトレーの位置を確認しながら軽く圧接する程度にとどめる．そして，トレーの背面だけを冷水に浸け，前面には熱水（華氏190°F；摂氏約88℃）をシリンジでかけることで，コンパウンドのフローを段階的に調整する（図2）．

続く2回目の圧接は，コンパウンドのフローが保たれる時間を考慮して，2秒間だけ強圧で行う．その際，手指にて辺縁形成を行うが，例えば下顎について紹介すると，まずトレーを右手の指2本で圧接しながら，左手で右側の頬を引き上げ，その後圧接する手を変えて右手で口唇部と左側の頬を牽引することで，左右両側の頬小帯・下唇小帯を明示するように……と細かい手技が指示されている．

さらにその後，コンパウンドの辺縁を5～6 mm 削除し，低融点のワックスを辺縁に盛り上げ，115°F（約46℃）の温湯に1分間浸けた後，口腔内に挿入する（図3）．そして患者の機能運動〔上顎：口笛を吹くような運動（Whistling），顔をしかめる（Grinning），口唇と頬を内側に吸い込む運動，開・閉口運動，下顎：上顎での運動に加え，舌運動，嚥下を行う〕を用いて辺縁形成を最低6分間行い，印象を完成させる．最後に，ボクシングの指標とするために辺縁から3 mm 離して，ナイフで切り込みのラインを入れて印象が終了する．

以上が初版の概形印象の大要であるが，湯の温度やコンパウンドの盛り上げ方，辺縁形成の手技にわたるまで，かなり詳細な解説がなされており，多くの読者は「概形印象の作業にそこまでするのか!?」と思われたのではないだろうか．コンパウンドにて概形を丁寧に整え，さらに辺縁形成を患者の機能運動を利用して行うという手の込んだ本法は，もはや最終印象としても通用するのではないかとも思える（以下，便宜的に**方法①**とする）（図4）．

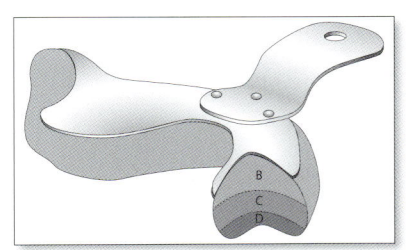

図2　コンパウンドの段階的軟化．図中Bは冷えたままのコンパウンドの層，Cは中程度に軟化された層，Dは完全に軟化された層（初版より作成）

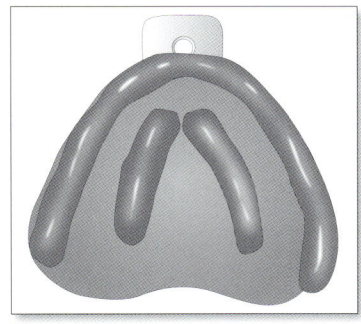

図3　低融点のワックスによるウォッシュ印象（初版より作成）

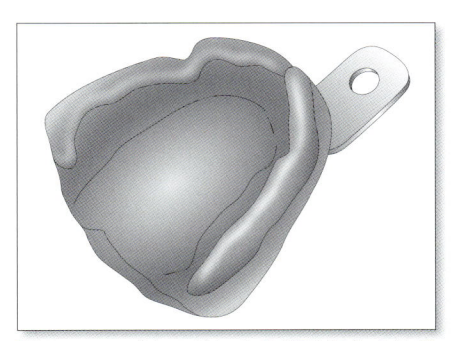

図4　コンパウンドによる概形印象の結果（初版より作成）

第4版，第5版における記述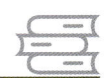

　第3版まで記載されていた，コンパウンドを用いた詳細な概形印象法は，第4版以降では紹介されなくなっている．その理由も述べられており，*"扱いやすく，より良い結果が得られる新しい材料（アルジネート印象材）の登場により，コンパウンド印象材は用いられなくなった (has been eliminated)"*，*"既によく知られているが，熱可塑性の印象材であるコンパウンドは取り扱いが難しく，また，圧接時に不要な変形が生じると，それが最終印象にまで影響する可能性がある"* というような記載が見られる．そこで，第4版，第5版では当時（1960年代）まだ新しい材料であったアルジネート印象材を用いた手法が紹介されている．まず，トレーには細かい維持孔のある金属製トレーを用い，辺縁を患者個々の口腔前庭の深さに合わせてトリミングする．その上で辺縁にユーティリティワックスを盛り，口腔内でわずかに過延長となるように調整しておく．

　アルジネート印象材はメーカー指示の混水比と練和時間を遵守し，トレーに盛り上げる．続いて，口腔内に回転させながら挿入し，圧接する．辺縁形成については特に行う指示がなく，下顎において，顎舌骨筋の過剰な押さえ込みを防ぐ目的で，硬化まで舌を挙上させることが必要であるとだけ，記載されている．

　以上が第4版，第5版において紹介されている概形印象法であるが，それ以前と比べ，作業が大幅に簡略化されていることは明白であろう（以下，**方法②**とする）．

第6版における記述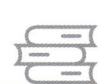

　筆頭著者がBoucherに変わって2版目となる第6版で，概形印象の手法は再度大幅に変化している．まず，序論において *"単に扱いやすいからという理由で材料を選択することは，口腔生理学や解剖学を理解している歯科医師にとっては賢い選択であるとは言えないだろう"* とあり，アルジネート一辺倒になりつつあった当時の概形印象法に警鐘を鳴らしている．また，*"材料や手技に関わらず，最も大切なのはトレーである"* とトレーの大切さが述べられている．そして，1つ目のテクニックとして，コンパウンドを用いた手技が，ステップごとに詳細な写真とともに紹介されている．また，本法のもう1つの特徴は，最終印象用トレーに関して上下顎で異なるアプローチを行っている点である．

　上顎に関しては，既製トレーを使ってコンパウンドによる印象を行えば，概ね作業用模型に必要な印象が採得できるとして，既製トレーにコンパウンドを盛り上げて一度圧接した後，冷水で冷やしてトレーからコンパウンドの印象体を外し，その印象体そのものを最終印象のトレーとして使用する方法が紹介されている．それに対して，下顎では非常に細かなテクニックを用いて概形印象を行った後に，最終印象はレジンで個人トレーを製作して行うことを推奨している．次ページにて，同概形印象法を紹介する．

　このように，下顎に関しては以前にも増して手の込んだ概形印象法が紹介されていると言える（以下，**方法③**とする）．

　本版では2つ目のテクニックとしては，第4版，第5版と同じアルジネートの方法を *"代替法（An alternate method）"* として紹介していることから，Boucherはアルジネートを用いて簡便に行う概形印象法に対しては若干の抵抗感を持っていたであろうことが窺い知れる．

第6版での下顎の概形印象法

- 既製トレーにブラックモデリングコンパウンドを築盛して軽く圧接した後，上顎と同様に冷水に浸け，印象体を取り外す．その印象体にワイヤーを補強線として埋入し，辺縁をトリミングする．

- 次いで内面全体を 2 mm 程度の深さまで温め，135°F（約57℃）の温湯に浸けた後，口腔内にしっかりと圧接する．辺縁を 1.5 mm 程度バーナーで軟化した後で口腔内に挿入し，手指にて口唇を牽引し辺縁形成を行う．そして，レッ

ドコンパウンドを舌側後縁へ築盛し，十分な厚みと長さが得られるように調整してから口腔内に挿入し，手指にて十分な辺縁形成（この点について原文ではかなり詳細に記載されているが，紙幅の都合により割愛する）を行った後，辺縁を 1.5 mm（舌側のみ 1.0 mm）短く切削する（**図 5a ～ f**）．

- その後，石膏印象材を練和・築盛し，手指にて辺縁形成を行ってウォッシュ印象し，概形印象を完了する（**図 5g ～ l**）．

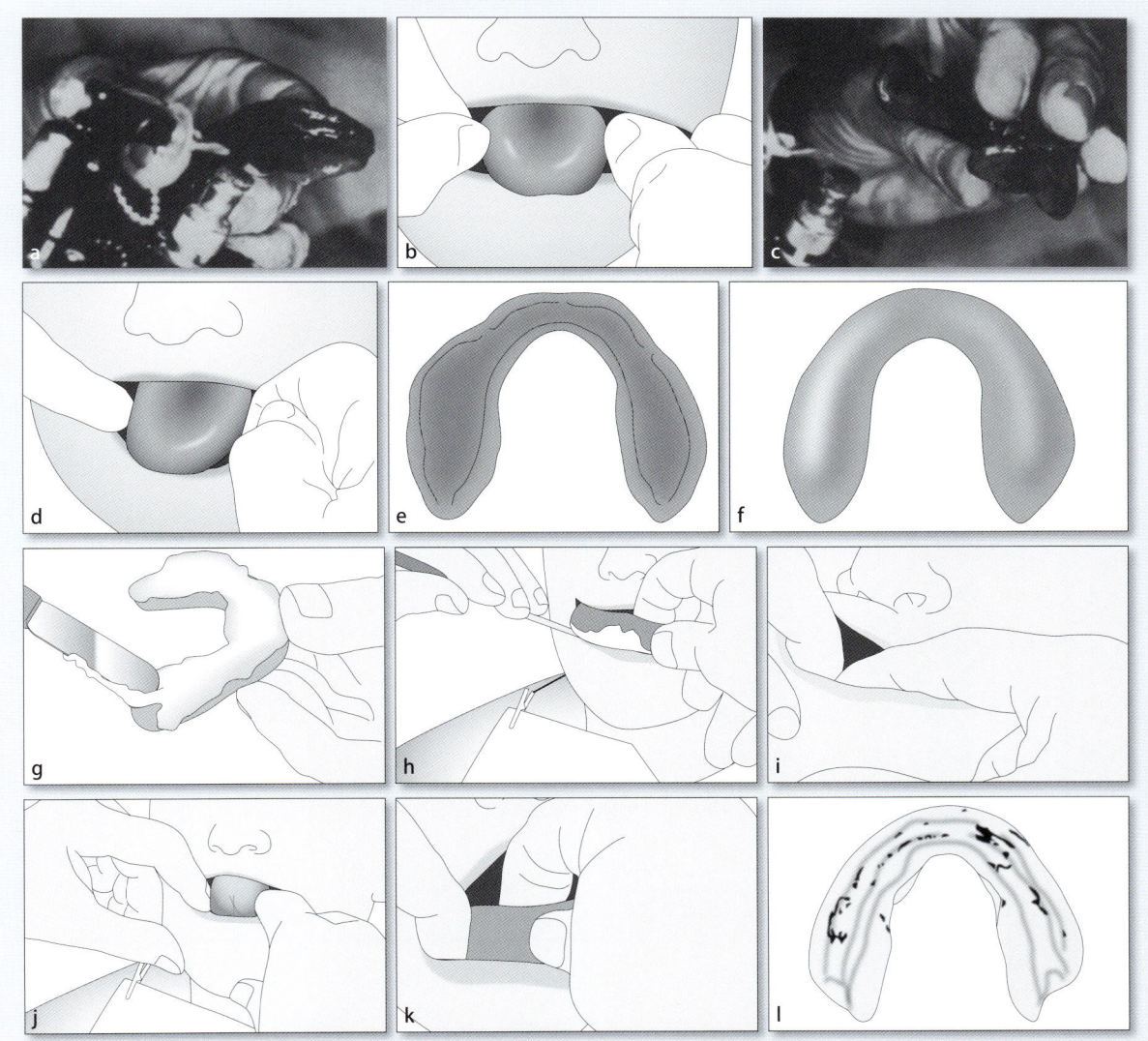

図 5 コンパウンドによる概形印象．a ～ f：辺縁形成．g ～ l：石膏印象材によるウォッシュ印象（第6版より引用，作成）

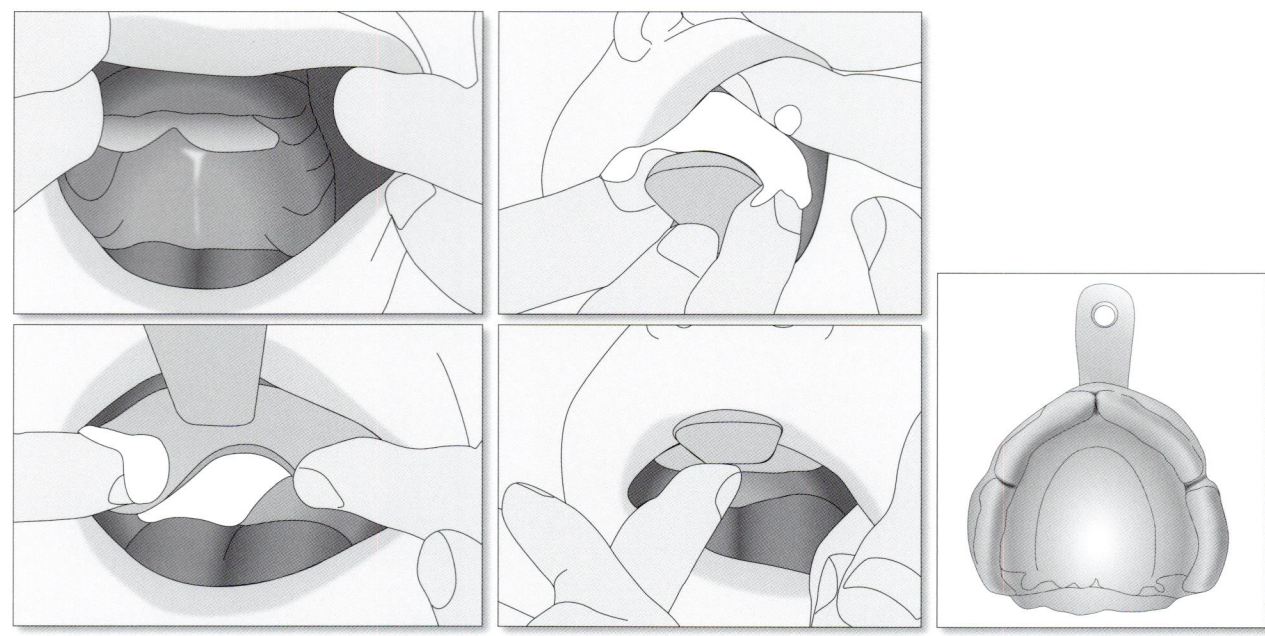

図6　第7版におけるアルジネートによる概形印象の説明の図

第7版〜第9版における記述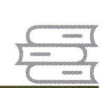

　第7版〜第9版では上顎，下顎ともに2種類の概形印象法が紹介されているが，第7版では第1の方法として，前述の第6版と同じコンパウンドを用いた手法が，次いで第2の方法としてアルジネート印象材を用いた手法が，内容を刷新して紹介されている．

　まず，トレーは維持孔の開いていない金属製のトレーを用い，その周囲にソフトワックスを盛って口腔内に挿入し，頰側の歯肉頰移行部や小帯部等の辺縁を丁寧に観察し，調整する．その後，アルジネート印象材を練和・築盛し，印象採得を行う（図6）．その際，上顎に関しては一言 *"Border molding procedures are carried out with the other hand（もう一方の手で辺縁形成を行う）"* とあるが，その方法は具体的には述べられておらず，下顎では辺縁形成に関する指示は見当たらない．また，**方法 ②**では硬化まで舌を挙上させていたのに対し，本法では舌を軽く挙上させてトレーを挿入した後，舌をリラックスさせる指示に変更されている（以下，**方法 ④**とする）．

　また，その後の第8版以降では，第7版の第1の方法と第2の方法の順序が入れ替わっていることから，やはり時代の流れとしてアルジネート印象材を用いた概形印象法がより一般的となってきていることを示している．

第10版における記述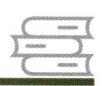

　第10版から筆頭著者がG.A. Zarb に変わっているが，概形印象の手法そのものは第7版〜第9版の**方法 ④**とほとんど同じである．しかしながら，精読すると1点重要な項目が追加されているので，紹介したい．それは「個人トレーの外形線を決定する」という項目で，概形印象を終えて口腔内から外した後の部分に追加されている．同項にてトレーの外形線の決定には，

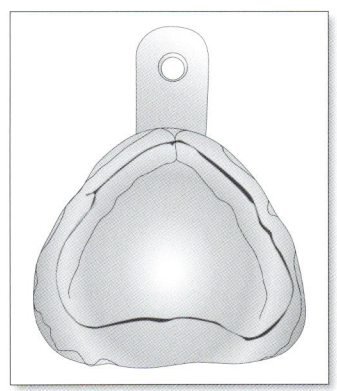

図7　トレーの外形線の決定法①：トレーの外形線を印象体に記入する（第10版より作成）

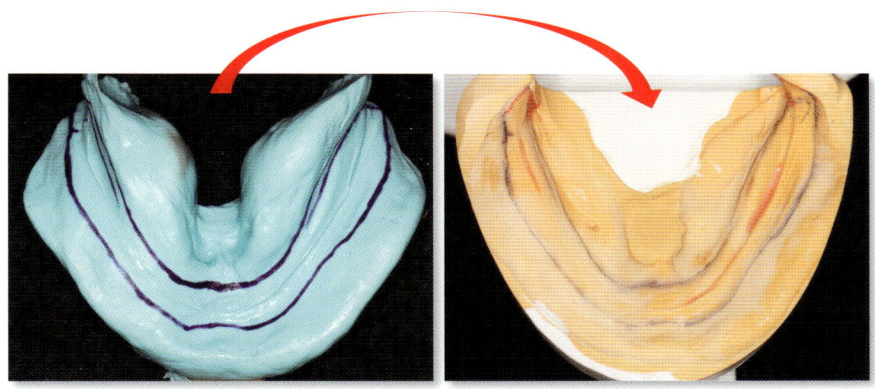

図8　同，②：概形印象後，鉛筆を用いて粘膜の可動域を印象体に記入しておくことで，研究用模型上にそのラインが転写される．歯科技工士にとって，このような情報は個人トレーの製作時に非常に有用である

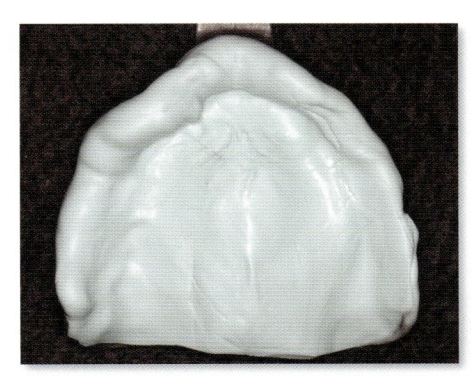

図9　シリコーンパテを用いた概形印象の例．概ねの形態の採得は可能であるものの，詳細な粘膜表面性状や小帯部分の再現性には劣っている

①チェアサイドで印象体に外形線をマーカーで記入する方法（図7）と，②模型上に記入してトレーを製作後，その外形を口腔内で再評価して調整する方法の2種類が挙げられている．ただし，そこには"我々はその両方を行うことを勧める"とも書かれており，実質的にはチェアサイドにおいて口腔内を観察しながらトレーの外形線を印象体に記入する方法を行うことを提案していると言える．

　本手法は，近年の全部床義歯臨床において応用が広がりつつあるBPS（Biofunctional Prosthetic System；Ivoclar Vivadent）でも概形印象の際に必ず行うように指示されている．本手法にて外形線が模型上で理解できるようになることは，歯科医師だけでなく，トレーの製作を担うであろう歯科技工士にとっても不可欠な情報であり，非常に有用性の高い方法である（図8）．

第11版，第12版における記述

　第10版では概形印象の材料としてアルジネート印象材のみが紹介されていたが，第11版からはそれ以外の材料としてコンパウンドについて，第12版からはさらにシリコーンパテを用いる方法についての記載がある．特に後者は"精細な表面の再現性には欠けているが，弾性があるためにアンダーカット部位も十分正確に記録することが可能な材料である"と紹介されている（図9）．

次いで手技の項目では，概形印象時の辺縁形成に関して少しニュアンスが変わっており，第10版では，上顎の章のみに一言"辺縁形成を行う"と記載するだけで済ませていたのが，本版から上顎では患者の吸啜運動や開閉口・側方運動が，下顎では最終印象時と同じような辺縁形成を行うことが指示として加わっている．

第13版における記述

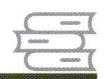

最新版の第13版になると，概形印象の項目の情報量が以前の版に比べてぐっと減っている．具体的な手技を示す写真が大幅に少なくなり，上顎のコンパウンドによる概形印象時の写真と下顎のアルジネート印象後の写真のみが載っている．材料に関しては第12版のものがそのまま踏襲されているものの，手技に関しては簡単にトレーの挿入と辺縁形成に触れているだけで，その情報量は以前に比べて非常に少ないと言える．

はっきりとした理由は不明であるが，第13版からは章の構成が大幅に変更されていることから，教科書自体のコンセプトが変わってきているのではないかと筆者らは考えている．そのコンセプトはおそらく，どちらかというと特定の手技を紹介するのではなく，全般的なアプローチ法についてや，全部床義歯の基礎的な考察等を重視している構成となっているように感じられる．

我が国の全部床義歯学教科書における記述の変遷

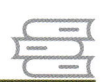

我が国での全部床義歯に関する教科書として最も使用されているのは，かつては『全部床義歯補綴学』（林 都志夫．医歯薬出版），その後引き続いて発刊された『無歯顎補綴治療学』（細井紀雄，平井敏博，大川周治，市川哲雄．医歯薬出版）であろう．せっかくの機会であるので，本項では前者の初版（1982年）と後者の最新版である第3版（2016年）の内容についても比較・紹介したい．

まず前者では，概形印象の印象材としてはアルジネート系のものもあると紹介はしているが，実際の手技の解説ではコンパウンドを用いている．

内容としてはSwensonの段階的なコンパウンドの軟化を行う手法と非常によく似ており，一次圧接の後に表面から2mm程度軟化させて，二次圧接時には辺縁形成を行う．辺縁形成は患者の機能運動の利用を勧めているが，コンパウンドは比較的硬い材料であるため，不足する場合は術者の手指によって運動を手助けするようにと指示されている．

それでは，後者の最新版ではどうだろうか．最新版には2種類の概形印象法が紹介されており，1つ目の方法としてモデリングコンパウンドによる印象法が挙げられている．その手技に関しては写真付きで細かい辺縁形成のステップまで詳細に述べられており，興味深いことに，前者よりもその記述や写真の分量は多い．そして，2番目にアルジネート印象材を用いる方法が簡単に記載されている．その文中には"同一の患者で採得した下顎の印象を比較してみると，モデリングコンパウンド印象材では辺縁を順序よくかつ繰り返し形成することが可能であることから，義歯機能時に近い状態となるように適切な長さ，厚さが記録できる．これに対してアルジネート印象材では練和後の硬化時間に制約を受けるため，辺縁形成は不十分になりがちで"（103ページより，原文ママ）との記述があり，同章を担当していた大川先生がコンパウ

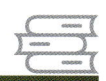

ンドによる概形印象を勧めていることがわかる．

　つまり，実際の臨床現場では広くアルジネート印象材が用いられているにも関わらず，意外なことに我が国の教科書では今も昔も変わらず，モデリングコンパウンドを用いて，辺縁形成をしっかりと行って印象を採得する手法が第一選択として記載されているのである．

現在筆者らが行っている概形印象法

　本書執筆現在，筆者らが行っている概形印象法は，基本的には前述した BPS において採用されているものと同じ手法であるが，簡単に紹介しておきたい．

　印象採得時には舌を軽く挙上させる程度しか辺縁形成を行わず，その代わりに印象撤去後，前述のように粘膜の可動部を印象体に粘膜鉛筆を用いて記入し，トレー外形線を設計するための情報として用いている．

筆者らが行っている概形印象法

・トレーは顎堤の形態や吸収状態に応じて複数のトレーシステム（エイブトレー，シュライネマーカー，Accu-Tray 等）から選択する．そして，混水比を変えることによってフロー（流動性）をコントロールした 2 種類のアルジネート印象材を用いて，連合印象を行う．

・まず，フローを高く調整した印象材を，シリンジを用いて歯肉頬移行部や口蓋部等気泡の入りやすい部位に注入し（**図 10a，b**），続いてフローの低い印象材を築盛したトレーを口腔内に挿入し印象を完了する（**図 10c，d**）．

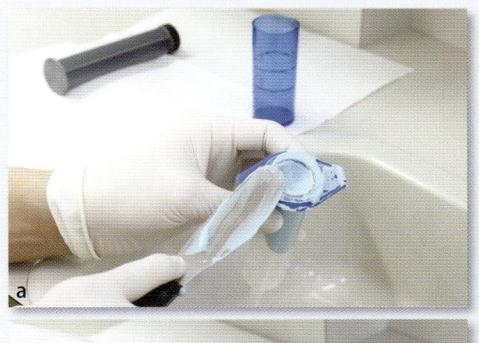
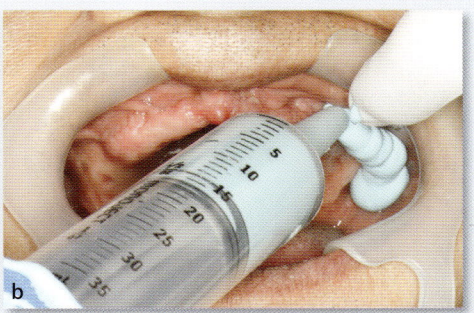
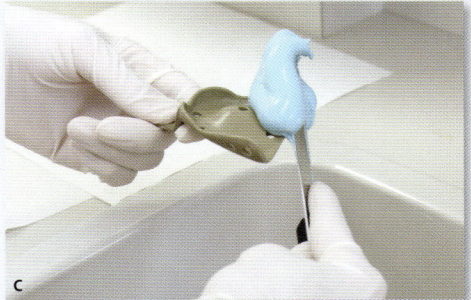
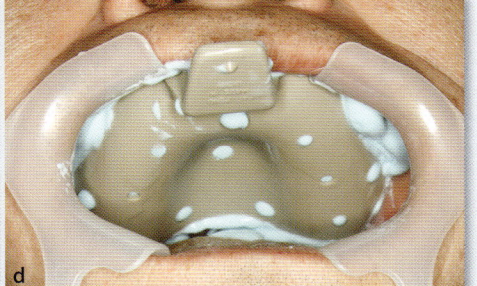

図 10　筆者らが現在行っている概形印象採得法

表　PTEP の各版に記載されている概形印象法の分類と変遷

初版	第2版	第3版	第4版	第5版	第6版	第7版	第8版	第9版	第10版	第11版	第12版	第13版
1940	1947	1953	1959	1964	1970	1975	1980	1985	1990	1997	2004	2013

方法① （初版〜第4版）
方法② （第4版〜第6版）
方法③ （第6版〜第9版）
方法④ （第7版〜第13版）

	トレー	材料	辺縁形成
方法①	金属製既製トレー（維持孔なし）	モデリングコンパウンド（Kerr Red compound）低融点ワックス	患者の機能運動
方法②	金属製既製トレー（維持孔あり）	アルジネート印象材	特になし　トレー挿入時舌のみ挙上
方法③	金属製既製トレー（維持孔なし）	モデリングコンパウンド（Black, Red）石膏印象材にてウォッシュ印象	術者主導の辺縁形成
方法④	金属製既製トレー（維持孔なし）	アルジネート印象材	術者主導の辺縁形成

　本印象法は術者による差が比較的生じにくい手法であると考えられ，大学等の教育機関で指導する手法として優れているのではないかと思われる．

おわりに

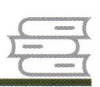

　本章では概形印象について，初版から第13版までの変遷について述べてきたが（**表**），筆者が最も印象的に感じたのは，テクニックの詳細な紹介や基本的な情報の程度は版によって大きく異なっており，決して初版から最新版まで一方向的に情報量が増えているわけではないということである．

　コンパウンドのフローを段階的にコントロールし，患者の機能運動を用いて辺縁形成を行うSwensonの印象法（**方法①**）や，コンパウンド印象材自体を既製トレーから取り外すことで適合の良いトレー代わりとして用い，印象用石膏で行うBoucherの印象法（**方法③**）等は，細かい手技も丁寧に解説されているが，ステップ数が多いことからチェアタイムが長くかかることや，取り扱いに慣れが必要なコンパウンド印象材を用いるために難易度が高く，最近の版では紹介されなくなっている．また，材料の変遷以外にも辺縁形成の有無や手法に関しても各印象法によって異なっていた．最終義歯の形態に近い個人トレーを製作したいという考えに基づけば，基本的には辺縁形成は可能であれば行うことが望ましいと言える．

　しかしながら，硬化までに要する時間が短いアルジネート印象材では十分な辺縁形成が困難であると考えられ，代わりに可動域を何らかの方法で記録する工夫が必要となろう．

　また，初版から変わらない重要な共通項目もやはり存在している．例えば，① 既製トレーがいかに多くの種類があるとしても，義歯辺縁の形態や長さに適切に合うことはまずないと言えるため，やはり個人トレーの製作が必要であると考えられる．そのための概形印象は不可欠の工程であること，② 良い概形印象のためにはトレーの適切な選択と，調整，試適が重要であること，③ 概形印象は最終の義歯の床面積よりもわずかに広く採得する必要があること，

等が挙げられよう.

　なお，本稿をまとめるにあたって筆者らは「PTEP では，概形印象を何の目的で採得するのかについて，あまり明記されていないのではないか」と感じた．印象採得の目的が述べられた箇所もあるが，それはあくまでも最終印象の目的であり，概形印象の目的やその重要性についてはあまり触れられていない．そのため，PTEP において，概形印象はあくまで最終印象の手前に行われる予備印象である……といった位置付けであるように思われた．しかし，実際には概形印象は研究用模型を製作し，解剖学的なランドマークを把握して最終印象の参考にしたり，最終義歯の外形や人工歯の排列位置等を前もって考察するためといった，多くの目的を持つ重要なステップであると考えられる.

　今後の全部床義歯学の教科書においては，概形印象を含めた各ステップの目的や目標をもっと明確にして，読者の理解を助ける配慮が必要なのではないだろうか？

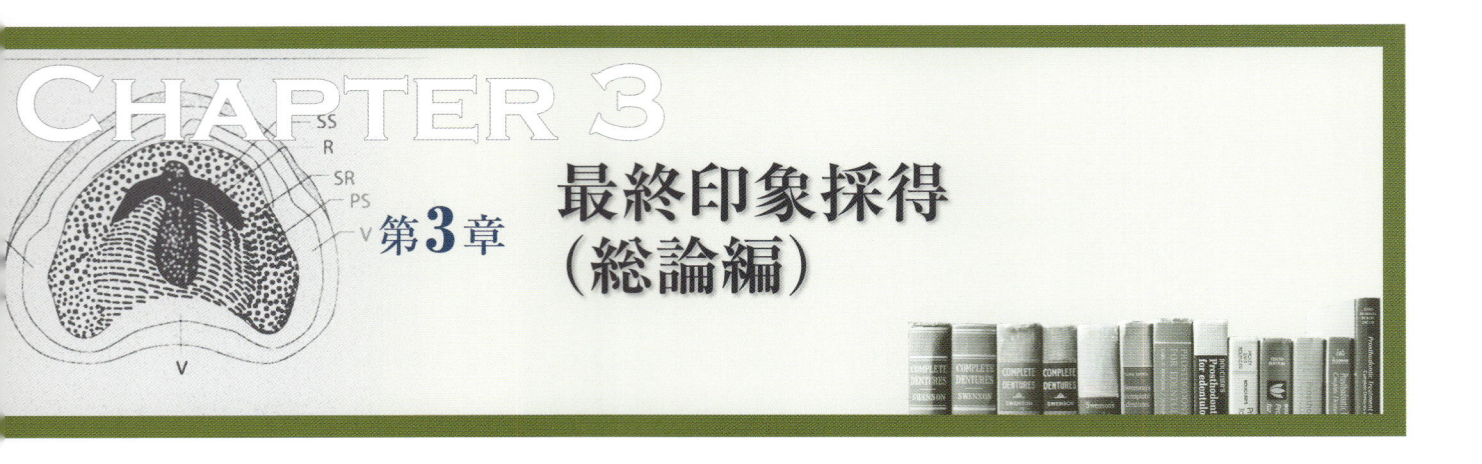

CHAPTER 3

第3章　最終印象採得（総論編）

はじめに

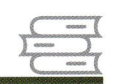

　最終印象は全部床義歯診療において，1つのハイライトであると言えるだろう．おそらく最も術者の技量が試されるステップであり，同じ患者を対象にしていても，術者の考え方や手技が異なれば，印象形態も異なるものとなるのではないだろうか．そして同時に，残念ながら，その後の咬合採得や人工歯の排列・咬合調整等の影響が大きいために，最終印象の良否が最終的な臨床結果に反映されているかどうかを判断するのが難しいステップでもあると言える．

　ただし，素晴らしい印象と何らかの問題のある印象で製作された義歯を比べた場合，様々な差が生じるであろうことは予測されるし，筆者らはそう信じている（図1）．だが，世にある多様な印象法の違いが，臨床結果に影響するといった決定的なエビデンス（科学的根拠）は少ない．言い換えると，エビデンスが乏しいために，これまでに考案されてきた実に多くの印象法が，本書執筆現在においても引き続いて実践されているとも考えられる．PTEPにおいても，長い歴史の中で複数の手法が入れ代わり立ち代わり紹介されてきたことは，既に筆者らが報告してきた[1]．

　本章では総論として，PTEP各版における印象についての基本的な考え方などを紹介する．

PTEPにおける印象に関する章の構成

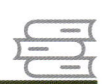

　印象法はその範囲が広く，内容が多岐にわたり，いくつかの章に分かれていることから，まずは各版の章立てについて整理してみたい．

　まず初版～第6版までは，前半に「Underlying Principles and Fundamentals of Impression Making（印象採得の基本原則と原理）」というタイトルで総論が記され，後半の義歯の製作法のパート（Construction of Complete Dentures）では具体的な印象手法（各論）が紹介されている．

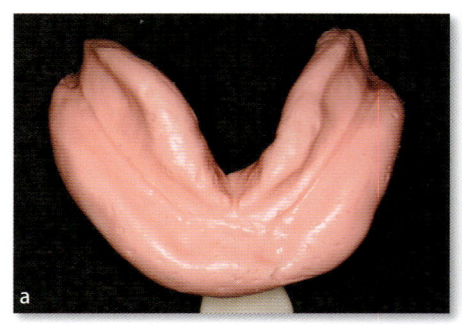

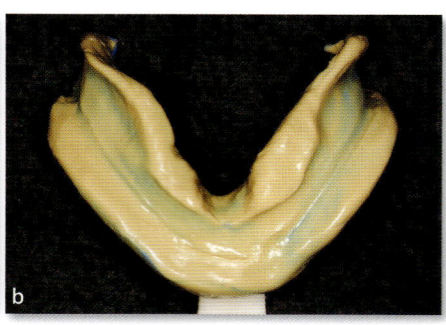

図1　同一患者の最終印象．アルジネートによる簡易的な最終印象（a）と，個人トレー，シリコーン印象材を用いて辺縁形成を行った適切な最終印象（b）．両者で製作された義歯に差がないと言い切れるだろうか？

表1　初版〜第4版冒頭の序論の部分で，筆者らの印象に残った文章（筆者らが和訳した）

> ・「疑いようもなく印象は最重要項目である」
>
> ・「テクニックや方法，材料は過ぎ去り，移り変わっている．しかし，基本原則やその原理は一定で変わらないものである」
>
> ・「全部床義歯の製作にあたり，様々な問題に直面するが，それらの問題は単純な力学ではなく，心理学，生理学，解剖学，組織学，病理学，工学や創造的芸術の問題である」
>
> ・「ある特定のテクニックや材料や方法を選択することによって劇的な素晴らしい成功を期待するのは馬鹿げている」

第7版〜第10版では，上顎と下顎で総論「Biologic Consideration of Maxillary/Mandibular Impressions（上下顎の印象における生物学的検討事項）」，各論「Maxillary/Mandibular Impression Procedure（上下顎の印象採得）」がそれぞれ別々の章となり，全部で4つの章から構成されている．

第11版，第12版ではタイトルから印象（impression）という言葉がなくなり，「Developing an Analogue/Substitute for the Maxillary/Mandibular Denture-bearing Area」，直訳すると，「義歯被覆領域の類似物，代替物の製作」となり，義歯の製作に必要な作業用模型（口腔内の代替物）の製作（＝印象採得と模型製作）というタイトルで，上下顎別々の2つの章から成っている．

本書執筆時点の最新版である第13版では「Maxillary and Mandibular Substitutes for the Denture-bearing Area（上下顎の義歯被覆領域の印象採得と模型製作）」というタイトルで，1つの章に上下顎の総論と各論が記されている．

このように，印象法の章立て1つをとっても，大きく変遷があるのがおわかりいただけると思う．まとめると，初期では印象についての章は全2章立てであったが，内容の増加とともに細分化された結果，全4章立てとなり，その後は内容が整理し直されて全2章立てへ戻ったが，最新版では全1章となり，内容が随分と簡略化されてきたとも言える．

なお，総論の内容として，PTEP各版では，印象の重要性や基本的な印象手法の理論が記された序論に始まり，義歯が覆うべきエリアについて，各部位ごとの説明や注意点（変遷については後述）等が書かれている．そこで，総論を述べるに先立ち，まずは初版〜第4版までの冒頭の序論の部分で，筆者らが印象に残ったと感じる文章を表1に示す．

そこには，印象採得にいかに幅広い知識やテクニックが必要であるかといったことや，良い印象の重要性を訴えつつも，ある特定の材料や手法にとらわれるのではなく，広い視点を持つべきであるといったことが述べられている．今から60年以上も前に残されたSwensonの言葉は，今でも変わらず当を得ているように思える．

各部位の説明の変遷

印象の総論部分には，義歯の被覆領域に関係する上顎骨・下顎骨の骨梁構造や咀嚼筋，表情

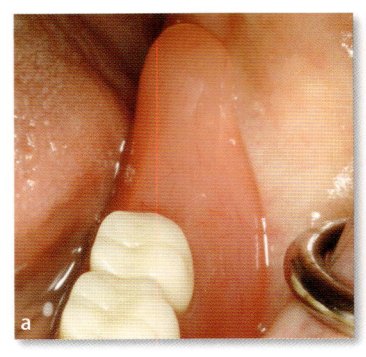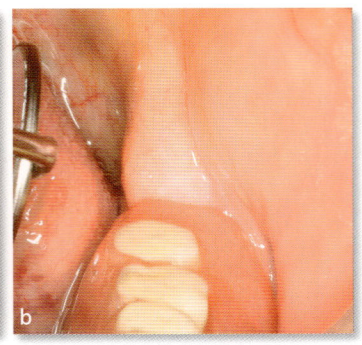

図2　レトロモラーパッドの被覆.
a：適切に被覆している義歯. b：全く被覆していない義歯

筋の名称や働きについて記されているだけでなく，粘膜の病理組織像が示され，部位によって角化の程度が異なっていること等かなり基礎的な知識が掲載されている．その後に引き続いて，前述のように印象の各部位の解剖学的な事項や注意点等が記載されている．すべての項目を本項で論じることは困難であるが，いくつか挙げて紹介してみたい.

1. レトロモラーパッド

　レトロモラーパッド部分についての記載は，初版〜第4版では "理想的な遠心方向への延長はレトロモラーパッドを含む" という表現で書かれ，覆うことが推奨されており，その目的は辺縁の封鎖を得るためとされている.

　第5版からはレトロモラーパッドに関する項目が追加され，"must be covered（覆われなければならない）" という表現となり，後方は上咽頭収縮筋と翼突下顎縫線の活動により制限を受けるために，印象時には開閉口運動を行う必要があること（第9版と第10版では，"あるいは同部の模型を削除して調整しておく" という記載もあった）が追記された．さらに第11版と第12版では，その後方の制限のために結局のところ1/2〜2/3程度を被覆することになるとしている（図2）.

　第13版になると，"should cover（覆うべき）" という表現となり，変わらず被覆することを推奨しているが，覆う理由はサポート（支持）のためとされ，レトロモラーパッド下部の骨は分厚い皮質骨であり，長期的に吸収していないためであるという説明が併記されている（なおこの点に関しては，筆者らの臨床研究によると，レトロモラーパッド部は非常に軟らかく，実際には支持としての役割は低いということが明らかになっており，筆者らは第13版の記載と異なった意見を持っている）.

2. 顎舌骨筋線

　顎舌骨筋線部に関しては現在でも様々な意見があると思われるが，PTEP ではどうだろうか．実は，PTEP では初版から第12版までは一貫して，臼歯部では顎舌骨筋線を越えるまで床縁を伸ばすように記載されており，同部まで延長する（第11版からは "アンダーカットには入れないが延長する" と一部追記されている）メリットとしては，同部の鋭利な骨縁上に直接的に圧が加わらないことと辺縁封鎖に有効であることが挙げられ，同部床縁が短いと辺縁封鎖が失われやすく，痛みが出やすいと記載されている．しかしながら，第13版になると同部に関する記述は大きく変化しており，まず原則として，舌側の床縁全体は顎舌骨筋によって決定されるとある.

表2　後顎舌骨筋窩への延長に関する変遷

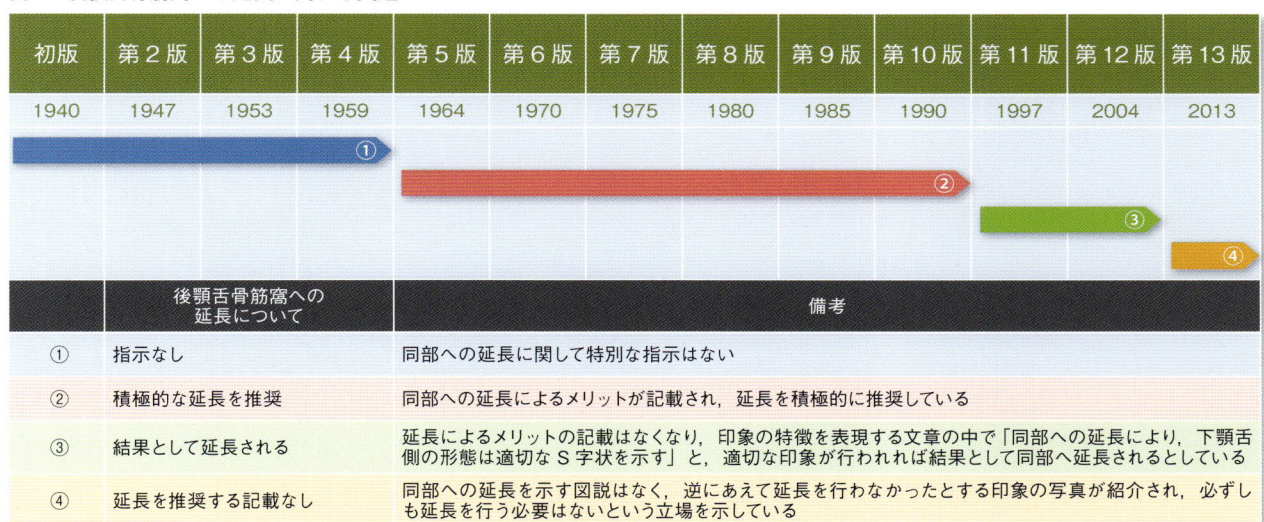

初版	第2版	第3版	第4版	第5版	第6版	第7版	第8版	第9版	第10版	第11版	第12版	第13版
1940	1947	1953	1959	1964	1970	1975	1980	1985	1990	1997	2004	2013

	後顎舌骨筋窩への延長について	備考
①	指示なし	同部への延長に関して特別な指示はない
②	積極的な延長を推奨	同部への延長によるメリットが記載され，延長を積極的に推奨している
③	結果として延長される	延長によるメリットの記載はなくなり，印象の特徴を表現する文章の中で「同部への延長により，下顎舌側の形態は適切なS字状を示す」と，適切な印象が行われれば結果として同部へ延長されるとしている
④	延長を推奨する記載なし	同部への延長を示す図説はなく，逆にあえて延長を行わなかったとする印象の写真が紹介され，必ずしも延長を行う必要はないという立場を示している

　すなわち，舌の運動や嚥下によって同部の床縁が決まることが強調され，初版～第12版のような，延長させるメリットの記載が見られない．さらに同部には“後方部では外斜線の高さと顎舌骨筋線の高さは同じになるため，舌側の床縁と頬側の床縁はしばしば同じ長さとなる”とあり，その写真も掲載されている．

　しかし実際には，筋の付着部位や外斜線の高さには個人差があり，高さが同じ場合もあれば，異なる場合もある．そのため，前述の記載に関してはどのような趣旨で書かれているのか，また何の役に立つのか，筆者らには残念ながらよく理解できなかったが，少なくともこれまでの版に比べると，顎舌骨筋線を越えるまで延長させる必要性は低いと考えているのではないだろうか．

3．後顎舌骨筋窩（表2）

　初版～第4版では，後顎舌骨筋窩部まで床を延長するといった記載は認められず，舌側床縁の項に同部は概形印象の際にワックスを築盛し，嚥下運動や舌運動にて長さを決定するとしている．

　その後，筆頭著者がBoucherになり，第5版に入ると同部に関して延長を行うことが推奨されており，その理由として，①レトロモラーパッドから歯槽舌側溝中央部までの辺縁封鎖を連続させるため，②同部の義歯床舌側上部へ舌を誘導するガイドとなることが挙げられている．また第8版，第9版には，後顎舌骨筋窩まで床がしっかりと延長された症例の写真が載っている（図3）．

　その後，第11版と第12版では前述の2つの理由は記載されなくなっているが，それでも“舌側後方部では顎舌骨筋の活動は及ばないため，床翼は同窩を満たすようにして延長する．またその延長により正しい舌側形態であるS字状となる”とあり，同部への延長を示す印象の写真も載せられている（図4）．

　しかし，最新版の第13版では随分とニュアンスが変わっている．第11版，第12版のような正しい舌側形態であるS字状という表現はなくなり，“すべての義歯の印象に明確には認められないにもかかわらず，S字状を形成すると言える”とだけ書かれ，さらに後顎舌骨筋窩部

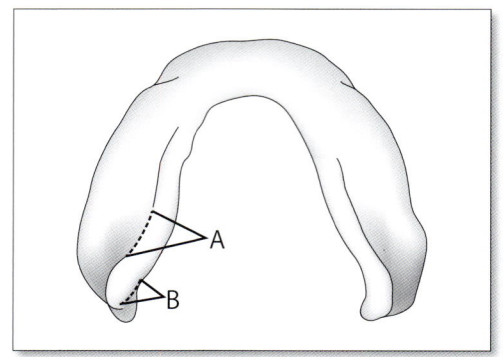

図3　後顎舌骨筋窩まで床縁を延長していることを示す図（第8版，第9版より作成）

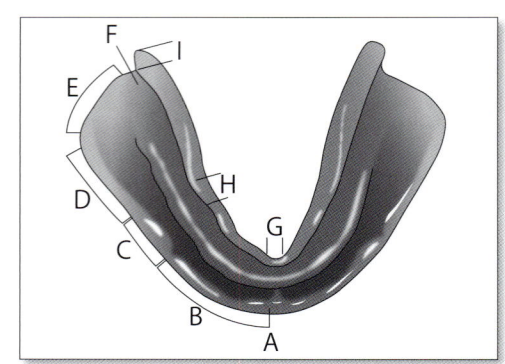

図4　下顎最終印象の舌側ラインがS字状を示す，適切な印象の図（第11版，第12版より作成）

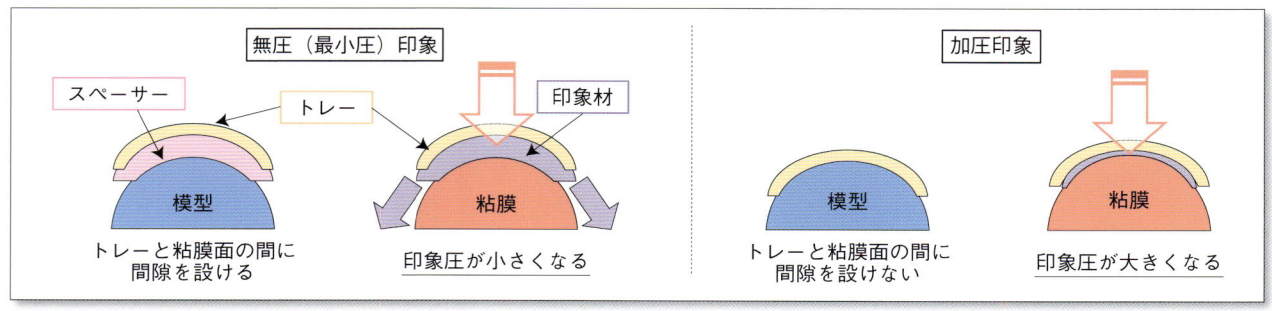

図5　印象圧の模式図（無歯顎補綴治療学 第2版より引用改変）

への延長が行われていない印象の写真が紹介され，"十分な顎堤の高さが認められ，舌側にアンダーカットが見られたため，同窩への延長を行わなかった"と注釈されている．つまり，第13版では「必ずしも同部への延長は必要であるわけではない」という立場に変わったと言える．本項で同部への延長の是非について詳しく言及することは避けるが，近年では同部への義歯床縁の過度の延長が義歯のアンダーカットとなり着脱が困難になることや，嚥下時に障害となる可能性を考慮し，これを慎重に行うべきであり，必ずしも同部への延長が必要ではないとする意見が多い．

　しかしながら，結果的に義歯床縁を後顎舌骨筋窩まで延長しないとしても，適切な印象を論じる際にS字状カーブを描いたいわゆる理想的な下顎印象のお手本となるべき，最終印象の結果の写真すら掲載されていないのは，いかがなものであろうか．筆者は全部床義歯の印象に限らず，歯科治療において，理想的な形態や治療のイメージを適切に持っておくことが大切だと考えているが，果たして第13版だけで全部床義歯を勉強した学生は，"理想的な美しい"印象のイメージを持つことができるのだろうか？

印象時の圧力に関する考え方の変遷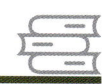

　義歯の印象時には，粘膜の部位による被圧変位量の差を考慮して，印象圧をコントロールするという考え方があることは読者諸氏もよくご存知のことと思う（図5）．

　その代表的なものに，無圧印象（最小圧印象），選択的加圧印象，全面均等加圧印象等が挙げられるが，そのような考えがPTEPにてどのように変遷したか，本項にて紹介したい（表3，図6）．

表3　印象圧に関する記載の変遷

初版	第2版	第3版	第4版	第5版	第6版	第7版	第8版	第9版	第10版	第11版	第12版	第13版
1940	1947	1953	1959	1964	1970	1975	1980	1985	1990	1997	2004	2013

	印象圧に関する 主たるコンセプト＊	備考
①	N/A	印象圧に関する記載および指示等は文中に見当たらない
②	無圧印象	無圧印象を推奨する文が紹介されている
③	選択的加圧印象	紹介されている筆頭の印象法のタイトルに "Selective pressure impression" と明記されている
④	選択的加圧印象（？）	徐々に印象圧に関する解説が少なくなり，紹介される印象法のタイトルに Selective pressure という用語も使われなくなってきている
⑤	不明確	これまで見られた印象圧による分類が紹介されていない．また，印象の章の文中にさえ一度も Selective pressure という用語が使われていない

＊：各版で主に紹介されている印象法や文中にある主要著者の意見から印象圧に関するコンセプトについて筆者らが推測したもの

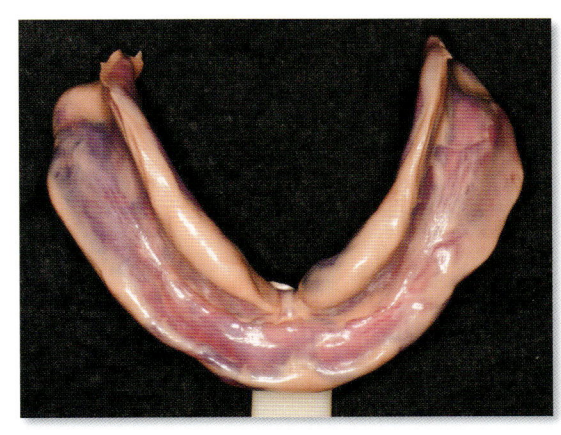

図6　モデリングコンパウンドとシリコーン印象材を用いて，加圧印象を行った臨床例

1．初版，第2版の記述

　初版には印象圧をどうするかといった項目は認められず，ただ辺縁や後縁にある程度の圧力をかけて印象すれば辺縁封鎖が失われにくくなるだろうといった記載がある．第2版でも同様の記載があり，序論等もほぼそのままであるが，印象法について追加された項目として，McCollum らの Hydraulic lock（流体固着現象）を利用した印象法が本文のみで簡潔に紹介されている．本法は酸化亜鉛ユージノールペーストを用いて，できる限り粘膜の変形が起こらないように圧力をかけずに印象を行う手法であることは記載されているものの，具体的なテクニックは紹介されておらず，残念ながら詳細は不明である．しかし，実はこの手法が第3版以降へ影響を及ぼしている可能性がある．

2．第3版，第4版の記述

　第3版と第4版の総論部分はほぼ同一の内容であるが，序論が終わった直後に，第2版で紹介されていた Hydraulic lock type impression の部分に代わって「Mucostatic impression（無圧印象）」という項目が増えており，その中で非常に特徴的な文章が加筆されている．

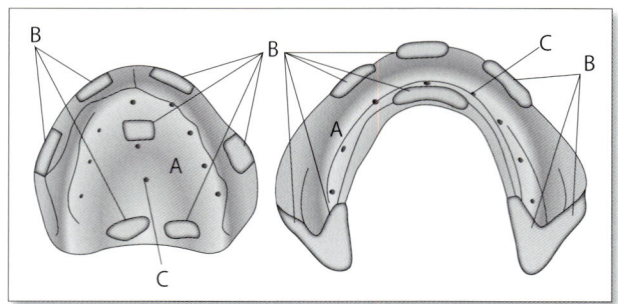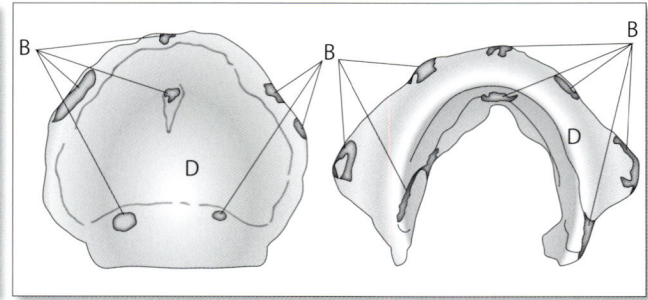

図7　無圧印象法を説明する図（第3版，第4版より作成）．左：印象前のトレー，右：印象後．A：個人トレー，B：ユーティリティワックスによるストッパー，C：余分な印象材のための遁路，D：酸化亜鉛ユージノールペースト

　すなわち，"多くの成功義歯が加圧（Placement-pressure）タイプの印象法によってもたらされている．（中略）しかし，長年の研究により，これはあくまでも個人的な意見であるが，平均的な術者の腕においては，痛みや不安定性が少ない義歯は無圧印象によって得られている"と，無圧印象を勧めている．さらに，その後ろには総論部分であるにもかかわらず，なぜか無圧印象の手法が詳細に述べられている（図7）（各論部では別の印象法が紹介されている）．

　このことから，Swenson が第2版の発刊以降に無圧印象に傾倒していったことを窺い知ることができる．

3. 第5版，第6版の記述

　第5版になり，筆頭著者が Boucher に変わると，総論の情報量も随分と多くなり，いよいよ選択的加圧印象について紹介されるようになった．また，前述の無圧印象の手法も変わらず総論部分に記載されてはいるものの，肝心の Swenson による無圧印象を勧める文は割愛されている．

　続く第6版では，ついに印象法の分類を論じた項目が設定され，印象テクニックは① 加圧印象，② 選択的加圧印象，③ 無圧印象に分類されると記載されている．

　その内容を簡単に紹介すると，加圧印象については簡単な説明にとどまっており，"加圧印象はスペーサーのないトレーを用いて，フローがとても低い材料によって採得される．この印象は血行を妨げ顎堤の急速な吸収を引き起こす可能性があり，このようなダメージを起こさないようにするためには相当な熟練が必要である"と，どちらかというと否定的に記載され，総論でも各論でも具体的な手技は紹介されていない．

　選択的加圧印象については，"圧力に対して機能的に好ましい部位には圧力を負担させ，そうでない部位には圧力をかけないように行う"と紹介され，続いて総論部分であるにも関わらず，Boucher の印象法のポイントが紹介されている（もちろん，各論の章ではさらに詳述されている）．

　無圧印象については "粘膜の変位を可能な限り最小限に抑えて行われる．トレーのスペーサーを大きくし，フローのとても良い印象材を用いる" とだけ簡潔に書かれている．それでも，その後にはこれまでと同じように，無圧印象の手順を示す写真が載せられている．

4. 第7版～第10版の記述

　第7版となり，タイトルから "Swenson's" がなくなると，Boucher による改訂がより一層

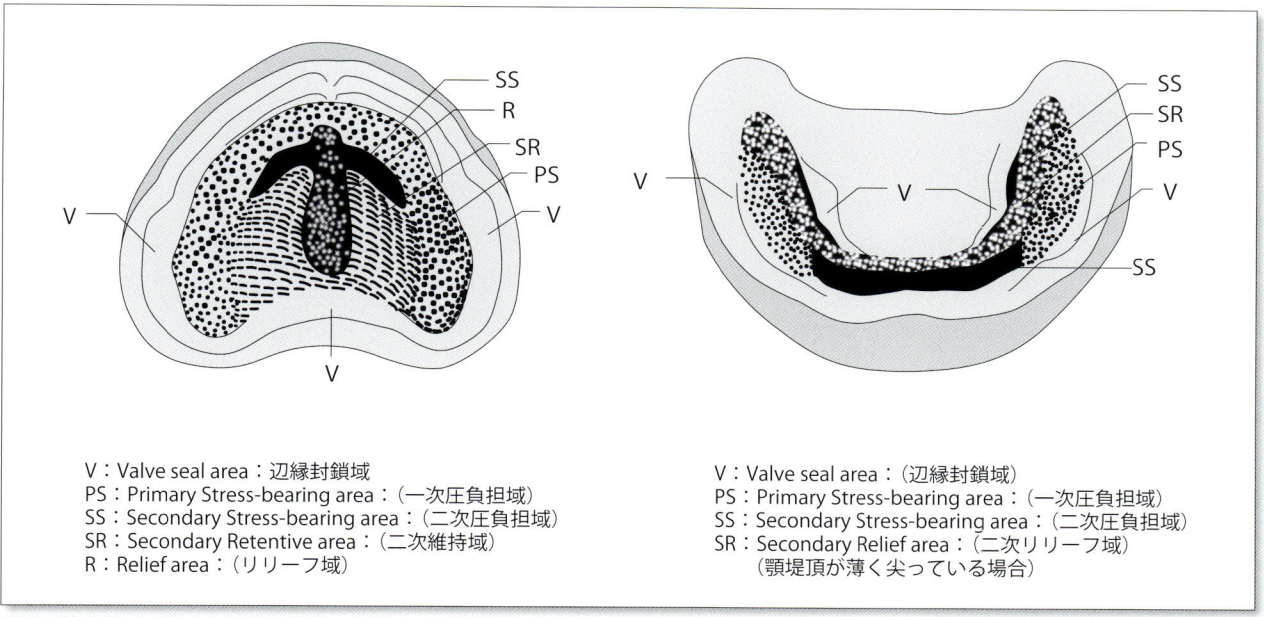

V：Valve seal area：辺縁封鎖域
PS：Primary Stress-bearing area：（一次圧負担域）
SS：Secondary Stress-bearing area：（二次圧負担域）
SR：Secondary Retentive area：（二次維持域）
R：Relief area：（リリーフ域）

V：Valve seal area：（辺縁封鎖域）
PS：Primary Stress-bearing area：（一次圧負担域）
SS：Secondary Stress-bearing area：（二次圧負担域）
SR：Secondary Relief area：（二次リリーフ域）
　　（顎堤頂が薄く尖っている場合）

図8　第8版から第10版まで掲載されていた，印象時に加圧すべき支持負担域を解説した図（第6版と第7版では下顎のみでもう少し簡略化された図が掲載）も，第11版以降は紹介されなくなっている（第8版より作成）

進められるとともに，前述のように明確に総論と各論が分けられ，総論にはより解剖学的な内容が詳述されるようになっている．

第6版では総論に収載されていた印象法の分類は，第7版と第8版では下顎の各論の冒頭に移っているが，内容は第6版とほぼ同じである．しかし，これまで紹介されていた無圧印象のテクニックがどこにも紹介されず，各論で紹介されている下顎の2種類の印象法はともに選択的加圧印象となっており，選択的加圧印象法が徐々に主流になってきたことがわかる．

さらに，第9版，第10版では印象法の序論で，これまでになかった以下のような文章が追加されている．"無歯顎の印象は，患者の支持組織の許容量と一致する力で粘膜および骨上を選択的に加圧しなければならない"（図8）．……つまり，第9版と第10版では明確に選択的加圧印象を勧めているということがわかる．

5．第11版，第12版の記述

ところが，第11版に入ると少し様子が変わってきている．まず，第9版で序論に追加された文章は割愛されており，以下のような文章が途中に追記されている．"（無圧印象と加圧印象があると簡単に前置きしてから）しかしながら，これらの特定の印象法が他の印象法よりも長期的に良い結果が得られるというエビデンスはない"．これは，印象法自体が結果を大きく左右する事実は認められない可能性を示しているといえる．

さらに，これまで下顎の各論の部分では必ず「第一のテクニック～選択的加圧印象～」というようにタイトルが付いていたが，第11版からは紹介される印象法のタイトルから選択的加圧という用語がなくなっている．

それでも，第11版では印象の原則と目的を箇条書きにしている項目に，"印象中に床下粘膜上に選択圧が加えられていること"と書かれている．しかし，第12版になるとそれすら削除されており，下顎のトレー製作の際，頬棚部にスペーサーを置かないことは支持域である同部

に圧を加えるのに役立つという記載が唯一認められるものの，以前の版に比べると選択的加圧印象という概念を読者に伝える姿勢が随分と希薄になってきていると言わざるを得ない．

6. 第13版の記述

第13版では，印象法の総論部は（総論部に限らず，具体的な印象法の説明も）さらに簡略化されている．印象圧による印象法の分類の説明もなく，「Selective pressure impression（選択的加圧印象）」という用語すら見当たらず，上顎の印象において，圧をかけずに印象を行う部位にはリリーフを行うという指示はあるものの，支持域に対して加圧を行うことや，印象圧をどうコントロールするかなどには一切触れられていない．つまり，これまで受け継がれてきた，印象圧についての議論はもはやトピックではないということなのだろうか．

また，第13版の総論部には "*Dentists also may use stock trays with irreversible hydrocolloid impression material for final denture impression.（歯科医師は，既製トレーとアルジネート印象材で義歯の最終印象採得を行ってもよい）*" という，以前の版にはなかった一文が記載されている．

そこには，患者の来院回数を減らす目的のため，教育機関で行われ，学生は教員に外形線を注意深く指導されるべきである……などといった条件が付記されることによって，控えめなニュアンスにとどめられているが，これはやはり，近年話題となった，「簡易的な診療術式と従来型の診療術式では義歯の最終結果（多くが患者満足度）に差が見られない」とする一連の"補綴のドグマ"の影響ではないだろうか．本書においてその是非を論ずることは避けるが，

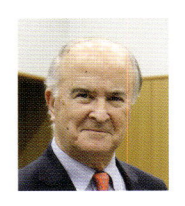

Dr. Zarb's Opinion

最終印象時の印象圧について

最終印象時の印象圧に関しては様々な意見があるが，PTEP第5版から第12版まで長らく解説されてきた「選択的加圧」という用語が第13版では使用されなくなった．これはなぜだろうか？

まず前提として，教科書というのは学生のために書かれているものだということを覚えておいてほしい．そしてまた，経験を積んだ臨床家というのは徐々に方法にアレンジを加えるものだ．ちょうど料理のようにね．ただ，教育において，学生に対して選択的な加圧を行った場合にどのような変化が起こるかを可視化して理解させることが非常に難しいというのが，選択的加圧印象についての記載がなくなった理由の1つとして挙げられる．

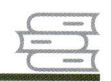

少なくとも，全部床義歯の印象，またその教育に関しては，大きなパラダイムシフトが生じてきていると言えるのではないだろうか．

我が国の全部床義歯学教科書における記述の変遷

　本章では『全部床義歯補綴学』の初版（1982年）と，『無歯顎補綴治療学』の第3版（2016年）における印象の総論部分のうち，印象圧に関する記述の変遷について見ていきたい．

　前者においては，印象圧に関する記載として，*"粘膜面を鮮明，正確に印象採得するためには，粘膜組織よりも軟らかくて，粘膜面になじむ印象材を用い，必要最小限の加圧で行わなければならない．印象が鮮明，正確であるほど，正確な模型が得られ，この模型を使って製作した義歯床粘膜面と義歯床下組織との接触が緊密になり，全部床義歯の維持力が最大になるからである"* と，無圧印象を勧める記載が見られるが，続いて *"これに対して，義歯に咬合圧が作用した時の安定をはかるために，むしろ積極的に印象圧を加えて圧縮された状態の粘膜面の形を印象上に記録したほうがいいという考え方がある"* と，加圧印象についても紹介されている．

　さらに，一通り印象法を紹介した後には再度，「無圧印象採得法と加圧印象採得法」という項目があり，同部でそれぞれを簡単に説明した後，加圧印象採得法のみ具体的な手技が説明されている．また，無圧印象法に関しては，同書ではその手技の説明が行われておらず，読者には加圧印象法をメインに解説していると言える．同書の発刊当時，同書最新版はPTEP第8版とBoucherの考え方が色濃く残っており，そこに大きな影響を受けていたと考えられる．しかし，序論における無圧印象法のメリットの文面や，加圧印象法の説明の後に，*"加圧が過ぎるとかえって義歯の安定が損なわれるだけでなく……"* と注意点を併記していることから察するに，著者の林は加圧印象法だけでなく，無圧印象法に関してもその有用性を伝えたかったのではないだろうか．

　一方，後者でも序論において圧力に関する記載がある．そこには *"機能時に近い粘膜の動態を記録すべきであるという考え方（加圧印象採得法）と，義歯は口腔内に装着されていても24時間機能しているわけではなく，粘膜に圧が加わっていない時間のほうが長いため，粘膜が静止した状態を記録すべきであるという考え方（無圧印象採得法）がある"* と，無圧印象採得に関しても紹介しているが，各論で詳述しているのは，選択的加圧印象法である．

　また，印象法の分類のうち，粘膜への圧力別分類という項にて無圧，加圧，選択的加圧の各印象法について簡単に説明しているが，どの印象法を勧めるというような記載は見られず，論文などのエビデンスに関しても紹介されていない．

おわりに

　本章では，印象法の総論部の変遷について紹介したが，初版において既に *"印象法には様々な方法が存在しているが，歯科医師が判断して選択すべきである"* と述べられており，実はその文章表現は若干の修正が加わるものの，引き続いて最新版まで継続して記載されているというのは，結局のところ，決定的な印象法が開発されていないことを表しているとも言える．無論，当時の担当著者の意見が強く反映されているために，推奨される印象法が変化しているのは前述した通りであるが，特に印象圧に関してはいまだに折り合いがつかず，各術者が *"信じている"* 手法で

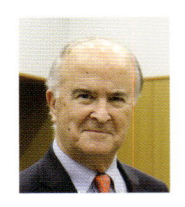

DR. ZARB's OPINION

最終印象とはピアノを弾くようなもの

　最終印象とはピアノを弾くようなものだ．あなたと私が同じピアノで同じ曲を弾いたとする．それは音としては同じかもしれないが，実際には違う音楽である．なぜなら，鍵盤を弾く圧力，スピード，テンポが三者三様に異なると考えられるからだ．つまり，これは芸術の領域に踏み込んでいると言える．最終印象も同様だ．それゆえに私は，最終印象は患者に義歯治療を施す上で，最も挑戦的な工程の1つだと考えている．

　行われているというのが現状である．そのような，ある意味で膠着状態とも言える状態を考えると，これまでの臨床手法に対する疑問が近年になって"補綴のドグマ"として湧き上がり，多彩な議論が行われたのもごく自然な流れなのかもしれない．

　そして，そのような影響がどの程度あったのかはわからないが，第12版以降，特に13版では，おそらく最も多くの人が信じてきたであろう選択的加圧という考え方さえも，その理論が詳しく述べられなくなってきている．この一連の状況から，全部床義歯の印象法に関する教育は徐々に新たな局面を迎えつつあるように感じられる．

引用文献

1）松田謙一，前田芳信：総義歯成功への近道を探る2 痛くない，よく噛める，動きの少ない，顎堤の吸収の少ない義歯をめざして．QE 33（9），2014.

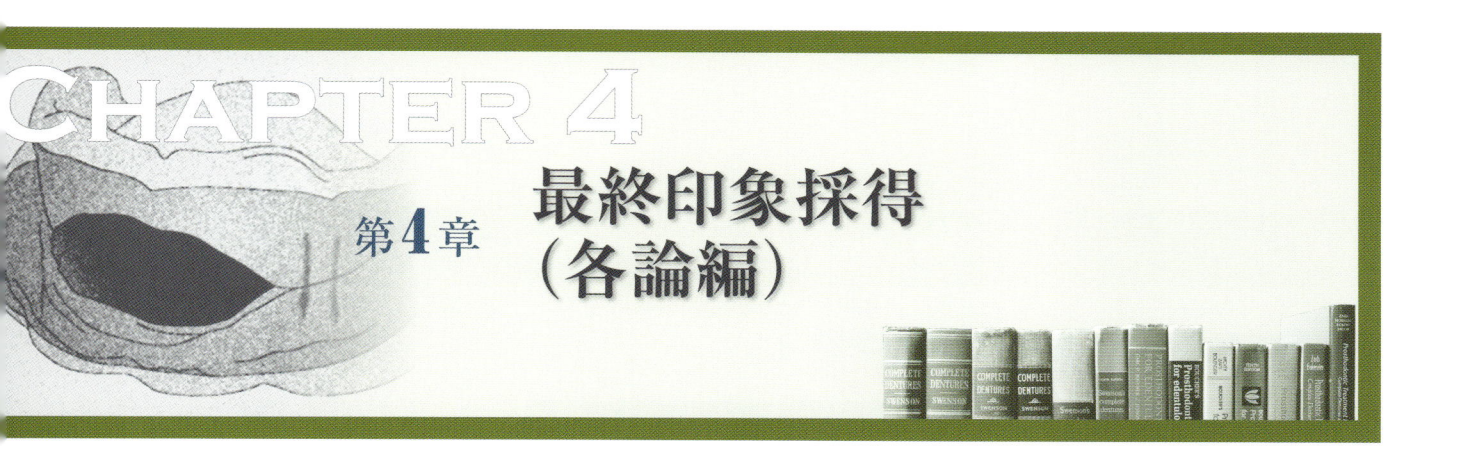

第4章　最終印象採得（各論編）

本章では各論編として，印象採得の手法の変遷を追ってみるが，PTEP の印象法の章において具体的な手法が紹介されているものをピックアップして，できるだけ詳細に紹介したい．

各版に記載されている印象法の整理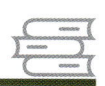

以前筆者らが発表したように（**表1**)[1]，PTEP では大別して6つの手法が紹介されている．**表**を見れば一目瞭然であるが，多くの版で，それぞれにおいて数種類の印象法が同時に記載されている．つまり，いずれの時代，著者においても，ある特定の印象法のみが優れていると結論付けることができなかったことを示していると言える．

1. 方法①

本法は初版〜第3版で筆頭印象法として紹介されている手法である（第4版〜第6版では，顎堤吸収が進んだ患者への印象法として継続して記載されている）．

その手法であるが，概形印象は第2章でも示したように，コンパウンドワックスを用いて，患者の機能運動による辺縁形成を行うといった，かなり手の込んだ概形印象が行われた後に，シェラック材を用いて個人トレーが製作される（シェラック材について耳慣れない読者もおられるかもしれないが，これは今日のように常温重合レジン材料が非常に安価で生産できるようになる以前に使用されていた材料で，カイガラムシという昆虫の分泌する虫体被覆物を精製して得られる熱可塑性の樹脂状の材料であり，錠剤や食品の光沢剤としても使用されている．なお，歯科の分野では現在は用いられていないと考えられる）．

まず，熱可塑性の樹脂材であるシェラック材を軟化した後，研究用模型上に圧接する．研究用模型といっても概形印象時に十分に辺縁形成が行われ，既に最終の床縁の長さに近い状態であるため，特に辺縁を短くすることはなく，むしろ辺縁は材料を二重にして強化するようにとの指示がある．

その後，蝋堤を付与し，咬合床の形態とした後，チェアサイドで口腔内にて中心位を採得する．続いて，印象採得時の舌運動を妨げないように蝋堤の前歯部の部分をくり抜き，まずは上顎から印象採得を行う（**図1**)．印象材は酸化亜鉛ユージノールペースト（Kerr 社製）を用い，上顎の咬合床に築盛して下顎の咬合床を挿入し咬合させ，口唇と頬を機能的に運動させるよう指示する．下顎も同じように行うが，舌側床形態の形成のために，くり抜いた蝋堤の部分から舌を突き出させる運動を行う．

表1 PTEP に紹介されてきた印象法を整理した表（松田謙一，ほか．2014[1]）

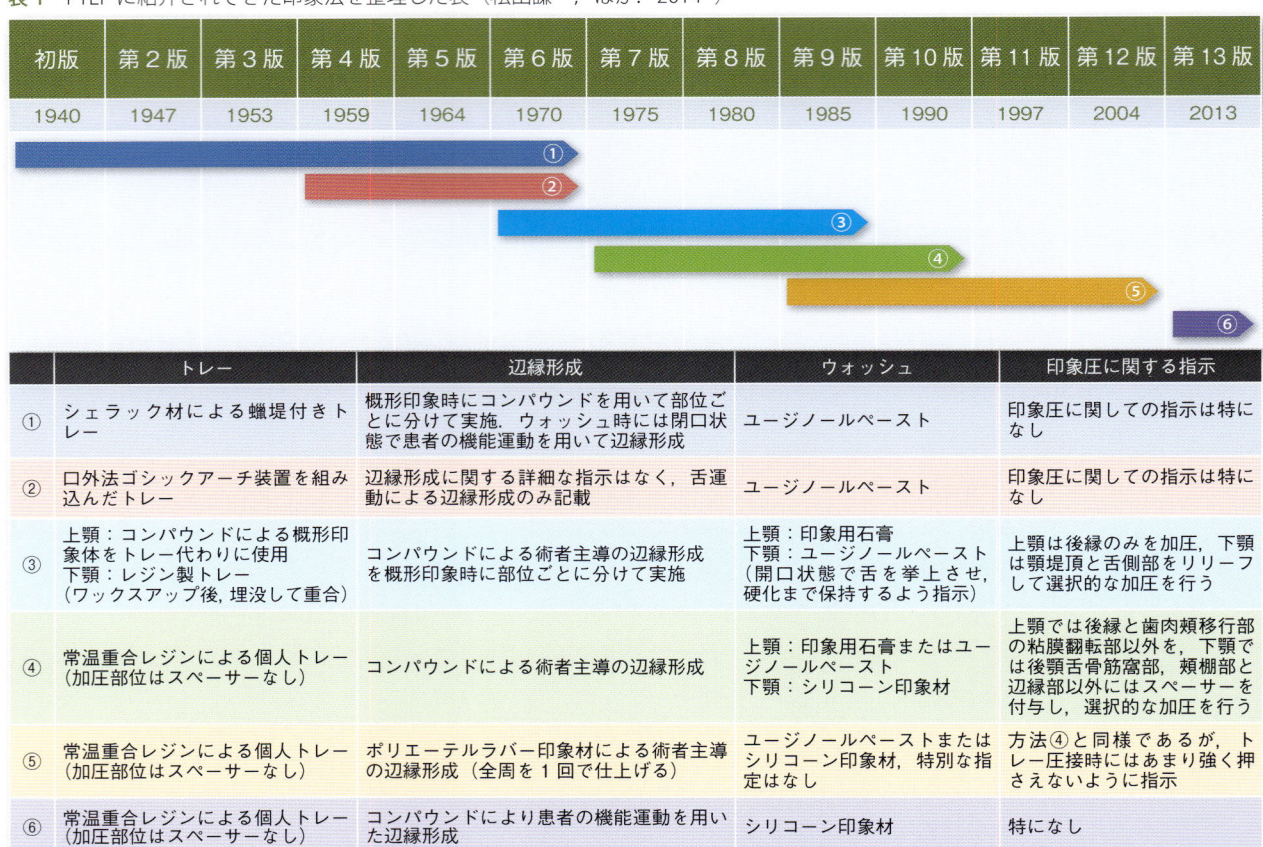

	トレー	辺縁形成	ウォッシュ	印象圧に関する指示
①	シェラック材による蠟堤付きトレー	概形印象時にコンパウンドを用いて部位ごとに分けて実施．ウォッシュ時には閉口状態で患者の機能運動を用いて辺縁形成	ユージノールペースト	印象圧に関しての指示は特になし
②	口外法ゴシックアーチ装置を組み込んだトレー	辺縁形成に関する詳細な指示はなく，舌運動による辺縁形成のみ記載	ユージノールペースト	印象圧に関しての指示は特になし
③	上顎：コンパウンドによる概形印象体をトレー代わりに使用 下顎：レジン製トレー（ワックスアップ後，埋没して重合）	コンパウンドによる術者主導の辺縁形成を概形印象時に部位ごとに分けて実施	上顎：印象用石膏 下顎：ユージノールペースト（開口状態で舌を挙上させ，硬化まで保持するよう指示）	上顎は後縁のみを加圧，下顎は顎堤頂と舌側部をリリーフして選択的な加圧を行う
④	常温重合レジンによる個人トレー（加圧部位はスペーサーなし）	コンパウンドによる術者主導の辺縁形成	上顎：印象用石膏またはユージノールペースト 下顎：シリコーン印象材	上顎では後縁と歯肉頬移行部の粘膜翻転部以外を，下顎では後顎舌骨筋窩部，頬棚部と辺縁部以外にはスペーサーを付与し，選択的な加圧を行う
⑤	常温重合レジンによる個人トレー（加圧部位はスペーサーなし）	ポリエーテルラバー印象材による術者主導の辺縁形成（全周を1回で仕上げる）	ユージノールペーストまたはシリコーン印象材，特別な指定はなし	方法④と同様であるが，トレー圧接時にはあまり強く押さえないように指示
⑥	常温重合レジンによる個人トレー（加圧部位はスペーサーなし）	コンパウンドにより患者の機能運動を用いた辺縁形成	シリコーン印象材	特になし

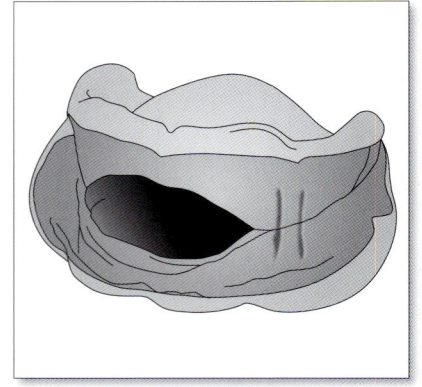

図1 上下顎とも閉口状態で印象できるように工夫されたトレー．閉口したまま舌運動ができるように上下顎前歯部がくり抜かれている（初版より作成）

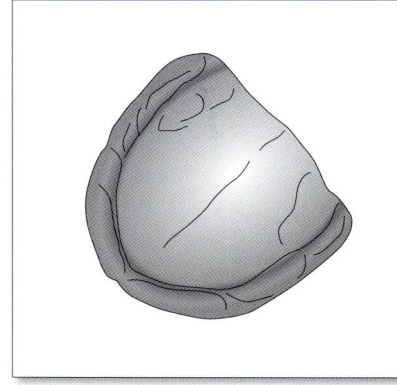
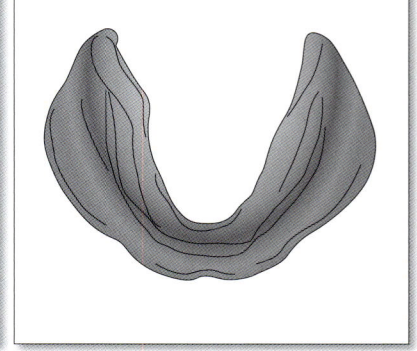

図2 上下顎最終印象が終了した状態（初版より作成）

　なお，印象時の運動として，本法では開閉口運動が指示されておらず，可能な限り閉口状態を保ったまま印象を行う方法であると言える．またそのために，わざわざ前歯部の蠟堤をくり抜いて，咬合状態を保ったままで舌運動ができるように工夫をしているとも分析できる．ただし，閉口状態での咬合の強さに対するコメントはなく，印象圧に関しては特に配慮されていないことがわかる（図2）．

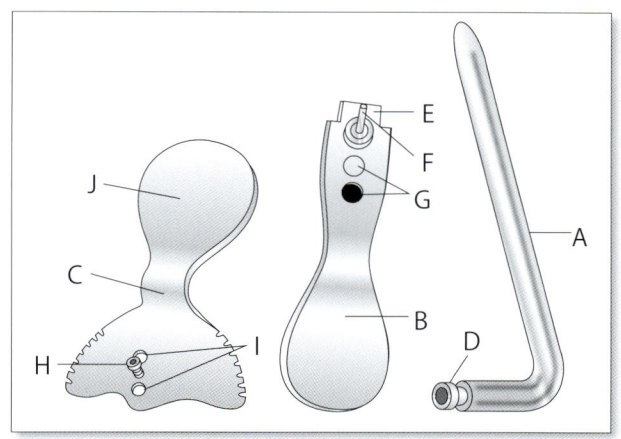

図3　方法②で使用されている口外法ゴシックアーチ描記装置．印象採得と同日にゴシックアーチによる咬合採得を行うことができる（第4版より作成）

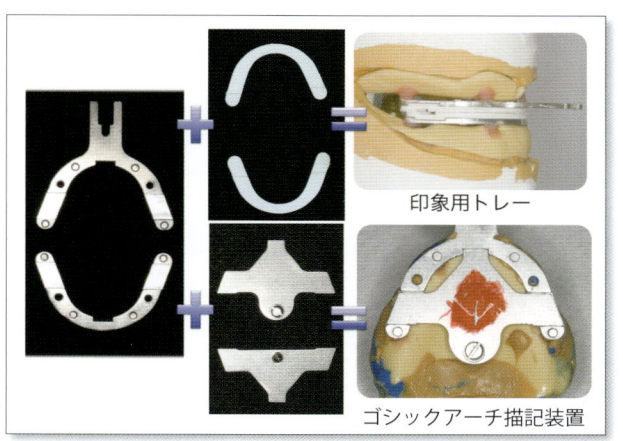

印象用トレー

ゴシックアーチ描記装置

図4　BPS で採用されている Gnathometer M．印象用のリムを装着して最終印象を行った後，パーツを入れ替えることによりゴシックアーチによる咬合採得を行うことができる

2．方法②

　本法は，初版発行から 20 年近くが経った 1959 年発行の第 4 版から紹介された手法である．独特な口外法ゴシックアーチ描記装置を使用しており，当時としては画期的であったのではないかと思われる．

　手順を紹介すると，まず，アルジネート印象材にて概形印象を行った後，トレーを製作する．トレーの材料としては，もはやシェラック材は使われずに常温重合レジンが使用されており，ストーンモールドを用いて成形すること等が丁寧に解説されている．そして，図 3 に示す非常にユニークで特徴的な装置を個人トレー（咬合床）に装着する．

　この装置は口外法のゴシックアーチを描くための部分（図 3 の J：描記板，F：描記針）と，中央軸受け機構（センターベアリング）を利用した印象採得を行う部位（図 3 の H：ベアリングポイントスクリュー，中央軸，B：中央軸受け板）からなる．これは閉口時の咬合力を中心の 1 点で受け止めることによって圧力の左右差をなくし，印象時の圧力の偏りを極端に少なくできる画期的な手法だと言える．前方にはフェイスボウのアタッチメントを装着する部位（図 3 の E）が用意されており，印象採得と同時にゴシックアーチ描記やフェイスボウトランスファーまで完了させることができる．本装置と同様の考え方で現在でも使われているのが，Ivoclar Vivadent 社の BPS（Biofunctional Prosthetic System）でも採用されている「Gnathometer M」であり，筆者らも自身の臨床では好んで使用している（図 4）．

　さて，本法でのウォッシュ印象は酸化亜鉛ユージノールペーストを用いて行うが，トレー内面に酸化亜鉛ユージノールペーストを練和して築盛し，口腔内に挿入するまではその手順について丁寧に述べられているものの，本法の項目にはウォッシュ印象時の辺縁形成についてはほとんど，というより全く触れられていない．

　唯一，辺縁形成についてわずかに触れられていると考えられるのは，下顎のトレーを挿入する段落で「下顎の概形印象と同じように行う」と記載されているのみである．そして，最終印象の直前に記載のある概形印象の記述では，舌を挙上させることだけが指示されているので，そのまま文章通りに読み解くと，同様に下顎の最終印象時にも舌を挙上させるだけでよいことになる．しかしながら，読者諸氏もお気付きのように，実際には下顎のトレーの真ん中にセン

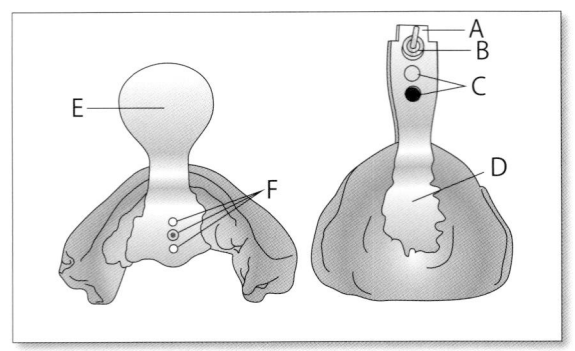

図5　同装置がトレーに装着されている状態. 印象時に舌運動を十分に行うことは困難であると考えられる（第4版より作成）

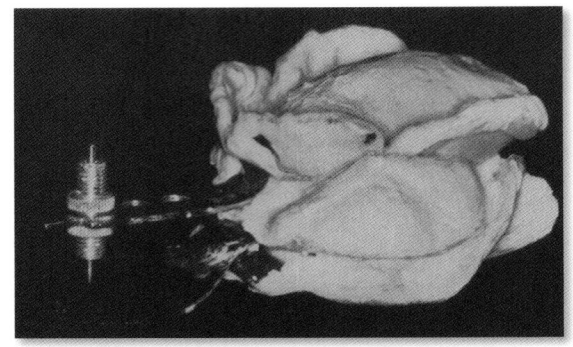

図6　印象後, 上下顎トレーの間に石膏印象材を填入し, 咬合採得を完了した状態（第4版より引用）

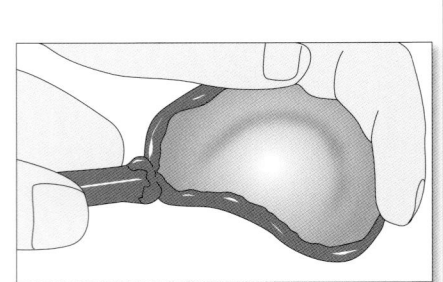
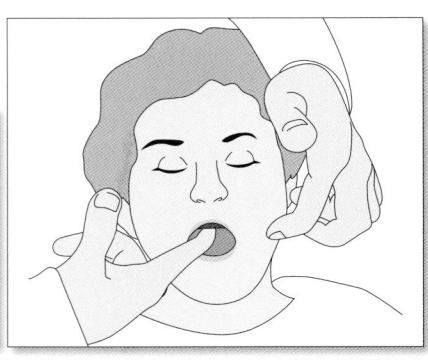

図7　上顎最終印象の準備. 概形印象のコンパウンドワックスをトレーから取り外し, 丁寧に辺縁形成を行った後, 辺縁を1層削除して, 最終印象用トレーとして使用する（第7版より作成）

ターベアリング装置が存在するため, 十分な舌運動が可能であったとは言いがたい（図5）.

続いて, 印象材硬化後にフェイスボウを装着した後, 口外法にてゴシックアーチ描記を行って中心咬合位を決定し, 上下顎の印象材の間に石膏を流し込んで固定し, これを取り出せば印象採得と咬合採得が完了すると述べられている（図6）.

なお, 本法は第6版までは記載されていたが, それ以降は装置の説明すら行われなくなっている.

3. 方法③

本法は, いよいよ Boucher が PTEP の筆頭著者となり, 彼のこだわりで作り上げられた, 近代コンパウンドテクニックの先駆けともいえる印象法だと言える.

上顎と下顎で若干その手法が異なるため, 分けて紹介する.

a) 上顎の印象採得法

上顎ではまず, 大きめの金属製の既製トレーの内面にブラックコンパウンドを築盛し, 口腔内にいったん圧接した後, トレーからコンパウンドを取り外す. 取り外したコンパウンドの内面をトーチで熱し, 2 mm の深さまで軟化させ, 再度口腔内に圧接し圧力をかけ, 適合させる. 続いて, トーチにて辺縁部のみを 1.5 ～ 2.0 mm 程度の深さで軟化させて辺縁形成を行う. その後, 後縁と頬側床縁遠心部にのみグリーンコンパウンドを築盛し, 口腔内に圧接した後, 床辺縁を 1.5 mm 短く削除するとともに, 後縁部以外の内面を 1 mm 程度の深さまで削り取る（図7）. ウォッシュ印象には石膏印象材を用い, 練和築盛後, 口腔内に挿入し, 術者の手指に

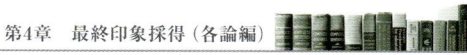

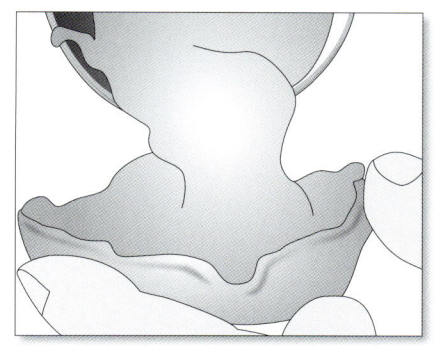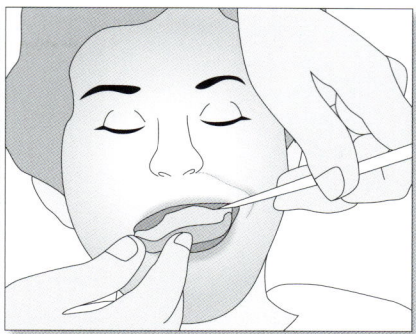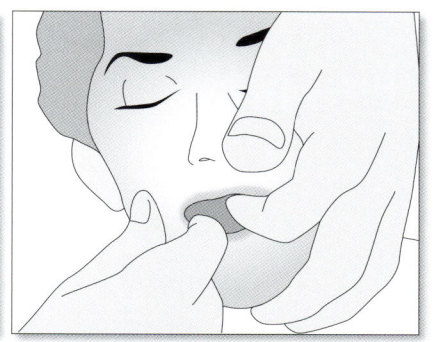

図8　最終印象用トレー（既製トレーから外したコンパウンド印象体）に石膏を盛り，上顎の最終印象を行っている状態（第7版より作成）

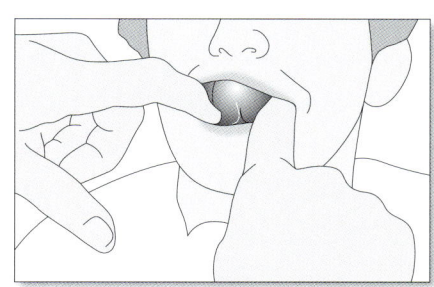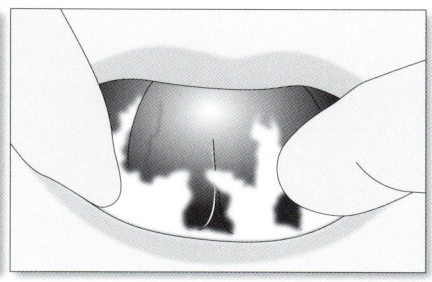

図9　方法③の下顎のウォッシュ印象．開口状態で舌を挙上させて硬化まで保持させている（第7版より作成）

よる辺縁形成を経て，印象採得が完了する（図8）．

　このように，本法では概形印象と個人トレーを製作せず，コンパウンドの印象体そのものを個人トレーの代わりに用いる．加圧する部位は後縁のみであり，その他の部位は内面をリリーフして行うため，後縁以外は無圧に近いともとれる．実際には後縁を加圧しているため，分類としては選択的な加圧印象であると言える．

b）下顎の印象採得法

　下顎は概形印象をコンパウンドで行った上で，個人トレーを製作して最終印象を行うが，本法の概形印象法は非常に凝った印象（第2章の方法③を参照）を行っており，ある意味で最終印象の前段階と言えよう．

　簡単に説明すると，丁寧に辺縁形成を行って概形印象を完了した後，研究用模型上で個人トレーの形態をワックスアップし，フラスコに埋没して，常温重合レジン材料にて重合を行って個人トレーを製作する．そのトレーに酸化亜鉛ユージノールペーストを築盛して，最終印象を行う．その際，頬側等の辺縁形成に引き続いて，患者に開口させ，さらに舌を挙上させたまま硬化まで保持させるように指示している．つまり，いわゆる開口印象を行っていると言える（図9）．

　ところで同章のみを読んでいると，本手法では下顎について選択的な加圧を行っていないように勘違いしてしまいそうであるが，実は別の章にトレーの製作についての記載がある．そこにはトレーの重合後に顎堤頂や舌側の顎舌骨筋線部の内面を削除してリリーフを行うと明記されており，圧力を抑える部位と加える部位を選択的に設定した印象採得が実践されていたことがわかる．

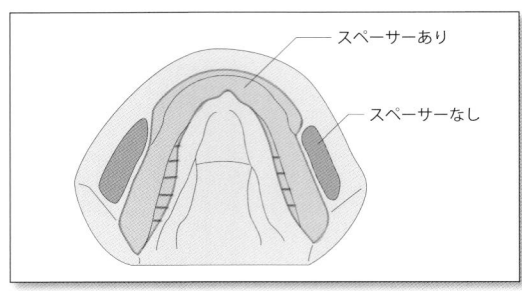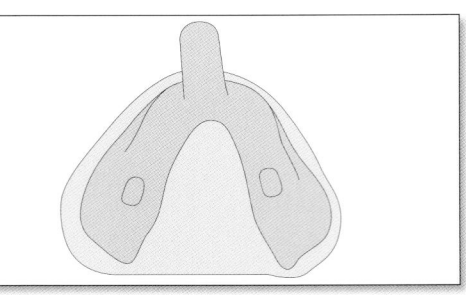

図 10　方法④で使用されている研究用模型と個人トレー（下顎）．上顎では辺縁と後縁以外，下顎では後顎舌骨筋窩部，頰棚部および辺縁部以外にスペーサーを設定して製作される．トレーの柄を前方へ伸ばすことによって，操作性を重視していると考えられる（第 7 版より作成）

4．方法④

本法が紹介されるようになったのは第 7 版からで，コンパウンドを用いた選択的加圧印象法の代表的な手法である．まず，概形印象はアルジネート印象材で採得され，研究用模型が製作される．研究用模型上ではワックススペーサーのための外形線が描かれ，個人トレー内面のリリーフを行うべき部位とそうでない部位を設定している．上顎では後縁および歯肉頰移行部の粘膜翻転部以外に，下顎では後顎舌骨筋窩部，頰棚部および辺縁部以外にスペーサーを付与する．

常温重合レジンを練和して，厚みが 2 〜 3 mm になるようにしてトレーを製作する．なお，上下顎ともトレーの柄は前方へ伸ばす形態をしており（多くの場合，我が国の全部床義歯教育では柄を前方へ出すと口唇の運動の邪魔になるとして，上方へ短く設定していることが多い），操作性を重視していると思われる（図 10）．

個人トレーを試適して調整した後，上下顎ともコンパウンドによる辺縁形成を行うが，辺縁形成が終了するまでは，内面のワックススペーサーを残しておき，トレーが口腔内で安定しやすいように工夫している．

辺縁形成は主に手指を用いて口唇や頰粘膜を牽引して行うとし，上下顎の唇側や頰側の形成については簡潔に書かれている．それに対して，下顎の舌側の辺縁形成に関しては，以下の 5 段階に分けて行うとして，非常に詳細な指示が記載されている．

ステップ①：舌側前方部の長さおよび厚みの決定

舌側前方部にコンパウンドを盛って口腔内に挿入し，口腔底とのスペースを確認して，スペースがなくなるまでコンパウンドを築盛する．しっかりと舌側がコンパウンドで満たされたのを確認したら，トーチを用いて同部の唇側（トレーの内側）と辺縁部を軟化させ口腔内に挿入し，舌を前方へ突き出させる．

ステップ②：舌側前方部の舌側の厚みと形態の決定

舌側前方部の舌側のコンパウンドを深さ 1 〜 2 mm 程度まで軟化させ，舌を口蓋へ押し付けさせる．

ステップ③：舌側大臼歯部の長さの決定（1）

大臼歯部の舌側にコンパウンドを盛り，舌を前方へ突き出させ，口腔底を挙上させることで同部の長さを決定する．

ステップ④：舌側大臼歯部の長さの決定（2）

同部をトーチにて 1 〜 2 mm 程度軟化させ，再度舌を前方へ突出させて舌側の長さを決定

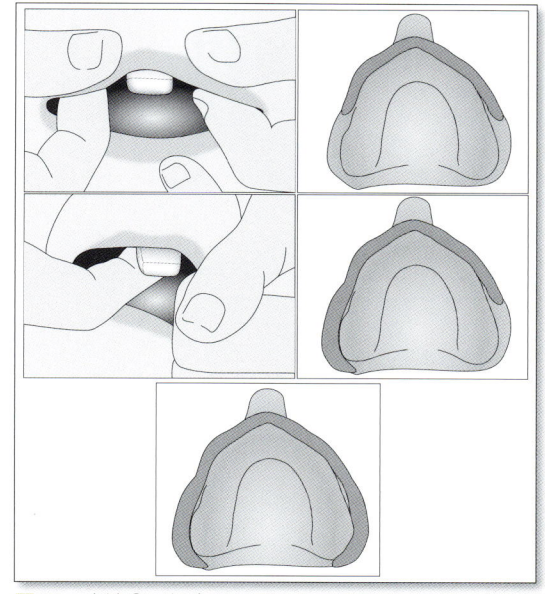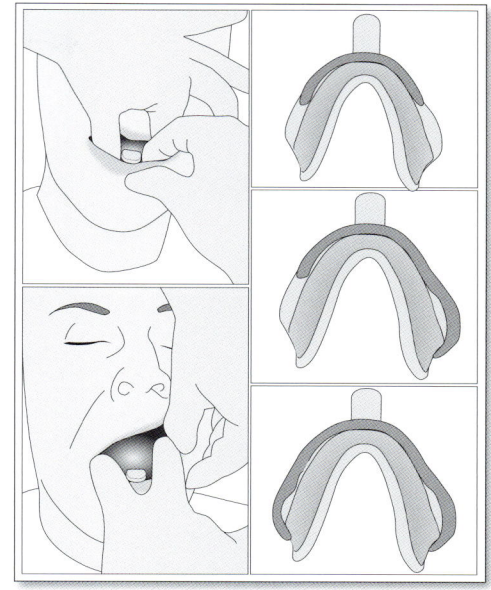

図11　方法④に紹介されている辺縁形成の手法．術者が手指で牽引することにより，各部位ごとに細かく辺縁形成が行われている（第7版より作成）

する．

ステップ⑤：舌側最遠心部の遠心方向の長さの決定

舌側最遠心部を熱して軟化させた後，口腔内へ挿入し，大開口させた状態で舌を突出させて上咽頭収縮筋を緊張させ，最遠心部の長さを決定する．

……以上のように，かなり詳細なステップを経て辺縁形成を行うように指示されている（唇頬側の辺縁形成の様子：図11）．

辺縁形成を終えた後に内面のワックススペーサーを除去し，上下顎とも辺縁全周にわたってコンパウンド部を短く削り，印象材のスペースを確保し（上顎：1.0 mm，下顎：0.5〜1.0 mm），上下顎とも印象材の溢出孔をラウンドバーにて開けてウォッシュ印象に移行する．

なお，現義歯は最終印象前に最低24時間は装着しないように指示し，粘膜の状態を整えることが必要であると記載されている．ウォッシュ印象の材料としては，本法では明確に記載されていないが，解説されている写真から推測すると，上顎は印象用石膏または酸化亜鉛ユージノールペーストが使用され，下顎にはシリコーン印象材が使用されているようである．

また，下顎の印象採得の際には優しい圧力（gentle pressure）にて圧接すると記載があり，さらにその後の文中に"*印象時の圧力によって頬棚の粘膜の変位量が決定する．顎堤頂の状態が悪くない限りは，粘膜の変位量は最小限，つまり最小の圧力で印象を行うのが目標である*"と書かれており，本手法はウォッシュ印象時にあえて手指で強圧を加えずに，あくまでもトレーと粘膜とのスペースの違いによって変化する印象圧を利用した，選択的な加圧印象であることがわかる．

これは現在，我が国の大学教育でも広く指導されている手法に近く，近代の教育学的印象法の基礎とも呼べるのではないだろうか．

5．方法⑤

第9版から紹介されており，辺縁形成にコンパウンドではなく，ポリエーテルラバーを使用

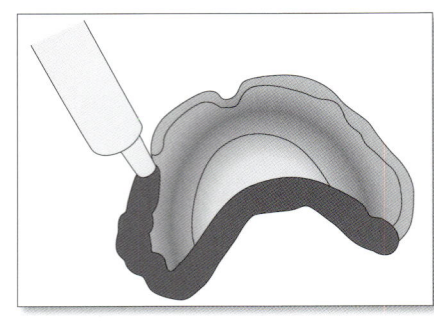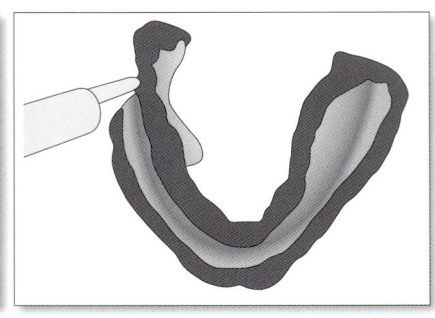

図 12　辺縁形成のために，ポリエーテルラバーをシリンジからトレー辺縁に築盛している様子（第 9 版より作成）

し，全周を 1 回で辺縁形成する手法である（図 12）.

"全周を 1 回で形成するメリットは 2 つあり，1 つは口腔内に挿入する回数を減らすことができることと，もう 1 つは特定の部位のエラーが他の部位に影響を与えにくいということである"と本文中に記述があり，1 回で行うことを推奨している．使用できる材料としていくつかの条件を挙げており，例えばトレー辺縁に築盛後，手指で触れて形を整えることができること等とあるが，すべての条件を満たすためには，シリコーンラバー系印象材ではなく，ポリエーテルラバーが最も良いとしている．辺縁形成の方法は方法③と同様に行うと記載されているが，口腔外に出して再軟化ができないため，全く同じ手法は不可能であると思われる．

辺縁形成終了後はウォッシュ印象を行うが，材料としてはシリコーンラバーや酸化亜鉛ユージノール等が併記されており，特別な指定はされていない．

なお，使用するトレーは方法④と同様に，加圧が必要な部位にはワックスのリリーフを行わずに製作されている．また，第 11 版から方法④が紹介されなくなると，本法の辺縁形成の材料として，コンパウンドを用いて部分的に行うこともできると追記されていることから，コンパウンドを用いるとすれば，実質的に第 11 版と第 12 版では方法④とほぼ同じ手法が採用されていると言える．

6. 方法⑥

第 13 版ではどのような印象法が紹介されているかというと，上下顎の印象採得が 1 つの章にまとまっており，手法に関しても特別に分類がなく，1 種類のみが具体的に紹介されている．トレーに関しては，これまでのようなリリーフ部位の明確な説明はないが，おそらく前版と同様に，リリーフすべき部位にはスペーサーを置いて製作されていると考えられる．

辺縁形成の材料は，前版からまた方向転換され，シリコーンやポリエーテルを用いても良好な結果は得られるが，コストが低く最も扱いやすいのはコンパウンドワックスであるとし，コンパウンドを用いて上顎の辺縁形成の様子を写した写真が掲載されている．

ただし，これまでと異なるのが，辺縁形成は患者の機能運動を用いて行うことが優先され，術者はそれを助ける程度の操作を行うべきであると記載されていることである．そこには，それぞれの部位に応じた患者の運動を指示する表が掲載されている（表 2）．これはおそらく，近年において BPS 等患者の機能運動を取り入れた印象法が多く紹介されるようになり，そのメリットが再認識（方法①では閉口状態での患者の機能運動により印象が行われていた）された結果であろうと考えられる．しかしながら，以前に比べれば印象法の解説が簡略化されている上に，本版の図説には患者の運動を用いている様子や下顎の辺縁形成の写真も掲載されていない．そのため残念ながら，本版だけでは正しい全部床義歯印象のイメージを得ることは難し

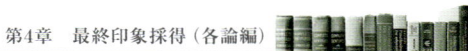

表2　辺縁形成においてそれぞれの部位に応じて指示される患者の運動（第13版より筆者らが和訳した）

上顎	
部位	指示されている運動
唇側	患者に唇を積極的に動かすよう指示する．唇をすぼませる，笑わせる，大きく開口させる，しかめさせる等
臼歯部側方	下顎を側方運動させる
ハミュラーノッチ部	コンパウンドを同部に押し込んだ後に，開閉口運動させる（オトガイ部を押さえた手に抵抗させて）
後縁（振動線）	アーと発音させて，視診にて確認して，コンパウンドをトリミングする．あるいは，触診にて硬口蓋と軟口蓋の境界を確認し，後縁の封鎖が獲得できるようにコンパウンドを置く

下顎	
部位	指示されている運動
唇側	患者に唇を積極的に動かすよう指示する．唇をすぼませる，笑わせる，大きく開口させる，しかめさせる等
頬棚	開口させる，唇をすぼませる，しかめさせる
咬筋切痕	閉口させる（オトガイ部を押さえた手に抵抗させて）
レトロモラーパッド	開閉口させる（オトガイ部を押さえた手に抵抗させて）
後顎舌骨筋窩	同部までコンパウンドを手で押し込み，舌で下唇と頬粘膜を舐めさせる
舌側前方辺縁	下唇，上唇，頬粘膜を舐めさせ，トレーの柄もしくは術者の指を舌で押させる

いのではないだろうか．

我が国の全部床義歯学教科書における記述の変遷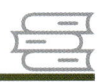

　前章と同様，本項では『全部床義歯補綴学』の初版（1982年）と『無歯顎補綴治療学』の第3版（2016年）において紹介されている最終印象法の変遷について考察する．

　まず前者においては，辺縁形成を丁寧に行った研究用模型上で個人トレーを製作するため，その外形は模型の辺縁よりわずかに短い，もしくは一致させる長さで製作する．その際，常温重合レジンで外形よりも3〜4mm程度短く製作しておき，残りの部分にはあらかじめコンパウンドを築盛し，外形を一致させてトレーを完成する．また，粘膜面上にストッパーを付与し，パラフィンワックスでスペーサーを設置している．

　口腔内試適を行った後，部位ごとに辺縁形成を行うが，その際に"軟組織の運動は患者の自発的，機能的であることを原則とし，これが不十分である時のみ，術者の手で補う"と書かれており，辺縁形成を可能な限り患者の運動で仕上げるように指示されている．ウォッシュ印象の材料には特別な指示は見られないが，酸化亜鉛ユージノールペーストを用いて行っている．

　一方で後者においては，個人トレーは必要な部分のリリーフ以外にはスペーサーを付与せずに製作し，前者の手法と同様に，あらかじめコンパウンドをトレー周囲に築盛して完成する．辺縁形成については，本文中には患者の運動と術者の手指による操作の両方を用いて行うことが説明されている．ウォッシュ印象はシリコーン印象材を用いて行われているが，上顎ではハイフローのインジェクションタイプの印象材を，下顎では"咬合圧が負荷された時の床下粘膜の状態を記録するほうが義歯の機能性が高まる"として，ミディアムフローの印象材を用いることが勧められている．

おわりに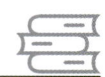

　本章では最終印象法の変遷についてまとめてみたが，読者諸氏はこれをどのように感じられただろうか．

　現在行われている印象法が最も高度で，テクニカルな手法であるということは決してなく，むしろ以前から相当に凝った最終印象が行われていることに，多少なりとも驚かれ，また時に合理性に欠けるとも言える記載があると思われたのではないだろうか？　そして，今でも広く行われているコンパウンドを用いた印象法は，やはり手法としての歴史が長く，多くの歯科医師にとって，基本となる印象法であることは間違いないだろう．しかしながら，選択的な加圧をどの程度の圧力で行うのか，辺縁形成は術者の手指で行うのか，患者の運動で行うのか，また高度なテクニックが必要なコンパウンドの代わりに他の材料を用いるかどうか等，これからも多くの転換点や論点が残されているように，筆者らには思われるのである．

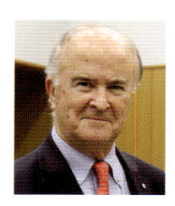

DR. ZARB'S OPINION

辺縁形成の方法について

　辺縁形成の際，患者の運動を主とするのか術者の手指による牽引を主とするのかについては，どちらかが優れているといったものではない．例えるならジムにおけるトレーナーのようなものだ．ジムで運動をする時に，自分1人では十分な動きが難しい場合には，トレーナーが手助けしてくれる．同様に患者が健康で強壮な運動を十分に行える場合には，患者の運動を用いて辺縁形成を行うことができるが，そうでなければ術者による牽引が必要になる．つまり，辺縁形成も患者ごとの判断が必要であると言える．

筆者らが現在行っている印象法

　最後に，筆者らが本書執筆現在において行っている印象採得の手法について紹介したい．現在，筆者らの講座では主に2種類の印象法が行われている．1つはPTEPの方法④とほぼ同じ手順で行われる，コンパウンドを用いた従来型の選択的加圧印象法である．これは，認知レベルの低下した患者等，機能運動の指示が伝わりにくい場合を含め，広く用いられている．

　もう1つは，本章で解説した方法①やBPSで行われている手法と同様に，まず概形印象を採得した後に簡易的なバイトを採得し，咬合可能な個人トレーを製作する手法である（**図13**）．辺縁形成は，ローフローのシリコーン印象材もしくはコンパウンドを用いて患者の機能運動を利用して行い（**図14**），ハイフローのシリコーン印象材でウォッシュ印象を行う（**図15**）．本手法は，義歯の機能時に近い閉口状態で患者自身の運動を用いた印象が行えることや，咬合採得を複数回行い，かつ印象体といういわば最も適合の良い咬合床を用いて最終印象採得と同日に咬合採得が行えることで正確性が向上すること等，多くのメリットがあると考えている（**図16**）．

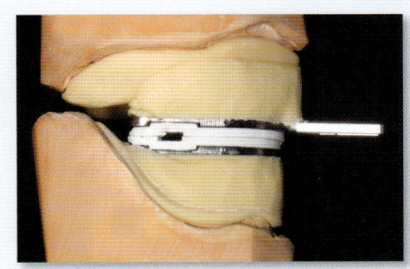

図13　閉口状態で印象を行うため，Gnathometer Mを個人トレーに装着した状態

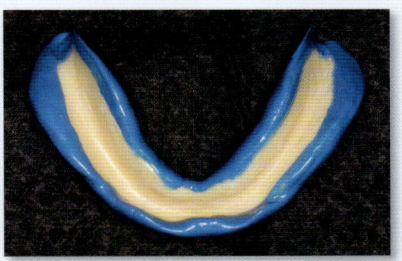

図14　ローフローのシリコーン印象材にて，閉口状態で患者の機能運動を利用して辺縁形成を行った状態

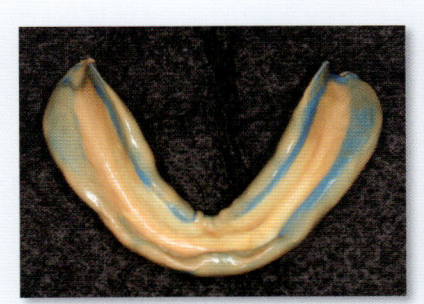

図15　ハイフローのシリコーン印象材にてウォッシュ印象が終了した状態

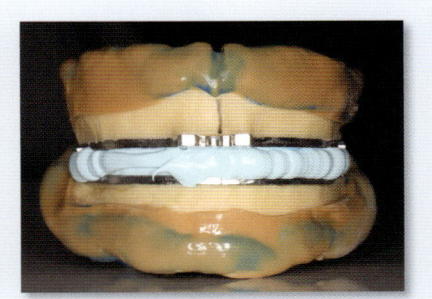

図16　Gnathometer Mを用い，最終印象採得後に咬合採得を行った状態

引用文献
1）松田謙一，前田芳信：総義歯成功への近道をさぐる2 痛くない，よく噛める，動きの少ない，顎堤の吸収の少ない義歯をめざして．QE 33(9)，2014.

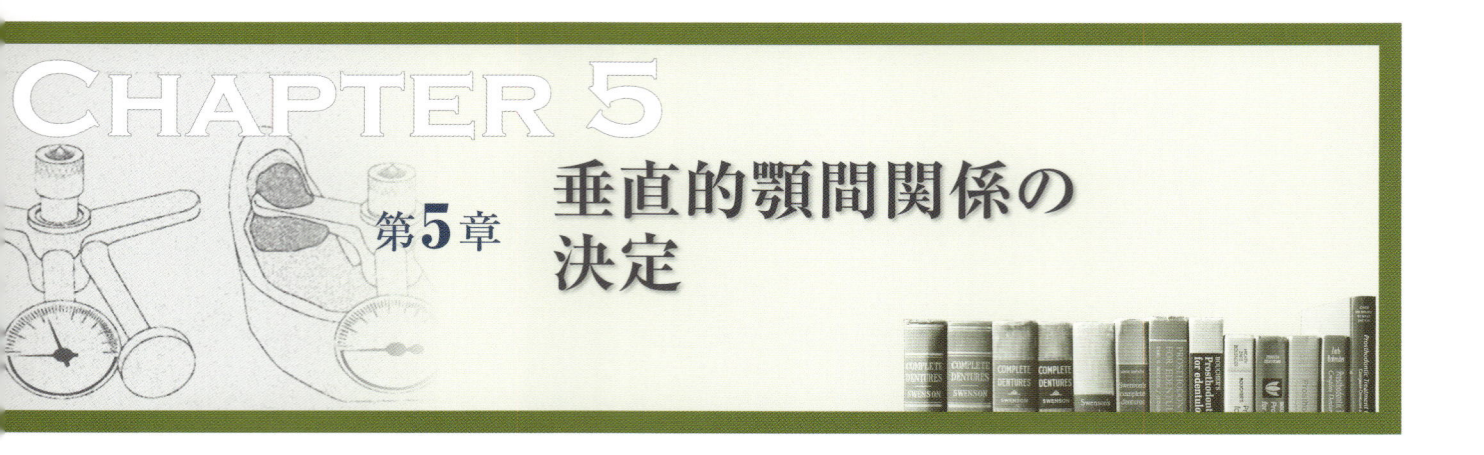

全部床義歯臨床において咬合採得は，おそらくその成否が最も大きく結果に影響する項目であると考えられる．PTEP においてもその重要性は以下のように強調されている．

"全部床義歯の製作において，よく採得された印象はこのうえなく重要である一方で，印象が咬合不良の問題を克服することはできない"（初版，「印象採得」の章に記載されている）

"「Centric relation（中心位）」を正しく記録することは，全部床義歯製作において最も重要なことである"（第7版）

"義歯の失敗原因の多くは中心位と調和のとれた咬合が計画・確立されていないことによる"（第8版）

第4章「最終印象採得（各論編）」に続いて，咬合採得の手法の変化について述べていくが，咬合採得は垂直的な顎間関係と水平的な顎間関係に分けて考えられることが多く，PTEP でも多くの版において別々の章に分かれている．よって，本章では垂直的顎位について述べたい．

各版に記載されている垂直的顎間関係決定法の整理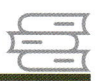

垂直的顎間関係，いわゆる咬合高径については，個々の患者に厳密な適正高径が存在するかどうかにはいまだ解答が得られておらず，どちらかというと，患者それぞれがある程度の許容できる幅を持っているのではないかと考えられる．そのため，実に様々な手法が考え出され，それらが現在まで多く使われていると推察される．PTEP 初版にも "咬合高径は明確な結論へ到達することが困難な分野である" と記されている．

では，これまでにどのような手法が考え出され，それらがどのように変遷したか，整理してみたい．

1．初版，第2版の記述

初版，第2版の垂直的顎間関係の決定に用いられる方法は，表1のように記されており，初版時点で既に多くの手法が挙げられていることがわかる．それぞれ簡単に紹介しておく．

a）Pre-extraction records（抜歯前の記録）

抜歯前，つまり無歯顎になる前の情報を用いる手法で，それぞれ① 側方X線写真を用いる方法，② 顆頭のX線写真により高径を判断する方法，③ 側貌写真を抜歯前と比較することで高径を決定する方法，④鉛ワイヤーを抜歯前の顔面の外形に沿って屈曲させ，記録しておき，咬合採得時に再現する手法，⑤ 咬合状態の石膏模型を利用する方法，⑥ 顔面の計測によって決定する方法（Willis法等．図1），⑦ 抜歯前に顔面の印象を行い，アクリル製のマスクを製

表1　初版，第2版に記載されている，垂直的顎間関係の決定に用いられる方法（筆者らが和訳）

a）抜歯前の記録
　①側方X線写真
　②顆頭のX線写真
　③側貌写真
　④屈曲したワイヤー
　⑤咬合状態の石膏模型
　⑥顔面計測
　⑦アクリル製フェイスマスク
b）Parkの仮説
c）BoosのBimeter装置
d）Wrightの方法（瞳孔間距離）
e）感覚，発音，安静空隙
f）顎堤の対向関係
g）顔面3分割法

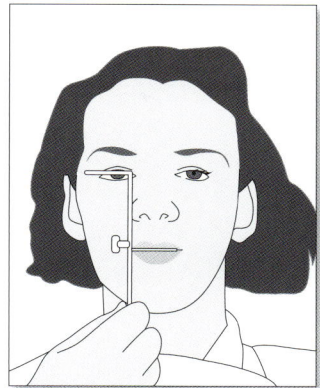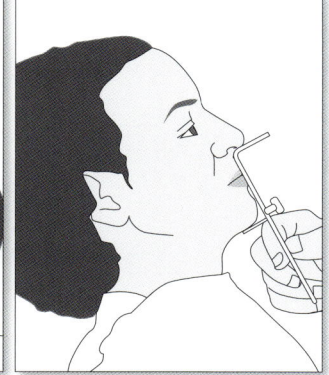

図1　顔面計測法の中でも使用頻度の高いWillis法と，同計測に用いられる専用のノギス（初版より作成）

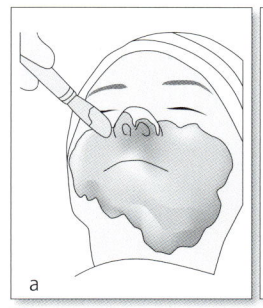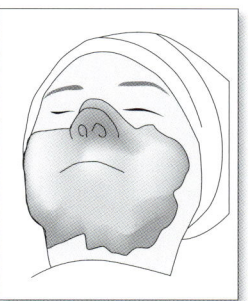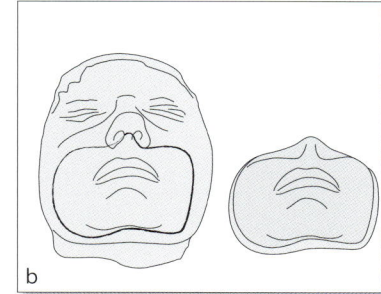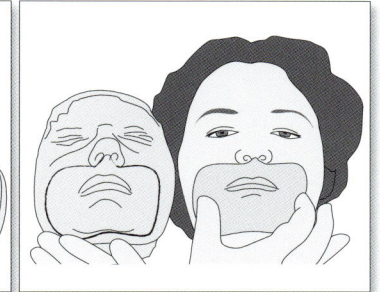

図2　フェイスマスクを利用する方法．a：顔面全体の印象をアルジネート印象材にて採得する様子．b：模型上にてアクリル系レジンにてフェイスマスクを製作し，抜歯前の咬合高径を記録しておく（初版より作成）

作して利用する方法等，多くの方法が紹介されている．

　特に⑦のフェイスマスクを利用する方法等は，現在ではまず行われることのない非常にユニークな手法であるが，PTEPでは印象法から模型の製作に至るまでの一連の操作等，多くのページを割いて詳細にわたって丁寧に説明されている（図2）．

　これら抜歯前の情報を利用する方法が多く紹介されている背景には，当時は残存歯を有している状態から，即時義歯として全部床義歯を製作することが多かったことを表していると考えられる．

b）Park's theory（Parkの仮説）

　本法は，顎関節の開口時の回転軸の動きを観察すると，過閉口が起こると回転軸が変化するというPark氏による仮説を利用して正しい高径を導き出そうとする試みであるが，本文中には，既にその他の研究等により，同仮説に対する誤りが指摘されているとの記載がある（図3）．

c）BoosのBimeter装置

　最大咬合力を発揮できる高径が中心位であるというRalph Boos氏の説を基に開発されたBimeterという装置を用いて行われる方法である（図4）．装置を咬合床に組み込み，高さを変化させながら咬合力を測定し，最も力を発揮できる高さを咬合高径として記録する手法で，

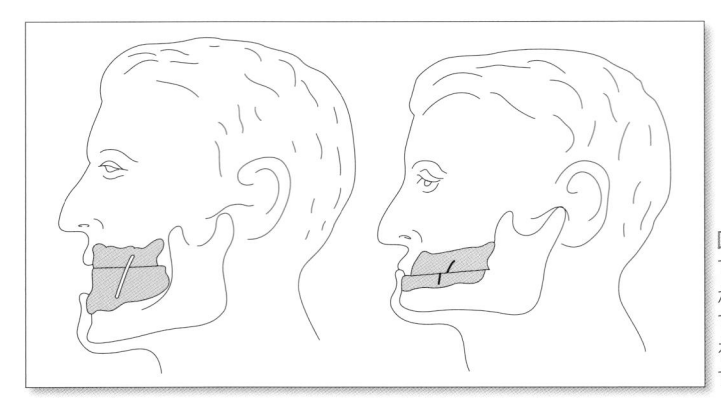

図3　Park の仮説の説明に用いられている図．高径を高くすると顎関節が前方に移動（左）し，徐々に下げていくと蝶番運動へと変化することを利用して，適切な咬合高径を決定する手法である（初版より作成）

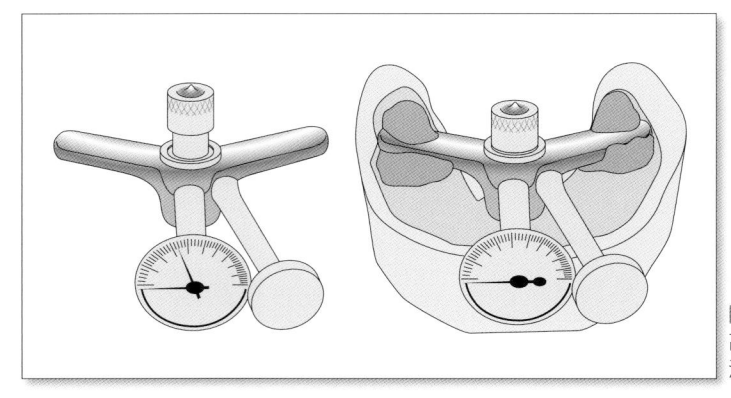

図4　Boos の Bimeter 装置．咬合高径を変化させながら，咬合力を測定できる（初版より作成）

Interpupillary Distance of Photograph	:	Interpupillary Distance of Patient	: :	Brow–Chin Distance of Photograph	:	X	(Brow–Chin Distance of Patient)
6：60			：：	12：X			

6X＝720
X＝120

図5　真正面から撮影した顔面写真を計測し，簡単な比を利用して高径を求める方法．写真の瞳孔間距離：患者の瞳孔間距離＝写真の眉 – オトガイ間距離：患者の眉 – オトガイ間距離であると記されている（初版より作成）

ゴシックアーチの描記もできることから，水平的な顎間関係も同時に記録することができる優れた装置であったと考えられる．

d）Wright の方法（瞳孔間距離）

　患者が持参した本人の古い写真を参考に咬合高径を決定する方法で，Wright 氏が提案した．顔面を正面から写した写真上で瞳孔間距離と眉 – オトガイ間の距離の比を求め，それを治療時に患者の高径の参考にするという手法である（図5）．容易に想像がつくかと思うが本文中には "そのような測定が正確に行える鮮明な写真が得られるかどうかが大きな問題である" と記されている．

e）Tactile, phonetic, and free way space tests（触覚，発音，安静空隙）

生理学的方法がまとめて1つのセクションに書かれており，まず発音は「s 音」「m 音」「ch

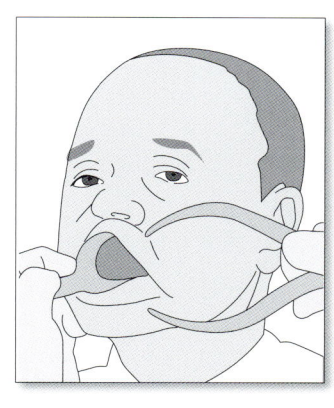

図6　安静時の高径を計測する様子．アングルワイダーで口腔内を見ながら顔面上のマークをノギスにて計測している（第3版より作成）

音」を利用して行われると紹介されている．これは本書執筆現在でも広く利用されている手法であると言える．続いて，患者の感覚（触覚）を利用する方法が，"*天然歯の咬合時の感覚はたとえ歯が失われた後でも，正確に記憶されているという仮説に基づいている*"と紹介され，最後に安静空隙量を利用する手法について説明がある．そこには，本法は正確なガイドになるとは言えないが，比較的正しい高径を得られる方法であると述べられると同時に，姿勢や患者の無歯顎歴，筋の状態など多くの要因で変化することに注意が必要であることも記されている．

f）Ridge relation（顎堤の対向関係）

顎堤の対向関係を参考にする手法も簡単にではあるが紹介されており，適度な開口時（つまり天然歯列における咬合時）には，上下顎の臼歯部の顎堤が平行に近くなるという考えを応用している．ただし，歯周病等によりイレギュラーな骨吸収が起きていた場合は平行でなくなると追記されている．現代のように高度顎堤吸収症例が多く認められる場合にはあまり参考にならないと考えられるにも関わらず，本法が挙げられている背景には，当時は現代に比べると，たとえ歯周組織の状態が顕著に悪化していなくても，積極的に抜歯が行われていたことを窺わせる．

g）Division of the face into thirds（顔面3分割法）

本法は具体的な説明が同章内で行われていないが，顔面を3分割するとその長さが概ね均等になるという原則を用いて，咬合高径の決定に利用する手法であると考えられる．

2．第3版の記述

第3版では，項目自体は初版，第2版と変わっていないが，その掲載順が変更され，筆頭の方法に安静時の高径を利用する方法が挙げられ，重点が置かれるようになったと考えられる．

多くの写真を追加してステップが具体的に紹介され，専用のノギスなども掲載されている（**図6**）．さらに内容を精読すると，初版で書かれていた"*安静時の高径はさまざまな要因で変化しやすいため，注意が必要である*"という一文は割愛されている．つまり，第3版では，安静時の高径を利用する手法を推奨しているとも言える．

3．第4版の記述

第4版では，顎堤の対向関係を用いる方法が拡充されている．これまでの臼歯部顎堤の平行

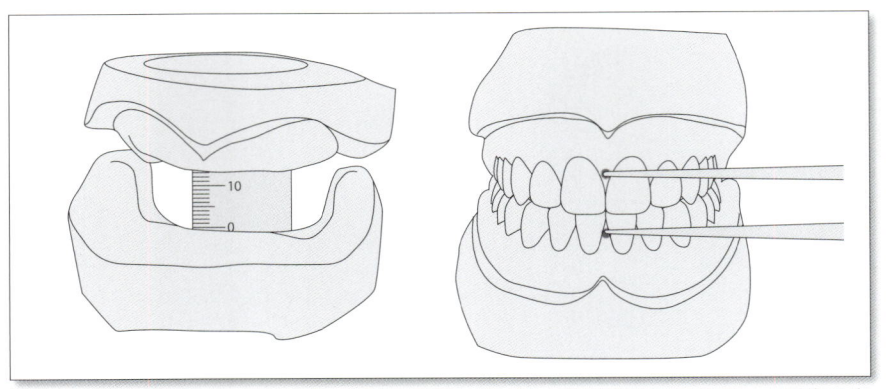

図 7 前歯部の顎堤間距離を利用して咬合高径を求める方法（PTEP では約 12mm であるとしている）（第 4 版より作成）

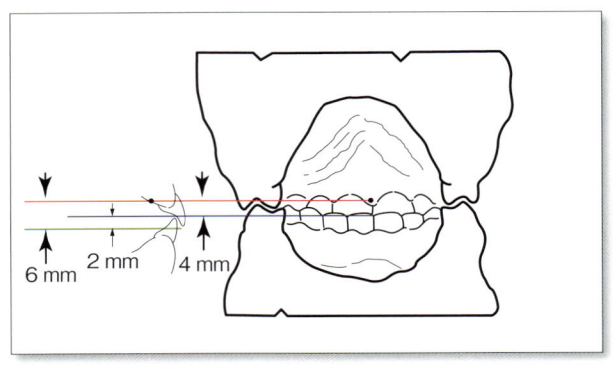

図 8 下顎中切歯切縁から切歯乳頭までの距離を示す図．第 4 版の写真をトレースしたものであると思われるが，第 8 版から同距離は平均 4mm であると変更されている（第 8 版より引用，改変）

性を利用する方法以外に新たに 4 つの方法が追加され，以下に示す計 5 つの方法が紹介されている．

a）切歯乳頭と下顎前歯切縁との距離を利用する方法，切歯乳頭と下顎前歯部顎堤頂との距離を利用する方法

切歯乳頭は抜歯後もその位置が大きく変化しないと言われており，無歯顎の解剖学的指標としてよく利用されている．両手法は McKevitt 氏の理論によると紹介され，咬合時に切歯乳頭と下顎前歯切縁との距離が平均 2 mm，下顎前歯部顎堤頂との距離が平均 12 mm となるというデータを利用して，高径を決定する方法である（図7）．

前者の下顎前歯切縁との平均距離を用いる手法はその後，最新版まで引き続き記載されているが，興味深いことに，第 8 版から突然，同距離が平均 4 mm に変更されている（図8）．しかもそれまでは同距離が 2 mm のため，天然歯の上下顎中切歯のオーバーバイトは 4 mm 程度であると紹介されていたのに，第 8 版以降では 2 mm であるとそちらも変更されている．

筆者らはどちらが統計的に正しいデータなのかを示す資料を手元に持ち合わせておらず，真偽は不明である．

b）ハミュラーノッチとレトロモラーパッドとの距離を利用する方法，審美的な評価

具体的な数値や方法は紹介されておらず，項目だけの記載にとどまっている．

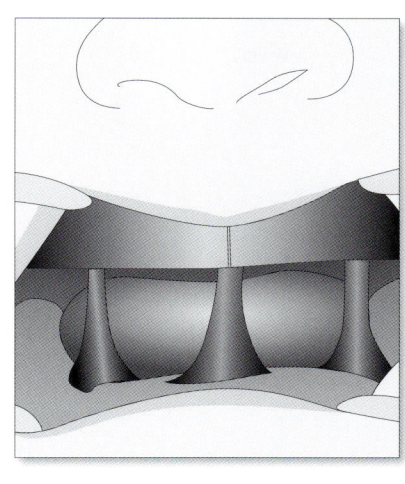

図9　嚥下を利用して咬合高径を決定する手法．ソフトワックスコーンを基礎床に立て，繰り返し嚥下を行うことでその高さが徐々に減少し，適切な高さになるとする．ただし，本文中に，この方法は結果が安定しなかったとする注意書きが見られた（同基礎床は水平的顎間関係を決定する際にも用いられている）（第5版より作成）

c）上下顎臼歯部顎堤の平行性を利用する方法

初版から記載されている手法ではあるが，本版からSearsらのデータを引用し，同角度が5°開いた角度になるという記載が加わっている．その後は変化が見られない．

それ以外の変遷としては，本版から旧義歯を計測して高径の参考にするという手法が追加されている．第1章でも述べたように，第3版（1950年頃）までは旧義歯を持っている患者が非常に少なかったが，時代とともに徐々に増加したためだと推察される．

4．第5版の記述

第5版になると，抜歯前に行う手法のうち，ワイヤーを用いて顔面の外形を記録する方法等が省略されている他，新たに「Methods of determining vertical relation（垂直的関係を決定する手法）」という項目が新設され，前版の第4版で合計20種類に及ぶほど細かく増え過ぎた手法のうち，どの手法を使用すべきなのかについて整理しようとする試みが始まったと考えられる．

同項には，咬合高径を決定する手法は大まかに「機械的グループ」「生理学的グループ」の2種類の手法に分かれるとし，これまでの方法を簡単に分類している．また，それらの方法を利用して決定した咬合高径を蠟義歯試適時に確認する方法として，これまでの発音と審美性をガイドとして利用する方法の内容が一新されるとともに，嚥下閾値を利用する方法が新たに紹介されるようになった．

それぞれを簡単に説明しておくと，発音を用いる方法とは「ch音」「s音」「j音」（第4版までは「j音」でなく「m音」であった）を発音する時に上下顎の前歯が最も接近することを利用して，与えた高径を確認する方法である．また審美性のガイドとは，適切な咬合高径が与えられた顔貌は口唇の緊張がなく審美的に調和がとれているはずであるという理論を利用して，与えた高径に問題がないかを確認する方法である．嚥下閾値を利用する手法は，嚥下を開始する顎位が天然歯の咬合位に近いという理論を応用し，図9のようなワックスコーンを基礎床に付与し，嚥下を繰り返し行うことで高さを減少させ，適切な高径を求める方法である．

表2　第7版に記載されている，垂直的顎間関係の決定に用いられる方法．機械的方法と生理学的方法の2つに大きく分類されて紹介されるようになっている（筆者らが和訳）

～機械的方法～
1. 顎堤の対向関係
   a）切歯乳頭と下顎切歯との距離
   b）顎堤の平行性
2. 旧義歯の計測
3. 抜歯前の記録
   a）側方X線写真
   b）顆頭のX線写真
   c）咬合状態の石膏模型
   d）顔面計測
   e）Bimeter装置を用いた垂直的距離の決定

～生理学的方法～
1. 安静空隙
2. 発音と審美性（ガイドとして）
3. 嚥下閾値
4. 触覚

5. 第6版の記述

第5版と同じであるが，フェイスマスクを製作する方法や，Parkの仮説を利用する方法が省略されている．

6. 第7版〜第12版の記述

第7版以降も，項目が機械的方法と生理学的方法の2つに大きく分類されて紹介されている（表2）．側貌写真を利用する方法や顎堤の対向関係を利用する方法など，いくつかの項目が徐々に整理・省略され，第9版では長らく記載されていたBimeterを利用する方法や顆頭のX線写真を利用する手法も省略されている．

ただ，触覚を利用する方法が，新たな項目として内容を一新して追加された．

本法はゴシックアーチの装置を利用して行われるもので，描記ピンをスクリュージャックにより伸縮させることができるように工夫されたゴシックアーチの装置（Coble's GoA）を用いて行われる．ピンを伸縮させながら患者がちょうどよいと感じる高さを探ることで，適切な咬合高径を導く手法である．筆者らの教室においても同様の装置が開発・利用されている（描記用スタイラス付きスクリュージャック装置ならびに，PMPレコーダー．図10）．

第7版〜第12版までは，前述したようにいくつかの項目が省略はされたものの，大きな変遷は認められない．ただし，安静空隙量を利用する方法の説明部分には，第11版から重要な内容が追記されるようになった．すなわち，垂直的な咬合高径は患者の許容範囲が大きく，これまでの研究によると，たとえ咬合高径を変化させたとしても，その後急速に適応し，新しい顎間関係での安静空隙が導かれるであろうと述べられている．

7. 第13版の記述

最新版の第13版になると，その内容がかなり簡略化され，ページ数も随分と少なくなっている．まず，これまで連綿として存在していた各方法のリストもなくなってしまった（厳密に

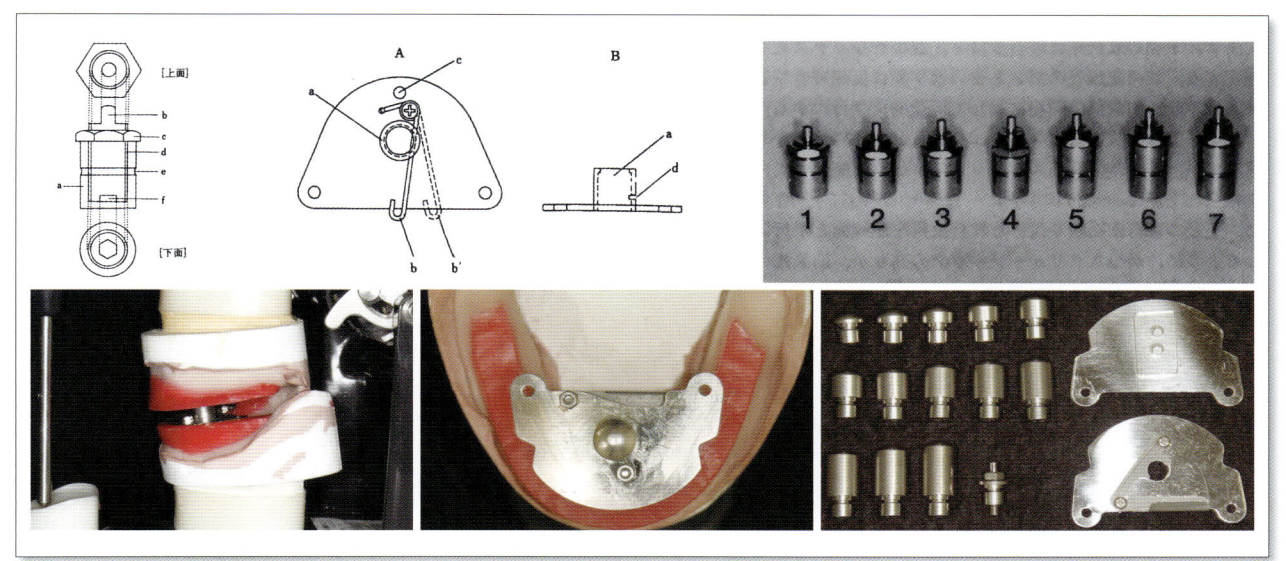

図10　筆者らの教室で開発されたスクリュージャック装置（上段）と PMP レコーダー（下段）．長さの異なるスタイラスをランダムに入れ替え，患者の感覚を確認し，快適咬合域を測定し高径を決定する

は第 12 版から）．そのため，本項の執筆にあたっては，本文を逐一読み解いて変遷を調べなければならなかった．

　その内容は，"初めに天然歯が存在していても，咬耗等で咬合高径は変化しており，抜歯前の情報はそこまで信頼性がなく，あくまでも 1 つの参考程度である"と述べられ，旧義歯を 1 つの判断基準とすることが勧められた後，以下の生理学的方法が簡単に紹介されている（内容はこれまでとほぼ同じであった）．

　① 安静空隙量を利用する方法

　② 審美的外観による評価

　③ 発音を利用する手法

　続いて機械的方法としては，「顎堤の対向関係の中の切歯乳頭と下顎切歯切縁との距離」「顎堤の平行性」の 2 つの手法のみが紹介されており，現代の我々にとってもなじみの深い顔面計測法（Willis 法）や，嚥下閾値を利用する手法，患者の感覚を利用する方法なども紹介されておらず，好意的に解釈すれば，実用的で必要最低限の方法に絞って紹介するにとどめているといったように感じた．

我が国の全部床義歯学教科書における記述の変遷

　前章までと同じように，『全部床義歯補綴学』（1982 年）と，『無歯顎補綴治療学』（2016年）にて紹介されている，垂直的顎間関係の決定法の変遷について見ていきたい．

　まず，『全部床義歯補綴学』に記載されている咬合高径の決定法は「形態的根拠に基づく方法」と「生理学的根拠に基づく方法」に分けられて紹介されている（表3）．すでにお気付きのことと思うが，記載されている手法は PTEP に記載の方法とほぼ同一である．

　しかもその項目をよく見てみると，同書の発行年に近い PTEP は第 8 版であるが，切歯乳頭と下顎中切歯の距離やハミュラーノッチとレトロモラーパッドの距離についての言及など，

表3 『全部床義歯補綴学』（初版）に記載されている咬合高径の決定法（同書より引用，改変）

	形態的根拠に基づく決定	生理学的根拠に基づく決定
有歯顎時の情報	・側方頭部X線規格写真を利用する方法 ・下顎顎関節部X線写真を利用する方法 ・側貌写真を利用する方法 ・正面写真を利用する方法 ・石膏模型を利用する方法	
無歯顎時（現在）の情報	・下顎中切歯の露出度から求める審美的形態的方法 ・使用中の義歯を利用する方法 ・顔面計測値を利用する方法（Willis法，McGee法，Bruno法，Buyanov法） ・顎堤対向関係の諸計測値を利用する方法（下顎中切歯切縁から切歯乳頭までの距離，下顎前歯部顎堤頂から切歯乳頭までの距離，臼後三角からハミュラーノッチまでの距離，臼歯部顎堤の平行性）	・下顎安静位法 ・咬合力を測定する方法（Bimeter） ・発音運動を利用する方法 ・嚥下運動を利用する方法

表4 『無歯顎補綴治療学』（第3版）に紹介されている，垂直的顎間関係の決定に活用される情報（同書より引用）

	形態的根拠に基づく決定	機能的根拠に基づく決定
有歯顎時の情報	・頭部X線規格写真 ・顔貌写真（側貌，正貌） ・歯列模型	
無歯顎時（現在）の情報	・上下顎中切歯の口裂からの露出度 ・使用中の義歯の咬合高径 ・頭部X線規格写真 ・顔貌の特徴 ・顔面計測 ・顎堤の対向関係	・下顎安静位 ・最大咬合力 ・発音時の下顎位 ・嚥下位 ・下顎位置感覚

内容はPTEP第6版と実に酷似しており，その影響をより強く受けていると推察される．あえて異なる点を挙げるとすれば，顔面計測法に関してはPTEPよりも同書のほうがより多くの方法が紹介されている点であろう．

それでは，我が国最新の教科書である『無歯顎補綴治療学』（第3版）はどうだろうか．**表4**を見るとわかるように，実はその項目はほとんど変わっていない．PTEPでは遠い昔に省略されている方法である，BoosのBimeterを用いた最大咬合力を利用する方法や，古い写真を用いて瞳孔間距離と顔面の高径比を用いて推測する方法（Wrightの方法）などが，いまだに紹介されているのは非常に興味深く，実に多くの手法が記載されている．つまり，我が国の教科書における垂直的顎間関係の決定法についての内容には，あまり多くの変遷が生じていないと言えるのではないだろうか．

おわりに

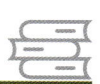

本章では，垂直的顎間関係の決定法の変遷について紹介した（**表5**）．総覧すると，まず初版〜第4版までは紹介される項目が増え，第4版ではシリーズ最多の20種類の方法が挙げられている．その後，新たな手法もわずかながら追加されたが，使われなくなった方法の整理が進み，第9版あたりでその変遷がほとんど見られなくなった．また同時に，前述のように我が国の教科書においてもあまり変遷が起きていなかったことから考えると，1980年頃からは，

表5　PTEP 各版における垂直的顎間関係の決定に関する手法の変遷

			初版	第2版	第3版	第4版	第5版	第6版	第7版	第8版	第9版	第10版	第11版	第12版	第13版
			1940	1947	1953	1959	1964	1970	1975	1980	1985	1990	1997	2004	2013
機械的方法	抜歯前の記録	側方X線写真	○	○	○	○	○	○	○	○	○	○	○	○	○
		顎頭X線写真	○	○	○	○	○	○	○	○					
		側貌写真	○	○	○	○		○							
		屈曲ワイヤー法	○	○	○	○									
		石膏模型バイト	○	○	○	○	○	○	○	○		○	○	○	○
		顔面計測	○	○	○	○	○	○	○						
		フェイスマスク	○	○	○	○									
		Park の仮説	○	○	○	○	○	○	○						
		Bimeter	○	○	○	○	○	○		○					
		瞳孔間距離	○	○	○	○	○								
		顔面3分割法	○	○	○	○									
		旧義歯高径				○					○				○
	顎堤の対向関係	切歯乳頭と下顎前歯切縁との距離				○2mm	○2mm	○2mm	○2mm	○4mm	○4mm	○4mm	○4mm	○4mm	○4mm
		切歯乳頭と下顎顎堤頂との距離				○	○	○	○						
		ハミュラーノッチとレトロモラーパッドとの距離					○	○	○						
		臼歯部顎堤の平行性	○	○	○	○	○	○	○	○	○	○	○	○	○
		外観による評価				○	○	○	○	○	○	○	○	○	○
生理学的方法		安静空隙量	○	○	○	○	○	○	○	○	○	○	○	○	○
		触覚	○	○	○										
		発音	○	○	○	○	○	○	○	○	○	○	○	○	○
		嚥下閾値						○	○	○	○	○	○	○	○
		患者感覚									○	○	○	○	○
		計	15	15	15	20	19	17	15	13	11	11	11	11	6

垂直的顎間関係の決定法に関してはおおむねコンセンサスが得られたということを示しているとも考えられる．しかし，最新版の第13版ではその項目の数がかなり省略された背景について考えると，「より簡便で画一的な手法を求める」という近年の風潮が影響しているように思われる．そしてその流れから鑑みると，今後は実用的で使用頻度の高い方法についてのみの解説が，望まれているのかもしれない．

　最後に，本書執筆現在の筆者らの教室ではどのような方法が主流であるのかについて少し述べたいと思う．

　やはり，最もよく利用されているのは下顎安静位を用いる手法であると考えられ，その他に顔面計測法（Willis 法）と旧義歯の高径を診断し，参考にする方法が併用されている．ただし，安静位にはいまだ様々な議論があり，その高径を変化させられるかどうかや，筋紡錘との関連が指摘されており，当教室においても研究が行われている[1]．現段階では，下顎安静位のみを用いての高径の決定に関しては普遍性，客観性に欠けていると言える．そのため，多くの臨床家がいくつかの手法を併用しているというのが現状ではないだろうか．

引用文献

1) Tsukiboshi T, Sato H, Tanaka Y, Saito M, Toyoda H, Morimoto T, Türker KS, Maeda Y, Kang Y: Illusion caused by vibration of muscle spindles reveals an involvement of muscle spindle inputs in regulating isometric contraction of masseter muscles. J Neurophysiol 108(9): 2524–2533, 2012.

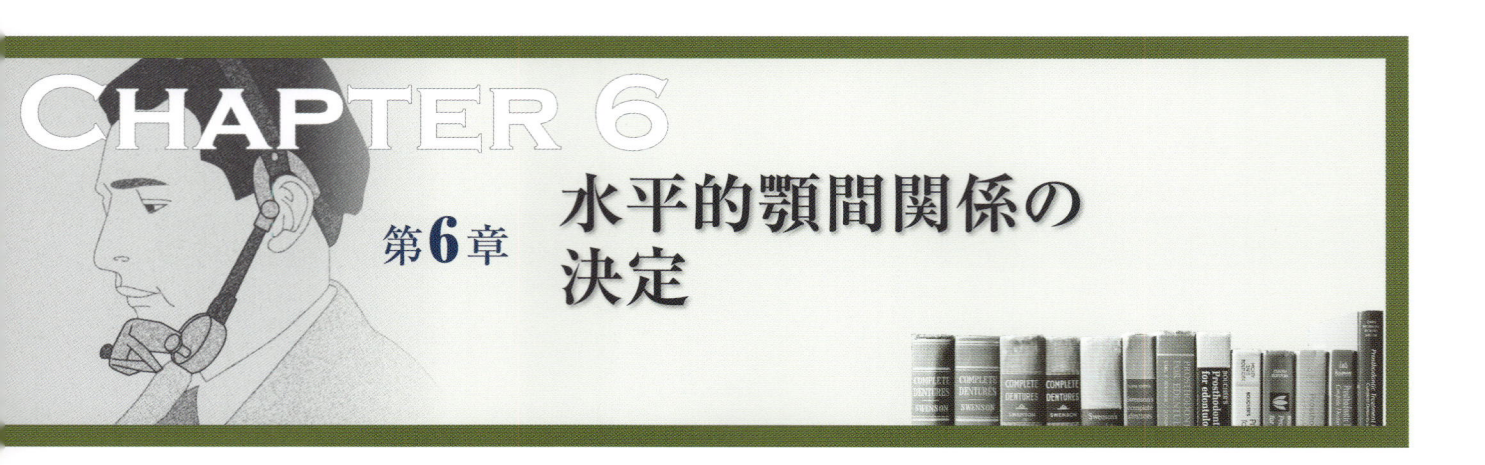

　水平的な顎間関係は，前章で述べた垂直的な顎間関係に比べると，より正確にピンポイントとも言える精密さで決定することが求められるため，歯科医師，歯科技工士ともに非常に神経を使うステップであることは言うまでもなく，実に多くの考察がなされてきた分野である．本章では，その決定法に関する変遷について紹介する．

採得する顎位に関する表現の変遷

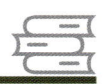

　歯科治療全般における咬合採得に適した顎位として，まず頭に浮かぶ用語は "中心位（Centric relation）" であろう．そして，中心位という用語の定義は歴史的に多くの変遷が生じ，現在でも様々な定義があることはご存知のことと思う．2015年に刊行された『歯科補綴学専門用語集 第4版』[1] においても，中心位という用語には多くの定義があり（**表1**），そこには "これだけ多様なニュアンスを有したものは専門用語として不適当であり，使用を控えるべきとする意見も少なくない" と注釈されている．そして例に漏れず，歴史ある全部床義歯補綴学の教科書である PTEP においても，採得すべき顎位や中心位に関する用語の定義には変化がみられる．まずは，その変遷についてまとめてみたい（**表2**）．

1. 初版〜第4版の記述

　初版〜第4版までは，水平的顎間関係に関する章のタイトルは「Methods of securing centric and protrusive relation（中心位および前方位の採得法）」となっている．初版における中心位の定義は，"*Centric relation may be defined as the most retruded unstrained position of the heads of the condyle……*（中心位は下顎頭が緊張せずに最も後方にある位置だと定義されうる）" と記載されていた．

　ただ，やはりその当時から中心位や採得すべき顎位については様々な意見があったのであろう．第4版の同章の冒頭には以下のような文章が追記されている．

　"*At the time of this fourth edition, there remains a disagreement among the authorities regarding centric jaw relation. However,* 〜中略〜 *the retruded position is the only one which can be registered definitely.*（この第4版時点では，中心位に関する権威の間で意見の相違がみられるが，後退位こそが唯一確実に採得できる顎位である）"．また，"*A patient may or may not function forward to this position, but it is safer to start at the retruded point.*（患者は後退位よりも前方で機能を営む場合もあれば，そうでないこともありうる．しかしこの位置からスタートするのが安全である）" と，後退位で採得することを勧めている．

表1 『歯科補綴学専門用語集』における中心位の定義（日本補綴歯科学会．2015[1]）

	定義	引用
①	下顎頭が下顎窩内で，関節円板の最も薄く血管のない部分に対合し，関節結節の斜面と向き合う前上方の位置	*GPT-5
②	上顎に対して下顎が最後方位をとり，なおかつ下顎側方運動が可能な位置	*GPT-3
③	下顎頭が下顎窩内で緊張のない最後方位をとり，そこから無理なく下顎側方運動が可能な顎位	*GPT-1
④	一定の垂直的位置関係において側方運動が可能な上顎に対する下顎の最後方位	Boucher；1953
⑤	下顎頭と関節円板が最中央で最上方にある時の上下顎の関係	Ash；1993
⑥	下顎頭が下顎窩内で最上方で最後方にある時の顎位	—
⑦	下顎頭を前最上方に位置させて臨床的に決定される下顎位	Ramfjord；1993

*GPT=Glossary of Prosthodontic Terms

表2 PTEP 各版における中心位の定義の変遷

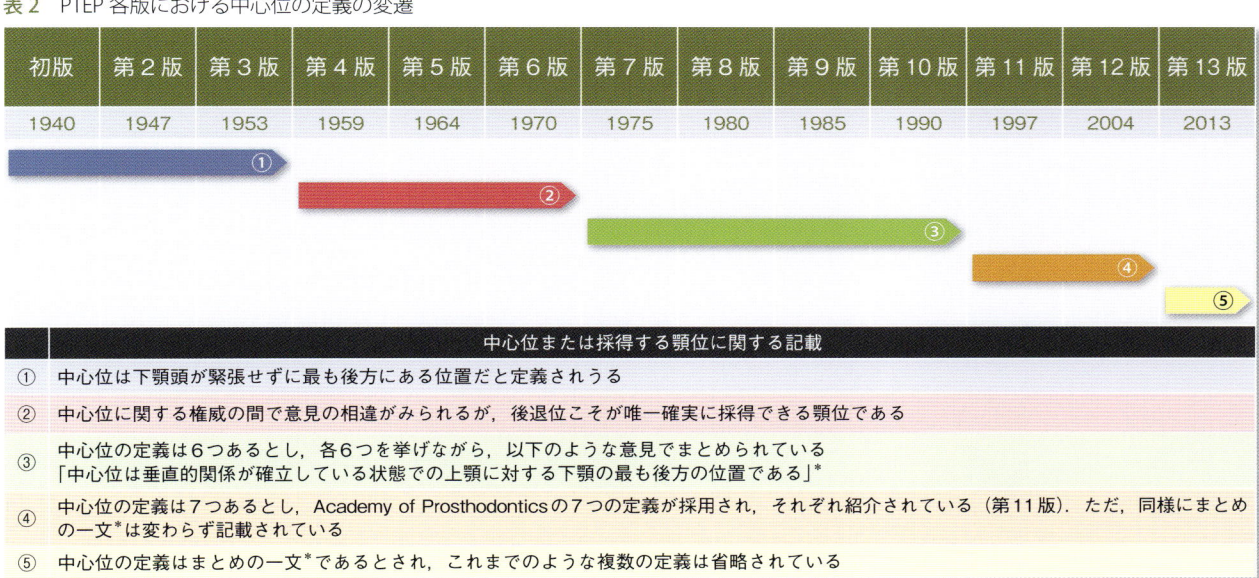

2．第5版，第6版の記述

　第5版と第6版では，そのタイトルが「Centric and eccentric relations and records（中心位および偏心位とそれらの記録）」とされ，タイトルから前方位という単語がなくなっているが，第4版で冒頭に書かれた文章は引き続き記載されており，変わらず後退位を採得するべきであるとされている．

3．第7版～第10版の記述

　第7版～第10版までの同章のタイトルは「Biologic considerations of horizontal jaw relations（水平的顎位の生物学的検討事項）」と変わり，中心位の定義は以下の6つであると記載されている．

　① 中央咬合位（median occlusal position）と一致する下顎位

　② 有歯顎時の咬合によって獲得された神経筋反射によって決定される下顎位

　③ 垂直・側方運動の中心が後方の終末蝶番位にある時の下顎位

　④ 嚥下時に下顎が引き上げられた際の上顎と下顎の関係

⑤ 生理的安静位と同義の下顎位

⑥ 嚥下中の下顎位と同義の下顎位

このように，第7版の時点で様々な定義について整理されている．また，中心位についての用語説明だけでなく筋電図を用いての考察等，多角的な視点から中心位を捉えようとする内容が見られる．ただし，本文中には以下のようなまとめの文が記載されている．

"CR is defined as the most posterior position of the mandible relative to the maxillae at the established vertical dimension（中心位は垂直的関係が確立している状態での上顎に対する下顎の最も後方の位置として定義される）*"*

第4版では，中心位は下顎頭が最後方にある位置だと定義されていたが，中心位での下顎頭の位置に関しては実に多くの説が氾濫していたため，混乱を招く可能性を考慮し，上顎に対する下顎の位置とすることで，顎関節の問題と切り離して考えることを推奨していると言える．そして，この考え方は第13版まで引き継がれ，ほぼ同じ文章が掲載されている．

4. 第11版以降の記述

第11版にはそれまで掲載されていた6つの定義に変わり，Academy of Prosthodontics の7つの定義が採用され，それぞれが紹介されている．ただし，第12版では7つの定義があるとだけ紹介され，第13版では同定義の存在についても触れられておらず，さらにこれまで見られたような中心位に関する様々な考察は省略され，内容は随分とシンプルなものになってきている．

それでも，前述のまとめの文章が引き続き紹介されていることや，第4版に記載されている内容を考慮しても，PTEP は「中心位には実に様々な定義があるものの，臨床的に<u>無歯顎者において採得すべき水平的下顎位は，垂直的関係が確立している状態における下顎の最後退位である</u>」とする基本コンセプトは，古くから現在に至るまで不変であると言える．

各版に記載されている水平的顎間関係決定法の整理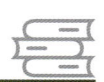

次に，水平的顎間関係の決定法（あるいは確認法）の変遷について述べる（**表3**）．

1. 初版〜第3版の記述

まず，初版の同章「Chapter 24: Methods of securing centric and protrusive relation（中心位と前方位の記録法）」には*"中心位を採得する方法には大きく分けて2種類あり，1つはゴシックアーチを用いる方法で，もう1つは顎間法（interocclusal methods）である"*として，はじめにゴシックアーチについて詳しく述べられている（ゴシックアーチ装置の変遷については後述する）．

続いて，上下顎の咬合床の調整および固定法が，いくつかの方法を元に紹介されている．例えば，軟らかい蜜蝋の小球を口腔内に入れて咬ませる「Mush Bite 法」，ワックスをナイフで削りながら均等な接触を得る方法，熱したスパチュラでワックスを軟化させて咬合させる方法等，具体的な手技について説明がされている．その後に，中心位の採得のために下顎を後退させる以下の7つの手法が挙げられている．

表3　PTEP各版における水平的顎間関係の決定法の変遷

	初版	第2版	第3版	第4版	第5版	第6版	第7版	第8版	第9版	第10版	第11版	第12版	第13版
前後方向運動の訓練	○	○	○	○	○	○							
舌後方挙上法	○	○	○	○	○	○	○	○	○	○	○	○	
嚥下利用法	○	○	○	○	○	○							
タッピング運動利用法	○	○	○	○	○	○	○	○	○	○	○	○	
頭部後傾法	○	○	○	○	○	○	○	○	○	○	○	○	
筋触診法	○	○	○	○	○	○	○	○	○	○	○	○	
Hikock Bite Strap	○	○	○										
術者の手指による誘導				○	○	○	○	○	○	○	○	○	○
患者への閉口指示1							○	○	○	○	○	○	
患者への閉口指示2							○	○	○	○	○	○	
患者自身の手指による誘導							○	○	○	○	○	○	
計	7	7	7	8	7	7	8	8	8	8	8	8	1

a）前後方向運動の訓練（Exercise of protruding and retruding the mandible）

患者の前後方向への下顎運動を繰り返し行わせると同時に，軽くオトガイ部に手を添えて後方位がとれているかどうか確認する手法．本法はその後，第6版まで最も有用性の高い方法として紹介されている．

b）舌後方挙上法（Turning the tongue backward to the posterior denture border）

義歯（咬合床）の後縁の方向へ舌を挙上させることで，下顎が後方に誘導されることを利用する手法．仮の咬合採得の確認には役立つが，最終的な咬合採得にはあまり使われないとコメントされている．本法は我が国の教科書ではワックスの小球を後縁に付与して舌で舐めさせるというワルクホッフの小球法として紹介されている（また，本法はその後も引き続き紹介されているが，第6版では説明の文章なし，第7版では舌を挙上させることで，咬合床が動きやすいという問題点が追加されている）．

c）嚥下利用法（Swallowing）

嚥下する際には通常下顎が後退することを利用して，顎位の確認に用いられる．しかし，初版において既に，"実際には嚥下は完全に後退位をとらなくても可能であることを覚えておかなくてはならない"と本法のみで水平的顎間関係を決定することには注意が必要であるとコメントされている．

d）タッピング運動利用法（Tapping and fatigue）

患者に繰り返してタッピング運動をさせることで，下顎を後退させる方法である．これは筋の牽引力の中心が下顎を後退させるという理論に基づいているとされているが，同時に"同位置を記録するのが難しいことや，わずかに前方位あるいは側方位をとりやすい"とコメントされている（また，第7版からは必ず他の方法で確認することが必要であると追記されている）．

e）頭部後傾法（Throwing the head back）

頭部を後方へ傾けることにより，口腔底部の筋が緊張し，下顎が後退することを利用する方

法であるとされているが，本法もまた"後方へ傾けていると咬合床の着脱が極端に難しくなる"と注意点についてコメントされている．しかしながら，水平診療に慣れている我々からすると，ある程度安定している咬合床であれば，患者が上方向を向いていたとしても，さほどその着脱に困ることはないのではないだろうかと感じる．これはひょっとすると，当時の歯科治療は座位での診療が主であり（水平診療が始まったのは 1960 年代），頭部を水平にすることに慣れていないという歴史的背景と関係しているのかもしれない．

f）筋触診法（Palpating the temporal muscle）

本法は，下顎前方位による開閉口では側頭筋の収縮が少ないことを利用し，開閉口時に同筋を触診しながらその収縮を感じることで後退位がとれているか確認する手法である．しかし，これはあくまでも中心位に近いという程度を判別することしかできないとコメントされている．

g）Hikock Bite Strap

本法は図1を見れば想像がつくと思うが，オトガイ部を後方に引くような圧力をかける装置を装着して行われる．つまり，同装置を装着させることで，下顎前方位をとらせる筋を疲労させ，最後退位をとるようになると推測される．

残念ながら，本書執筆現在では本装置は使用されていない．確かに前方位をとるのは困難になるため，ある程度の効果があったと思われるが，非生理的な位置にまで後退してしまう可能性があり，良い治療結果を生まなかったのではないだろうか？

2．第4版〜第6版の記述

第4版では，箇条書きされている手法の第1番目に "*(1) Patient relaxes the jaw muscles and dentist uses his hand to swing the chin up and down before centric relation is registered*（患者の顎筋をリラックスさせた状態で，歯科医師は手指を用いて，中心位が採れるまでオトガイを上下へ揺らす）"という，術者の手指を用いて誘導する方法が挙げられている．

しかしながら，箇条書きのタイトルのみで，術者が手指でどのように下顎を揺らしながら誘導するかについての具体的な説明は述べられていない．またその他は第3版までと同じ手法が挙げられているが，第5版からは Hikock Bite Strap が省略されている．

3．第7版〜第12版の記述

第7版〜第12版までは，後退位をとらせる手法として7つの手法がリストアップされ紹介されている．リスト順に挙げると，以下のようになる．

① 「顎をリラックスさせて後ろへ引いて，奥歯でゆっくりと閉じなさい」という患者への指示

② 「上顎を突き出すような感じで奥歯を咬み合わせなさい」という指示

③ 患者の指をオトガイ部に当てながら，下顎を前後方向へガイドする

④ 舌の後方への挙上

⑤ タッピング法

⑥ 頭部後傾法

⑦ 側頭筋・咬筋触診法

なお，第4版で筆頭に挙げられていた，術者が手指で誘導する方法がリストからなくなって

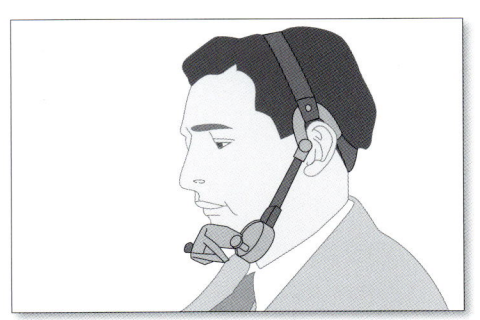

図1　Hikock Bite Strap と呼ばれる，バネの張力により下顎を後方へ誘導し，後退位をとらせるための装置（初版より作成）

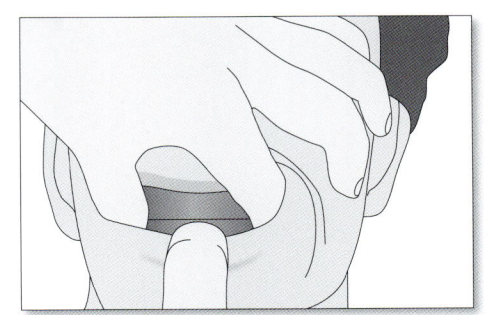

図2　術者による顎位の後方への誘導方法を説明する図（第7版より作成）

おり，代わりに患者自身の手指をオトガイ部に触れさせて，前後運動させるという手法が紹介されている．ただし，リスト後の本文を精読すると，リストからはなくなっているが，実は術者が軽く下顎に触れてガイドする方法も蝶番運動を行えているかどうか感じることができるため，有効な方法であると紹介されている．

　具体的に咬合採得のステップを説明する文には，術者が片手で咬合床を押さえ，もう一方の手で下顎に触れながら閉口させる同手法（図2）が，第7版〜第12版まで継続して紹介されている．

　以上をまとめると，第7版におけるリストの変更だけを見ると，術者による顎位の誘導は勧められなくなったように感じてしまうが，本文中には術者が手指で誘導する手法はこれまで（第4版〜第6版まで）と変わらず水平的顎間関係を決定する最も有効な手段であると勧められている．つまり，前述のリストはあくまでも後退位をとらせる補助的な手法として位置付けられていることを示している．

4. 第13版の記述

　第13版の水平的な顎間関係の採得を説明している項のタイトルは「予備的中心位記録」とされ，その内容はより臨床的なステップとして具体的に解説されている．

　裏を返せば，後退位をとらせる手法に関して補助的な手法があるといったこれまでのような教科書的な紹介が省略されている．そのため，手法の移り変わりの表から一目瞭然であるように，紹介される手法に関して説明があるのは1つだけになっている．

　その説明は，"*The dentist guides the patient's mandible into a CR position 〜*" と始まっており，術者が片手で下顎の咬合床を押さえ，もう一方の手で下顎を誘導して採得すると紹介されている．つまり，第4版以降で主に解説されていた，「術者の手指による誘導」が多少の説明の変遷はあるものの，最後まで残った手法であると言える．

ゴシックアーチ装置の変遷

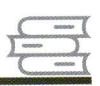

　ゴシックアーチは下顎の水平的運動経路を描記し，水平的な顎間関係を記録するための装置として現在でも広く使われている．その歴史は古く，今から100年以上前の1901年に Gysi が開発していることから，PTEP 初版の1940年代には既に多くの装置が紹介されている．

　列挙すると，口外法の装置として「Hanau」「Sears trivet」「Stansbery」「Bimeter」の各

装置があり（図3～6），口内法のものは「Seidel & Ballard」「Messerman」「Needles」の装置（図7～9）と，計7種類ものゴシックアーチ装置が紹介されている．

　また，前述したように初版で"中心位を採得する方法には大きく分けて2種類あり，1つはゴシックアーチを用いる方法と，もう1つは顎間法である"と前置きした後に，最初にゴシックアーチについて詳細に述べられていることを考えると，当初は顎間関係の記録は基本的にはゴシックアーチが推奨されていたことを表している．

　その後も第6版までは引き続いて，上記の7装置が紹介されているが，第7版になるとさらにCobleの装置（図10）が追加され，シリーズ最多の計8装置が紹介されている．

　ところが，第8版以降になると状況が一変する．紹介される装置が一気に減少し，第8版では3種類，第9版と第10版では口外法と口内法1種類ずつの2装置のみが紹介されている．さらに，第11版，第12版では口外法の装置は既に紹介されずにCobleの装置のみが紹介され，その説明もシンプルなものになっている．そして，ついに第13版ではゴシックアーチの紹介すらなくなってしまっている（少なくとも筆者が読む限り，顎間関係の記録の章には記載がなく，索引にも見当たらない．表4）．

　なぜ，ゴシックアーチ装置を紹介する内容が第8版以降に減少し，最新版ではなくなってしまったのか……．その背景ははっきりとはわからないが，ゴシックアーチの有用性は明らかであったとしても，多くの歯科医師が実際に臨床で使用することでゴシックアーチ装置に対する需要が継続し，製造・販売するメーカーにとって採算が取れるかどうかはまた別の問題であり，結果として多くのメーカーがその生産を取りやめたというのが実際のところではないだろうか．

　我が国においても，ゴシックアーチの記録は保険診療に導入され，広く用いられているはずなのであるが，その算定数は決して多くないと考えられる．その理由としてはいくつか考えられるが，通常はゴシックアーチの記録のために再度来院が必要となり来院回数が増えることや，基礎床が安定しないこと等に起因する困難さ等により，多くの開業医にとって面倒に思われているからではないだろうか．しかし，例えばBPS（Biofunctional Prosthetic System）にも用いられている『Gnathometer M』（Ivoclar Vivadent）のように印象採得と同日にゴシックアーチを記録できる装置を用いれば，前述の問題を克服できることを知っておくべきであろう．また，ゴシックアーチの記録は咬合・下顎の運動という目に見えにくいものを可視化し，ある程度の根拠を持って咬合の採得ができるという意味で非常に重要で，難症例が増加する近年であればこそ，有効な手法であると筆者らは考えている．

表4　PTEPにおけるゴシックアーチ装置の変遷

		初版	第2版	第3版	第4版	第5版	第6版	第7版	第8版	第9版	第10版	第11版	第12版	第13版
口外法	Hanau	○	○	○	○	○	○	○	○	○	○			
	Sears trivet	○	○	○	○	○	○	○						
	Stansbery	○	○	○	○	○	○	○						
	Bimeter	○	○	○	○	○	○	○						
口内法	Seidel & Ballard	○	○	○	○	○	○	○						
	Messerman	○	○	○	○	○	○	○						
	Needles	○	○	○	○	○	○	○	○					
	Coble							○	○	○	○	○	○	
	計	7	7	7	7	7	7	8	3	2	2	1	1	0

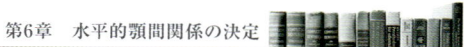

ゴシックアーチ装置の変遷

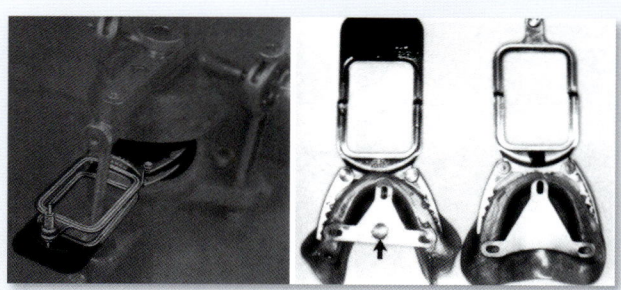
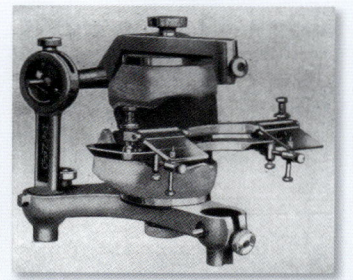

図3　Hanau のゴシックアーチ装置（初版より引用）

図4　Sears trivet のゴシックアーチ装置（初版より引用）

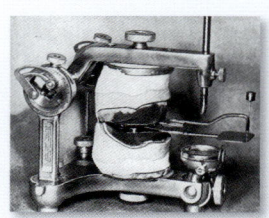
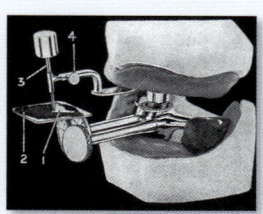
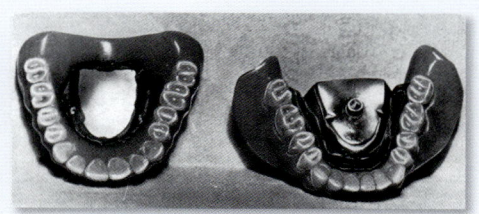

図5　Stansbery のゴシックアーチ装置（初版より引用）

図6　Bimeter のゴシックアーチ装置（初版より引用）

図7　Seidel & Ballard のゴシックアーチ装置（初版より引用）

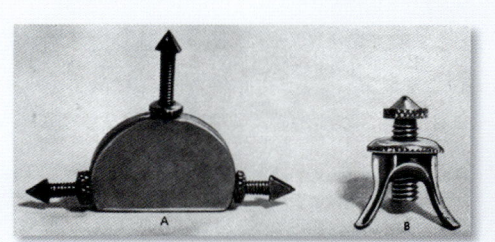
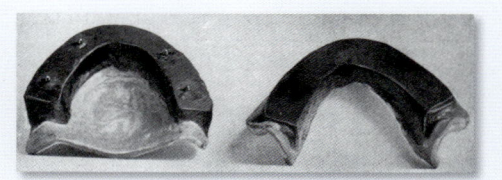

図8　Messerman のゴシックアーチ装置（初版より引用）

図9　Needles のゴシックアーチ装置（初版より引用）

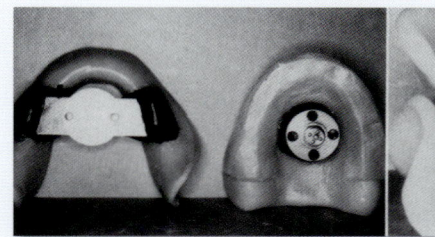
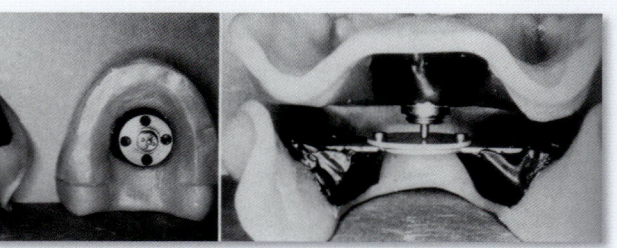

図10　Coble のゴシックアーチ装置（第7版より引用）

我が国の全部床義歯学教科書における記述の変遷

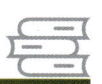

　『全部床義歯補綴学』の初版（1982年）と，『無歯顎補綴治療学』の最新版（2016年）において紹介されている水平的顎間関係の決定法についての変遷を見ていきたい．

　まず前者では，実に数多くの水平的顎間関係の決定法が紹介されている（**表5**）．ただし，

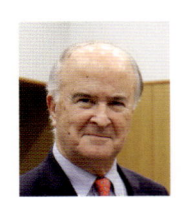

Dr. Zarb's Opinion

ゴシックアーチトレーサーについて

　ゴシックアーチトレーサーはドイツ・スイスで発明されたものであり，とてもわかりやすい装置である．たしかに，水平的顎間関係におけるある一定の事柄を可視化することができ，様々な術者が提唱する方法論において広く応用されている．しかし，臨床において常に必要なものであるかと聞かれると，個人的にはそうではないと考えている．なぜなら，私や大学の同僚たちは何百もの症例に対して，ゴシックアーチトレーサーを用いることなく全部床義歯や部分床義歯，固定性ブリッジによる咬合再構成を試み，成功してきたからだ．ただし，ゴシックアーチのアペックスをより重要なものであると考えている人々が存在することも事実である．

　特に器具を必要としない方法のうち，**表5**の**6〜8**はともに筋の触診法を分けて説明したものであり，その他の方法はPTEPに記載されている方法と近似している．また，チューイン法，FGP法，終末蝶番軸法，マイオモニター法等はPTEPではほとんど紹介されていないが，同書では詳しく説明されている．特にマイオモニター法については，昨今の書籍には述べられていないので，若い歯科医師はご存知ないかと思う．同法は，電極を後頸部と下顎切痕部に貼り，電流を流すことで脳の下顎開閉運動下位中枢を刺激し，中枢の興奮が各咀嚼関連筋に伝えられて機能時に近い下顎の開閉運動が他動的に催起されることを狙っている．ただし，この装置の作動機序の細部についてまだ解明されていないとの注釈がある．機序がわかっていないにも関わらず，中枢に電流を流して他動的に下顎の開閉口を起こさせて咬合採得を行うというのは，倫理的あるいは安全性の面から現代では考えにくい手法であり，その後は紹介されていない．

　また，同書には術者，あるいは患者の手指を下顎に触れて誘導する手法や，患者への様々な閉口指示を行う方法等については紹介されておらず，どちらかというとテクニックが必要な術者主導で行う手法を主に紹介しているように思える．

　続いて，後者に記載されている方法を**表6**に示す．マイオモニター法や削合法等は省略されたものの，その他は前者とほぼ同一である．それぞれの説明の内容としては非常に簡略化され，短くなってはいるが，我が国の教科書ではあまり変遷が起きていないということがわかる．

おわりに

　本章では咬合採得のうち，特に水平的な顎間関係の採得に関する変遷をまとめてみたが，中心位への誘導あるいは確認する手法として実に多くの方法が考えられ，利用されてきた一方で，

表5 『全部床義歯補綴学』初版（1982年）に記載されている水平的顎間関係の決定法

特に器具を必要としない方法	
1. 筋疲労を利用する方法	2. タッピングを利用する方法
3. ワルクホッフ小球法	4. 頭後傾法
5. 嚥下を利用する方法	6. 咬筋を触診する方法
7. 側頭筋を触診する方法	8. 咬筋・側頭筋を同時触診する方法

特殊な器具を必要とする方法	
1. ゴシックアーチ描記法	2. チューイン法
3. 削合法	4. 彫刻法

その他の方法
1. FGP法 2. 終末蝶番軸法 3. マイオモニター法

表6 『無歯顎補綴治療学』第3版（2016年）に記載されている水平的顎間関係の決定法

特に器具を必要としない方法	
1. 筋疲労法	2. タッピング法
3. ワルクホッフ小球利用法	4. 頭部後傾法
5. 嚥下法	6. 側頭筋触診法
7. 咬筋触診法	

特殊な器具を必要とする方法	
1. ゴシックアーチ描記法	2. チューイン法
3. FGPテクニック	4. 終末蝶番軸法

その内容にはあまり大きな変遷が見られなかったことも興味深い．これは，水平的な顎間関係を決定することがいかに難しいかということを表していると言え，第12版にも以下のように述べられている．

"中心位を記録するための決定的な方法はおそらくないだろう．ある歯科医師が好む方法は，別の歯科医師はうまくできないかもしれない．（中略）したがって，使用した方法に関わらず，その後の臨床的チェック・再チェックを義歯製作の各段階を通じて行わなければならないということは，決して忘れてはならない重要事項である"

このように，決定的と言える手法がないために，多くの手法が現在でも引き継がれ，様々な方法をもって確認すべきであるということを示している．だが，同文でのもう1つのポイントは「各段階を通じて再チェックを行わなければならない」という点であろう．つまり，咬合は1回の診療で決定することが困難であり，その後のステップで再チェックするだけでなく，必要であれば再採得することが重要であることも示している．

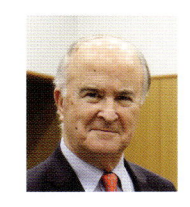

DR. ZARB's OPINION

水平的顎間関係の決定・確認法について

私が学生の頃は，頭部後傾法などの重力を利用する方法が使われていた．しかし，これらの有効性は何一つ証明されなかった．また，咬合の領域に踏み込んで話をすると，中心咬合位と中心位との差（CR–CO Discrepancy）という話題になる．そして，もしCR–CO間の差を取り除こうとすると，患者の頭位やかける圧力をどの程度にするのか，等といった非常に多くの方法論の問題となる．これらは「天国には何人の天使がいるのか？」と問うているようなものであろう．

—— Memorandum ①　ゴシックアーチ描記結果の判読について ——

　現在，全部床義歯に関する多くの参考書には，ゴシックアーチの描記を行った後，その結果の軌跡やタッピングポイントを判読し，顎運動についての診断等に役立てるために，その典型例が図とともに記載されている（Fig. A, B）.

　では，PTEPではどのような描記例が載っているのかと，読者諸氏は気になっておられるかと思う．しかしながら，実は同シリーズにはゴシックアーチの模式図や描記例はほとんど紹介されていない．初版では軌跡について簡単な紹介（Fig. C）があるものの，側方運動のみで前後運動やタッピング運動の判読はされていない．そして，第7版からはなぜか，その軌跡例が1つも図示されなくなっている．

　ここですぐさまその理由について結論付けることは難しいが，おそらくゴシックアーチを用いるコンセプトの違いに由来するのではないかと筆者らは考えている．というのも，PTEPではゴシックアーチ装置を用いて水平的な顎間関係を決定する際には，あくまでもそれが中心位（前述のように，咬合高径が確立されている状態での下顎最後退位）を見つけるための手法の1つであり，タッピングポイントの位置や軌跡の形態や長さを用いた診断については紹介されていない．つまり，アペックスのみを判別することを重視しているため，軌跡についての図例が必要でないと判断されているのかもしれない．

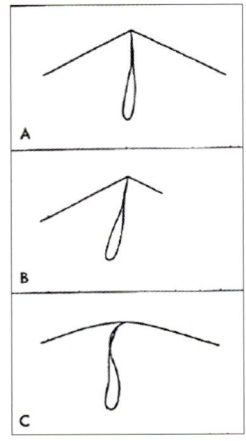

Fig. A　『全部床義歯補綴学』初版における例．原著の図説は次の通りである．"ゴシックアーチ描記図の判読：上顎に描記釘，下顎に描記板をおき口内法で記録したゴシックアーチを読むと，次のことがわかる．A：下顎の前後及び側方運動が正常に行えた場合．B：下顎の左側方への運動が制限されている場合．C：下顎の後方及び側方運動が限界運動をしていない場合または記録床自体が動揺している場合"（原文ママ）

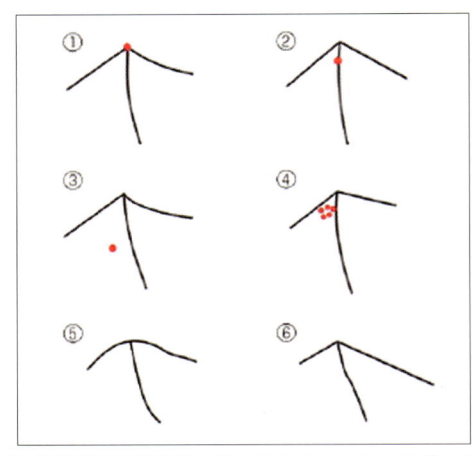

Fig. B　『無歯顎補綴治療』第3版における例．原著の図説は次の通りである．"ゴシックアーチ描記図の判読例（福島ほか，1992より一部改変，野首，2004）上顎に描記針，下顎に描記板を設置して口内法で記録したゴシックアーチ．① アペックスが明瞭に描かれ，タッピングポイントが1点に収束し，両者が一致している場合．② アペックスが明瞭に描かれ，タッピングポイントが1点に収束し，タッピングポイントがアペックスの前方約0.5〜1.0 mmに位置している場合．③ アペックスが明瞭に描かれ，タッピングポイントが1点に収束しているが，アペックスからはるかに離れている場合．④ アペックスが明瞭に描かれているが，タッピングポイントがばらついている場合．⑤ アペックスが明瞭に描かれていない場合．⑥ 下顎の右側方への運動が制限されている場合"（原文ママ）

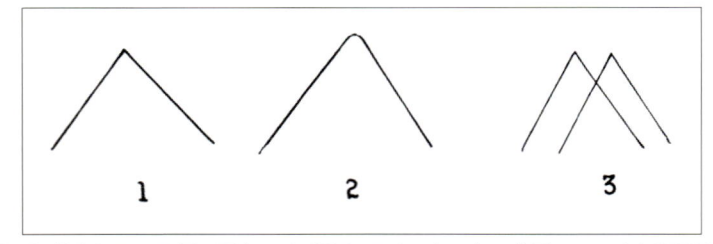

Fig. C　PTEP初版に記載されている例．図中1は明確なアペックスを示す例で，正確な顎間関係が示唆される．2 ははっきりとしないアペックスを示す例．真の中心位でないことが示唆される．3 は二重に描記される例．外側のラインが延長されてシャープなアペックスが得られるまで，顎運動を続けてもらう必要があるとの図説が記載されている

Memorandum ②　中心位の定義

2017年5月，米国歯科補綴学用語集（The Glossary of Prosthodontic Terms: GPT）の第9版(GPT-9)が発表され，長らく変更が認められなかった中心位（centric relation: CR）の定義が変更された．

中心位には様々な定義が存在しているということは本文中にも述べたが，前版であるGPT-8では7つもの定義が記されており，どの定義で使用されるのかによって意味が異なるため，非常に使いにくい用語であった．

それがGPT-9では1つの定義として記載されており，今後はその定義を我々も認識し，正しく使用する必要があると思われる．

以下に原文と日本語訳を記す．

a maxillomandibular relationship, independent of tooth contact, in which the condyles articulate in the anterior-superior position against the posterior slopes of the articular eminences; in this position, the mandible is restricted to a purely rotary movement; from this unstrained, physiologic, maxillomandibular relationship, the patient can make vertical, lateral or protrusive movements; it is a clinically useful, repeatable reference position

「前上方に位置した下顎頭が関節隆起の後方斜面と対向し，歯の接触とは独立した上下顎の位置関係．この位置では下顎は純粋な回転運動を行う．また，この緊張のない生理的な上下顎の位置関係から，患者は垂直的，側方的,前後的な運動を行うことができる．そしてこれは，臨床的に有用で，再現性のある基準位である」

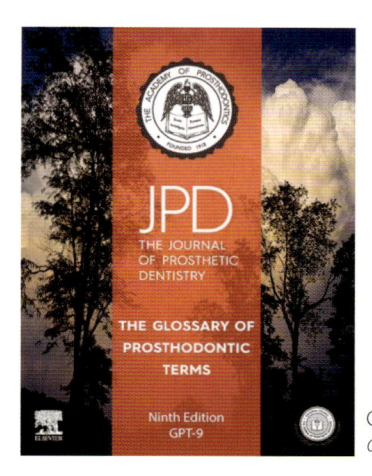

GPT-9の表紙．米国で活躍する日本人歯科技工士，相羽直樹氏の写真が表紙に使われている

引用文献
1）日本補綴歯科学会（編）：歯科補綴学専門用語集，第4版．p70，医歯薬出版，東京，2015．

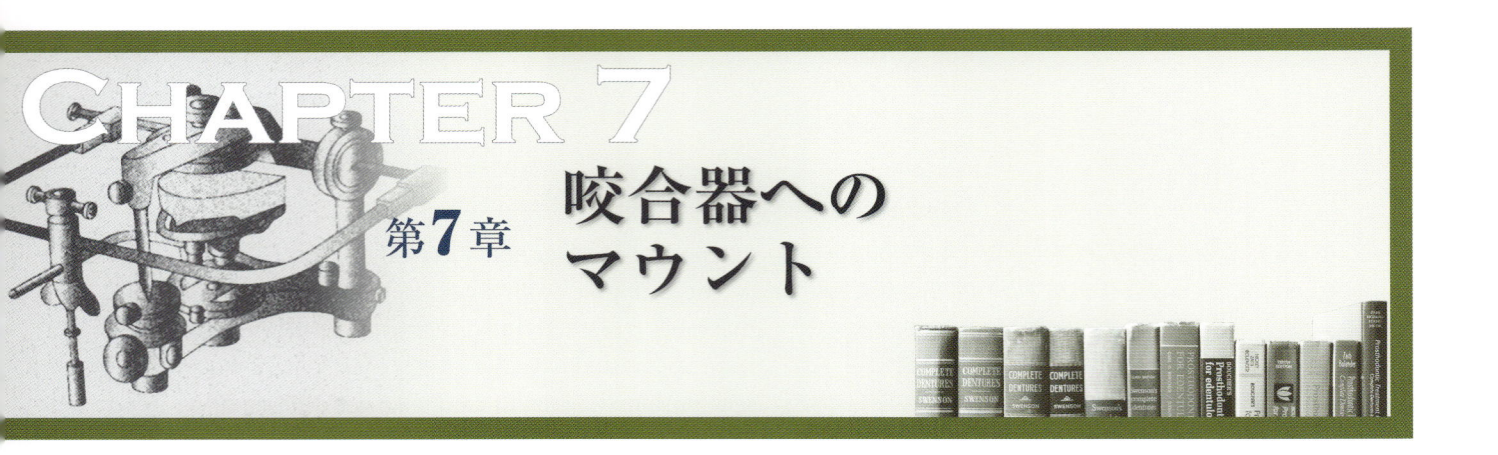

CHAPTER 7

第7章 咬合器への マウント

咬合採得が完了すれば，上下顎の作業用模型を咬合器へマウント（装着）することになるが，その前に，咬合器の選択はどのように行うのか，またフェイスボウトランスファーは必要なのか，咬合器の調整はどのように行うのか等，歯科医師と歯科技工士のオリエンテーションによって決定すべき事項は数多く存在する．

そこで本章では，それら咬合器へのマウントを行う際に必要な項目に関する記述が，PTEPの各版でどのように変遷してきたかを紹介したい．

咬合器へのマウント法に関する変遷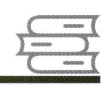

咬合器へ作業用模型をマウントする方法はいくつかあるが，その代表的なものとしては，術者が設定したい平面（多くはカンペル平面）に蠟堤を調整した後に，咬合器に付属している咬合平面板を用いて上顎模型からマウントする方法（図1）や，フェイスボウを利用して上顎模型からマウントする方法等がある．その他にも，咬合器に輪ゴムを巻いて平面の指標にしながら術者が手でマウントする簡便な方法や，BPS（Ivoclar Vivadent）等で採用されているような，特殊な器具を用いて下顎模型からマウントする方法（図2）等，現在でもいくつかの方法が存在している．

では，PTEPではどのような手法が推奨され，またその記述は移り変わっているのだろうか．

1．初版〜第3版の記述

初版〜第3版では，マウントの方法について「Mounting the casts on the articulator by means of facebow and centric records（フェイスボウと中心位記録を用いた模型のマウント）」というタイトルで1つの章が設定され，文章および写真はいずれの版でも同一のものが

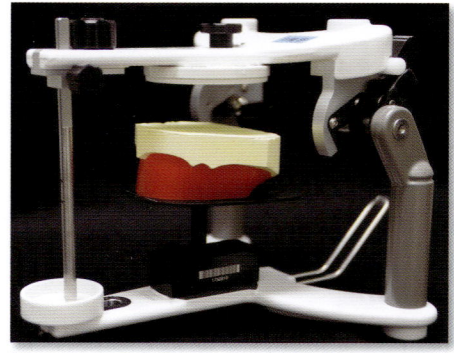

図1 咬合平面板を用いて上顎模型からマウントする方法

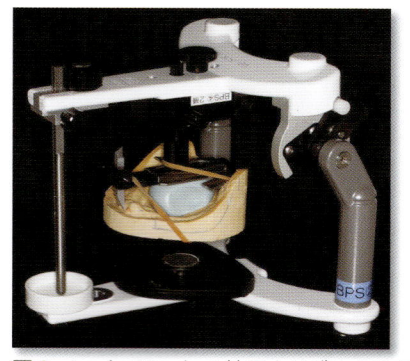

図2 Ivoclar Vivadent社のホリゾンタルガイドを用いたマウント．下顎前歯の位置を仮想してマウントする本法は，本来のボンウィル三角を考慮すると，非常に理に適っていると言える

使用されている．その内容は，タイトルが示す通り，Hanau の咬合器と同フェイスボウを用いて上顎模型からマウントする方法が解説されている（図3）．

ただし，この頃は（Hanau の咬合器を用いる場合には，と言ったほうが正確かもしれないが）上顎をマウントした後に上下顎の蠟堤を焼き付けて固定させて，上顎模型に下顎模型がぶら下がるような状態を保てるようにしてからマウントを行っている（図4）．

現在において利用されている多くの咬合器では，下顎の模型の重みによる位置ずれの起こりやすさや操作性の問題から，下顎の模型を付着する際は咬合器を上下逆転させてマウントすることがほとんどであるが，当時はまだそのような工夫がされていなかったことがわかる．

2. 第4版〜第6版の記述

第4版〜第6版ではマウントに関する章が設定されなくなり，印象に関する章の中で簡単に説明されている．第4章で述べたように，第4版〜第6版では閉口状態で印象採得した後，口外法のゴシックアーチを行える特殊な装置を用いて印象・咬合採得を行っている．また，その装置では引き続いてフェイスボウによる記録が可能なため，同版に記載されているマウント法はそのフェイスボウによって上顎模型からマウントするような方法が紹介されている．

ただし，咬合器は変わらず Hanau の咬合器が使用されており，その内容も以前と比べ随分と短く省略されてはいるものの，方法自体は変わっていないと言える．

3. 第7版〜第9版の記述

第7版において，具体的なマウント法が紹介されているのは Whip-Mix 咬合器である．

内容としては，Whip-Mix 咬合器のフェイスボウの使用法が順に説明された後，上顎からマウントを行い，バイト材を介した状態で上下顎蠟堤を固定し，咬合器を逆転させて下顎模型をマウントする方法が紹介されている（図5）．

4. 第10版の記述

第10版においても，咬合器の章の中で，変わらず Whip-Mix 咬合器を用いた同じ方法が記載されている．

しかし，第10版ではこれまでと大きく異なる新たな意見および方法が登場している．そこには「Arbitrary or average cast orientation technique（任意あるいは平均値による模型装

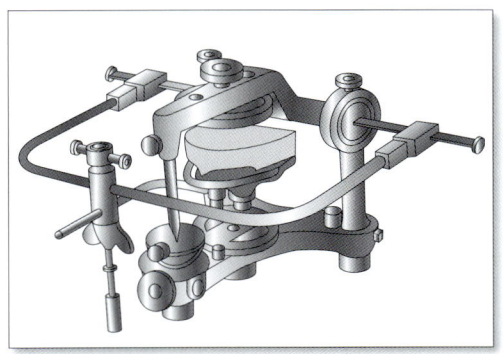

図3　Hanau のフェイスボウを用いたマウント（初版より作成）

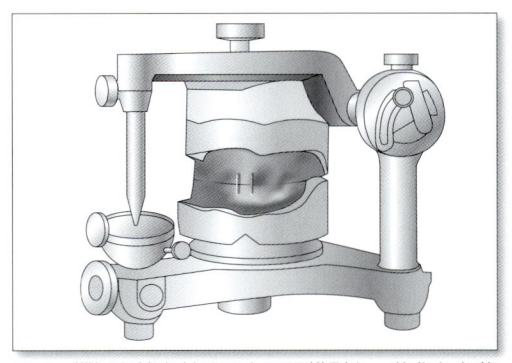

図4　蠟堤を焼き付けて上下顎模型を一体化した後にマウントを行っている様子（初版より作成）

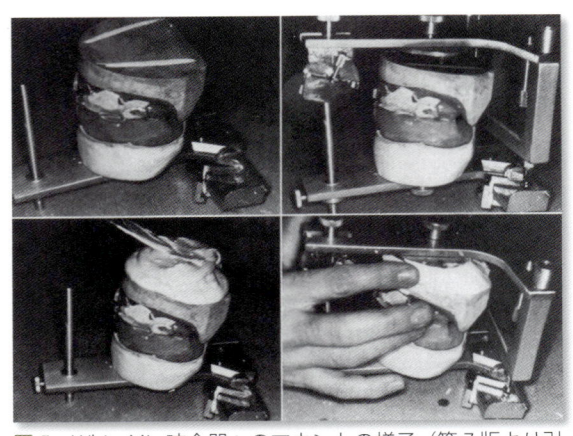

図5　Whip-Mix 咬合器へのマウントの様子（第7版より引用）

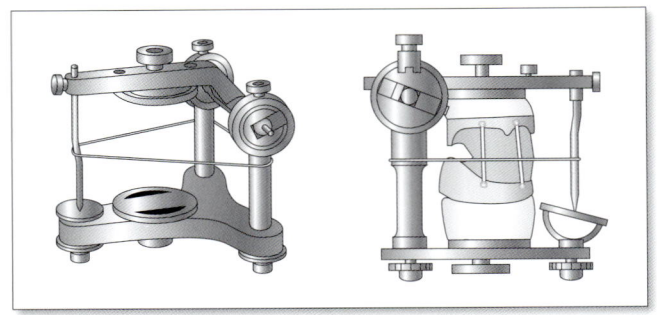

図6　咬合器に輪ゴムを巻き，指標としながら簡便にマウントを行う様子（第10版より作成）

着の方法）」と題した項目が設定され，これまでのフェイスボウを用いた方法に疑問を投げかけている．

　そこでは「フェイスボウの理論的な優位性（Theoretical advantages）」は簡単に理解できるが，その臨床的な必要性についての科学的な根拠に乏しいことが指摘されている．そして，"多くの歯科医師がその使用をあきらめ（have abandoned），任意のマウントを行っている"と述べられている．

　また，その文末に括弧書きにて，以下のような非常に興味深い一文が添えられている．"Some dentists may even have developed a bad conscience as a result（結果として自責の念に駆られる歯科医師もいるかもしれない）"．つまり，フェイスボウを使うほうがより正しい方法であり，省略してしまうのにある種の罪悪感があるということを指摘していると言える．まさに，時代の変遷の渦中にある，多くの歯科医師の心情を表している一文ではないだろうか．その後，具体的な一例として，咬合器に輪ゴムを巻き，手でマウントする方法が写真付きで紹介されている（図6）．

5．第11版～第13版の記述

　第11版においても，Whip-Mix 咬合器にフェイスボウを用いてマウントする方法は引き続き写真付きで紹介されており，第10版と同じように任意でのマウント（平均値によるマウント）も紹介されているが，第12版では文章のみとなり，具体的な手技については紹介されていない．

　最新版の第13版では，咬合器やフェイスボウに関する説明は一通り行われているものの，模型のマウントに関する具体的な説明や写真が記載されていない．これは，やはり PTEP では（特に近年は）時代が進むにつれて，具体的な手技に関する説明を省略するというようにコンセプトが変化していることを表していると考えられる．

フェイスボウに関する変遷　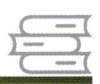

　続いて，PTEP におけるフェイスボウの記載内容に関する変遷を探る．

　フェイスボウはアメリカの歯科医師である George B. Snow によって1899年に発明されたことはよく知られている．つまり，その約40年後の初版が発刊された1940年には既に世界中にフェイスボウが広まっていたと推測される．そのため，前項で述べたように，初版から既にフェイスボウを用いてマウントする方法が述べられていることに加え，別に「Face-bow」

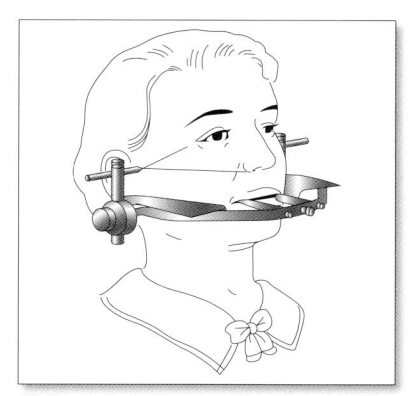

図7 Gysi のフェイスボウ装置（初版より作成）

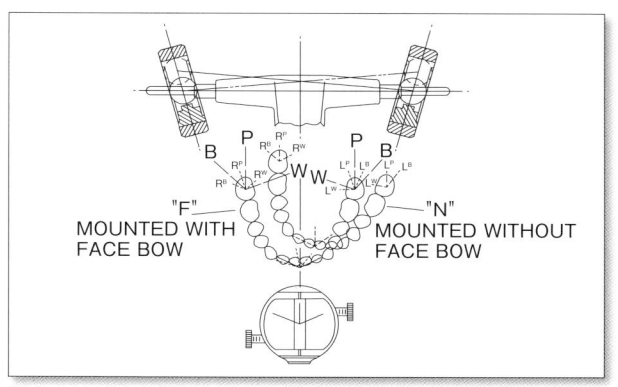

図8 フェイスボウを用いた場合と用いていない場合に起こりうる差について説明した図（初版より作成）

という章が設定され，使用法が詳細に紹介されている．

　その初版の冒頭では，"フェイスボウは全部床義歯の製作に用いられる優れた補助装置であり……"と前置きされ，Hanau によるフェイスボウの説明が引用されている．また"フェイスボウは歯科計測学における最も立派でエレガントな貢献物である"とも述べられており，フェイスボウが当時の歯科界に与えた影響の大きさが窺える記述である．

　続いて，フェイスボウを用いることについての重要性が多彩な図説とともに紹介されている．また紹介されているフェイスボウも Hanau のモデル C だけでなく，Gysi のフェイスボウ（図7）や Hanau モデル D といった，下顎運動を利用してヒンジアキシス（蝶番軸）の中心点を求めるキネマティックフェイスボウについても言及されている．

　その後，第3版までは同一の内容であったが，第4版になると，フェイスボウに関する説明の文章が増え，フェイスボウの2つの基本形のうち，キネマティックフェイスボウはより正確にトランスファーできるものの，全部床義歯の製作には任意型フェイスボウ（顆頭点を外耳道から平均距離を用いて近似点として設定されているもの）で十分であろうと述べられている．

　ただし，フェイスボウの有用性を示す図（図8）は変わらず掲載されており，第5版からは「フェイスボウの重要性」という項目が設定され，"人工歯に咬頭歯を用いるような場合は必須である"としてその重要性が強調されるようになっている．

　第10版まではほぼ同一の内容となっており，フェイスボウの使用はある意味当然であり，どちらかと言うと焦点は任意型フェイスボウを用いるのか，それともキネマティックフェイスボウで蝶番軸を求め，より正確に操作を行うか，といった選択基準にあったように思われる．ところが第11版になると，これまでのようにフェイスボウの使用が必須という記述がなくなり，フェイスボウの使用の是非そのものに関わる，次のような文章が追記されるようになる（マウント法を述べている章では，第10版から同様の内容が記載され始めている）．

　"複雑な方法と簡便な方法を比較した研究においても，フェイスボウによってより良い臨床結果が得られるということは示されておらず，（中略）説得力のある証拠がないため，結局のところフェイスボウの使用は個人の好みである"

　これはつまり，専門家の意見よりも適切なプロトコルによる研究を経たエビデンスこそ重要であるとする，1990年代前半に起こった EBM（Evidence-Based Medicine）の流れが歯科，全部床義歯の分野にも及んできたことが背景にあるであろうことは，容易に想像できる．そして，第12版や第13版では，フェイスボウに関する記載が徐々に少なくなり，キネマティッ

クフェイスボウについては紹介すらされなくなっている.

さらにその文中に“フェイスボウは多くの臨床家がその使用をやめている”とも書かれているが，それでも任意型フェイスボウの説明は継続して記載されており，第13版では新たな写真が追加される等，フェイスボウに関する「Theoretical advantages（理論的優位性）」については引き続き述べられている.

咬合器に関する記述の変遷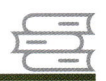

現在でも咬合器には実に多くの種類が存在し，世界中の歯科メーカーが製造・販売を行っていることから，過去のものと合わせると，その総数は数百種類では足りない可能性もある．では，PTEPではどのような咬合器が紹介されてきたのだろうか.

1. 初版〜第3版の記述

咬合器について述べられた章の筆頭に載っているのはHanau Model H 咬合器であり，続いて顆頭間距離を含む数多くの調整が行える Hanau Kinoscope（図9）が紹介されている.

非常にユニークな形態の義歯用咬合器である Stansbery Denture Tripod（図10）も，その機構や使い方を含めて詳しく述べられている．その他には，多くの調整機構を持つ Precision Coordinator（図11），Gysi の Trubyte 咬合器の計5種類の咬合器が，それぞれの特徴とともに紹介されている.

2. 第4版，第5版の記述

第4版ではこれまでの咬合器に加えて Hanau の Model H2 が追加され，第5版になると前述の Precision Coordinator は紹介されなくなったが，さらに Hanau University Articulator Series Model 130-2 や Model 130-21 等が，各調整要素についても詳細に紹介されている.

3. 第6版の記述

これまでの咬合器の章では，各版出版当時に最新であったと考えられる全調節性等の咬合器が紹介されるのが主であったが，第6版からは，冒頭で咬合器の理論やその歴史について述べられるようになった.

それに続いて，当時使用されていた咬合器が数多く紹介されている．紙幅の都合上，すべての咬合器名を列挙することは避けるが，PTEP においてその後長く引き継がれている Whip-Mix 咬合器も本版から紹介され始めた．なお，本版では歴史的な過去の咬合器を除いて，計13種類もの咬合器（なお，その中で Hanau のシリーズは8種類）が写真付きで掲載されている.

4. 第7版〜第10版の記述

第7版になると，増え過ぎた咬合器の説明の章が一新され，第6版と同様に咬合器の理論，歴史について解説された後に，Hanau の 130-28（図12）と Whip-Mix（図13）の2種類のみが紹介されるにとどまっているが，代わりに説明の記述はより具体的になり，マウント法や調整の方法にまで言及されるようになっている.

第9版までは同一の内容であるが，第10版になると，Dentatus 咬合器がヨーロッパ，特にスカンジナビア半島ではよく用いられていると簡単に説明されている.

咬合器の変遷

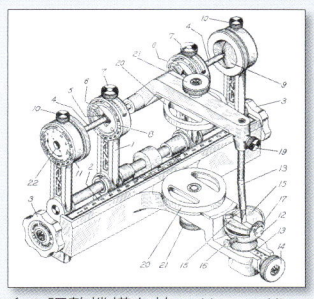

図9　多くの調整機構を持つ Hanau Kinoscope 咬合器（初版より引用）

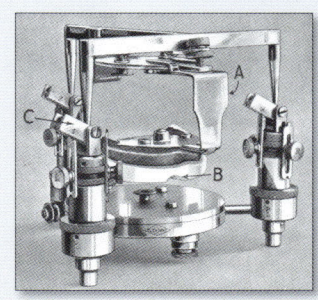

図10　その名称から義歯製作に特化していると考えられる, Stansbery Denture Tripod 咬合器（初版より引用）

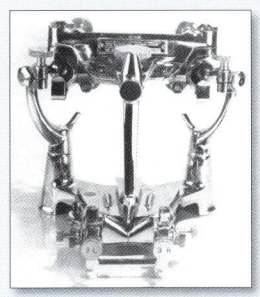

図11　多くの調整機構を持つ, 洗練された形態の Precision Coordinator 咬合器（初版より引用）

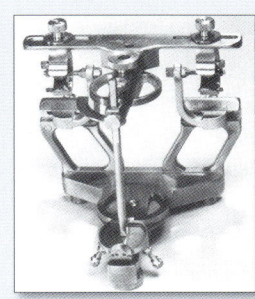

図12　北米における代表的な半調節性咬合器の Hanau 130-28 咬合器（第6版より引用）

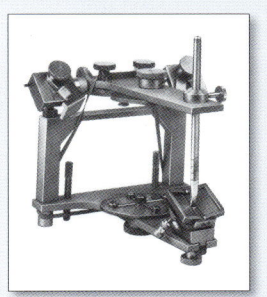

図13　同, Whip-Mix 咬合器（第7版より引用）

5．第11版以降の記述

　第11版になると, 咬合器の具体的な名称についてはその記載が少なくなっているが, 掲載されている写真から, これまでと同様に Hanau と Whip-Mix が引き続き掲載されている. 第12版では単純な蝶番咬合器の写真が追加されている.

　ところが, 第13版では具体的な咬合器の名称は一切記載されておらず, 咬合器の種類を説明するために3種類の咬合器がごく簡単に紹介されているに過ぎない. このように, PTEP シリーズに紹介されている咬合器の記述に関しては, 実に多くの変遷があることがよくわかる.

咬合器選択の基準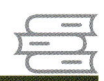

　前述のように初版から既に多くの咬合器が紹介されていたが, それら咬合器の選択基準については, PTEP 各版において指示があるのであろうか？　ここからは, そのような指示の移り変わりについて述べたい（**表**）.

1．初版〜第5版の記述

　初版〜第5版では冒頭の序論の中で "歯科医師の間で, 口腔こそが自然の咬合器であり, 機械的な装置は必要ないという意見が聞かれるが,（中略）咬合器は正確な中心位を得るために必要不可欠であり, 口腔内では正確な作業はコントロールできない" と述べられ, さらに "咬合器（歯の排列や削合のための装置）の選択は術者の訓練, スキル, また術者が義歯の分野でどの程度の

表　PTEP 各版において推奨されている，咬合器あるいはその選択についての記載の変遷

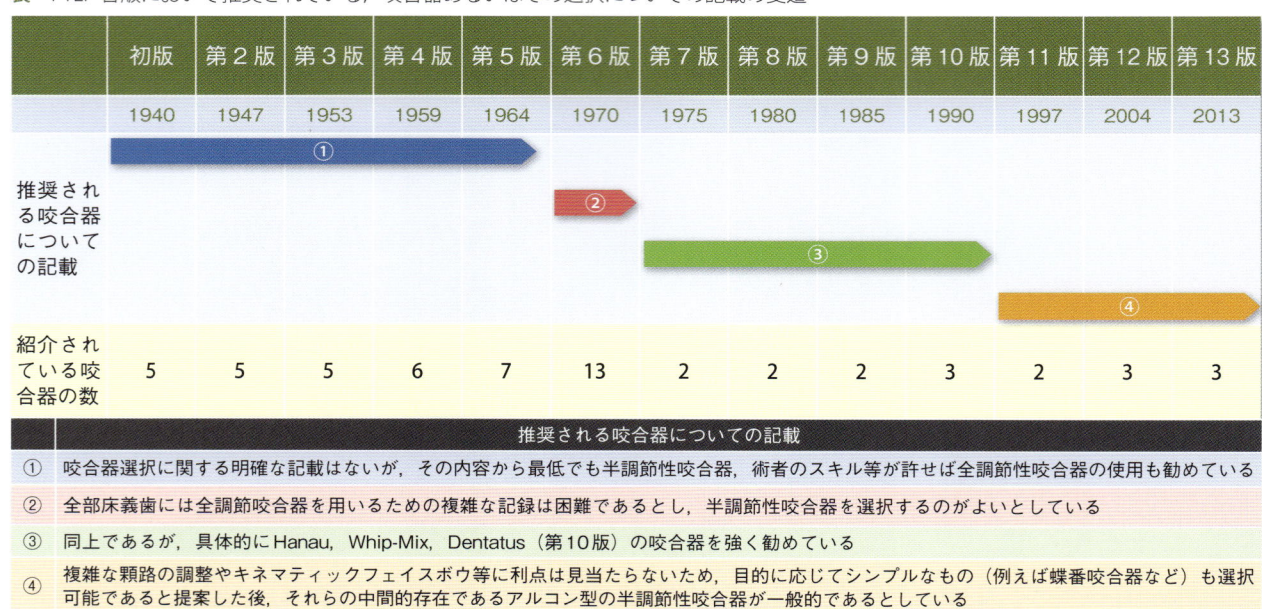

	初版	第2版	第3版	第4版	第5版	第6版	第7版	第8版	第9版	第10版	第11版	第12版	第13版
	1940	1947	1953	1959	1964	1970	1975	1980	1985	1990	1997	2004	2013
推奨される咬合器についての記載				①				②		③			④
紹介されている咬合器の数	5	5	5	6	7	13	2	2	2	3	2	3	3

推奨される咬合器についての記載
① 咬合器選択に関する明確な記載はないが，その内容から最低でも半調節性咬合器，術者のスキル等が許せば全調節性咬合器の使用も勧めている
② 全部床義歯には全調節咬合器を用いるための複雑な記録は困難であるとし，半調節性咬合器を選択するのがよいとしている
③ 同上であるが，具体的に Hanau，Whip-Mix，Dentatus（第10版）の咬合器を強く勧めている
④ 複雑な顆路の調整やキネマティックフェイスボウ等に利点は見当たらないため，目的に応じてシンプルなもの（例えば蝶番咬合器など）も選択可能であると提案した後，それらの中間的存在であるアルコン型の半調節性咬合器が一般的であるとしている

*向上を望むかによる”*と，より高度な咬合器を使用することをよしとしている姿勢が感じられる.

　ただし，その後は前述のように各装置の説明にとどまり，具体的に術者が何を基にして咬合器を選択するかについては触れられていない.

2. 第6版の記述

　前述のように，第6版になると咬合器の理論がより系統的に述べられるようになり，咬合器の要因を分類した表（図14．第6版にのみ紹介）等に続いて「総義歯のための咬合器選択」という項目が登場している.

　そこには，*“デザインの異なる多くの咬合器や調整の可能性によって歯学生は咬合器選択に大いに悩むかもしれないが，それは必要のないことであり，咬合器の選択は何を期待するかによってなされるべきである”*と前置きされ，続いて*“もし，交叉咬合人工歯を用いた両側性平衡咬合を扱いたいのであれば半調節性のものが最低限必要であろう．例えば Whip-Mix 咬合器や Hanau 咬合器等である”*とある.

　そして*“咬合を完全にコントロールしたいのであれば，全調節性・3次元咬合器が必要になり，それには多くの顎間記録が必要となるが，それらの複雑な記録は全部床義歯においては粘膜の弾性によって正確に行うことが困難であるため，そのような咬合器は固定性の全顎補綴にこそ意味があるだろう”*とある．これらの記述からは，全部床義歯にはそこまで複雑な咬合器ではなく，半調節性の咬合器を用いるべきであるという意図が感じられる.

3. 第7版～第10版の記述

　その後，第7版でも同じ文章が使われているが，その文末には*“これまで全部床義歯製作用として，いくつかの咬合器が用いられており，我々もそれらの様々な咬合器でも良い結果が得られると確信している．現在，北米において広く使われている咬合器として，Hanau 130-28 と Whip-Mix 咬合器の2つが推奨されているが，それも多方面にわたる臨床経験および試験*

	Ideal				Practical			
	Mandatory	Desirable	Not needed	Not wanted	Mandatory	Desirable	Not needed	Not wanted

I. Condylar guidance
1. Arcon type
2. Split axis
3. Adjustable condylar stop
4. Extendable calibrated condylar axis pins
5. Variable intercondylar distance
6. Curved condylar guidance
7. Variable curved condylar guidance
8. Adjustable condylar guidance
9. Individual milled condylar guidance
10. Condylar type
11. Straight condylar guidance
12. Fixed average condylar guidance

II. Incisal guidance
1. Individual milled incisal guidance
2. Adjustable incisal guide pin
3. Adjustable (3D) incisal guidance
4. Curved incisal guidance (fixed arbitrary)
5. Contra-angle incisal pin
6. Schuyler's incisal guide table
7. Incisal stop
8. Fixed angle incisal guidance
9. Curved incisal guidance pin
10. Variable curved incisal guidance

III. Miscellaneous components
1. Leveling device
2. Orbital reference
3. Calibrated for resetting instrument
4. Centric relation lock
5. Accurate mounting rings and/or devices

IV. Accessories
1. Orbital indicator
2. Remount accessories (jig, etc.)
3. Milling device
4. Understandable instruction book
5. Carrying case
6. Means for orientation of casts to axis
7. Cast support for mounting

Fig. 11-4. Checklist of components of articulators.

V. Operation of articulator
1. Adjustable by 3-dimensional interocclusal records
2. Adjustable by 3-dimensional chew-in records
3. Adjustable by pantographic tracings
4. Adjustable to centric relation
5. Adjustable to lateral relation positions
6. Adjustable to protrusive relation
7. Arbitrary adjustment to direct lateral shift
8. Adjustable to complete lateral paths
9. Adjustable to complete protrusive paths

VI. Design
1. Maintain capability of returning to relation of upper to lower cast as recorded
2. Duplication of jaw movements without readjustments
3. Simulation of jaw movements without readjustments
4. Security of adjustments
5. Adequate distance between members
6. Access of vision
7. Access of instrumentation
8. Calibrated for resetting instrument
9. Bench stability in various positions
10. Members: separable
11. Members: inseparable
12. Members: separable with adjustments
13. Acceptable size and weight
14. Ease of maintenance
15. Cost of instrument

VII. Construction
1. Accurately machined
2. Stable parts (rigid)
3. Security of adjustments
4. Noncorrosive material
5. Moving parts resistable to wear

Fig. 11-4, cont'd. For legend see opposite page.

図14　第6版に（のみ）掲載されている，咬合器の各要素を分類した表（第6版より引用）

によって*正しいことが証明されるであろう*”と，前述の2つの咬合器を全面的に支持する姿勢が明らかになっている．以降，第10版まではほぼ同一の内容であったが，第10版には，ヨーロッパ製のDentatus咬合器が併記されるようになった．

4. 第11版～第13版の記述

　第11版からは文章が一新され，第13版まで一貫して同じ文章が使われている．内容としては，全調節性咬合器は必要以上に複雑であり，キネマティックフェイスボウによるトランスファーが必要な咬合器にも利点は見当たらないとされ，逆に単純な蝶番咬合器は，咬合の記録が正確で咬合器自体の強度があれば，中心位を保持することに関しては十分に信頼できると考えられると述べられている．また，それら両極端の中間に位置するのが半調節性咬合器であり……とも書かれている．つまり，アルコン型の半調節性咬合器が現時点で最も一般的に使用されていることが，それらの記載から推察できる．

　以上をまとめると，PTEPでは第6版まではできるだけ複雑な調整を行う咬合器がより良いとされていたが，第6版以降は，原則的には半調節性咬合器を勧めてはいるものの，徐々にシンプルな咬合器の使用も認めるようになってきたといえる．また，本書執筆現在我が国で広く用いられていると考えられる平均値咬合器について，PTEPではなぜかほとんど触れられていない点は興味深い．

我が国の全部床義歯学教科書における記述の変遷

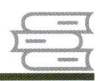

　ここでも『全部床義歯補綴学』の初版（1982年）と『無歯顎補綴治療学』の第3版（2016年）において紹介されている，咬合器へのマウントに関する変遷について見ていきたい．

　まず，前者では，咬合器の歴史が非常に詳細かつ整然と述べられており，大変参考になる（咬合器に興味のある読者は是非一読されたい）．紹介されている咬合器も多岐にわたり，当時世にあった多くの特殊な咬合器，例えばIvoclar社のBiokop（**図15**）等，合わせて20種類

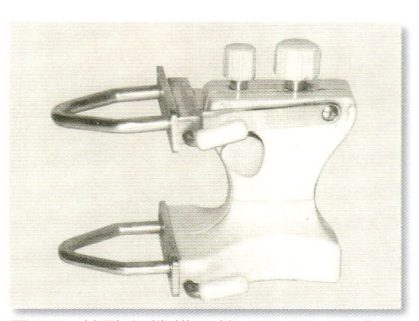

図 15　特殊な機構を持つ Biokop 咬合器
（全部床義歯補綴学 初版より引用）

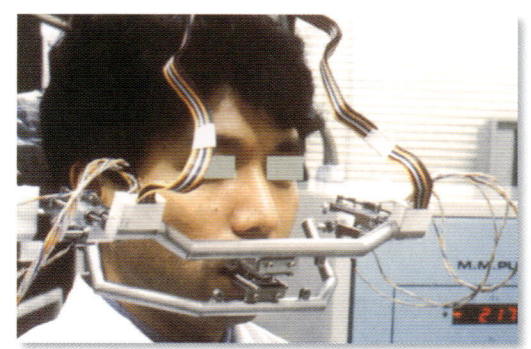

図 16　下顎運動の 6 自由度測定装置である MMJ1（無
歯顎補綴治療学 第 2 版より引用）

以上が紹介されている．同様にフェイスボウについても多くの種類が紹介され，前方顆路，側方顆路の採得やその調整法等もかなり詳細に記載されている．

　では肝心のマウント法はと言うと，「全部床義歯製作のための最小限の機能を備えた Gysi Simplex の OU 型」（Gysi Simplex 咬合器を母体として国産化されたもの）を用いた模型の装着法について説明が行われている．そして初めに，フェイスボウを用いずにマウントする方法として咬合平面板を用いてマウントする方法，続いてフェイスボウを用いて行われる方法が紹介されている．

　つまり，最小限であるとしながらも，平均値咬合器での全部床義歯の製作は本教科書において既に認められていると言える．ただし，どのように考えて咬合器を選択するかといった基準や著者の意見等は記載されておらず，咬合器の選択やマウント法は完全に読者の判断に委ねられている．

　後者では，前者に比べるとその歴史や分類に関する記述は随分と簡略化され，下顎運動計測に関しても，第 2 版では項目ごとに説明が加えられていた全運動軸の説明や 6 自由度測定の装置（図 16）等も，第 3 版ではさらに簡略化され，特殊な測定機器を用いる方法という項目で名称を挙げられる程度になっている．同様に第 2 版では約 10 種類が紹介されていた咬合器についても，第 3 版では代表的な咬合器の構造解説にとどまっている．

　ただし，章末には新しい情報として，CAD/CAM 技術を応用したバーチャル咬合器による下顎運動再現について言及されており，時代とともに徐々に変遷していることを感じさせる．

　咬合器装着の方法については，前者と同様に咬合平面板を用いる方法とフェイスボウによるマウントの 2 つが紹介され，顆路の調整の方法が一通り説明されている．ただし，やはりどのようにして咬合器を選択するのか，またフェイスボウや顆路の調整を行う必要があるのかについては記載がない．あくまで知識の整理が行えるに過ぎず，どの咬合器を選択すればよいのかは伝わってこないと言える．

現時点での筆者らの考え方

　筆者らの所属する講座では，本書執筆現在，実際の臨床において，半調節性咬合器を使用してフェイスボウの記録，顆路の計測まで行って全部床義歯を製作することはほとんどない．

　無論，顆路を測定することで両側性の平衡をより正確に，効果的に与えることの理論的優位性は理解するべきであるが，全部床義歯臨床においてまず重視されるべきは安定した中心咬合位であり，正確な咬合採得すら難しいともいえる全部床義歯臨床において，偏心位の正確な採得や顆路の調整はさらに難易度が高くなると考えられる（もちろん，それが技術的にも精度的にも実現可能と考えられる場合には理論的な優位性が勝るため，より良い義歯の製作が可能にな

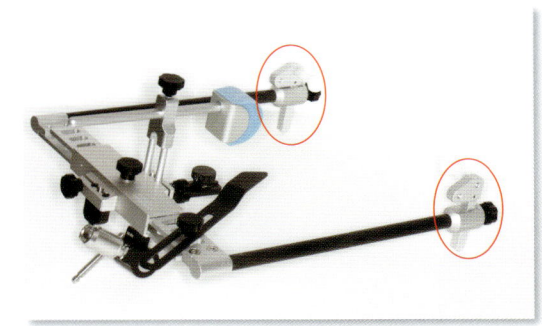

図 17 Ivoclar Vivadent 社のフェイスボウである UTS. 左右のイヤーロッドを独立して上下させられるため（赤丸部），顔面の水平をトランスファーすることができる

ると信じている）．さらに，BPS 等にも取り入れられている Functionally generated procedure（機能主導法）に基づく考え方では，咀嚼等の機能運動は咬合面のごく狭い範囲で行われており，全部床義歯の臨床において顆路の影響を過大に評価する必要はなく，人工歯の咬合面の形態こそがより重要であるとされている．そのため，筆者らの臨床では，現在では半調節性の咬合器を用いる場合にも，顆路は平均値を用いることで，平均値咬合器として使用することが多い．

　また，フェイスボウを用いるとしても，顎関節からの近似位置に上顎模型を付与する目的ではなく，Ivoclar Vivadent 社の UTS（Universal Transfer System）のフェイスボウのように，イヤーロッドを左右独立して動かせるタイプのフェイスボウ（図 17）を用いて顔面の水平を記録する，いわゆるエステティックマウントを目的として行う場合がほとんどである．

　ただ，だからといって，もはや学生教育において半調節性咬合器を用いた顆路設定の理論やフェイスボウの使用が不要であると考えているわけではなく，現時点では理論を学んだ上で，その現実と限界を理解させることが重要であると考えている．

おわりに

　本章では咬合器へのマウント法，フェイスボウ，咬合器についてと，実に多くの変遷を紹介したが，その流れを大雑把にまとめてみると，まずシリーズ前半では咬合器が徐々に複雑化した結果，全調節性のものも多く紹介されている．フェイスボウに関してもキネマティックフェイスボウまで使うかどうかは術者次第であるが，少なくともフェイスボウは必須であるとされ，複雑な手法が推奨されていた．しかし，シリーズ後半では，全部床義歯臨床においては任意型フェイスボウによる半調節性咬合器へのマウントで十分であるというのが著者らの一定の意見であるように思えた．ただ，それもさらに最新版になるにつれて，"フェイスボウも*最近は使用されなくなってきた*"との記載が追記され，より簡便な手法へ動きつつあるようにも感じられた．

　また，半調節性の咬合器を推奨しているからといって，必ずしもすべての版で顆路の調整を勧めているかというと，実はそうではなく，時代とともにその表現には変化が見られる．それら顆路の記録は，PTEP では主に蠟義歯試適の際に行われるため本章では取り扱わないが，後の章にてその点に関しても述べたいと思う．

　なお，我が国の教科書においても，フェイスボウや半調節性咬合器を用いての顆路調整の方法は紹介されているが，前述のように編著者らの意見は感じられなかった．PTEP ではどの版においても担当著者の意見が強く反映された内容が述べられているのと比べると，どうしても我が国の教科書では何か物足りない気がしてしまうのは筆者らだけだろうか．

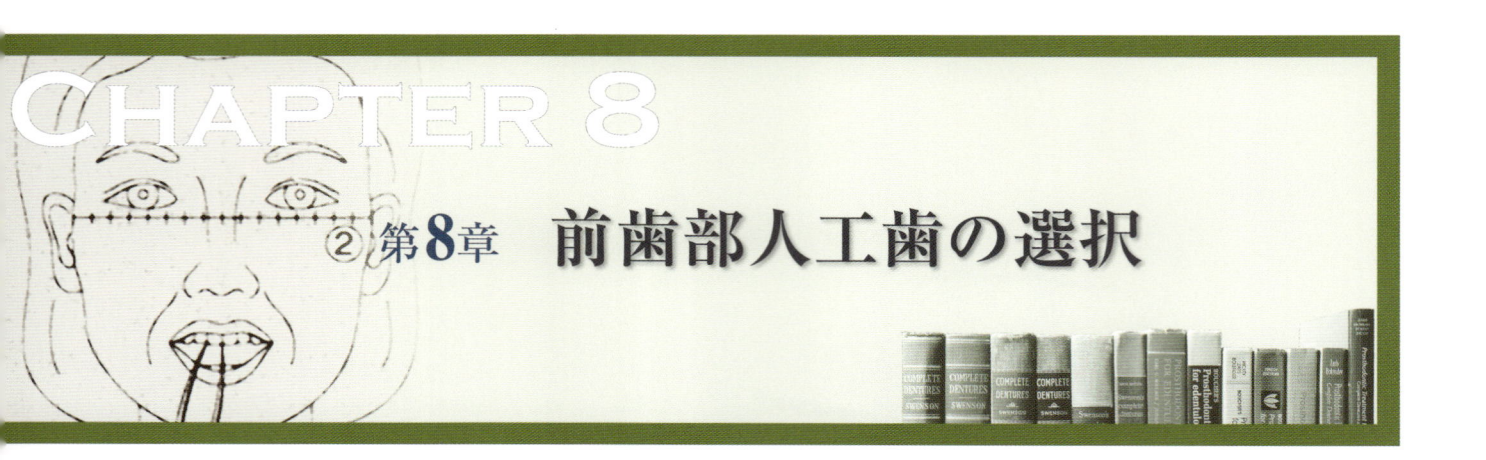

CHAPTER 8

② 第8章　前歯部人工歯の選択

咬合器の選択，模型のマウントが完了すれば，続いては人工歯の選択，排列となるが，本章ではその中でも前歯部人工歯の選択に焦点を当て，その変遷を報告したい．

初版～第3版の記述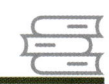

　初版～第3版では，人工歯の選択についての章（Selection of teeth）はなぜか人工歯の排列（Arrangement of teeth）よりもずっと後に置かれており，内容もわずか4ページが割かれているのみである．なお，第3版までの記述内容はすべて同一である．初版の同章の冒頭には，"*The selection of anterior teeth for edentulous cases（中略）is not a scientific procedure（無歯顎患者の前歯の選択は科学的な手法ではない）*" とあり，人工歯の選択がいかに術者の感覚的なセンスに頼っていたかを表している．また，"*形態は重要であるが，サイズと色のほうがさらに重要である*" とあり，最初にサイズの選択について述べられている．

　サイズを選択する際には5つの基本的な要素を考慮して行うとされているが……，① 顔面の大きさ，② 上下顎間の利用可能なスペース量，③ 犬歯間の前方アーチの大きさ，④ 上唇・下唇の長さ，⑤ 上下アーチの大きさの関係，⑥ 骨吸収量，と，（なぜか）6つの要素が挙げられている．また，興味深い記述として，"*ワックスリム（蠟堤）へのリップラインや口角の記入は，人工歯の選択にとってあまり効果的でない*" と書かれている．

　思い返せば，PTEP 初版の咬合採得の章では，いわゆる標示線の記入についての説明が見られない．さらに別の章ではあるが，"*蠟堤を盛り足しながら口唇の豊隆を決定しようとする歯科医師がいるが，実際に人工歯が並んだ状態とワックスでは口唇の膨らみが異なるため，あまり有効な方法ではない*" とも述べられていることから，Swenson は蠟堤を調整してシミュレーションするよりも，実際に人工歯を仮排列し，試適を行いながら修正する方法を好んでいたことがわかる．

　続いて形態の選択について述べられており，"*外形は唇側，近心側，切縁側から考慮され，正面からの顔面形態と調和が取れていなければならない．唇側からの形態としては，スクエア（方形），テーパー（尖形），オーボイド（卵円形）の3種類がよく知られている*" と，正面だけでなく，様々な方向から観察して，顔面形態に調和の取れた人工歯形態を選択することが重要であるとされている．

　最後に色調の選択であるが，当時用意されていた10種類のシェードから，肌の色，髪の色，瞳の色の組み合わせを参考にして選択すると述べられている．それぞれ，肌の色であればSallow（黄ばんだ），Ruddy（赤らんだ），Olive（黄褐色の），Swarthy（浅黒い）の4つ，髪の色であれば黒，茶色，赤，ブロンド，瞳の色は青，グレー，茶，黒と，かなり多くのバリエー

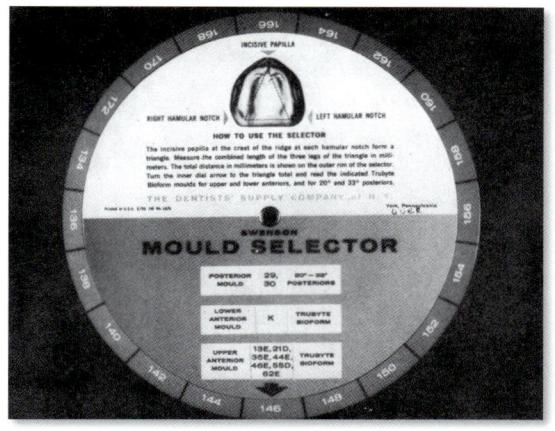

図1　第4版で紹介されている Swenson Mould Selector. 切歯乳頭と左右のハミュラーノッチを結ぶ三角形の辺の合計を計算し，内側の矢印をその合計値（外側のダイヤル）に合わせてめくると，Trubyte Bioform の人工歯の中から適切な大きさが選択できるというツールである（第4版より引用）

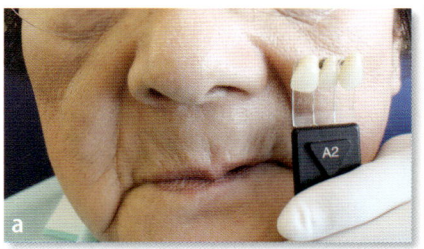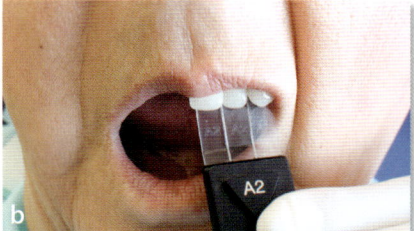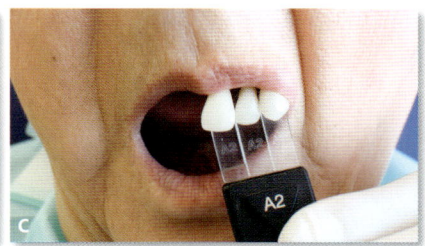

図2　PTEP で推奨されている人工歯の色調選択の3つのポジション. ① 口腔外，鼻の近くで皮膚との色を比較しながら確認する（a），② 口腔内，切縁だけを見えるようにして確認する（b），③ 口腔内，歯頸部のみが隠れるようにして確認する（c）

ションが挙げられている. さすが，非常に多くの人種を抱える米国ならではと言え，そのあたりは我々日本人とは少し異なる感覚であろう.

第4版〜第6版の記述

第4版は基本的には第3版までと同じような内容となっているが，それぞれ以下のような内容が若干追加されながら改訂が加えられている. まず，第4版からは人工歯の大きさを選択するツールとして，「Swenson Mould Selector」（図1）が紹介されている. これは，切歯乳頭と左右のハミュラーノッチを結んだ三角形の辺を計測し，その合計数値に外周ダイヤルを回して合わせると，Trubyte Bioform の人工歯の中から適切なサイズが示されるという便利なツールである. 残念ながら筆者は手にしたことがないが，ぜひ一度は使ってみたいツールの1つである.

形態の選択に関しては初版とほぼ同じ内容であるが，色調の選択については大きく改変されている. まず，色についての科学的な基礎知識として，「色相」「彩度」「明度」「透過性」の4要因についての簡単な説明が記載された後，シェードガイドを使用する方法について解説されており，例えばシェードガイドは以下の3つのポジションで使用することが勧められている.
① 口腔外，鼻の側（図2a）
② 口唇下で，切縁のみを口唇より露出させた状態（図2b）
③ 口を開かせた状態で歯頸部のみを口唇で覆った状態（図2c）

これは，最初のポジションで基本的な色相や明度，彩度を決め，第二のポジションでは患者が軽く開口した状態での歯の色調効果を観察し，第三のポジションで笑った時の歯が大きく露

出した状態での色調効果をそれぞれ観察している．

　また，シェードを採得する直前には，白色人種（Caucasian）の顔の基本色は黄色であるため，その補色である青色のカードか布を 30 秒間見つめることによってより正確に黄色を観察できるようになるというアドバイスも記載されている．このように，人工歯の色調の選択は，現在に比べてもかなり繊細な配慮をして慎重に行われていたと言える．

　年齢と天然歯の色についても言及があり，現在では加齢に伴い天然歯の色調が暗く変化することはよく知られているが，第 4 版においてはその根拠として，Clark 氏の研究を挙げている．彼は 776 名の歯をその色調によって 5 つのグループに分けたところ，年齢の高い群ほど暗い色調であったと報告している．

　その後第 6 版になると，前述の Swenson Mould Selector は紹介されなくなり，文章が一部変更されている．例えば，サイズを選択する際には "女性ではしばしば男性より歯のサイズが小さく，特に側切歯において顕著である．そのため，女性では特に繊細に人工歯を選択しなければならない" というように PTEP シリーズで初めて性差について触れている．

　また，モールドチャート（形態表）を観察して人工歯を決定するのは適切な方法ではなく，実際の人工歯かモールドガイド（形態見本）の歯を蝋義歯に付着して観察するべきであると述べられている．さらに第 6 版にのみ記載され，勧められている方法は，試適時にはサイズ，色，形態が左右でそれぞれ異なった人工歯を排列し，1 回目の試適時に「左右どちらが良いですか？」と二択化してシンプルな質問にすることで，驚くほど簡単に人工歯を選択することができるとしている．

　確かに，患者にとって人工歯の選択は微細な形態の違いが理解しづらいと言えるため，このような方法は効果的であろう．

第 7 版〜第 10 版の記述

　第 7 版に入ると，人工歯選択に関する章のページ数や図表が一気に増え，充実した内容となっている．

　その文中には "*It is in this phase of denture service that the opportunity exists for an expression of the artistic ability of the dentist*（歯科医師の芸術的才能を義歯製作において発揮できる機会があるのは，前歯の選択の段階である）" とあり，続いて，"人工歯の選択は機械的な作業ではないため，法則や平均値等は基準としては役立つが，優れた芸術的判断に取って代わることはできない" とも述べられ，当時利用可能な様々な研究やデータが示されるようになっていても，無歯顎者に対して人工歯を選択する際には芸術的な才能が重要であることが変わらず強調されている．

　確かに，自然で調和のとれた歯列を美しいと感じるのは人間の感性であり，歯科医師だけでなく歯科技工士も，そのような感性を持ち合わせていなければ，人工歯の選択および排列は決してうまくいくことはないと思われ，筆者も全く同感である．

　また，"人工歯は多くの場合，患者の元あった天然歯と同じ外観のものが望ましいとされている" と，人工歯の選択の際に，抜歯前の記録を用いる方法が勧められており，抜歯前の研究用模型や前歯の写っている患者の顔面写真（図 3），また時には，抜歯前の口腔内 X 線写真からも人工歯の大きさや形態についての情報が得られるとし，手元になければ前医に問い合わせ

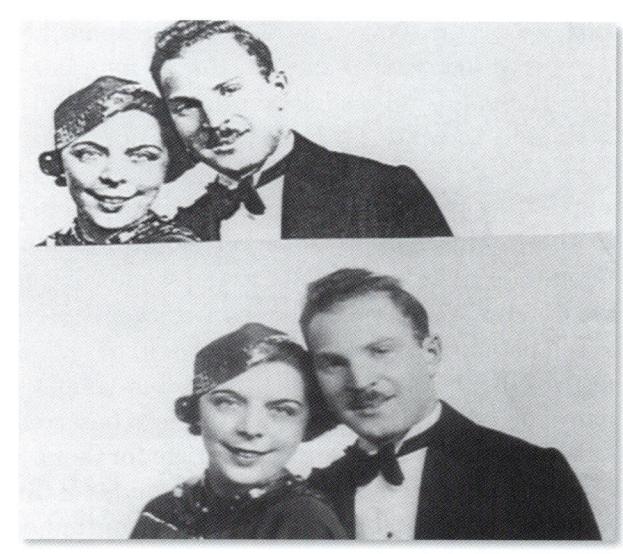

図3　人工歯の選択のために患者に持参してもらった写真（下）とそのコピー（上）．なお，ここでの注意書きが興味深い．*"持参してもらった写真はコピーを取らせてもらってから，コピーのほうを使用する．自分の結婚式の写真が診療室でブンゼンバーナーの付近に置かれるのは誰も快く思わないはずである"*（第11版より引用）

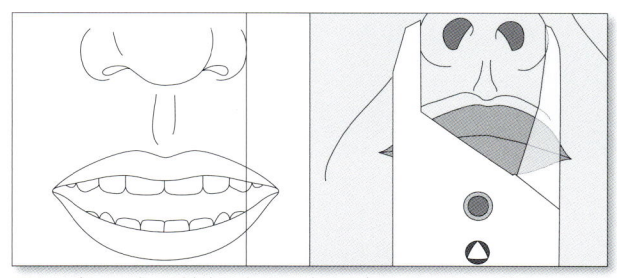

図4　鼻翼の幅と前歯の幅径に相関があるという研究結果から開発された，人工歯のサイズを選択するツール（第7版より作成）．同様のツールは現在でも特定の人工歯専用として販売されている（Form Selector; Ivoclar Vivadent 等）

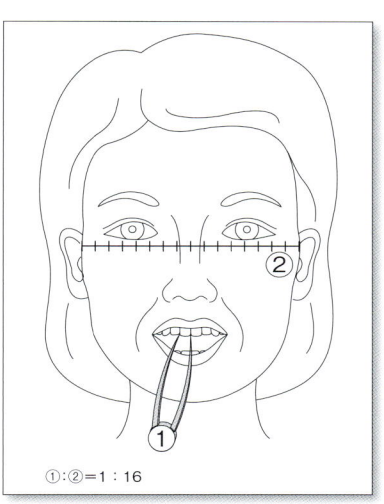

図5　左右頬骨外側の距離の1/16が中切歯の幅径と一致するという説を説明する図（第7版より作成）

て模型やX線写真を借り受けることもできるとも述べている．元の天然歯の形態をいかに重視していたかが理解できる記載である．

　そのような情報がない場合は，以下のような方法で人工歯のサイズを選択することが提案されている．① 蠟堤に記入された鼻翼のラインを計測する方法，② 鼻翼外側面を計測するためのプラスチックメジャリングツールを用いる方法（**図4**），③ 左右頬骨間の最大幅径の1/16が中切歯の幅径であるとするデータ（**図5**），④ 左右頬骨間の幅径を3.3で割った値が上顎6前歯の全幅径であるとするデータ，⑤ 上顎前歯幅径に対する頭蓋全周の比が1：10であるとするデータ等，人体の平均値を用いて人工歯を選択する方法もこの頃には多く紹介されている．

　続いて，形態を選択する方法として，以前より紹介されていた顔面の外形に合わせて方形，尖形，卵円形やその中間型から選択するという方法が図とともに紹介されているが（**図6**），その後の文章には，*"患者の顔の外形が明らかに方形，尖形，卵円形である時に，同じように*

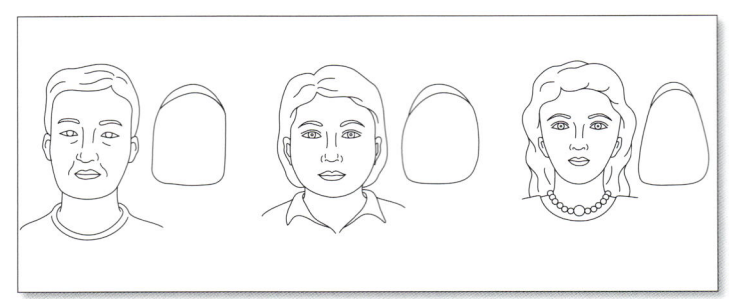

図6　顔面の外形と調和した中切歯の形態を選択すべきであることを説明した図（第7版より作成）

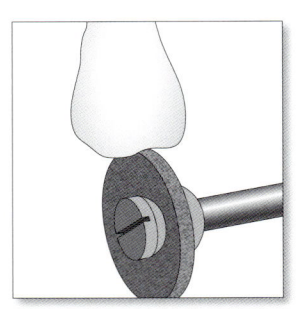

図7　犬歯の切縁を患者の年齢に応じて切削，キャラクタライズを行っている図（第7版より作成）

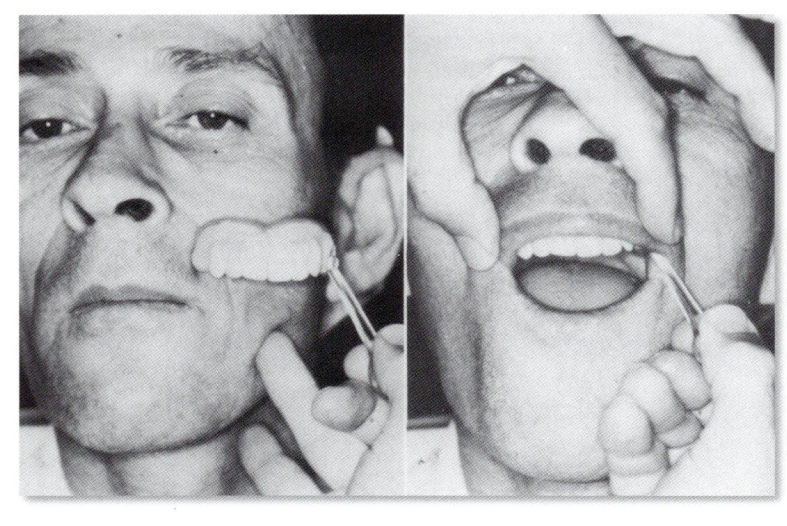

図8　蠟義歯の試適前に，簡易的に前歯を仮排列して口腔内に実際に挿入するためのTooth Selectorという器具．人工歯を決定する際に，あらかじめいくつかのパターンを用意しておく等して工夫すれば，現在でも有用なツールではないだろうか？（第7版より引用）

全く同じ特徴の人工歯を用いることは間違いである．極端な顔面外形の患者に同じ特徴を持つ極端な外形の人工歯を用いることは，ともすればその患者の好ましくない特徴を強調することになってしまう" と，顔面外形だけで選択する危険性についても述べられている．また人工歯の外形については，人工歯が製造されたそのままの形態で用いるのではなく，個々の患者にとって自然な外形に見えるように形態修正を行うことが勧められている（図7）．

　人工歯の色調の選択に関しては第6版とほぼ同じ内容であるが，以下のような上手な言い回しが追記されている．*"患者の顔の色と歯の色の調和が取れていれば，その効果はピアノの2つの音が調和した時のようになり，逆に調和していなければ歯の色に注意が惹きつけられてしまう．これはちょうど，何百という調和のとれたピアノの音の中で，たった2音でも不調和となれば，非常に目立ってしまうのと同じことである"*．読者にとってイメージしやすく，また人工歯の色調の重要性を伝える良い文章であるように思う．

　その後には前歯の仮試適の方法についても新たに項目が設定されており，蠟義歯の試適より前に，簡易的に前歯を仮排列して口腔内に実際に挿入するための "Tooth Selector" という器具が紹介されている（図8）．これらの内容は第8版以降も大きく変わることなく，第10版まで引き続いて紹介されている．

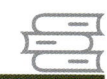

第11版，第12版の記述

　第11版からはその内容が大きく変更されている．まず，これまでの冒頭の文章で書かれていたような，人工歯の選択の際には歯科医師の芸術的な感覚が重要であるといった旨の記述がなくなり，代わりに人工歯の排列によって達成されるべき目的が述べられている．

　これまでの版ではどちらかというと，患者自身の元あった天然歯に近づけることが重要視されていたようだが，本版からは以下のような文章が追記されている．*"歯科医師は喪失した歯列をリアルに再現することを追求しがちであるが，患者は多くの場合，より白い歯を望むものである"*

　さらに，これまでに見られなかった新たな項目として「Psychology of Acceptance: Give Patients What They Want（受容の心理学：患者が望むものを与える）」というタイトルで，患者の心理的要因を考察し，患者が望む人工歯を選択する重要性について述べられるようになった．

　いくつかの内容を紹介すると，*"意思決定者に歯を選ばせるべきである．貴重な意見を言ってくれる配偶者，血縁者，友人にも聞いてみる"*と，本人だけでなく，患者の関係者に意見を求めることの重要性が示唆され，続く文章で，*"患者と歯科医師が診療室において，両者の同意が得られる排列を作り上げるまで，何時間もの時間を費やしたにも関わらず，結局は患者の配偶者によって否定されてしまう場合もある．そして彼らは歯科医師に人工歯や排列の変更を要求してくる．これは，一度は起こるべくして起こるので，覚えておいたほうがよい"*とも述べられている．読者諸氏もきっと，（起こるべくして起きた）同じような問題を少なくとも一度は経験したことがあるのではないだろうか？

　また，*"（患者には前歯部の選択に関して）「どうでもよい」という無関心な人から，決して満足させることができないような非現実的な期待を持っている人までいるが，（中略）最も重要なことは，その患者の関心の程度を早く見つけることである"*という，患者への心理的なアプローチの重要性についての記述も見られる．

　人工歯の選択の際には北向きの窓に向かって立つことが望ましく，適切な色補正が行われた光源を用いること，手鏡は直径15 cm程度のものが望ましいこと等，かなり細かな指示がなされているのも興味深い．その他，色調や形態を患者に選択させる際には，第6版においても推奨されていたように，患者には2つの案を提示して質問を二択化することにより，効果的に人工歯選択を行えると記載されている（図9）．

　具体的な色調の選択法を例に挙げると，まずシェードガイドの中から最も明るいものと最も暗いものを選択して患者に見せ，患者がその違いを的確に認識できるかどうかを確認してから，好きなほうを選んでもらう．続いて，気に入ったほうのシェードの半分の中から他のシェードを選択し，ペアの比較を続けることで，患者の望む色を正しく選択することができると提案している．

　第11版からは新たに「前歯選択におけるその他の臨床的・技術的配慮」という項目が設定され，患者の希望（陶歯は食事中にうるさい，レジン歯は着色しやすい等）を反映することや，局所の解剖学的問題として極度に歯肉が目立つ（リップラインが高い）症例ではどのように対処するかや，対合が天然歯の場合に陶歯を控える必要があること等について述べられている．

　つまり，前歯の選択についての内容としてはこれまでに報告した他の分野とは異なり，初期

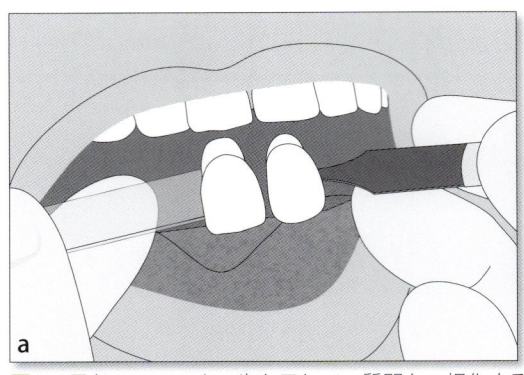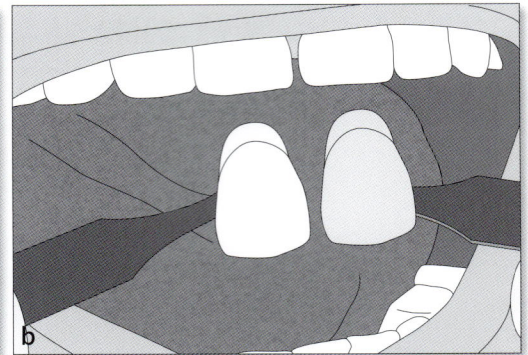

図9 異なる2つの人工歯を示して，質問を二択化することで，選択が容易に行えることを説明した図（a：形態の例，b：色調の例）（第11版より作成）

の版よりも最近の版のほうがより詳しく，内容も濃いものになっていると言える．

第13版の記述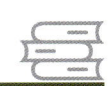

　それでは第13版ではどうなっているのかというと，やはり内容が一部変更されている．第12版で示されていたように，患者に選択しやすいように二択化することを勧めており，手鏡の大きさも同様に15 cm程度が良いとされているが，その理由として，15 cm以下の鏡だと適切なイメージが得られず，逆にこれより大きな鏡だとその周りを見ることを難しくしてしまうと解説が加えられている．さらなる追記として"*最終的な確認と同意のためには，顔全体や個人の外観の一部として笑顔を見られるように，壁掛けの鏡が良い*"とも勧めている．

　その他にも新たな内容として，前歯部の選択について勧められる手順が，これまでとは異なった内容で記載されている．すなわち，① 患者の以前の記録（過去の顔貌写真）から患者が何を好んで，何を望まないかを見つけ出すこと，② 現義歯の印象を採得し，模型にしておくことは良い指標となる，③ 現義歯の人工歯のサイズを計測しておく．そして，現義歯と比べてその違いや共通点を考慮する方法が良い，と勧められており，色調であれば「同じ or 明るく or 暗く」，サイズであれば「同じ or 大きく or 小さく」というように，これまであまり触れられていなかった現義歯を元にして，どのように変えるかが最も現実的な方法であるとして推奨している．

　確かに，患者が使用している現義歯はその患者にとって最も身近な比較対象であると言える．患者が現義歯をどのように感じているか，そして新義歯ではそれらをどう変えたいかを適切に把握することは重要であろう．

我が国の全部床義歯学教科書における記述の変遷

　本章でも『全部床義歯補綴学』（1982年）と，『無歯顎補綴治療学』（2016年）で紹介されている前歯の選択と排列に関する変遷について見ていきたい．

　前者では，前歯の選択について Williams ら（1914），House（1935）の顔型，Frush & Fisher（1955）の SPA 要素等の説明に並んで，松本（1965），高橋（1957）の我が国での研究の結果も紹介されている．そして，"*これらの日本人についての2つの研究から見ると，顔*

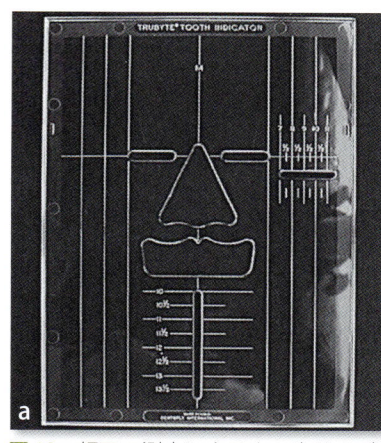
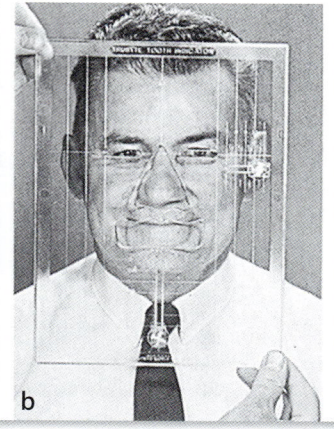
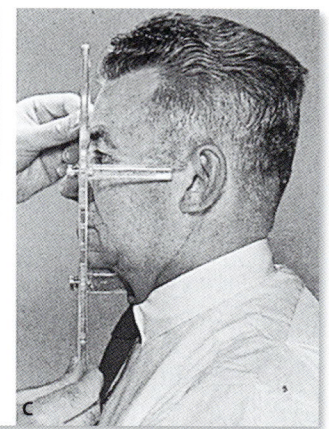

図10　顔面の測定による人工歯サイズの算出．a：測定に用いる Tooth Indicator（Dentsply）．b：顔面の正面観を測定．c：顔面の側面観を測定（無歯顎補綴治療学 第3版より引用）

型と前歯部歯冠形態との間には直接の関係はない" と明記されているものの，"しかし，審美的に新たな前歯部の自然感を義歯に与えるという考え方に立つと，なるべく顔型と調和した前歯歯冠形態を選ぶ方が好ましい"（原文ママ）とコメントされている．サイズの選択に関しては，鼻翼ならびに口角と前歯との関係について説明があり，Dentsply 社の Tooth Indicator が写真付きで紹介されている．

　色調の選択については，以下の興味深い記述がある．"ふつう，色調見本は中切歯で代表させるようになっているが，1つの歯列の中でも詳しく色調を調べると，中切歯，側切歯，犬歯で色の異なることが多い，したがって6前歯に同じ色調番号のものを揃えることなく，中切歯，側切歯，犬歯でそれぞれ違う色調番号のものを用い，歯列全体として色調がブレンドされたものにすることが望ましい"（原文ママ）．つまり，歯種によってシェードを変えるべきであるとしている．残念ながら現代では，保険制度や，保険外であっても人工歯の販売形態（多くの人工歯は通常6前歯が同じシェードで1セットになっている）を考えると実現は難しそうである．

　後者では，形態の選択に関しては前者と同じく海外および我が国の先行する研究内容が紹介されていたが，第2版にあった "我が国の研究では顔型と歯冠形態の相関は見られなかったが……（後略）" というコメントは，なぜか第3版では省略されている．

　また，第2版において情報量が倍増した色調の選択に関しては，第3版では随分とコンパクトにまとめられている．

　ただし，サイズの選択の項ではこれまでと同じように Dentsply の Tooth Indicator が紹介されており（図10），内容もあまり変わっていない．つまり，前歯部の選択に関しては我が国の教科書では大きな変遷はあまり起きていないと言える．

現時点での筆者らの考え方

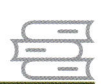

　筆者らの教室での全部床義歯臨床における人工歯選択について簡単に紹介したい．人工歯の選択において，最もわかりやすい指標となるのは現義歯との比較であろう．患者が現義歯の人工歯についてどのように感じているかをヒアリングし，新しい義歯の前歯はどう変えてほしいのかを理解することがまず，出発点となると考えている．

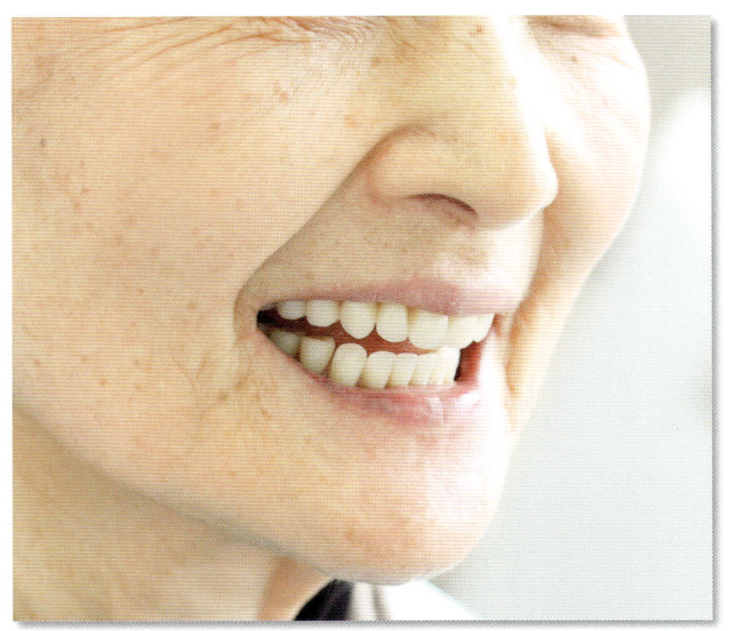

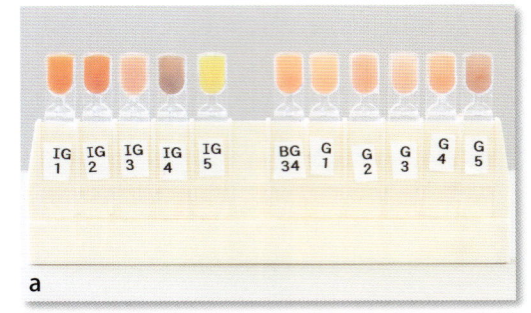

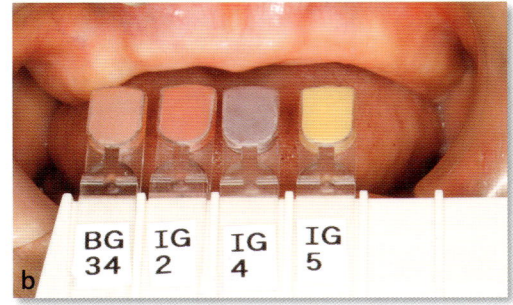

図11　筆者らの臨床例．患者は81歳の女性．人工歯のシェードはA2を選択した．年齢を考慮すると少し明るめかもしれないが，「口元が若返った」と非常に高い満足が得られた

図12　近年では義歯床部のカラーリングのために，歯肉のシェードテイキングが行われるようにもなってきている（aは当院技工部によるカスタムシェードガイド）

　続いて，SPA要素を考慮して，丸みのある女性らしい形態にするのか，あるいは角ばった男性らしい形態にするのかを選択することが多い．正直なところ，Williamsの3基本形を考え，顔面の外形から選択するという原則は現在，あまり用いられていないように思う．

　色調に関しては，筆者（松田）の短い臨床経験においても，徐々に状況が変化しているように感じている．筆者が歯科医師となった十数年前には，先輩から「高齢者の歯は加齢により暗くなるのが自然なので，義歯の人工歯としてふさわしいシェードは通常A3.5，明るめの歯を希望する患者ではA3，場合によってはA4も選択する」と聞かされていた．しかし，近年では健康で活動的な高齢者の増加や，テレビ等のメディアの影響もあってか（地域性もあるかもしれないが……），前述したよりも1シェード明るい色調の人工歯が好まれるようになったと感じている（図11）．多くの患者がA3あるいはA2を好み，場合によってはA1を選択することもある．

　言い換えれば，時代や文化の変遷が人工歯の選択のトレンドに影響しているとも捉えることができるのではないだろうか．また，PTEPではあまり触れられていないが，実際には前歯の形態というのは歯肉形成（歯頸ライン）と密接な関係があり，同書は両者が互いに影響し合っていることを説明する内容に乏しいと感じた．そして，歯肉についてさらにコメントすると，近年では義歯においても患者の歯肉色に合わせて義歯床部のカラーリング（ジンジバルキャラクタライゼーション）が行われることが多くなっている．そのため，色調の選択やシェードテイキングは歯冠色に限らず，歯肉色に関しても行われることがあり（図12），そのような内容もこれからの教科書には必要となるのではないだろうか．

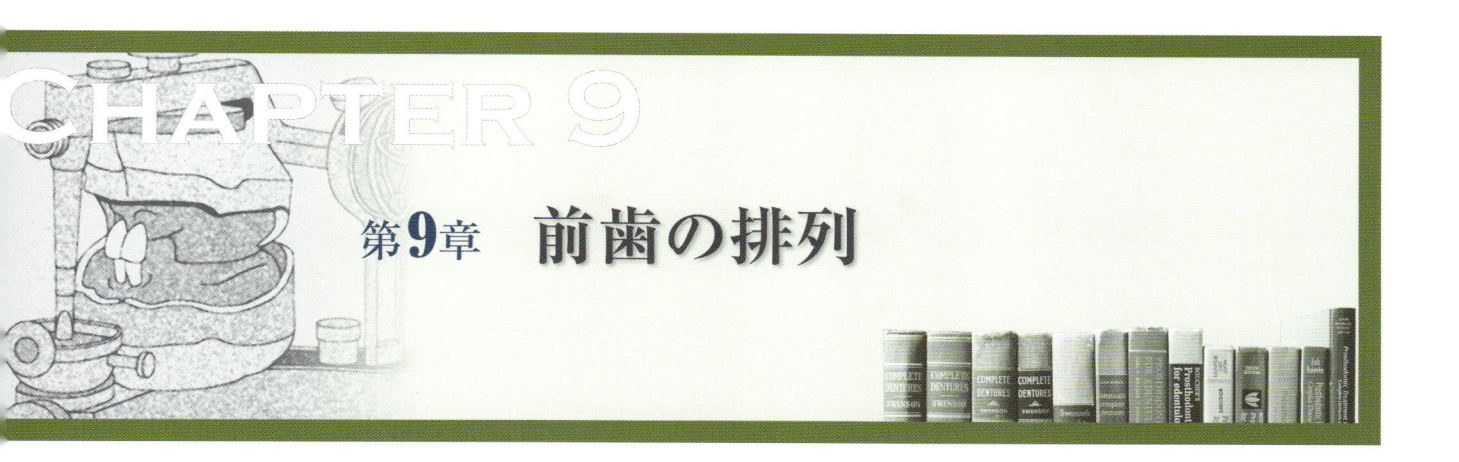

第9章　前歯の排列

さて，本章では選択した前歯の排列についての変遷をたどってみたい．前歯の排列はPTEPシリーズの中でも想像以上に重要視されているステップであり，様々な角度から検討が行われている．そして，初版の冒頭の文中には以下のようにコメントされており，その特徴的な難しさと，前歯の審美的な排列による患者の満足がいかに重要であるかが述べられている．

"*The setting of teeth is a combination of science and art and is one of the most abused sections of prosthetic dentistry.*（人工歯排列は科学と芸術の組み合わせであり，補綴歯科の中で最も誤用される分野の1つである）"

"*人工歯排列においては咬合のみが，さも重要な要素であるかのように強調されているが，（中略）好ましくない審美的な状態は，患者に（歯科医師によってその義歯の使用や受け入れを説得され続けるという）終わりのない苦悩（no end of grief）をもたらすことになる*"

初版～第6版の記述

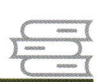

現代の教科書における人工歯排列の章の構成は，前歯部と臼歯部の2パートに分かれて解説されていることが多いが，PTEP初版においては，前歯部の排列と冠する項目は見当たらず，冒頭に "General Considerations（総論）" として多くの考察がなされている．その中で，人工歯排列は咬合の問題ばかりが注目されがちであるが，咬合平面や排列のアーチ，審美的な問題も非常に重要であると記されている．そして人工歯排列に関して5つの原則が挙げられ，それらをさらに次の2つのグループに分けている．

Group 1：一体としてのアーチのポジション

① アーチの前後方向のポジション

② アーチの形態

③ 平面の決定

Group 2：アーチ内における個々の歯のポジション

④ バランス（咬合）のための個々の歯の傾斜

⑤ 審美性のための個々の歯のポジション

また，排列に関する考察を同順で行うことが推奨されており，各項目についてさらに詳細な項目を挙げている（**表1**）．その後に続く各項目に関する解説は，現代の教科書にはあまり見られない内容も多く存在している．そのすべては解説できないが，1つの例として，今回のテーマでもある前歯部の排列に関係する「審美性のための個々の歯のポジション」について挙げてみたい．

同項の説明には，"*歯のポジションは典型的な傾斜や回転角を与えるだけでは，自然な外観*

表1 初版に掲載されている，人工歯排列時に考察すべき項目

1. アーチのポジション	3. 平面の決定
(a) 以前の天然歯列のアーチの前後的ポジション	(a) 顆路角および切歯路角と調節彎曲との調和
(b) 審美的要因	(b) 前歯部の審美的な垂直的位置
(c) 顎堤の関係と形態	(c) 上下顎間スペースの適切な分割
(d) 発音	(d) 下顎および上顎の床粘膜面との相対的な大きさ
(e) 顎堤の豊隆	(e) 義歯の移動を防ぐための平面の傾斜
(f) 顎堤の高さ	(f) 顎堤の高さ
(g) 外科的前処置	**4. 咬合のための個々の歯の傾斜**
2. アーチの形態	(a) 顆路傾斜
(a) 前歯部のアーチの形態	(b) 切歯路傾斜（オーバージェット，オーバーバイト）
(1) 顔の形態	(c) 調節彎曲
(2) 対向のアーチとの関係	(d) 咬頭傾斜
(3) 無歯顎アーチの形態（方形，尖形，卵円形）	(e) 咬合平面の決定
(b) 臼歯部のアーチの形態	**5. 審美性のための個々の歯のポジション**
(1) 対合顎堤との頬舌的な位置（下顎前突，クロスバイト）	(a) 通常の位置
(2) 正常な顎堤関係	(b) 調和のためのバリエーション
(3) 顎堤の頬舌的な豊隆	(1) バランスの良い対向ライン
(4) 舌の形態と大きさ	(2) 側貌タイプとの調和
	(3) 顔面の側面のラインとの調和

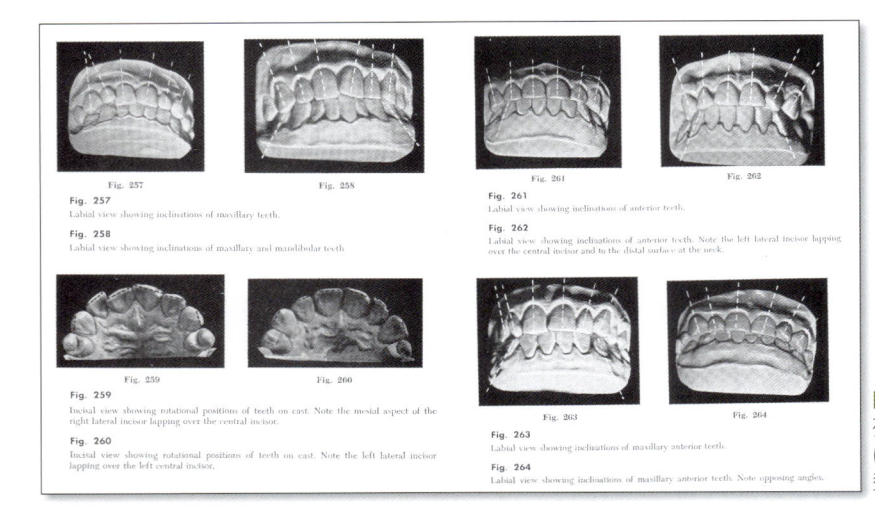

図1 前歯部排列の参考にするための天然歯列の模型（第4版より引用）．図示した内容はごく一部にすぎず，実際にはより多くの模型が写真とともに解説されている

にはほど遠いと言える”，“義歯の人工感を減らすために多くの症例でいくつかの歯をずらして排列することがよく行われる”等々，理想的で整った排列よりも，個性的で自然感のある排列を非常に重んじていると思われる記述が随所に見られる．そして，患者自身の有歯顎時の模型がない場合は，様々なバリエーションの天然歯列の模型をあらかじめ用意し，それらを患者に1つずつ見せてコンサルテーションを行い，その中で歯科医師と患者の両者が良いと考える歯列を決定して，その天然歯列の模型を参考にしながら，個性排列を行うことが推奨されている（図1）．

　それら個性的な排列の手法として，使用頻度の高い順に以下のような例を挙げている．

① 側切歯の近心を中切歯の遠心にオーバーラップさせる．

② 側切歯を舌側に入れ，犬歯を唇側へ出す．

③ 側切歯を回転させて近心を中切歯の遠心口蓋側に入れる．

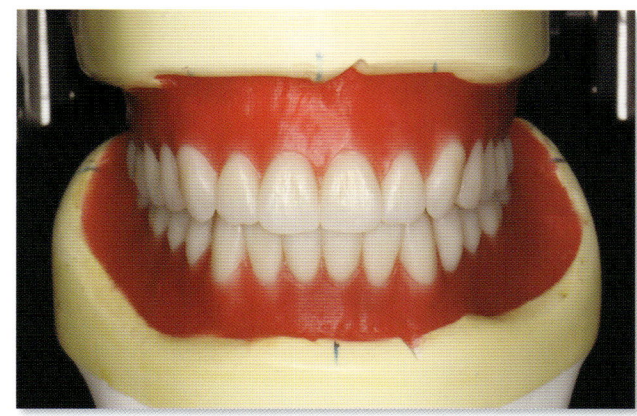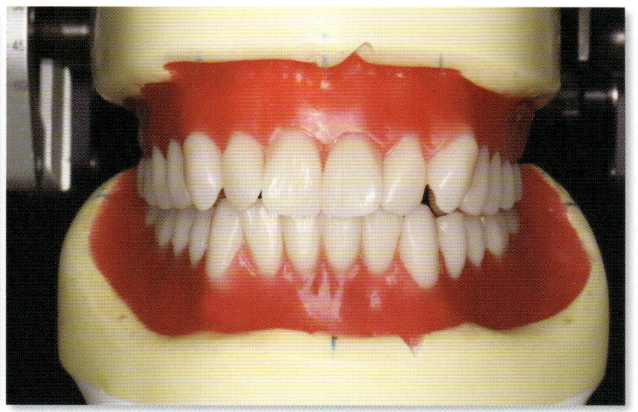

図2　標準的な位置関係を再現した排列（左）と，初版に挙げられている個性排列を再現した排列（右）．臨床でここまで個性化することは少ないと考えられるが，適度な個性排列は義歯の人工感を減少させる有効な手段であると言える（本図の義歯製作は本院技工部 大竹裕之先生による）

④ 側切歯の遠心面を犬歯の近心面と同一平面にする．

⑤ 側切歯切縁を中切歯切縁より高位に設定する．

⑥ 中切歯近心同士をオーバーラップさせる．

⑦ 片側の中切歯を回転させずに舌側へ位置付ける．

⑧ 犬歯を唇側へ位置付け，目立たせる．

⑨ 下顎両側中切歯を前方へ出し，側切歯を舌側へ入れ，犬歯を側切歯遠心へオーバーラップさせる（このセットアップは人工的な感じを減少させ，より自然に見える）．

　このように，いかに自然感のある個性を歯列に与えるか（キャラクタライズ）について，具体的な案が数多く提示されている（図2）．ただし，だからといって理想的で整った排列が軽んじられているわけではなく，もちろん同章の中で，一般的な排列の原則についても表にまとめられている（図3．本表は第6版までは変わらず掲載されている）．しかしながらこの標準的な排列に関しては，PTEPに限ったことではないが，その元となった研究等には言及されておらず，個人差の大きい歯列の何をもって標準とするのかは非常に判断が難しいとも考えられる．

第7版〜第10版の記述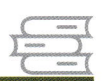

　第7版では，これまでと大きく構成が変わっている．まず，章のタイトルが，「Preliminary Arrangement of Artificial Teeth（人工歯の仮排列）」となっており，試適後に変更が行われるであろうことをあらかじめ示唆しているとも取れる．同章冒頭には，前歯排列における歯科医師の心構えとして以下のような文章が書かれている．

　"歯科医師の中には，蠟堤をできるだけ適切に調整した後に，歯科助手や歯科技工士に人工歯を排列させ，それらを口腔内に試適した後に修正する方法を好んでいる者がいるが，それ以外の特に誠実な歯科医師は，前歯の排列を自ら行い，チェアタイムをできるだけ短くするように努力している"……現在の我が国における臨床では前者の方法が一般的であると言えるが，少なくとも当時の筆頭著者であるBoucherは，前歯の排列は歯科医師が自ら行うべきであると考えていたことが窺える（表2）．

	LABIOLIN-GUAL INCLI-NATION	MESIO-DISTAL INCLINA-TION	ROTA-TIONAL	RELATION TO PLANE (UP AND DOWN POSITION)	LABIOLIN-GUAL AND MESIODIS-TAL POSI-TION
UPPER CENTRAL	Parallel to profile line of face which is usually per-pendicular 1	Perpen-dicular 2	Parallel with curve of arch 3	On the plane 4	According to the type of the arch: in the square arch, the cen-tral incisors are very little forward of the cuspids; in the tapering arch, they are con-siderably for-ward of the cuspids; in the ovoid arch, they are more forward than in the square arch and less than in the tapering arch 17
UPPER LATERAL	To the lingual at the neck 5	To the dis-tal at the neck 6	Distal half ro-tated to the lingual or me-sial to the la-bial 7	Above the plane 8	
UPPER CUSPID	From perpen-dicular to out at the neck, according to the gender of the face 9	Very slightly to the distal at the neck 10	Distal half of labial face pointing in di-rection of pos-terior arch 11	Tip on plane and not be-low it 12	
LOWER CENTRAL	To the lingual at the neck 13	Perpen-dicular 14	Parallel to curve of the arch 15	On the plane 16	
LOWER LATERAL	Perpendicular 18	Slightly to the distal at the neck 19	Distal to the lingual slightly 20	On the plane 21	
LOWER CUSPID	Out at the neck 22	To the dis-tal at the neck 23	Distal half of labial face pointing in di-rection of pos-terior teeth 24	Tip on plane and not above it 25	

図3 初版〜第6版で掲載されている，標準的な排列法についての表（初版より引用）．表内の番号順に従って行えるよう工夫されている

表2 人工歯排列を担うのは歯科医師か歯科技工士かという見解に関する，各版における記載の変遷

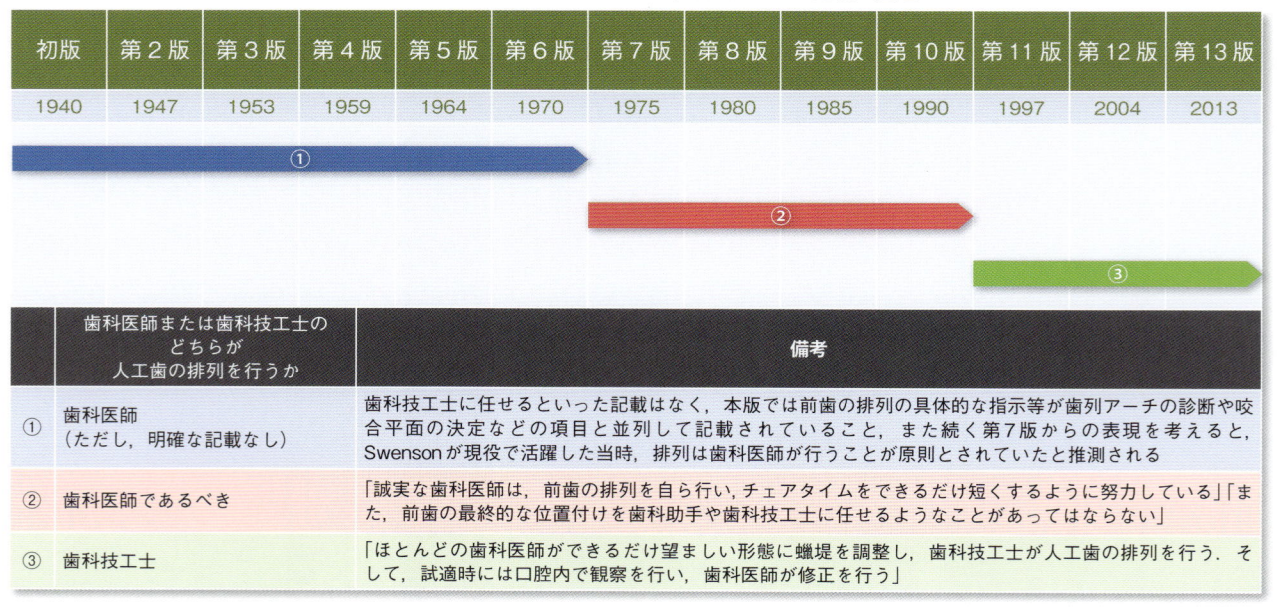

	歯科医師または歯科技工士のどちらが人工歯の排列を行うか	備考
①	歯科医師（ただし，明確な記載なし）	歯科技工士に任せるといった記載はなく，本版では前歯の排列の具体的な指示等が歯列アーチの診断や咬合平面の決定などの項目と並列して記載されていること，また続く第7版からの表現を考えると，Swensonが現役で活躍した当時，排列は歯科医師が行うことが原則とされていたと推測される
②	歯科医師であるべき	「誠実な歯科医師は，前歯の排列を自ら行い，チェアタイムをできるだけ短くするように努力している」「また，前歯の最終的な位置付けを歯科助手や歯科技工士に任せるようなことがあってはならない」
③	歯科技工士	「ほとんどの歯科医師ができるだけ望ましい形態に蝋堤を調整し，歯科技工士が人工歯の排列を行う．そして，試適時には口腔内で観察を行い，歯科医師が修正を行う」

　それに続く本文は，前歯部と臼歯部の排列の2つに分けられている．そして前述のような，5つの原則を順番に考察するのではなく，前歯部に関する要件と臼歯部に関する要件とにそれぞれ分けて解説している．

　前歯部の排列の項目に書かれている内容も徐々に変化しており，まず「前歯の仮排列のためのガイド」として解剖学的な指標が挙げられており，切歯乳頭が中切歯を排列する際の左右的な指標として非常に有用であることや，切歯乳頭から8〜10 mm前方に中切歯の唇側面が位

置することが多いことが紹介されている．その他にも，粘膜翻転部や顎堤の唇側面の傾斜等を勘案すること等，前歯部の排列を行うためのポイントがいくつか挙げられている．

　また，基本的な原則として本版で重ねて強調されているのが，「人工歯の理想的な位置は元々天然歯が以前あった位置である」という意見であり，"口唇の活動が抜歯前と同じになるように，以前に天然歯があった場所と全く同じ位置に排列されなければならない"と書かれている．さらに，"もし，天然歯の時に上下顎前歯同士が接触していたのでなければ，（人工歯の）前歯は中心咬合で接触しないようにすることが望ましい"ともあり，もし天然歯の時に前歯に接触が見られた場合は，全部床義歯においては，中心咬合時に前歯を接触させないというPTEPの基本原則（後述）よりも，天然歯の元あった位置に排列することを優先していたのだと読み取れる．

　さらに，これまで掲載されていた，前歯の標準的な排列に関する表がなくなっており，各歯の具体的な排列の指示が行われなくなっている．その他，同人工歯の仮排列の章では，個性排列に関する具体的な指示も省略されており，"多くの天然歯には外見上の不規則性が存在するため，より自然な外観に人工歯を排列するためにはその不規則性を大いに利用するべきである"と記載するにとどまっている．

　では，第7版以降はこれまで見られたような審美性を考慮した患者個々の顔貌との調和が軽視されているのかというと，決してそうではなく，実は"Creating Facial and Functional Harmony with Anterior Teeth（前歯による顔貌と機能の調和）"という新たな章が設けられ，その中で，個性排列に関してもこれまでと同様に具体的な記載が見られる（第12版までは若干の増減がありながら変わらず記載されていることから，初版～第12版で，個性排列の具体例は継続して紹介されていると言える）．

　同章にはそれ以外にも，前歯の排列についてより深い考察がなされている．特に表情筋や顔貌と全部床義歯の解説は非常に充実しており（図4），"全部床義歯によって患者を治療している歯科医師は '顔の美しさ' に関しては他のどのような歯科医師たちよりも関係が深く，また顔の下半分の全体の容貌は義歯によって決定されると言える"と，全部床義歯が顔貌に与える影響とその重要性が強調されている．その他にも，前歯と顔面側貌との関係，年齢と咬耗を考慮しての人工歯の形態修正等，幅広い内容が記載されている．

第11版，第12版の記述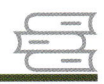

　第11版ではさらに改訂が進み，内容にいくつか変化が見られる．まず，前述のように第7版～第10版においては，歯科医師自ら人工歯の排列を行うことを推奨していたが，本版では以下のように変わっている．"ほとんどの歯科医師ができるだけ望ましい形態に蝋堤を調整し，歯科技工士が人工歯の排列を行う．そして，試適時には口腔内で観察を行い，歯科医師が修正を行う"．これは，現在の我が国においても，最も一般的な方法であると考えられる．

　本版ではその後に引き続いて，これまでとほぼ同じ内容の解剖学的指標について簡単に触れた後，歯種ごとに具体的な排列法が述べられており，これまで排列の章に書かれていたような歯列弓や前歯の前後的な位置関係についての考察が一部省略されており，どちらかというと排列の具体的方法に重点を置いた内容となっている．ただし，前述のようにその他の前歯と顔貌との調和や個性排列についての内容は試適の章の中で詳細に述べられている．

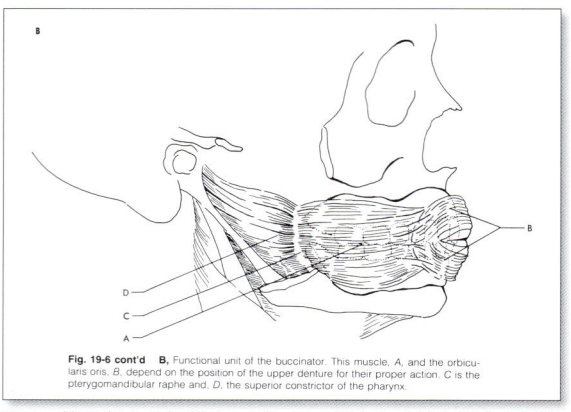

図4　第7版から掲載されている，側方から見た場合の口輪筋，頬筋と義歯の関係についてわかりやすく解説されている図（第7版より引用）

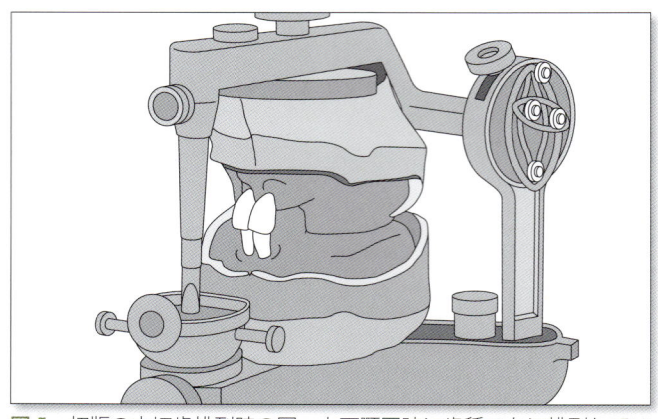

図5　初版の中切歯排列時の図．上下顎同時に歯種ごとに排列していたことが窺われる（初版より作成）

表3　第13版に掲載されている，人工歯の位置決定のための10のランドマーク

石膏模型上でのランドマーク		咬合採得時の蠟堤へ記入されたランドマーク	
切歯乳頭から中切歯	標準的な吸収状態において，上顎中切歯は切歯乳頭から8〜10mm前方に位置する	リップサポートのための唇側の豊隆	アーチの形態，リップサポート，顔の豊隆
切歯乳頭から犬歯	上顎犬歯は切歯乳頭の側方に一直線上に位置する（アーチの形態によって変化しやすい）	犬歯部最深部からの平均的な高さ（上顎22mm，下顎18mm）（許容できる高径までの削除後）	呼吸時に口唇を開く時，上下の歯の垂直的位置が現れる
下顎両側小臼歯部歯槽骨	同部では主に垂直方向に吸収を認める．顎堤上の下顎小臼歯の位置は歯列幅，形態，舌房を決定する	前歯部の平面と左右瞳孔線との平行性	前歯部のスマイルラインと犬歯の位置
レトロモラーパッドの高さ	レトロモラーパッドを二分した咬合平面は食塊形成ならびに舌筋群による義歯の維持にとってちょうどよい場所（高さ）となる	微笑時および安静時の正中	上顎両側中切歯の対称性
レトロモラーパッドの幅	レトロモラーパッドの幅と犬歯とで作られる三角形に下顎臼歯が位置する	スマイルラインの高さおよび幅	前歯と歯肉の視認性

第13版の記述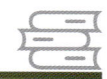

　本書執筆時点の最新版である第13版では，その記載内容にいくつか変更点が見られる．まず，解剖学的なランドマークに対する考察が，初めて表としてまとめられている（表3）．その他に，前歯の排列の順序が変更されていることにも注目したい．これまでの排列の順序について記載内容を基に紐解いてみると，初版〜第6版では上下顎の前歯のうちどちらを先に排列するかについて明確な記載は見られないものの，上顎の中切歯と下顎の中切歯だけを排列している写真が掲載されていることから，おそらく歯種ごとに分けて，上下顎は同時に排列しているようである（図5）．

　続く第7版〜第12版では，まずは上顎の蠟堤を参考にして上顎前歯から排列し，その後に下顎前歯の排列を行っている．ところが，第13版においては下顎の前歯から先に排列を行う手法に変更されている．なお，その理由についてはどこにも記載されていないため，理由は不明である．

表 6-2　上顎前歯の配列順序

	右　側			左　側		
	犬　歯	側切歯	中切歯	中切歯	側切歯	犬　歯
I	3	2	1	1	4	5
II	3	2	1	1	2	3
III	2	3	1	1	3	2
IV	3	2	1	4	5	6

○算用数字は配列順序を示す
○左右同名歯で数字が異なるものでは順序が左右入れ換ってもよい

図6　『全部床義歯補綴学』の初版（1982年）に掲載されている，前歯部の排列順について整理した表．左右どちらを先に排列するかまで分類されているが，ここまで細かい分類は必要なのだろうか？（全部床義歯補綴学 初版より引用）

第7版からほとんど変更されずに記載されていた「前歯による顔貌と機能の調和」の内容は大きく省略・変更され，さらに細かく分断されており，章をまたいで試適の章に記載されている．その中で，初版から変わらずに記載されていた前述の個性排列の具体例についてもついに変更が加えられ，「Try-in For Esthetic, The Next Level: Characterization of Individual Tooth Colors and Position（高いレベルを目指した審美性のための試適：個々の歯の色とポジションのキャラクタライゼーション）」とのタイトルで，患者個人に合わせた審美的な排列を行うことが勧められている．例えば，"より良くしたいと望むのであれば，今こそ補綴装置を患者に合わせて特別で個性的にするために，個別の改善を加えることができるだろう"と述べられている．

また，患者の過去の写真や患者の近親者からのヒアリングによる情報を収集して，過去の歯並びに近づけることや，患者の年齢等を考慮して，切縁を削合，アレンジすることで，その患者独自の審美的な笑顔を取り戻す努力を行うべきであるとしている．ただし，これまでのように各歯のオーバーラップ，捻転等のアレンジをどのように行うかといった具体案は省略されてしまっている．

我が国の全部床義歯学教科書における記述の変遷

本章でも『全部床義歯補綴学』の初版（1982年）と，『無歯顎補綴治療学』の第3版（2016年）で紹介されている前歯の排列に関する変遷について見てみる．

まず前者では，序論の後，PTEPには述べられていなかった，上顎前歯の歯種ごとの排列の順序について解説されている（図6）．しかし，一般的な排列の順番としてそのパターンが紹介される一方，理由に触れないまま，ここまで細かい排列順序を考察することにどこまで意味があるかは不明であると言える．

その後，標準的な排列のための数値や図が示され歯種ごとに解説された後，個性的な排列について述べられている．内容としては，例えば「まず，側切歯について歯冠の捻転あるいは近遠心的傾斜を変え，唇舌的な歯冠の位置をずらす等，強調したい排列要素を変化させてみる」「高齢者には年齢に応じた歯間空隙，左右の非対称性を与える」等，計6つの具体例が箇条書きにて示されている．

では，後者ではどうなっているかというと，まず，リップサポート，スマイリングライン，スマイルラインの用語説明が行われた後，唇側面の位置，切縁の位置，被蓋関係についてそれぞれ簡単に解説されている．そして，個性的な排列に関しては，若干内容が割愛・変更されて

おり，SPAを考慮して女性では優しいイメージにすることや男性では強壮なイメージを与えること，また年齢に応じて咬耗状態を再現することが紹介されている（PTEPではどちらかというと，義歯の人工感を減らし，天然歯らしい歯列を目指す目的で，天然歯列に見られる不規則性を模倣する個性的な排列が行われていたため，同書とは少し意味合いが異なるように感じた）．

　ただし，紹介されている項目やその説明内容等は若干の省略が見られるものの，大きく変わっておらず，我が国の教科書では変遷はあまり起きていないことがわかる．

おわりに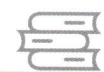

　本章では前歯部の排列についての内容の変遷を紹介したが，大きくまとめると，まず初版〜第6版頃までは，前歯の排列のみを取り扱うのではなく，全体の歯列，咬合平面等の位置を考察して，その中で前歯部の個性排列等について指示があるという形であった．その後，第7版になると，前歯は審美性を，臼歯は咬合を通して機能が優先されるとしてその役割について明確に分けられ，章も別々となった．その内容もそれぞれ非常に詳しく，顔貌との調和を図る重要性について様々な考察がされるようになった．その傾向は第12版まで，記載箇所が試適の章に移動したものの，大きな変更もなく詳述されている．

　そして最新版の第13版では大きく構成が見直され，内容が細かく分断された上で，様々な項目に振り分けられている．ただ，その内容はそこまで大きく変更されておらず，若干簡略化されてはいるものの，概ねこれまでの項目については取り扱われているようである．ただ，それでもやはりいくつかの内容は変遷が見られた．例えば，元あった天然歯の位置が，人工歯にとっても理想的な位置かどうかについての記述には，若干の変遷があるように感じた．

　前述のように，第7版や第9版では，*"口唇の活動が抜歯前と同じになるように以前に天然歯があった場所と全く同じ位置に排列されなければならない"* と記載されていたが，第12版では *"前歯部人工歯は本質的には以前天然歯が存在していたところに排列されるべきである"* と，そのニュアンスが変わっている．

　これはあくまでも筆者の意見であるが，健康な歯を失った直後であれば，確かに元あった位置が口唇や舌にとって理想的な位置であるというのは理解できるし，可能であればそうすることが望ましいとは思うのだが，既に大規模な補綴処置が行われた後や，重度の歯周病等によって多くの歯を失って久しい無歯顎者，後期高齢者にとっては，咬合高径を含めた口腔周囲組織の様々な変化，いわゆるadaptation（アダプテーション；適応）が起こっていると考えられることから，歯の喪失後，どの時点においても天然歯が元あった位置がベストであるとは言い切れないのではないだろうか．

　さらに言うと，天然歯と義歯ではその支持（維持）機構が全く異なっており，有床義歯はあくまでも粘膜上でバランスを取りながら機能しなければならないことは周知の事実である．そのため，顎堤の状況や顎間関係によっては，歯が元あった位置に排列を行うと義歯の機能時の動揺を助長してしまう可能性もある．これは臼歯部においてはテコの原理を元にすると想像しやすいが，前歯部においても，天然歯の元あった位置だけでなく，口唇圧等を考慮して排列位置を決定する必要があると考えられる．おそらく，そのような観点からも，比較的新しい版ではそのニュアンスが変わってきたのではないだろうか？

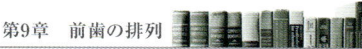

　また，前述のように歯科医師あるいは歯科技工士のどちらが人工歯排列の作業を担うのかについても，時代とともに表現が変化したことが窺える．

─────── **Memorandum** ───────
中心咬合位（咬頭嵌合位）での前歯の接触に関する
PTEP と我が国の教科書との相違点

　本文中でも触れているが，PTEP では中心咬合位では上下顎の前歯を接触させないことが勧められている（第7版頃には，元あった天然歯同士が接触している場合は別であるとの解説が添えられているが，基本的には初版〜第13版まで，その原則は引き継がれている）．そして，最新版の第13版ではその理由が以下のように，具体的に箇条書きされている．

　"① 弾力のある粘膜上での義歯床の動きを許容する．② 前歯部をガイドもしくはディスクルージョンさせることなく，前方および側方への偏位を許容する．③ 過大な咀嚼負荷から前歯部顎堤を保護する（歯槽骨吸収は臼歯部に比べて前歯部で起こりやすい）"

　では，我が国の教科書も PTEP と同様に咬合させないほうがよいと記載されているのかというと，実は少し異なっているので紹介しておきたい．

　『全部床義歯補綴学』の初版には，前歯部の被蓋関係には次の3型があるとし，症例に応じて術者が選択することが勧められている．

　① 咬頭嵌合位および咬頭嵌合に入る前または後の滑走運動の時，臼歯部とともに前歯部に咬合接触を与えるもの．

　② 咬頭嵌合位では前歯部に咬合接触はないが，咬頭嵌合位以外の咬合滑走の時には前歯部に接触が生ずるもの．

　③ 前歯に接触関係を与えず，臼歯部のみで咬頭嵌合位の確保および滑走運動の誘導を行わせるもの．

　『無歯顎補綴治療学』第3版においては，*"一般的には義歯の咬頭嵌合位では前歯部に咬合接触がなく，前方滑走運動時の切縁咬合位で前歯部と臼歯部が咬合接触する咬合様式が付与される"* と，まずは接触させないことが一般的であると述べてはいるが，続いて *"なお，義歯の咬頭嵌合位および前方滑走運動時に，臼歯部の咬合接触と同時に前歯部にも咬合接触を与える方法もある"* と，これまでの内容を引き継ぎ，中心咬合位でも前歯の接触を与えることもあると述べている（**Fig.**）．

　ただし，これまでと同様，我が国の教科書ではどちらがどういった理由で良いというような勧め方をした記載は認められない．さらに，どのような場合に中心咬合位で前歯部を接触させる必要があるのかについても一切言及されていない．しかしながら，PTEP の記述から多くの影響を受けているであろう我が国の教科書において，PTEP と意見を異にしているポイントの1つであると言える．

　筆者らの臨床では，基本的に中心咬合位では前歯の接触を与えていないことが多い．その理由としては，前歯の被蓋の関係にもよるが，中心咬合位で前歯が接触していると，咀嚼時の義歯の微小な動揺や咀嚼サイクル内の偏心運動の際に前歯での接触が強くなりやすく，結果，義歯の動揺を引き起こしやすくなると考えているからである．ただし，前方運動時には臼歯にて平衡を取りながら前歯をしっかりとガイドさせることで，食物，特に麺類等が噛み切れるようにしている．

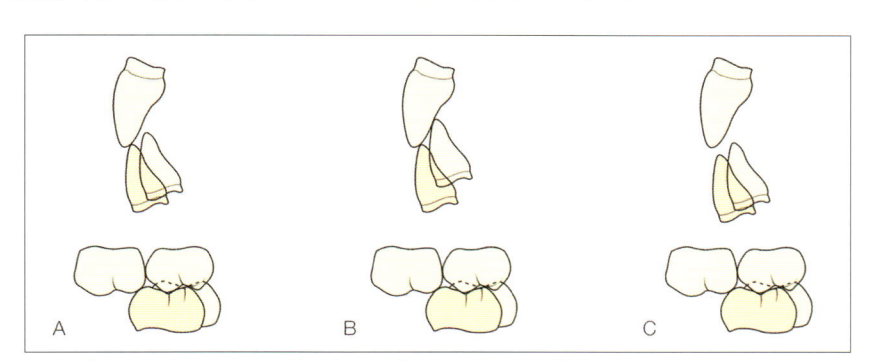

Fig. 『無歯顎補綴治療学』第3版に記載されている図（『全部床義歯補綴学』初版に掲載された図を改変）．前歯部の接触関係に関しては，同図に示されるように3つのタイプがあるとしている

第10章 臼歯部人工歯の選択

本章からいよいよ話題は臼歯部へ移っていくことになる．ただし臼歯部というと，「咬合」という大きなテーマと一緒に論じられがちであるが，咬合については別の章で紹介することとして，ここでは臼歯部人工歯の選択に関する記述の変遷を紹介したい．

初版〜第6版の記述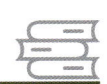

初版〜第3版までは，第8章でも述べたように，人工歯の選択についての章（Selection of teeth）は，なぜか人工歯の排列（Arrangement of teeth）よりもずっと後の章で，わずか4ページの分量で記載されている．その中でも，臼歯部人工歯の選択に関する記述は特に少ないと言える．また，初版〜第6版はほぼ同一の内容となっている．それでは，まず初版の内容について説明していきたい．

1. 序論の記述

まず，冒頭の序論の中で，臼歯部人工歯で選択すべき項目は，色調，頰舌的幅径，総近遠心的幅径，長さ，咬頭傾斜，タイプであるとされている．

続いて，"臼歯部の形態は天然臼歯の完全な再現ではなく，また再現であってはならない．義歯はその固定機序が天然歯と異なるため，咬合面の形態はモディファイされるべきである．義歯床下の骨あるいは軟組織の保護のほうがより重要であるため，咀嚼効率は人工歯の形態を選択する際のごく一部の要因であると言える．例えば，咬頭傾斜が45°の人工歯を用いた場合，その義歯の維持力が強ければ咀嚼効率は高くなるかもしれないが，長く保つことは困難であろうと考えられる．よって，軟組織の保護と義歯の安定を考慮して，人工歯の傾斜は緩くすべきである"と述べられている（図1）．

また，初版当時の人工歯のタイプは2種類に大別されており，「Anatomic teeth（解剖学的人工歯）」と「Geometrically designed teeth（幾何学的に設計された人工歯）」と呼ばれていたようだ．後者はさらに2種類に分類されるとし，「Monoplane（単一平面）」あるいは「Polyplane（多平面）」があると述べられている．

そして，Monoplane人工歯は主に咬合の球状面を用いた咬合のためにデザインされており，Polyplane人工歯は両側性咬合平衡を可能にすることを目的にデザインされていると簡単に説明されている．

その他に冒頭の序論の中で興味深かったのが，"人工歯の形態というのは咬合のスタート地点であり，術者は自身の咬合計画に合わせて咬合面を調整することを必ず理解しておかねばならない"として，術者が立案した咬合を実現するためには人工歯の形態の調整が重要であるこ

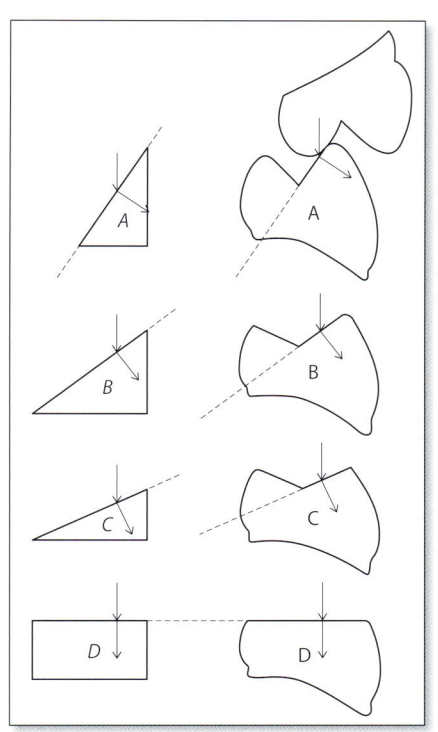

図1 咬頭傾斜角と側方力に関する説明図（第4版より作成）

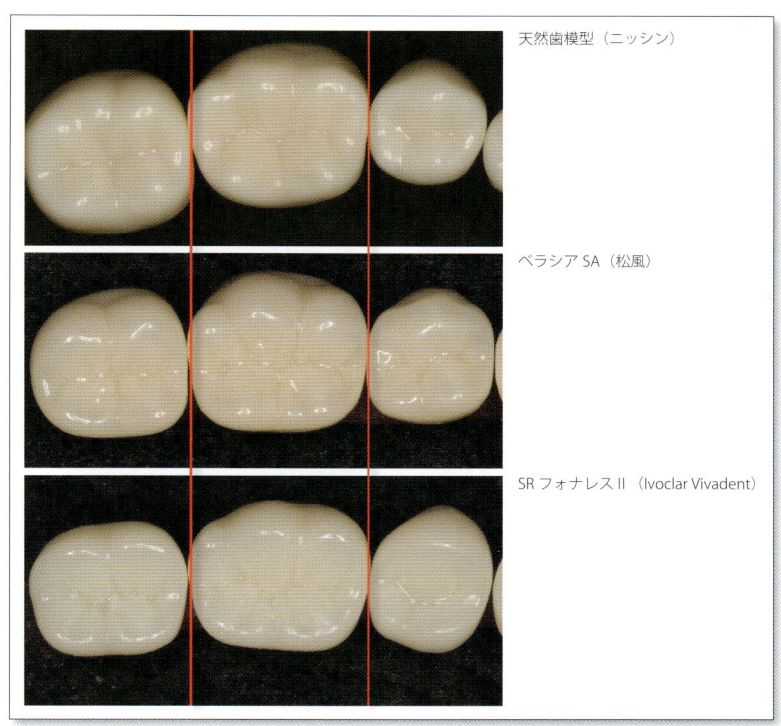

天然歯模型（ニッシン）

ベラシア SA（松風）

SR フォナレス II（Ivoclar Vivadent）

図2 筆者らがよく用いている人工歯と天然歯模型の頬舌的幅径の比較（第一大臼歯の近遠心的幅径で調整）．近遠心的幅径に比べて頬舌的幅径が小さくデザインされているもの（下段）もあるが，現在ではあまり変わらないもの（中段）もある

とを示している点である．

2. 頬舌的幅径

　人工歯の頬舌的な幅は咬合力を減らすために，天然歯よりも大幅に小さくしなければならないとされ，一方で咀嚼中に食物を保持するテーブルとしての役割を果たすために十分な幅が必要であるとして，2つの要点について簡潔に述べられている（図2）．

3. 近遠心的幅径

　6前歯の最終的な位置を決定した後に，レトロモラーパッド前縁から犬歯までの距離を測って選択すると具体的に述べられている．なお，近心に寄りすぎると義歯の前方推進の原因となると述べられている（図3）．また，上顎の臼歯部は咬頬を防ぐためにあまり遠心に排列しないようにと記されている．

4. 頬側面の長さ

　義歯床材料を減らすために，利用可能なスペース内でできる限り長い人工歯を選択するのが最も良いとされている．

　また，第一小臼歯は適切な審美性を持たせるために犬歯の長さと調和していなければならないと，審美性について注意するような内容が述べられている（図4）．

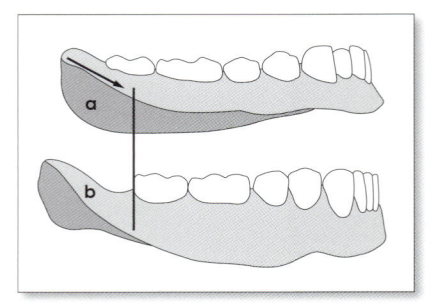

図3 顎堤の傾斜が強い部位には人工歯を排列するべきでないと説明している図（第6版より作成）

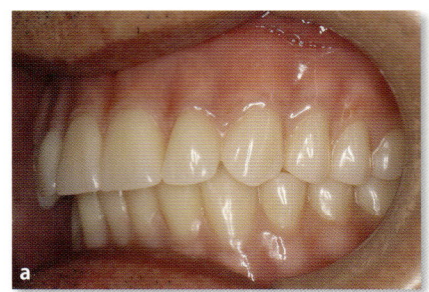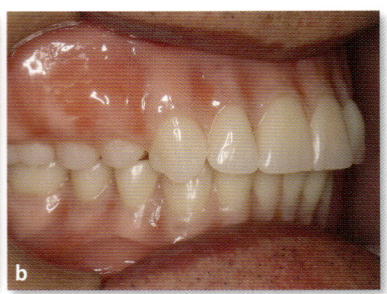

図4 審美性に影響を与える頬側面の長さ．a：犬歯，小臼歯部の歯肉ラインに調和がとれている．b：臼歯部の歯冠長が短く，歯肉ラインも調和がとれていない

5．咬頭傾斜による人工歯のタイプ

"臼歯のタイプの選択は術者による咬合の計画に従わなければならない．例えば，大きな水平被蓋で，咬頭傾斜の緩い人工歯の場合は前歯部には幅のある水平被蓋を与えなければならないし，フラットもしくはほぼ水平な切歯角を与えた場合は，緩い咬頭傾斜を持つ臼歯を選択しなければならない"と述べられている．

第7版〜第9版の記述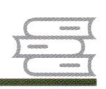

これまでの分野と同様，第7版になると内容が変更・追加されている．

まず，序論はほぼ同じ内容となっているが，人工歯の分類が以前までは Anatomic teeth（解剖学的人工歯）と Geometrically designed teeth（幾何学的に設計された人工歯）であったのが，第7版からは「Anatomical teeth（解剖学的人工歯）」と「Non-anatomical teeth（非解剖学的人工歯）」という名称に変更されている．

1．頬舌的幅径

頬舌的幅径の選択に関しては，これまでと同様に天然歯よりも頬舌的に小さいものが好ましいとされているが，その理由については，若干の変更が加えられている．まず，前版までと同じように，頬舌的幅径の小さい人工歯を用いれば義歯にかかる咬合力が減少することが挙げられているが，その後に，"臼歯の頬舌的幅径を狭くすれば正しい義歯床研磨面が作られやすくなり，その結果として義歯床が頬や舌からの力で維持されやすくなる"と追加されている．

2．近遠心的幅径

近遠心的幅径の選択の項ではこれまでの内容も変わらず紹介されているが，それに加えて，咬合平面に対する顎堤の傾斜を考慮して，人工歯の幅や歯数を減らすように指示されている．また，顎堤の傾斜が強い場合には，臼歯は上下顎の義歯床上に3歯だけ排列するように指示されている（図5）．

3．頬側面の長さ

頬側面の長さに関してはほとんど変わっていないが，"人工歯の歯列弓形態は天然歯があった時の歯列弓形態をできるだけ模倣するようにしなければならない"と追記されている．

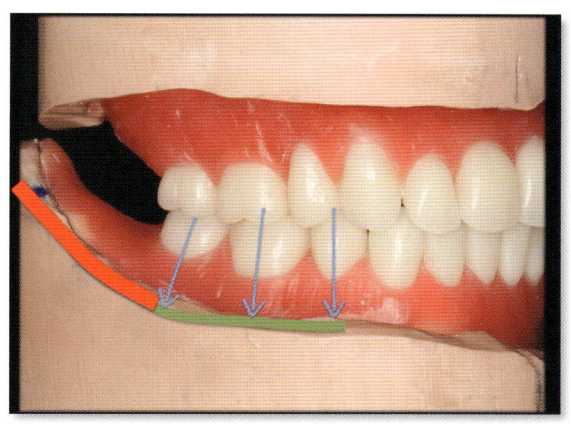

図5　顎堤の傾斜を考慮して，小臼歯1歯，大臼歯2歯として，臼歯を3歯とした症例．欧米の教科書では特に多く見受けられる

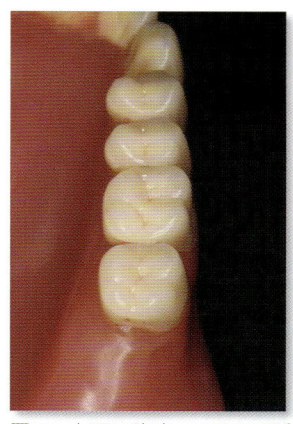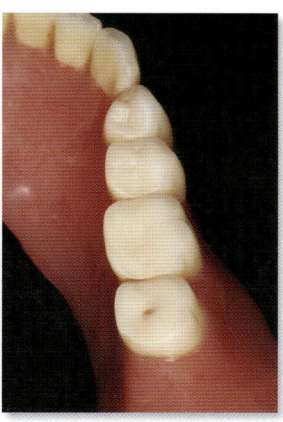

図6　上顎に陶歯，下顎に硬質レジン歯が用いられていた症例．上顎に比べて下顎の人工歯に著しい咬耗が認められる．避けなければならない組み合わせである

1970～80年代の人工歯

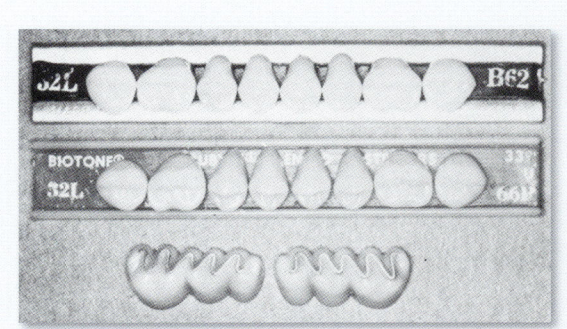

Fig. A　材料の異なる当時の人工歯を紹介した写真．下段はレジンとコバルトクロム合金とのコンビネーション人工歯．現在ではまず見かけない人工歯である（第7版より引用）

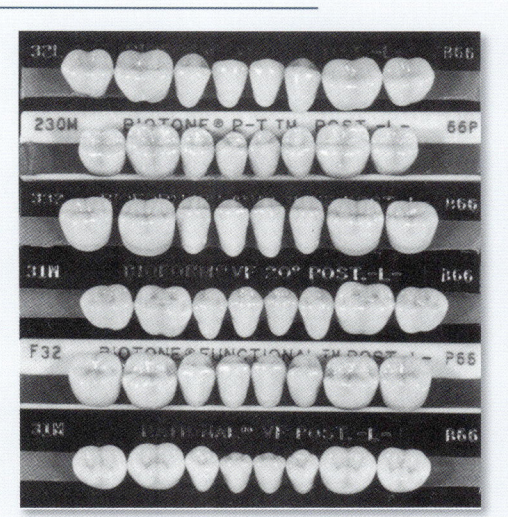

Fig. B　様々な咬頭傾斜を持つ人工歯の紹介（デンツプライ社）．上から33°（32L），30°（230M），30°（33L），20°（31M），10°（F-32），0°（31M）．本書執筆現在でも，1社でここまで多くの咬頭傾斜を持つ人工歯を販売しているのは珍しい（第9版より引用）

4．材料による臼歯の分類

　その後，新設された項目として「材料による臼歯の分類」が加わっている．その内容を一部紹介しておくと，大部分の人工臼歯は陶材，アクリルレジンまたはレジンと金属咬合面との組み合わせで作られている（**Fig. A**）と紹介されている．当時はまだ硬質レジンの材料が十分に開発されていなかったと考えられ，続いて以下のように述べられている．"*レジン臼歯は陶歯よりも早期に磨り減るし，汚れやすい．そのため特別な患者以外は通常，陶歯が用いられる*"．これは，当時の主流が陶歯であったことを示唆している（図6）．

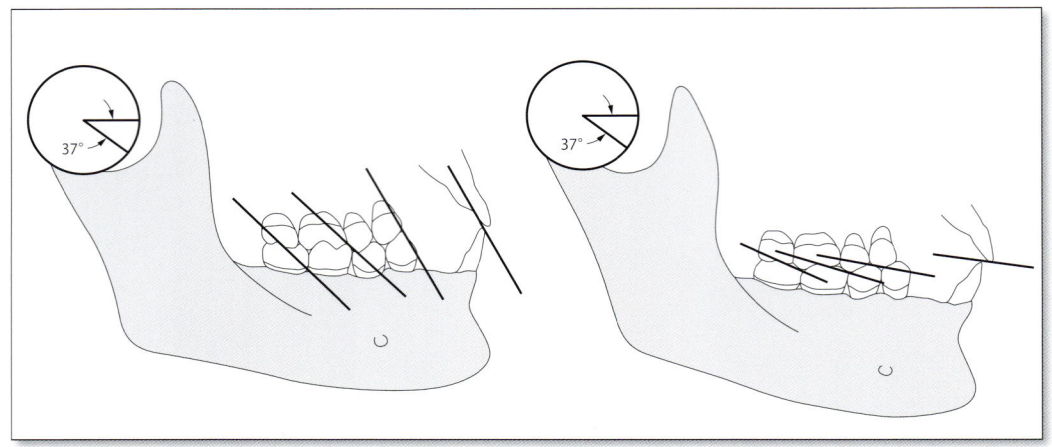

図7　切歯路角（前歯の被蓋関係）と咬頭傾斜角との関係を説明した図．切歯路角が急峻であると，咬頭傾斜角も急なものを使用し（左），被蓋関係が比較的余裕がある（切歯路角が緩やかである）と咬頭傾斜角は緩いものが利用できるとした（第9版より作成）

5. 咬頭傾斜角による分類

　続く「咬頭傾斜による臼歯の分類」の項目では内容が大幅に増えており，"様々な傾斜角の人工歯があるが，一般的には33°，20°，0°のものが用いられる"（**Fig. B**）とされ，その傾斜角と前歯部の被蓋関係について解説されている（**図7**．咬頭傾斜角は下顎第一大臼歯の近心頬側咬頭近心斜面が水平面となす角度であるとしている）．

　また，"33°の人工歯は両側性の平衡咬合を作るうえで最も便利な人工歯である"と紹介されていることから，当時は陶材を用いた咬頭傾斜角33°前後の解剖学的人工臼歯が一般的に利用されていたことがわかる．

第10版の記述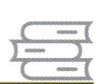

　第10版は基本的には第9版とほぼ同様の内容であるが，1点異なる項目がある．それは臼歯部人工歯の材料の部分で，まず，陶歯は耐摩耗性には優れているが，チッピングや破折が多く報告され，次第に問題となってきたことが写真とともに挙げられている．さらにその解説には"真空焼成の陶歯が用いられるようになってからより問題が増えた"とコメントされており，大気焼成のものでは起きていないとする写真も載せられている．なお，同コメントおよび写真が掲載されているのはシリーズ中で本版だけであることを考えると，その根拠の真偽に対する疑義や何らかの反発があったのではないかと考えられる．

　続いて，Ogle が1985年に発表した耐摩耗性に優れた新しい硬質レジン歯について紹介している．そして，「The changing trend in tooth materials（人工歯材料のトレンドの変化）」として，新世代の硬質レジン材料の発展がめざましく，徐々に陶歯に取って代わってきていると述べられている．

第11版，第12版の記述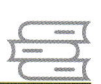

　第11版になると，さらに改訂が加わった結果，多くの内容が省略され，シンプルなものへ

と変更されている.

　序論はその内容が一新されている. 内容をいくつか紹介しておくと, まずは近代の人工歯開発の簡単な変遷について, "*1920 年代の半ばまで, 臼歯部人工歯は解剖学的形態をしており, 天然歯の形態が模されていた. その後, 1920 年代の半ばを過ぎると, 単に天然歯を再現するのではなく, 特別な機能的目的を満たすように歯の形態に関する試みが始まった*" と始まり, 様々な非解剖学的人工歯の開発が盛んであったことが述べられている.

　ただし, "*顎堤の硬・軟組織の保全と歯の形や咬合様式とを関連付けることは困難である*" とも書かれており, 近年の研究論文等のエビデンスを重視した風潮を感じさせる. そして, 何が顎堤の保全と関係があるのかについて, 本版では "*① 義歯床の適合性, ② 正確な顎間関係の記録, ③ 最良の安定性と機能的・非機能的運動が可能な人工歯排列等が, 組織の保全に影響する因子であると考えられている*" と述べられている. 確かに, これまでのところ前述の条件を満たすような優れた義歯が, そうでない義歯に比べて顎堤の吸収を抑制するといった決定的なエビデンスは得られていない.

　序論以降の各項目についても内容が省略されているので, それぞれ簡単に紹介したい.

1. 頰舌的・近遠心的幅径

　まず, 臼歯の頰舌的幅径については変わらず "*元の天然歯よりも小さくするべきである*" とされているが, これまでその理由として述べられてきた咬合力の減少に関する記述が省略され, "*幅径の狭い臼歯部人工歯を選択することによって, 咬合面から傾斜する頰舌側のデンチャーフレンジに余裕を与えることで正確な義歯床研磨面形態が獲得しやすくなる*" とのみ記されている.

　続く近遠心的幅径の項では大きな省略はみられないが, 排列する人工歯の数についてのニュアンスが少し変わっている. これまでは, 排列する距離がない場合には 3 歯とするという記載であったが, 本版からは, "*3 歯による排列は標準的によく行われ……*" とむしろ 3 歯が一般的であるとしている.

2. 材料および咬頭傾斜角による分類

　材料による分類の項では, 第 10 版の内容を引き継ぎ, "*改良されたレジン歯や新しいコンポジットレジン歯は耐摩耗性があり, この 20 年の間に陶歯に取って代わってきた*" とあり, 第 11 版の発刊前後になってようやく, 硬質レジン歯が主流となってきていることが述べられている.

　咬頭傾斜角による臼歯の分類に関しては, 内容としては主に咬合の章に移ったと考えられ, 本章の中では簡単な説明と人工歯のモールドと咬合概念の比較という, 各咬合様式に関する利点や欠点等の内容も含めた表が紹介されている.

第 13 版の記述

　これまでにも述べたが, 第 13 版では大きく章の構成が変わっており, 以前と同じ内容でも記載箇所があちらこちらへと移動しているため, 記載順序自体が変わっている. まず, 前版と同じように簡単に人工歯の咬合面形態の変遷について触れており, "*歯科医師は全部床義歯の*

表　各版に記載されている，人工歯の頬舌的幅径を天然歯より狭くする理由．時代とともにその理由には変遷が見られる

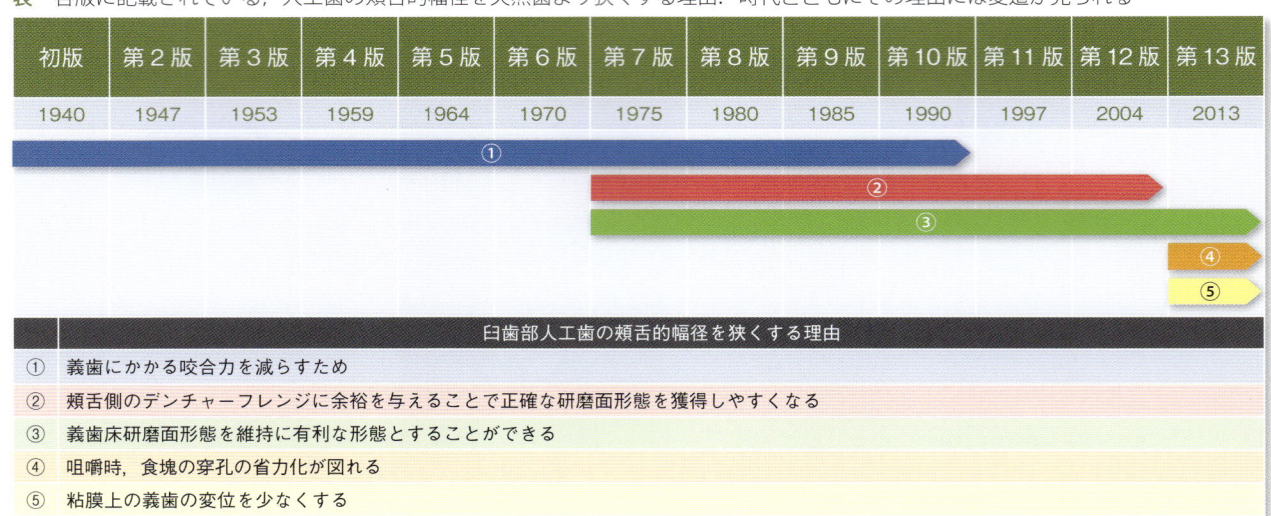

初版	第2版	第3版	第4版	第5版	第6版	第7版	第8版	第9版	第10版	第11版	第12版	第13版
1940	1947	1953	1959	1964	1970	1975	1980	1985	1990	1997	2004	2013

臼歯部人工歯の頬舌的幅径を狭くする理由

① 義歯にかかる咬合力を減らすため
② 頬舌側のデンチャーフレンジに余裕を与えることで正確な研磨面形態を獲得しやすくなる
③ 義歯床研磨面形態を維持に有利な形態とすることができる
④ 咀嚼時，食塊の穿孔の省力化が図れる
⑤ 粘膜上の義歯の変位を少なくする

機能を改善するために，デザインの改良を試みてきた．代表的な変更に，咬合面の狭小化（narrowing of the occlusal table）が挙げられる”として，咬合面の頬舌的幅径を小さくする理由について3つにまとめている（① 咀嚼時に食塊の穿孔を省力化する，② 粘膜上の義歯の変位を少なくする，③ 舌や口唇で義歯の位置を保つのを助けるような研磨面形態の傾斜が得られる．表）．

　続いて，“その他にも，義歯をより安定させ，効率化させ，調整しやすくするために様々な改良が試みられている．このような多くの利点にも関わらず，歯の形態の変更は，無歯顎に対する基本的な試みという観点でいうと，ほとんど効果がないと言える．粘膜支持の補綴物は歯根膜で支持されるものに比べて不十分であり，インプラントを用いれば，どのような形の臼歯よりも圧倒的に咀嚼能力が改善される”と述べられており，人工歯の咬合面形態を工夫して得られる安定は，インプラトによる義歯あるいは補綴物の安定に比べてはるかに小さいと明言している．

1．咬頭傾斜角

　同章最後の咬頭傾斜についての記載もこれまでと少し変わっており，“臼歯部人工歯は30°（anatomical）から0°（flat）のものまで製作されている”との簡単な説明の後，どのような人工歯やプロトコルが優れているといったエビデンスはないと紹介されている．

　ただ，文末には“義歯の咬合に関するコクランコラボレーション（2008）によると，患者は咬頭歯と（あるいは）リンガライズド咬合接触パターンを，非解剖学的人工歯に比べて主観的に好む”と記されている．本書執筆現在においても決定的なエビデンスには乏しいものの，どちらかというと，担当著者は非解剖学的人工歯よりも咬頭歯を用いることを支持していると捉えることができる．

2．人工歯材料

　最後に人工歯材料についての項目であるが，陶歯よりも改良されたレジン歯が良いのではないかと提案している．ただし，コンポジット材料を利用した硬質レジン歯は確かに耐摩耗性に

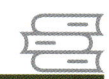

は優れているが，義歯床材のアクリルレジンとの接着を疑問視しており，コストが高くなることについても言及している．特にコストについては，以下のような興味深い試算が行われているので紹介しておく．

"もしたとえ人工歯1組が150ドル以上かかるものであっても，通常リライニングや再製が必要となる時期よりも4年長くもつほど人工歯の咬耗が少なければ，初期投資はかかるかもしれないが，全体として患者の支払う総コストは減らせると考えられる"．つまり，咬耗が少ない硬質レジン歯を使用することは，コスト面から考えても有利であると述べられている．

我が国の全部床義歯学教科書における記述の変遷

本章においても，『全部床義歯補綴学』の初版（1982年）と『無歯顎補綴治療学』の最新版である第3版（2016年）において紹介されている，臼歯の選択に関する変遷について見ていきたい．

1. 人工歯材料

前者では，臼歯部の選択は機能性を重視して行われると序論の中で述べられた後，材質について解説されている．そこでは，"現在市販されている人工歯のほとんどは陶材による陶歯と合成樹脂材によるレジン歯が基調になっている"とあり，その当時はまだまだ陶歯も主流であったことがわかる．

2. 咬合面形態

続いて咬合面形態による分類が述べられ，解剖学的人工臼歯（咬頭傾斜30°以上），準解剖学的人工臼歯（20°付近），非解剖学的人工臼歯（機械的人工臼歯）それぞれの利点欠点についてわかりやすくまとめられている．そして，"補綴学的には可能な限り咬頭歯を用い，咬交運動と顎運動路とを機能的に調和させることが基本姿勢でなければならない"と，基本的には解剖学的人工歯を用いることを推奨するという，同書の考えを象徴する一文が述べられている．

3. 形態および大きさ

その後，形態および大きさの選択について解説されている．大きさの選択について内容を紹介すると，PTEPの初版〜第6版で解説されている内容とほぼ同様であり，犬歯の遠心端からレトロモラーパッド前縁までの距離を測って決める点や，顎堤の傾斜によって人工歯を減らすこと等が挙げられている．さらに頬舌的幅径は天然歯よりも小さくするが，その理由については"顎堤に対する咬合圧負担を小さくしたいからである"という1点のみが挙げられている．

では，後者ではどうだろうか．人工歯の形態や大きさに関して，ほとんど内容は変わっていない．それでもいくつか変わった点を挙げておくと，例えば頬舌的幅径を小さくする理由として「顎堤に加わる咬合圧を小さくする」だけでなく，「舌房を大きくできるため，装着感が良い」という点が追加されている．その他にも，解剖学的人工歯の利点から「装着感が良い」という項目，非解剖学的人工歯の利点から「側方咬合圧が生じない」という項目が削除されている．

やはり，PTEPでの変遷と同様，確実な科学的エビデンスが不足しているものは徐々に省略されていると言える．また，同書においても"基本的には解剖学的あるいは機能的人工歯を用

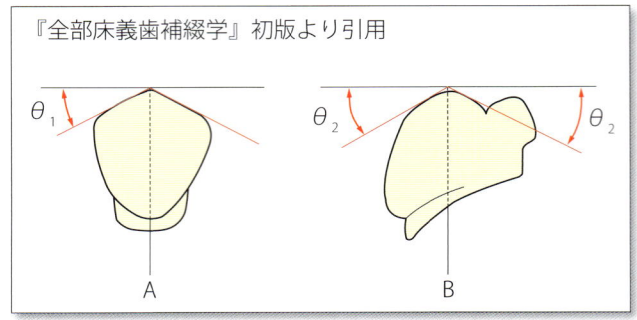
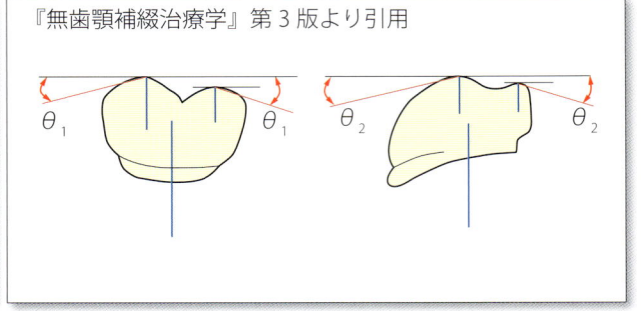

図8 我が国の教科書に記載されている咬頭傾斜角についての図説の違い．図説はいずれも次のように記されている "θ1は近遠心的，θ2は頬舌的傾斜角である．咬頭傾斜が20度というのは，このθが20°のことである"（原文ママ）

いて人工歯の咬合関係を機能的に構築することによって，正常な咀嚼運動が行われ，顎関節および関連する筋に正常な刺激が加わるように心がけることが必要である"と，前者より若干ニュアンスは弱めているが，その基本姿勢は変更されていない．つまり，我が国の教科書における臼歯部の人工歯選択に関して，若干の内容の変更はあるものの，大きな変遷は起きていないと言える．

　なお，咬頭傾斜角と一言に言っても，実際にはどの咬頭のどの面の角度かによって異なると言える．あくまでも，一般的に使われている咬頭傾斜角は代表値（多くが上顎または下顎の第一大臼歯の近心機能咬頭）であり，細かな数値が重要となるわけではないことを覚えておきたい．そして後者の最新版（ならびに前者の第2版以降）では，なぜか下顎の大臼歯舌側咬頭の舌側斜面が図示されている．同斜面はそもそも非常に短い斜面であり，さらに通常の排列ではどことも滑走接触しないはずで，重要度については疑問である．本来であれば，やはり前者初版のように，下顎機能咬頭の内斜面の角度を示すほうが適切ではないだろうか（図8）．

現時点での筆者らの考え方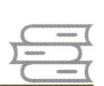

　今回は臼歯部人工歯の選択についての歴史的な変遷について調べた．当然かもしれないが，人工歯の材料は時代とともに変遷が見られ，陶歯全盛の時代から，現在の主流である硬質レジン歯までの記載の変化について明らかにすることができた．

　最後に，筆者らの臼歯部人工歯選択に関する考え方を述べておきたい．まず材質に関しては，基本的には硬質レジン歯を用いている．さらに，保険適用外となるが，フィラー形状の変更や，新規材料の添加によってさらに耐摩耗性を向上させた複合材料を用いた人工歯を使用することが多い．それでも，耐摩耗性を考慮すれば明らかに陶歯が優れていると考えられるが，義歯床との接着やチッピング，咬合音等の問題，そして何より調整の困難さを考えると，本書執筆現在は硬質レジン歯が最も使用しやすい状況にあると考えている．

　また咬頭傾斜角は，咀嚼能率や咬合調整の容易さ，咬合関係の融通性等を考慮して，ほとんどの症例において傾斜角20°前後の準解剖学的人工歯を用いることが多い．人工歯の大きさに関しては患者の顎堤の大きさに応じて，近遠心的な大きさをある程度選択する．ただそれでも，材料や咬頭傾斜等を優先して選択することや，そもそも頬舌的幅径等のバリエーションに関しては選ぶ余地が少ないことも手伝って，正直なところ，その選択についてあまり重要性は感じていない．

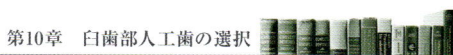

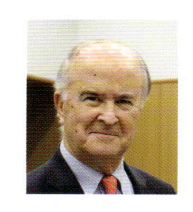

DR. ZARB'S OPINION

臼歯部人工歯の選択─解剖学的形態か？

　臼歯部人工歯の選択については，第7版頃から非解剖学的な機能性を重視した人工歯等多くの種類が紹介されるようになったが，実際の臨床現場では徐々に解剖学的形態の人工歯が多く用いられるようになっている．

　ただ，個人的な経験から言うと，私は臨床で非解剖学的人工歯を多く選択していた．その理由は，私が主に診ていたのは非常に高齢の患者で，パーキンソン病や神経障害を患っていて絶えず動いている人も少なくなかったからだ．そのような場合には無咬頭歯のほうが合っているように思う．特に退行性の神経疾患やパーキンソン病の患者が来院した場合には，解剖学的人工歯よりも非解剖学的人工歯のほうがはるかに良い．それは単純に，前述したように義歯の滑りを少なくできると考えられるからだ．

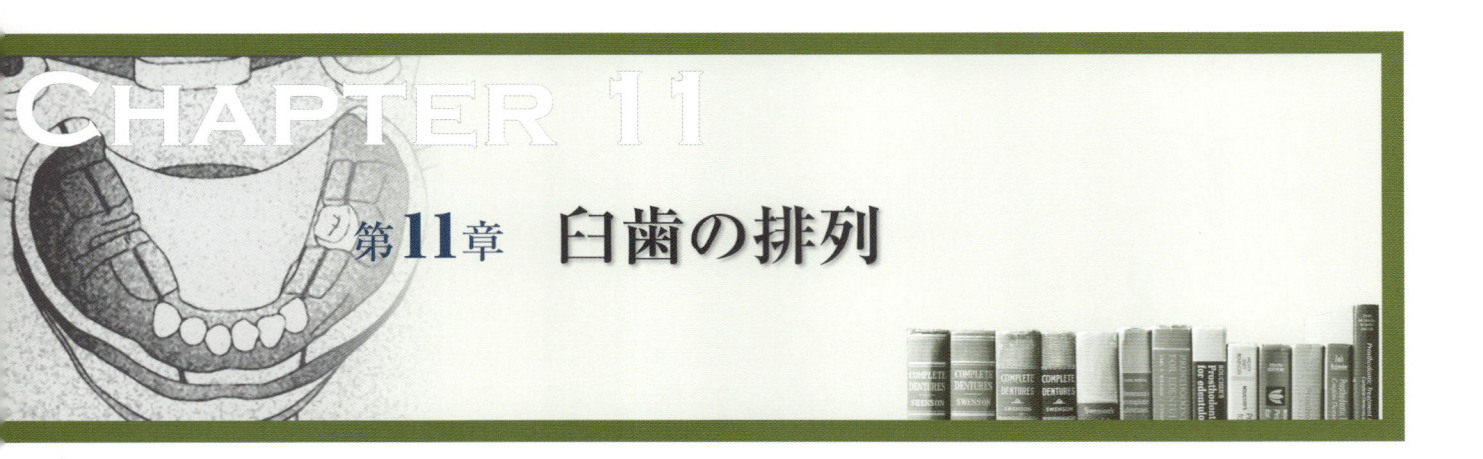

Chapter 11

第11章　臼歯の排列

　臼歯部人工歯の排列位置は全部床義歯にとって，その力学的要件ならびに生理学的要件の両者に影響を与える非常に大きな要素であることは言うまでもない．

　わかりやすく言い換えると，例えば人工歯が極端に外側に位置していた場合，義歯にかかる転覆力が大きくなり，その結果義歯の力学的要件を満たさず，十分な機能を発揮できない可能性が高くなる．逆に，極端に内側に位置してしまうと，舌を咬みやすくなるばかりでなく，発音しづらくなる等，生理学的な要件を満たすことが適わなくなると考えられる．

　では，PTEP ではどのような基準で人工歯の排列位置を決定しているのだろうか．また，そのような排列を効率的に行うためには，どのような排列順序が勧められているのだろうか．そしてその理由に関しては考察がなされているのだろうか……？　本章では以上の点について，記載内容の変遷を交えて紹介したい．

PTEP における臼歯部人工歯の実際の排列法とその順序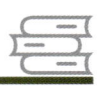

　PTEP における臼歯部人工歯の排列順については，表および図1に示す変遷が認められる．以下，紹介する．

1．初版〜第4版の記述

　初版〜第4版では，排列に関する章は同一の記載内容となっている．

　初版における序論を紹介すると，冒頭で "いわゆる*解剖学的人工歯の排列は，互いに近遠心的・頰舌的位置に正確に行われなければならない*" と述べられた後，臼歯の前後的位置は前歯部の最終的な決定の後に行われるべきであるので，臼歯の排列を行う前に，前歯の排列・試適まで完了しておくことが勧められている．つまり，臨床のステップとして，前歯部のみの試適を単独で行うことが勧められていると理解できる．前章までで既に述べたが，PTEP では前歯部の審美的な排列に関して特に配慮しており，蠟義歯試適後に複数回の修正が必要だと考えているようである．そのため，前歯部のみの試適は必須であると繰り返し書かれている．

　その後，臼歯部人工歯の選択について述べられているが，ここでは前章で紹介した「人工歯の選択」の章でもほぼ同じ記載があり，内容として重複が認められる．

　続いて，実際の排列について述べられている．その順序と簡単な内容を紹介していきたい（図1の方法①）．

　まず，上顎臼歯を第一小臼歯から第二大臼歯まで，隣接面コンタクトをわずかに開けながら排列する（下顎を並べてから正確な位置に微調整できるように，コンタクトを詰めずに並べるとの注釈がある）．

表　PTEP 各版における，臼歯部人工歯の排列順の変遷．時代とともにその排列順が移り変わっている

初版	第2版	第3版	第4版	第5版	第6版	第7版	第8版	第9版	第10版	第11版	第12版	第13版
1940	1947	1953	1959	1964	1970	1975	1980	1985	1990	1997	2004	2013

①（1940〜2004）　②（1964〜1990）　③（1975〜1990）　④（1997〜2004）　⑤（2013）

解剖学的臼歯部人工歯の排列順	
方法①	すべての上顎臼歯から排列する方法	$\underline{4} \to \underline{5} \to \underline{6} \to \underline{7} \to \overline{6} \to \overline{7} \to \overline{5} \to \overline{4}$
方法②	下顎から排列する方法①	$\overline{4} \to \overline{5} \to \underline{4} \to \underline{5} \to \underline{4}\,\underline{5}$ 外す $\to \underline{4}\,\underline{5}$ 微調整 $\to \overline{5} \to \overline{4} \to \underline{6} \to \underline{7} \to \overline{6} \to \overline{7}$
方法③	上顎小臼歯から排列する方法	$\underline{4} \to \underline{5} \to \overline{5} \to \overline{6} \to \underline{6} \to \underline{7} \to \overline{7} \to \overline{4}$
方法④	下顎から排列する方法②	$\overline{4} \to \overline{5} \to \underline{4} \to \underline{5} \to \underline{6} \to \overline{6} \to \underline{7} \to \overline{7}$
方法⑤	下顎から排列する方法③	$\overline{4} \to \overline{5} \to \underline{4} \to \underline{5} \to \overline{6} \to \underline{7} \to \overline{6} \to \underline{7}$

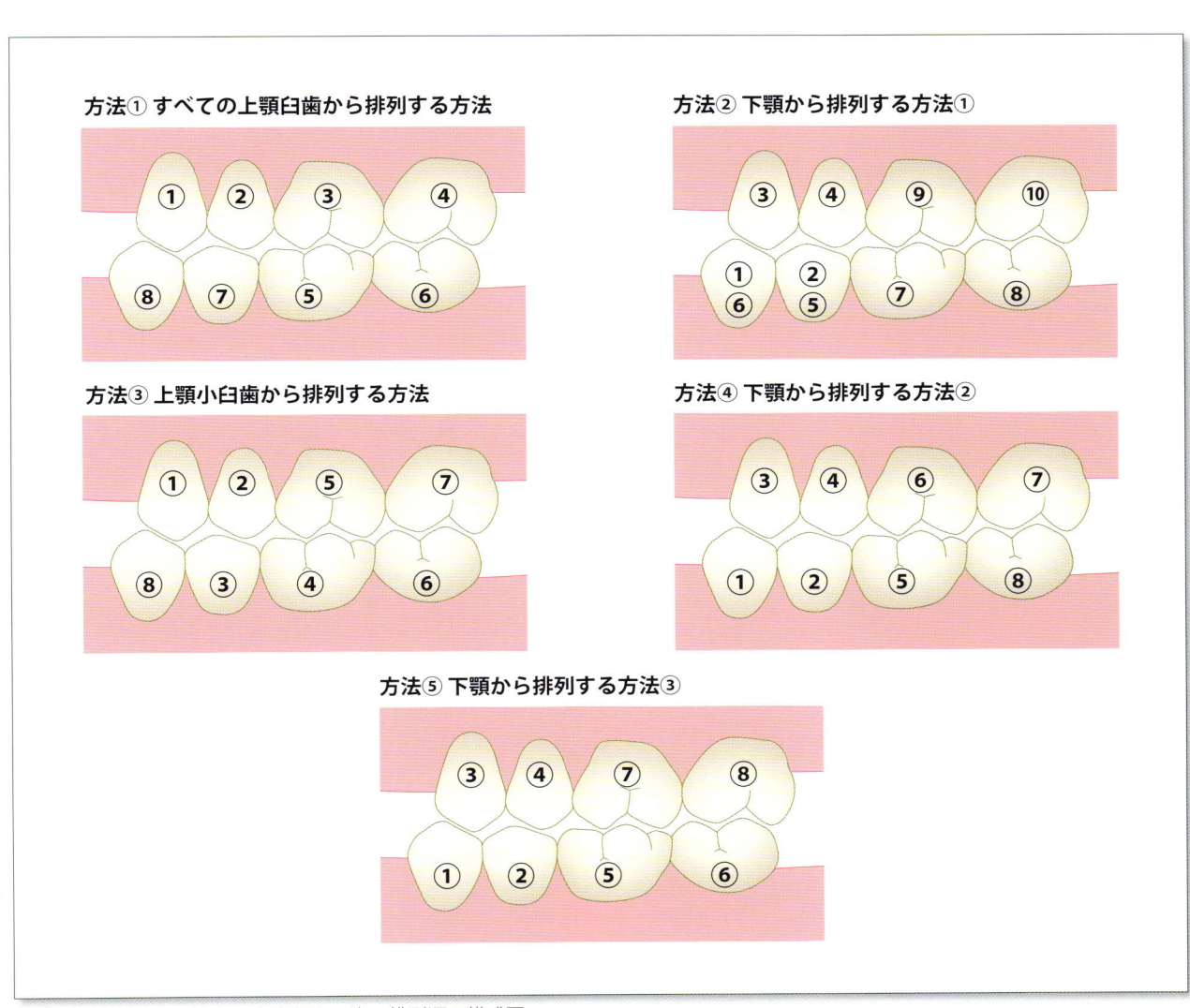

図1　PTEP 各版における，臼歯部人工歯の排列順の模式図

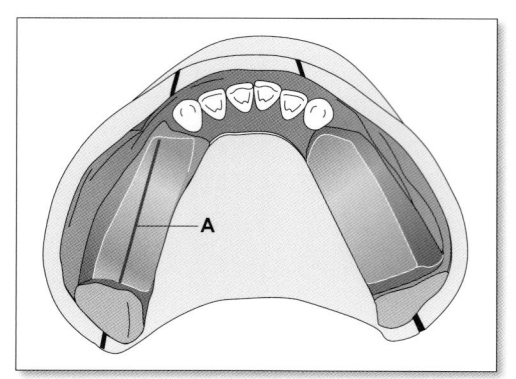

図2　下顎模型上の歯槽頂のラインを蝋堤に転写し，上顎臼歯の排列の基準とする（初版より作成）

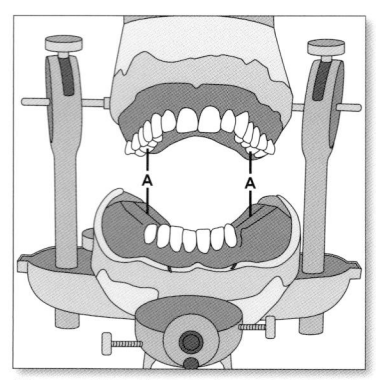

図3　下顎歯槽頂ライン上に上顎臼歯舌側咬頭が位置するように，まず上顎臼歯から排列を行っている（初版より作成）

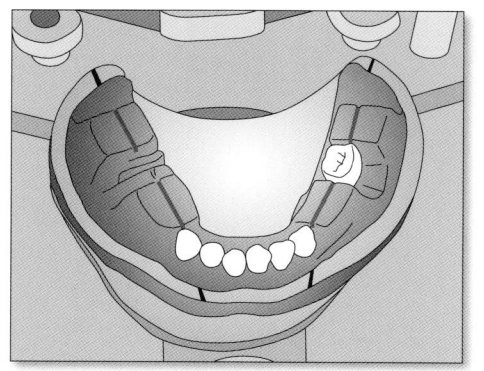

図4　上顎の第一大臼歯に咬合するように下顎の第一大臼歯を排列する（初版より作成）

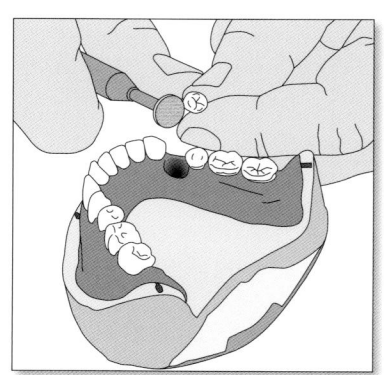

図5　下顎第一小臼歯は最後に排列するため，状況によっては大きさの調整が必要となる（初版より作成）

　頬舌的な位置（後にて詳述する）は，下顎模型に記した歯槽頂のライン（図2）を参考にして，下顎の歯槽頂上に位置するように排列を行うとしている（図3）．上顎をすべて並べた後，下顎の第一大臼歯を上顎第一大臼歯に正確に咬合するように排列し（図4），さらに第二大臼歯，第二小臼歯，最後に第一小臼歯を排列するが，多くの場合に形態の修正が必要であることも，写真とともに説明されている（図5）．

　また，下顎第一小臼歯を最後に並べることについて，調整によってサイズを小さくしても，上顎第一小臼歯ほど審美的に影響がないことが理由として挙げられている．

2. 第5版，第6版の記述

　第5版，第6版では，その序論は前版までとほとんど同じ内容であるが，「Centric Occlusion（中心咬合）」という項目が新設され，人工歯の中心咬合に関して3つの原則が挙げられている．すなわち，① 上顎人工歯が下顎人工歯に重なる（Overlap）こと，② 上顎各歯の長軸が下顎歯の長軸の遠心に位置すること，③ 下顎中切歯，上顎最後方臼歯以外の各歯はそれぞれ2歯と対合することである．つまり，人工歯であっても臼歯部は1歯対1歯咬合ではなく，1歯対2歯咬合にて排列することが勧められているとわかる．

　続いて，排列順について説明されている．本版で紹介されている排列順には2つの基本的ア

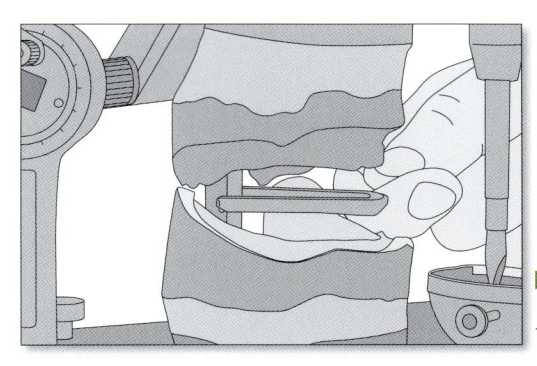

図6 咬合平面の位置付けを，ワックスを用いてシミュレーションしている様子（図は正しい咬合平面を表している）（第7版より作成）

プローチがあるとされ，1つは，第4版以前と同じ，下顎模型上の歯槽頂ラインを参考にして上顎臼歯から排列する方法（図1の方法①），もう1つは下顎から排列する方法（図1の方法②）で，そのメリットは下顎の顎堤に対してより正確な排列を行うことができると説明している．

さらに，同手法についての実際の排列に関する詳しい説明の記載がある．簡単にその順序を紹介しておくと，まず，最終位置が決定した前歯部の被蓋関係を観察し，水平的被蓋が1.5 mm前後であれば下顎第一小臼歯を初めに排列し，1.5 mmよりも大きければ上顎の第一小臼歯，第二小臼歯の順で排列を行い，最後に下顎第一小臼歯を排列すると記されている．

そして，前者の前歯部の被蓋が1.5 mm前後であった場合の理想的な排列順として，以下のように解説している．まず，下顎顎堤の形態に従って，下顎第一・第二小臼歯を排列し，それに咬合するように上顎第一小臼歯を排列する．その際にもし上顎犬歯との間にスペースが認められた場合は，下顎第一・第二小臼歯を外して，上顎第二小臼歯を加えて調整（同スペースを埋めるように）する．そして，上顎に合わせて下顎第二小臼歯を排列して，その後に第一小臼歯近心を削合して排列を行う．その後下顎第一・第二大臼歯に引き続いて上顎大臼歯を排列する．……つまり，本法では上下の小臼歯の位置をまず決めておき，その後で下顎大臼歯から排列するということを勧めているようである．

3. 第7版〜第10版の記述

第7版からは，これまでと大きく構成および内容が変わっている．

まず，項目のタイトルが，「臼歯の"仮"排列」となっており，冒頭にその理由が次のように述べられている．

"臼歯部人工歯もまた，天然歯が元あった場所にできるだけ近づけて排列しなければならない．しかしながら，前歯に比べて，ガイドとなる指標が少ないために非常に難しいと言える．そのため，仮排列および試適（テスト）が必要である"

また，咬合平面に関する解説（平面の決定のための前方基準点や後方基準点，また左右の傾斜についての考察等が比較的わかりやすく説明されている．図6）に続いて，前述した中心咬合のためのガイドラインの3つの原則については，変わらずに説明されている．そしてその後，中心咬合のみを確立する排列法として，新たな順序の排列法が解説されている（図1の方法③）．

まず，上顎第一・第二小臼歯を排列し，続いて下顎第二小臼歯，下顎第一大臼歯を排列し，それに咬合するように上顎第一大臼歯を排列．その後に下顎第二大臼歯を並べ，上顎第二大臼

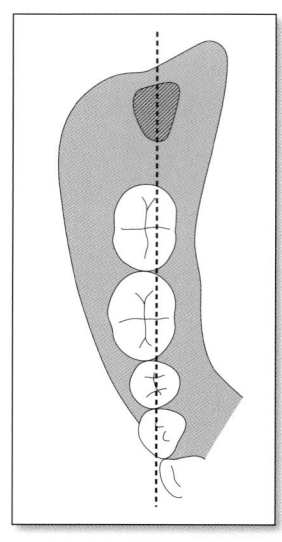

図7　パウンドラインと似たラインを参考にした，下顎の人工歯の頬舌的位置の決定法．臼歯を3歯のみ排列する場合には，舌房を考慮して，犬歯の尖頭とレトロモラーパッド中央を結んだラインより，臼歯の中心溝をわずかに頬側にしなければならないと述べられている（第11版より作成）

歯を排列している．そして，おそらく最後に下顎第一小臼歯を排列すると考えられるのだが，図にも本文中にもその記載はない．

　また，本法はワックスの軟化の方法等，具体的な手技について，前版までの他の方法に比べてもかなり詳しく書かれている．

　では，これまでに紹介されていた上顎から排列する方法（図1の方法①）や，第5版に掲載されていた下顎から排列する方法（図1の方法②）については紹介されなくなったかというと，実はそうではなく，ずっと後ろの別の章の中で紹介されている．なお，ここでは紙幅の都合上，詳述できないが，同章ではさらに，無咬頭人工歯の排列の方法についても解説されている．

4．第11版，第12版の記述

　第11版では前版に比べて，随分シンプルな内容になっている．まず，第7版〜第10版の序論とほぼ同じ内容から始まり，咬合平面，頬舌的位置についての解説も一部が省略され，要点のみが解説されるようになった．ただ，本版からパウンドラインと似たようなライン（図7．PTEPではパウンドラインは紹介されていない）を用いて，下顎の臼歯の舌側限界について具体的に指示している．

　排列順に関してであるが，本版では解剖学的人工歯の排列に関して2つ記載があり，1つは上顎の臼歯から排列する最もオーソドックスな方法（図1の方法①）であり，もう1つは，実はこれまでと異なる新たな排列順の方法が解説されている（図1の方法④）．

　後者について簡単に紹介しておくと，まず，下顎第一・第二小臼歯を排列し，それに合わせて上顎の第一・第二小臼歯を排列する．先に上下顎の小臼歯の排列を完成させるのは第5版，第6版の2番目の方法と同じであるが，その後の順序が異なっている．つまり，小臼歯の排列を完了した後，まず下顎の第一大臼歯を排列し，上顎の第一大臼歯を咬合させる．そして，上顎の第二大臼歯を排列し，最後に下顎の第二大臼歯を排列して終了する．ただし，なぜこのような排列順を用いたかに関しては特に記載がなく，明確な理由は不明である．

　また，本版にはそれ以外に，非解剖学的人工歯の排列について2つ，リンガライズドオクル

ージョンに関しても1つの排列法が解説されている.

5. 第13版の記述

　ではいよいよ, 本書執筆時点の最新版である第13版について紹介する. これまでの各章でも度々述べているが, 第13版ではさらに構成が大きく変更されており, 同じ内容についての変遷を探索するのが少し困難であると言える.

　「臼歯の排列」と冠された章の序論では, ニュートラルゾーンと咬合平面について簡単に解説されており, その後, 排列する臼歯の数について考察されている. 前章でも言及したのでごく簡単に内容を紹介しておくと, "*下顎義歯の安定のためには咬合平面と平行な顎堤のエリアに臼歯を排列しなければならない*"と述べられており, そのために下顎第二大臼歯の接触をなくしたり, または第一小臼歯を排列しなかったりする等の工夫が提案されている.

　実は, 臼歯の排列という項目は以上の内容となっており, 排列に関してはその後の「咬合のコンセプト」という項目の中で, 咬合と排列について同時に解説される形となっている. まず紹介されているのがリンガライズドオクルージョン, 解剖学的人工歯を用いた両側性平衡咬合についてであり, その後に非解剖学的人工歯の排列法について解説されている.

　旧版と異なり, リンガライズドオクルージョンが初めに解説されているのは, これが近年多用されているためだと考えられる (ただ, PTEPにおける咬合のコンセプトについての変遷は, 別の章で詳しく後述したいと思う). では, 随分と変遷してきた解剖学的人工歯の排列の順序についてどうなっているかと言うと, これまで紹介されていた上顎臼歯から排列する方法はついに省略されてしまい, 記載が見られない. 序論にはその理由として, "*ほとんどの臨床家が下顎義歯の安定のために理想的な下顎の咬合平面を確立する目的で, 下顎臼歯を先に排列している*"と述べられている.

　そして, 実際の排列順としても, まず下顎第一・第二小臼歯を排列し, 対合する上顎第一・第二小臼歯を排列, その後, 残りの下顎大臼歯を並べ, 最後に上顎大臼歯を排列するという順序が紹介されている. つまり, またこれまでとは若干異なった順序で排列していると言える (図1の方法⑤). さらに, 本文中にはその紹介は行われていないが, 掲載されている排列の図を見ると, 下顎の全臼歯が先に排列されている写真が掲載されている. その説明にも, 解剖学的指標を用いて先に排列された下顎の臼歯に合わせて, 上顎の臼歯を排列すると述べられている.

　以上のように, 本シリーズでの解剖学的人工歯の排列順については多くの種類があり, とても興味深い.

PTEP 各版における頬舌的位置の決定法

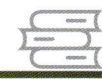

　臼歯部の排列位置のうち, 特に頬舌的な位置関係については現在でも様々な意見があり, 術者によってその決定法は異なっていると言える. PTEPではどのような変遷があるのだろうか?

1. 初版〜第6版の記述

　初版〜第6版までの記載から, 頬舌的な位置関係を決定する方法を紹介したい.

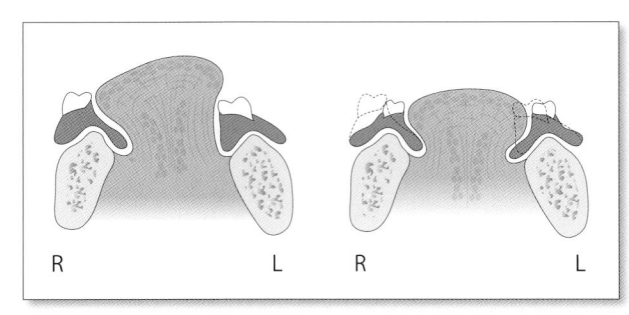

図8 第7版に掲載されている，適切な臼歯の頬舌的位置を示す模式図（第7版より作成）．左図の右側は頬側に寄り過ぎており，左側は逆に舌側に寄り過ぎている状態を示している．右図は適切な状態を示している（同図は第13版まで引き続き掲載されている）

まず下顎の歯槽頂のラインを模型上に延長しておき，それを基準にしてラインを蠟堤上に転写しておく．そして，上顎の舌側咬頭が同ライン上に位置するように臼歯のポジションを決定する（図2，3）．つまり，当時はまず排列の初期段階としては，下顎の歯槽頂を最も重視していたと言える．

2. 第7版～第10版の記述

第7版～第10版では，本文中に「臼歯の仮の頬舌的位置」というタイトルで解説されている．その内容を引用すると，*"（臼歯の頬舌的位置と歯列弓形態の）前方部は前歯の位置によって決定される"* と，第一小臼歯の位置は前歯の位置に準じて決定すると示唆している．続いて，*"後方部は下顎の床下組織形態によって決定される"* と，これまでと同様に下顎の顎堤の要因を重視していると言えるが，それだけではなく，後半には *"臼歯の頬舌側面と接する軟組織に対して正しい位置に排列しなければならない"*，*"最終的な人工歯排列はそのほとんどが，頬と舌とのニュートラルスペース（neutral space）によって決定される"*，さらに *"最終排列はこれら（軟組織からの）の外力を十分考慮して行われなければならない"*（図8）と記載されており，いわゆるニュートラルゾーンの考え方を取り入れていると言える．

3. 第11版，第12版の記述

第11版では，先ほどのようなタイトルはなくなっており，総論的な文章の中で前版までとほぼ同一の文章が記載されている．ただし2点ほど変更点があり，1つは用語としてニュートラルスペースの代わりにニュートラルゾーンが使われていること，もう1つは舌と頬の外力を考慮して排列を行うためには *"犬歯尖頭からレトロモラーパッドの中央を結んだラインを参考にし，同ラインが下顎小臼歯と大臼歯の中心窩を通らなければならない"* と，パウンドラインと似た考え方がニュートラルゾーンの確保に必要であるとしている．

ただし，その直後の文章で，*"臼歯の頬舌的位置の基本原則は残存顎堤上に排列することであり，犬歯とレトロモラーパッドがその指標となる"* とも述べられていることから，おそらく本版で勧められている頬舌的位置の決定法としては，基本的には下顎の顎堤を重視して排列するが，舌房に配慮するためにパウンドラインを用いてその舌側限界を定義しているといったところではないだろうか？　言い換えると，フレンジテクニックやピエゾグラフィ（図9）を用いて積極的にニュートラルゾーンを求めて排列を行うことを勧めているわけではないと考えられる．

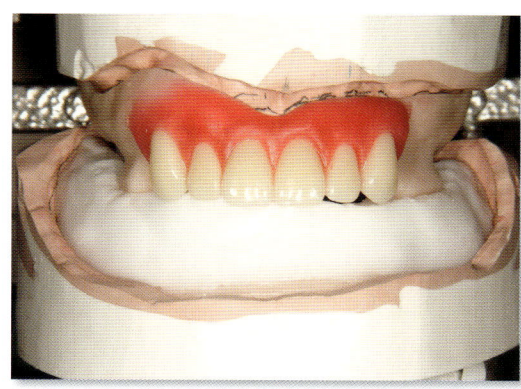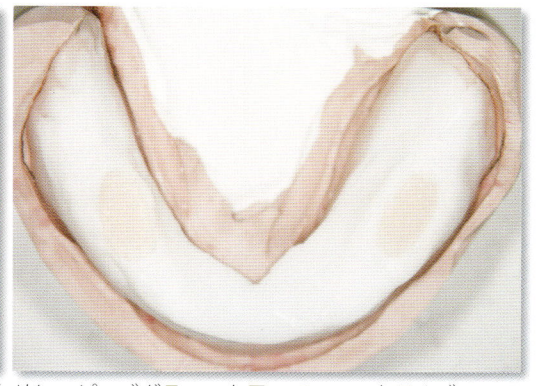

図9　人工歯の排列位置ならびに研磨面形態の決定のために，ピエゾグラフィを用いてニュートラルゾーンの採得を試みた症例

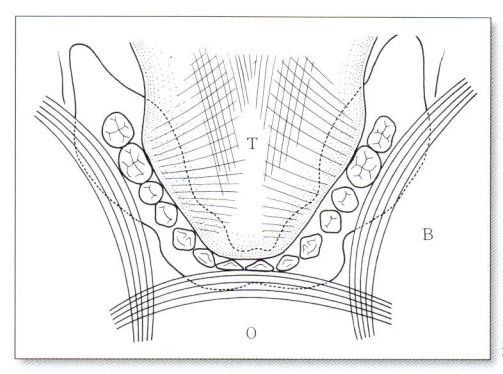

図10　Uhlig（ウーリッヒ）が提唱したニュートラルゾーンについての図（1970）．頬と舌，口唇からの筋圧が中立となる部位に人工歯を排列するべきである（全部床義歯補綴学 初版より引用）

4. 第13版の記述

　第13版では文章の構成が変わっているが，要約すると "下顎義歯はその安定のためには舌と頬の筋のコントロールが不可欠であり，ニュートラルゾーンが特に下顎の補綴物の咬合を確立するための場所である" と述べられている．しかしながら，精読していくと実際の排列を説明した文章の中で気になる一文がある．すなわち，"リンガライズドオクルージョンのためには，ニュートラルゾーン（口角からレトロモラーパッドの中央）を確認しなければならない"と記載されており，これを換言すれば，少なくとも第13版においてはニュートラルゾーンは「口角からレトロモラーパッドの中央」と一致，あるいは同義であることが説明されている．

　つまり，本版で用いられているニュートラルゾーンとは，我々が知っている "無歯顎の口腔内において，口腔の諸機能時に頬，唇による内方への圧と舌による外方への圧とによって全部床義歯に加わる荷重が均衡化されると想定される領域"[1]（図10）とは若干異なった解釈がなされているのではないだろうか？

　以上より内容を総合すると，第13版においても前版までと同じように，パウンドラインと同様の考え方を舌側限界の基準として頬舌的位置を決定していると言える．

我が国の全部床義歯学教科書における記述の変遷

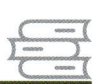

　ここでも，『全部床義歯補綴学』（1982年）と，『無歯顎補綴治療学』（2016年）において紹介されている，臼歯の排列に関する変遷について見ていきたい．

　まず前者では，排列の基本的な考え方として「両側性および片側性の咬合平衡」「ニュート

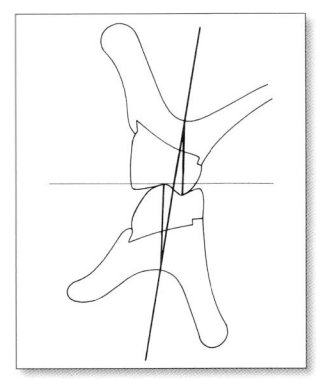

図11 歯槽頂間線の法則を説明した図. 最新版である『無歯顎補綴治療学』第3版まで引き続き掲載されている（全部床義歯補綴学 初版より引用）

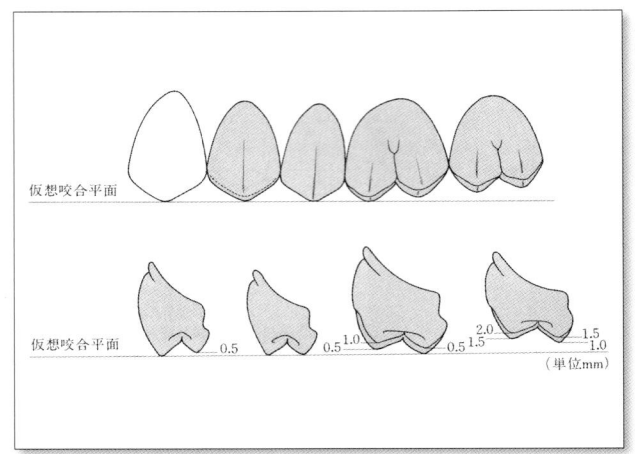

図12 下顎法における，調節彎曲を説明した図. 非常に具体的な指示がされている（全部床義歯補綴学 初版より引用）

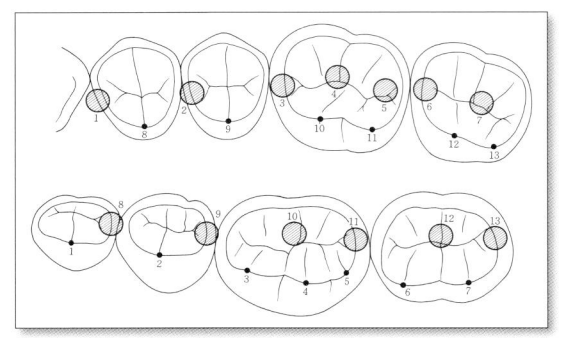

図13 相対する咬合接触をわかりやすく示した図（全部床義歯補綴学 初版より引用）

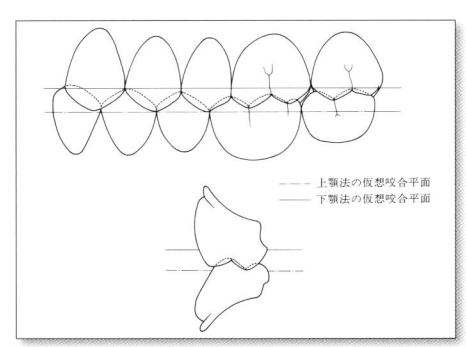

図14 上顎法と下顎法それぞれの仮想咬合平面を示した図. 仮想咬合平面は異なるが，最終的には同じ位置に人工歯が位置することを説明している（全部床義歯補綴学 初版より引用）

ラルゾーン（図10）」「歯槽頂間線の法則（図11）」「咬合圧の舌側化」という項目について，それぞれ簡潔によくまとめられている.

　その後，臼歯排列の順番について述べられている. 排列の方法には，① 下顎臼歯部から排列し，次いで上顎臼歯部を排列する方法（下顎法）と，② 上顎臼歯部から排列し，次いで下顎臼歯部を排列する方法（上顎法）があるとしている. それぞれの排列順を簡単に紹介すると，下顎法では下顎第一・第二小臼歯，第一・第二大臼歯を順番に排列し，次いで，上顎は第一大臼歯，第二小臼歯，第一小臼歯，第二大臼歯の順で排列を行うとしている. 上顎をなぜ第一大臼歯から行うのかについては，"この歯の排列位置が上下顎咬合の鍵（Key of occlusion）となるからである"とコメントされている.

　では上顎法の排列順ではどうなっているかというと，まず上顎の第一小臼歯から第二大臼歯まで順に排列した後，下顎は先ほどと同様に，第一大臼歯，第二小臼歯，第一小臼歯，第二大臼歯の順で排列することが勧められている.

　また，両排列法では，排列時に調節彎曲をどのようにつけるのがよいかについて具体的な距離の説明（図12）や，緊密な咬合を与えるためのシェーマ（図13）等も図示されている. さらに，上顎法と下顎法での違いについても考察されており（図14），PTEPにおける排列の解

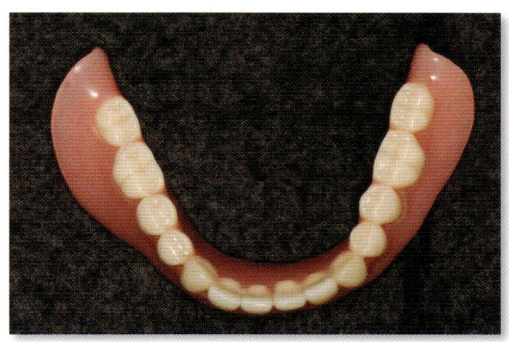

図15　共通帯法を示す図（河邊ほか，1973）（無歯顎補綴治療学 第3版より引用）

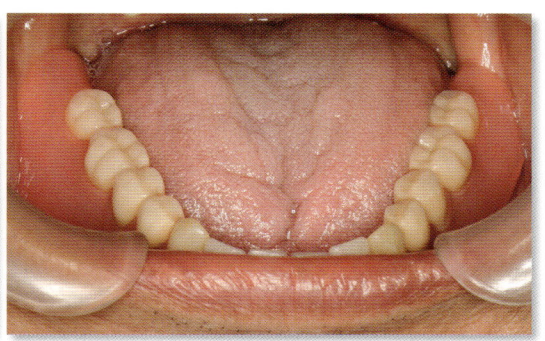

図16　パウンドラインを示す図（無歯顎補綴治療学 第3版より引用）

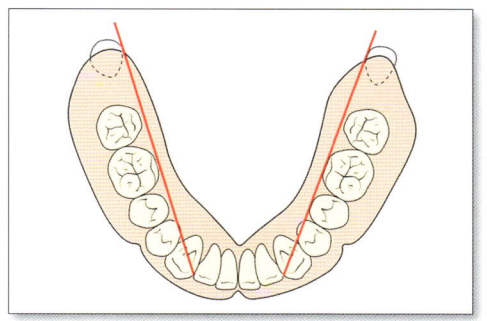

図17　舌を咬みやすいという主訴で当病院に来院された患者が持参した義歯．臼歯部人工歯が明らかに舌側に位置している（おそらく前医が患者の訴えを受けて，人工歯舌側を切削している）

説とは内容が随分異なっていると言える．筆者の感想としては，臼歯の排列に関しては，同書のほうが理解しやすく，また実践的であるように感じた．

　では，後者ではどうだろうか．人工歯の形態や大きさに関しては，ほとんど内容は変わっていないが，排列の頰舌的な位置に関しては，前者で解説されていた項目に加えて共通帯法（図15），パウンドライン（図16）について簡潔に追加されている．ただし，排列法に関しては上顎法，下顎法ともに紹介されているものの，詳細な排列の順番にまでは言及されていないため，不明である．

　つまり，我が国の教科書における，臼歯部の人工歯排列に関しては，若干の内容の追加はあるものの，大きくは変遷が起きていないと言える．

現時点での筆者らの考え方

　最後に，筆者らが教育を行っている，臼歯部人工歯排列に関する基本的な原則について簡潔に述べたい．

　近年では大学病院に来院される患者の多くが前述のように顎堤吸収の著しい症例であるため，PTEPにおいても勧められているように下顎義歯の安定を優先すべき場合が多いと考えており，まず下顎の顎堤の状況（前後的傾斜および顎堤の形態）とパウンドライン（まず前歯部のみの排列試適を行い，臼歯部排列までに前歯部の位置をほぼ確定しておくことが条件となる）を利用して，下顎の排列位置から決定している．その後，下顎に合わせて上顎を排列し，臼歯部人工歯の試適時に舌房の確認（図17）と転覆試験を行って，排列位置を再度修正するという方

法を採っている.

　ただ実際には，当講座においても多くの医局員が排列作業を歯科技工士に任せているため，排列位置はともかく，排列順までを細かに指示している歯科医師は少数であると思われる．ただし，歯科医師であってもどのような排列順を用い，何を基準に排列するかを理解しておくことは，質の高い全部床義歯の製作にとって重要であると考えられる.

おわりに

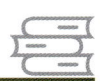

　本章では臼歯部人工歯の排列について，その歴史的な変遷について調べてみたが，人工歯の排列位置や排列の順番に関してはこれまでと同様，徐々に変化が認められた．もちろん，様々な臨床家の意見や研究エビデンスの積み重ねが影響している変遷もあるのは間違いないが，今回の臼歯部の排列位置の決定法の変化や排列順等から，筆者が推察する変遷の1つの要因は「症例の変化」である.

　すなわち，以前は比較的患者の年齢が若く，残存顎堤が十分に存在する患者が多かったために，歯槽頂を重視した決定法，あるいは上下顎それぞれの歯槽頂の位置のみを参考にした排列法でも，多くの症例が対応可能であったと考えられる．しかし昨今では，社会の高齢化等によって顎堤の吸収が大きい患者が徐々に多くなったと言われている．その結果，下顎臼歯の舌側限界の指標を示すパウンドライン等の考え方を用いて排列位置が指示されるようになったり，PTEPの最新版である第13版では，"現在では多くの歯科医師が下顎の義歯の安定を優先するために，諸々の状況を考慮した上で下顎臼歯の排列から決定する"としたりしている．また，あくまで推察に過ぎないが，以前に比べると，それだけ下顎の安定が得難い症例が増加傾向にあることを表しているのではないだろうか.

引用文献
1）日本補綴歯科学会（編）：歯科補綴学専門用語集 第4版. p78, 医歯薬出版, 東京, 2015.

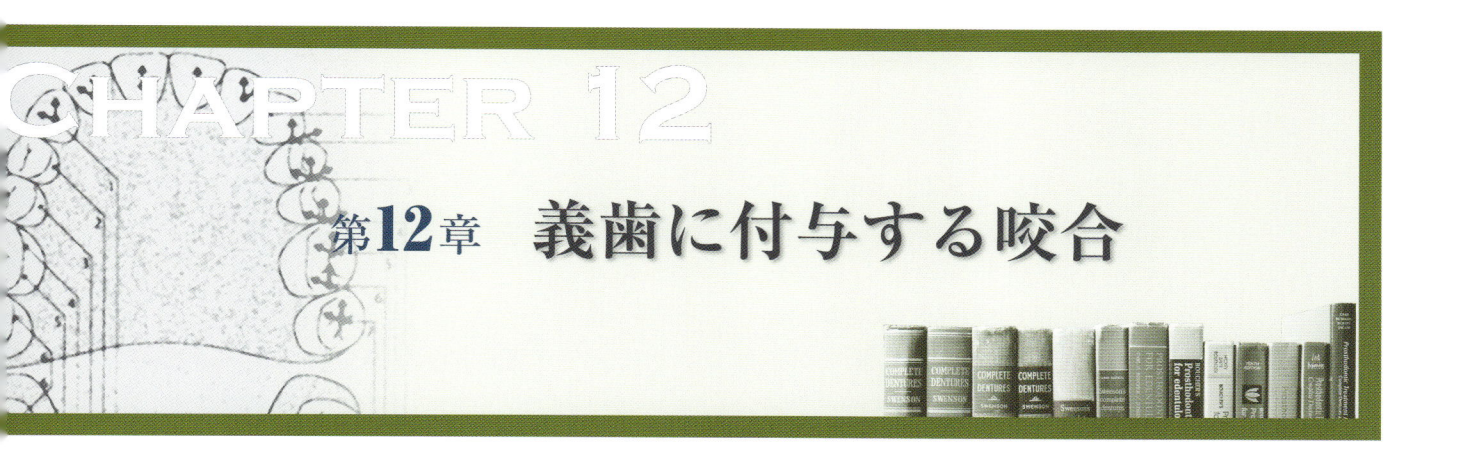

第12章　義歯に付与する咬合

前章では，臼歯部人工歯における排列順序や排列位置の基準についての変遷を調べてみたが，本来は人工歯の選択や排列の前に，義歯に付与する咬合を決定しておく必要がある．そこで本章では，義歯に付与する咬合がどのように変遷してきたのかについて，今一度整理してみたい．

義歯に付与する咬合の重要性についての記載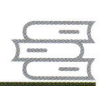

初版の「Occlusion（咬合）」という章の序論には，咬合の重要性について，以下のように記載されている．"咬合は外科を除いて，歯科学のすべての分野において最も重要な主題（the most important subject）である．1本の歯を修復する場合でも，垂直的および水平的な咬合負荷に関して考慮することは，歯や歯列あるいは修復物を保存する上で最も重要なこと（prime importance）である"

同文は第7版まではそのまま引き続いて記載されており，第8版以降は，the most important の前に「probably（おそらく）」という単語が足され，小さな変更が加えられている（ただし，小さくてもそれが意味するところは深いのかもしれないが……）．それでも，この内容は第10版まで引き継がれており，咬合の重要性について強調されていた．しかしながら，第11版以降は同文が書かれていた「咬合の重要性」という項目が削除され，どこにも記載が見られない．

もちろん，だからといって咬合が重要でないという意見を示していると考えるのは早計であるが，1950年代前後のような全部床義歯における人工歯の細かな接触点やその調整法について議論がなされていた頃と比較すると，現在では，その重要性について強調される機会は以前よりは少なくなっているように感じている．

両側性平衡咬合についての記載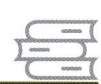

義歯に付与する咬合において欠かせない話題の1つが，両側性平衡咬合の必要性であろう．現在でも様々な議論が行われているが，実はPTEPにおいては初版から最新の第13版まで継続して「Advantages of balanced occlusion in full (complete) dentures（全部床義歯における平衡咬合の利点）」という項目が設けられ，説明されている．そこでは以下のように述べられている．

"両側性平衡咬合の利点とは何か？　両側性平衡咬合は大学教授やスペシャリストだけが実践する迷信ではないかと多くの歯科医師が思っている．そのため，多くの歯科医師は両側性平衡咬合を獲得するための複雑な作業に価値を認めず，平衡の得られていない義歯が多く作られ

てきたと言える．もし，食物が一日中，常に片側の人工歯上に存在するなら両側性平衡咬合の意味はないかもしれないが，実際には食物のない状態で，中心咬合位だけでなく偏心位においても（上下顎の人工歯は）1日何千回も接触している．また，咀嚼中でさえ，食物を咬断した際，人工歯はごくわずかに接触する"

　ここまでは初版〜第13版でほぼ同じ文章であるが，最後の一節は版によって若干異なっている．まず，初版では "*中心位や偏心位といったすべての下顎位における，歯列全体にかかる均等な圧力は，突然の荷重によって義歯の安定が脅かされた際の潜在的な維持力を蓄える (stores a potential retention)*" と締めくくられている．

　その後，第7版では同一節が変更され "*もしも中心位や偏心位においても歯列全体に均等に圧力が加わっていれば，それによって義歯は安定を保つことができる (maintains the stability)*" と簡単にまとめられている．

　続く第11版では，最後の一節に加えてさらに "*全部床義歯患者に両側性平衡咬合を付与できないことは，間違いなく失敗へ至る道筋である (a sure route to failure)*" という一文が追加され，これまでよりもその重要性が強調されている．ただ，第12版では第11版で追加されたこの一文はなぜか省略され，直前の一節も第7版の文章に戻されている．

　では，本書執筆時点で最新版となる第13版ではどのようになっているかというと，第12版の文章の後に，"*両側性平衡咬合は義歯被覆粘膜や骨にとって，生体力学的により好ましい (A balanced occlusion is more biomechanically favorable to the denture-bearing tissue and bone)*" という一文が追加されている．つまり，意外なことに，両側性平衡咬合の重要性は，以前の版に比べて強調されていると言える．

　このように，最後の一節は時代によって変遷が認められるが，これはおそらく，これまで紹介した他の項目と同様に，エビデンスの有無や担当著者の意見によってニュアンスが変更されてきたためではないだろうか？

　筆者らとしては，初期に書かれている「potential retention」という表現は（確かにエビデンスには乏しいのかもしれないが），臨床実感をうまく表した非常に良い表現だと感じている．

　以上のように，かなり細かいところに拘って解説したが，その内容は初版から第13版までほとんど変わらずに記載され，両側性の平衡を与えることが全部床義歯にとって有利であるという立場は一貫していると言える．

各版で紹介されている咬合様式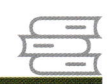

続いて，各版でどのような咬合様式が紹介されているのかを紹介したい（**表1**）．

1. 初版〜第6版の記述
初版〜第6版では，最もオーソドックスであると考えられる「解剖学的人工歯を用いた平衡咬合」についてのみ詳細に紹介されている（**図1**）．

2. 第7版〜第10版の記述
続く第7版では，「機能的調和を得るための臼歯排列法」という章の中で「全部床義歯に用いられる咬合」という項目が設定されている．その内容としては，臼歯人工歯の咬合面の形態

表1　PTEP各版において解説が加えられている咬合様式の変遷

	初版	第2版	第3版	第4版	第5版	第6版	第7版	第8版	第9版	第10版	第11版	第12版	第13版
	1940	1947	1953	1959	1964	1970	1975	1980	1985	1990	1997	2004	2013
解剖学的人工歯を用いた平衡咬合	○	○	○	○	○	○	○	○	○	○	○	○	○
非解剖学的人工歯に調節彎曲を用いた平衡咬合							○	○	○	○	○	○	○
非解剖学的人工歯によるモノプレーンオクルージョン							○	○	○	○	○	○	○
非解剖学的人工歯にバランシングランプを付与した平衡咬合												(○)	○
リンガライズドオクルージョン											○	○	○

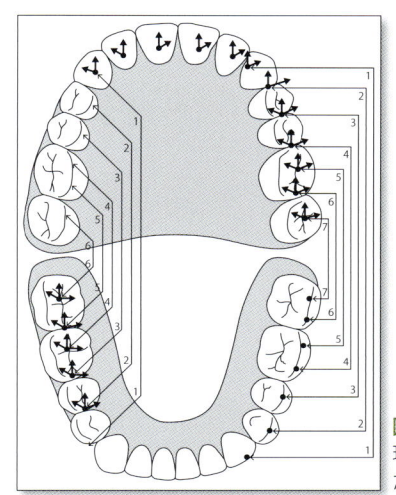

図1　上下顎咬頭歯の理想的咬合状態を示した図（初版より作成）

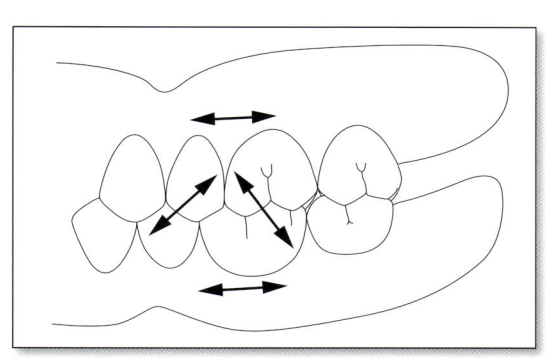

図2　作業側で嵌合しあう咬頭の接触によって義歯床の回転を防ぐ効果を示した図（第7版より作成）

について説明されている.

　第7版では"*現在のところ，臼歯の咬合面の形態に関しては3つの考え方がある*"と述べられ，解剖学的人工歯，非解剖学的人工歯，改変型人工歯（modified tooth form）について解説されている.以下，良い機会なので，当時述べられていたそれぞれの人工歯の特徴を紹介したい.

a）解剖学的人工歯を支持する意見

　まず，解剖学的な形態の人工歯を支持する人たちは，天然歯が咀嚼機能に最も適した形であると主張しているとし，咀嚼能力に優れているという利点を挙げている.

　また，咬頭傾斜があるために，平衡咬合を付与しやすいこと，作業側で嵌合しあう咬頭の接触によって義歯床の回転を防ぐ効果もある（図2）と説明されている.

b）非解剖学的人工歯を支持する意見

　非解剖学的人工歯を支持している人たちは，以下のような事実を根拠としているとの前置きとともに言及されている.

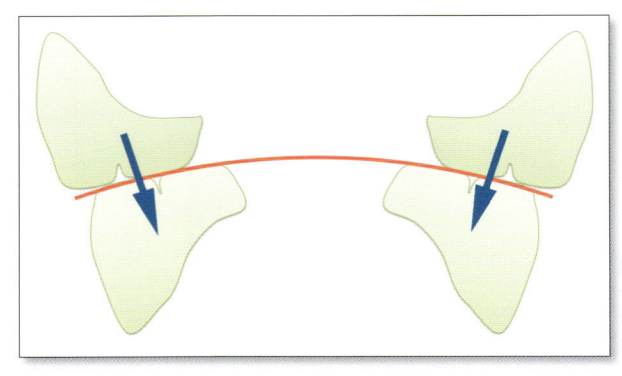

図3　下顎の安定を図る目的で維持・安定に優れる上顎を利用してアンチモンソンカーブを付与するという概念（現在ではほとんど用いられていないのではないだろうか？）

　"歯の接触は咀嚼時以外にも頻繁に起きており，しかも機能時の接触は短時間であるのに対し，非機能時の接触は持続的であると言われている．また，一方では咀嚼はその大部分が中心咬合位で行われるという説を支持する意見も多いため，下顎は閉口時に中心咬合位に向かうと言える．しかも，歯の接触は患者の姿勢や義歯の動揺によって接触する位置が変化するため，必ずしも同じ水平的位置で起きるとは限らないが，その点において無咬頭人工歯を用いれば，空口時に義歯を偏位させるような咬合接触を防ぐことができるという利点がある"

　また，"義歯において，中心位で咬頭嵌合を確立することは，患者に咀嚼や嚥下を厳密にその位置で行わせたいという意図があるわけではなく，閉口は中心位の付近で，やや前方において起きるため，どのような咬合のデザインであっても中心位より前方および側方に自由域が与えられるべきであり，そのような自由域は無咬頭人工歯では容易に付与することができる"という利点が挙げられている．続いて，非解剖学的人工歯の利点が箇条書きされている．すなわち，① 応用範囲が広く，II 級症例や III 級症例にも応用できる，② 広い接触面積が得られる，③ 生じる水平力が最小である，④ 総義歯の製作が容易である，⑤ 技工操作が簡便であることが挙げられている．最後に欠点として，① 咬頭歯よりも形態が審美的に劣る，② 食物を咬断する能力が劣るため非効率的である，③ 食物をせん断するためには水平方向の力が加えられる必要があるために，結局側方力が加わることになるという 3 点が挙げられている．

c) 改変型人工歯（modified tooth form）を支持する意見

　第三の咬合面形態である改変型とは，上顎歯の舌側咬頭と下顎歯の頬側咬頭が除去された特殊な形態の人工歯を示しているようで，"アンチモンソンカーブに排列することが支持されており，ほとんどの場合で両側性の平衡接触をとることができないが，上顎義歯のより優れた安定性を利用して下顎義歯を安定させることができるようになる"と述べられている（図3）．しかし残念ながら現在では，改変型人工歯に関する詳細な情報は掲載されておらず，不明である．

＊　　　　＊　　　　＊

　さて，ここまで読み進められた読者の中には，義歯に付与する咬合の話であったはずが，いつのまにか人工歯の形態の話題にすり替わっていることに違和感を覚えた方も多いのではないだろうか？　確かに，咬合面の形態は義歯に付与する咬合と直結しており，その関係性は深いのは間違いないが，現在の我々の認識では，これらは分けて述べるほうが自然に感じる．その原因を考察するに，おそらくはリンガライズドオクルージョンの出現に起因している可能性がある．つまり，リンガライズドオクルージョンは，現在ではその多くが解剖学的な咬頭を持つ

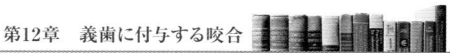

人工歯を用いて行われることから，それまでの解剖学的人工歯を用いてもアレンジして付与することが可能な咬合であると言える．言い換えると，それまでは咬合面の形態がそのまま咬合様式を表していたのに対し，新しいリンガライズドコンセプトの出現によって，それだけでは説明が難しくなったためではないだろうか．

＊　　　　　＊　　　　　＊

咬合面形態の説明の後に引き続き，人工歯の排列法が説明されている．咬頭歯を平衡咬合で排列する方法の後，無咬頭歯の排列について述べられているが，無咬頭歯の排列には調節彎曲をつけて咬合平衡を付与する方法と，平衡を付与せずにモノプレーンオクルージョンとする方法の2種類に分けて解説されている．

つまり，第7版では「解剖学的人工歯を用いた平衡咬合」，「非解剖学的人工歯に調節彎曲を用いた平衡咬合」と「非解剖学的人工歯によるモノプレーンオクルージョン」の，計3種類の全部床義歯の咬合について紹介されていると言える．

その後，第8版になると，第三の改変型についての説明が割愛されているが，第9版では同項目の文末に以下のような文章が追加されている．

"咬合面形態と排列に関するその他の方法が，異なる教育機関や開業医によって支持されていることも事実である．それは，本件に関して決定的な研究が不十分であること，人工歯の形態がどのようなものであっても，それが正しく使用されれば，患者の機能的で審美的な満足を満たしているからだと考えるのがもっともな理由であろう"

少し難解な文であるため簡単に言い換えると，時代が進むにつれ多くの咬合面形態が提案されたが，それらの多くが，正しく使用されれば，満足する結果が得られていたと考えられる．そのため，決定的なエビデンスがなくとも，様々な歯科医師が様々な方法を推奨してきたという事実を述べていると考えられる．その後，第10版まではほぼ同じ内容となっている．

3. 第11版，第12版の記述

第11版になると，咬合面形態と咬合様式の線引きが曖昧であったこれまでのPTEPシリーズの咬合についての説明が，同章を担当したBrien R. Langによって一新されている．彼は同章の中で，1972年に米国・ミシガン大学で開かれたあるワークショップについて紹介している．それは，全部床義歯の咬合に関する利用可能な科学的エビデンスの確認と，咬合に関する「個人的な見解」と「現実」とを区別することを試みた，国際補綴ワークショップである．

同ワークショップにおける咬合様式と人工歯排列のセクションにおける最も重要な見解は，"現在のところ，人工歯の形態や排列法の選択は経験に基づくものである．審美，機能，支持組織の長期メインテナンス等に対するすべての影響を考慮した科学的な研究は，ほとんど，あるいは全く見当たらない．すべての形態の人工歯が，両側性平衡咬合あるいはそれ以外の咬合で排列されているが，それらを褒め讃えたり，欠点を指摘したりする等，実に数多くの主張や反対意見が存在している．（中略）ただし，結局のところ，患者の要求を満たす「最低限の複雑さのアプローチ」を選択することが理に適っているようである"と，それまでの咬合理論について科学的なエビデンスが不足していることを指摘した上で，義歯に付与すべき咬合を3つの段階に分けて整理している．

すなわち，第一段階は「Occlusal Philosophy（咬合の基本理念）」として，咬合に関する基本原則について，① 再現性のある顎位で，上下顎人工歯に接触があること，② 上下顎前歯の

排列により，切歯路角（前歯によるガイド）が獲得されていること，③ 顎運動中に上下顎人工歯が接触しても偏位が起こらないこと，④ 運動の自由を確立するためや偏位をなくすために，形態の変更が可能な人工歯を選択，排列すること，⑤ 外観が自然であること等，箇条書きにてまとめられている．

その後，第二段階は「Occlusal Concept（咬合の概念）」として，① balanced（両側性平衡），② monoplane（モノプレーン），③ lingualized（リンガライズド）の 3 つが存在するとしている．

そして，最後の段階が「Occlusal Scheme（咬合様式）」であり，① 解剖学的人工歯を用いた平衡咬合（Anatomical posterior teeth to balanced occlusion），② 非解剖学的人工歯に調節彎曲を用いた平衡咬合（Nonanatomical posterior teeth to balanced occlusion），③ 非解剖学的人工歯によるモノプレーンオクルージョン（Nonanatomical posterior teeth to monoplane occlusion），④ リンガライズドオクルージョン（Posterior teeth to lingualized occlusion）の 4 つの咬合様式が挙げられている．これらは第 12 版においても大きな変更なく紹介されていると言える．

また，新設されたリンガライズドオクルージョンに関する記載について簡単に紹介しておきたい．*"リンガライズドオクルージョンは 70 年以上前から多くの臨床家によって推奨されていたが，その多くの症例では様々な人工歯形態を組み合わせて使用されており，この概念に基づく専用の人工歯形態は不足していた"* と前置きされ，Myerson Lingualized Integration（MLI）人工歯について詳しく紹介されている．残念ながら同人工歯について，現在我が国では詳細な情報が得られないためコメントできないが，咬合の安定性（タッピング等の再現性）に応じて 2 種類の形態（Controlled contact：CC 形態と Maximum contact：MC 形態）が用意される等，興味深い人工歯である．

ただ，第 11 版，第 12 版においてリンガライズドオクルージョンを強く勧めるような記載があるわけではなく，咬合概念と人工歯のモールドをまとめた表の中で，利点と欠点が簡単に紹介されているに過ぎない．

4．第 13 版の記述

第 13 版では，第 11 版と同じ 4 つの咬合様式に加えて，「非解剖学的人工歯にバランシングランプを付与した平衡咬合（Arranging nonanatomical posterior teeth with a balancing ramp）」が新たな項目として追加されている（厳密には内容自体は以前の版から紹介されているが，項目として独立して記載されていなかった）．なお，前述のように第 12 版からはそれぞれの咬合の利点と欠点について簡単な表としてまとめられているが，第 13 版においても模式図付きで掲載されている（**表 2**）．第 13 版になると，人工歯排列の説明において，これまでの順序とは異なり，最初にリンガライズドオクルージョンの排列について説明されていることは，徐々にリンガライズドオクルージョンが第一選択として認められてきたことを示している可能性がある．

我が国の全部床義歯学教科書における記述の変遷

ここでも『全部床義歯補綴学』（1982 年）と『無歯顎補綴治療学』（2016 年）において紹介

表2　人工歯の形態に応じて与える咬合の利点と欠点を示した表（第13版より，筆者ら和訳）

人工歯の形態	コンセプト	利点	欠点	模式図
リンガライズド オクルージョン	・中心咬合位の記録 ・レトロモラーパッドを基準に下顎咬合平面を設定 ・上顎の解剖学的人工歯の舌側咬頭のみが接触するように排列する	・上顎小臼歯の外観が自然である ・臼歯部排列位置にある程度余裕がある ・無咬頭歯よりもわずかによく噛めると報告されている	・上顎の咬頭や下顎の窩を削合して，形態を整える必要がある（初めから同形態が付与されているものもある）	
20°または30° の咬頭歯	・中心咬合位に加えて，フェイスボウ，前方チェックバイトを採得し，半調節性咬合器を用いる ・上顎の前歯，臼歯を排列し，その後下顎をクロスアーチコンタクトまたは両側性平衡咬合に排列する	・わずかに咀嚼能率に優れると報告されている ・臼歯の外観が自然である	・時間がかかり，記録も複雑である ・前歯の位置が制限される ・臼歯の位置が咬頭の解剖学的形態により制限される	
無咬頭，0°臼歯	・中心咬合位の記録のみでよい ・簡易的な咬合器でよい ・上下12前歯にオーバージェットは与えオーバーバイトは与えない ・下顎咬合平面をレトロモラーパッドの中央に設定する	・最も簡単な咬合採得で簡単な咬合器でよい ・作業時間が短い ・臼歯排列位置の幅が広い ・パラファンクション時，粘膜に対して側方力がかからない ・咬合が不安定な患者にも容易に応用できる	・平坦な小臼歯は審美的に不利である ・咀嚼能率に劣ると報告されている ・前歯部の審美性のためにはより多くのオーバージェットを付与し，オーバーバイトを付与しない必要がある	
調節彎曲または バランシングランプを 付与したFlat teeth（無咬頭）	・中心咬合位の記録 ・半調節性咬合器の使用 ・前歯部にはオーバージェットとわずかなオーバーバイトを付与 ・作業側，平衡側それぞれで最低1点ずつの臼歯部での接触	・排列がシンプルで前歯の審美的なオーバーラップを許容する ・臼歯部の点接触はパラファンクション時の義歯の安定性を保ちやすい	・無咬頭に比べてわずかに作業時間がかかる ・小臼歯が見える場合は，平坦である	

されている，義歯に付与する咬合に関する変遷について見ていきたい．まず前者では「義歯の咬合」という章があり，その冒頭には「1920年ごろまでの全部床義歯の咬合」というタイトルで，全部床義歯の咬合に関する歴史が非常によくまとめられている．

すなわち，1859年のBonwillによる咬合平衡理論に始まり，Snowのフェイスボウ，1905年のChristensenによるクリステンセン現象の発見等が簡単に紹介され，"1920年Monsonの球面説，Hallの円錐説，1929年のGysiの軸学説，咬合局面学説，矢崎の側方咬合理論等が発表された．これらのうち，広く臨床に応用されたのがGysiの軸学説および咬合局面学説である"と締めくくられ，その後，咬頭歯を用いた平衡咬合の代表である，Gysiの軸学説と咬合局面学説（図4，5），続いてHanauの咬交理論（図6）についてかなり詳しく述べられている．

続いて，「non-anatomic teethの咬合」というタイトルで，非解剖学的な人工歯を用いた咬合について述べられている．最後に「その他の咬合」というタイトルで，様々な臨床家が提唱

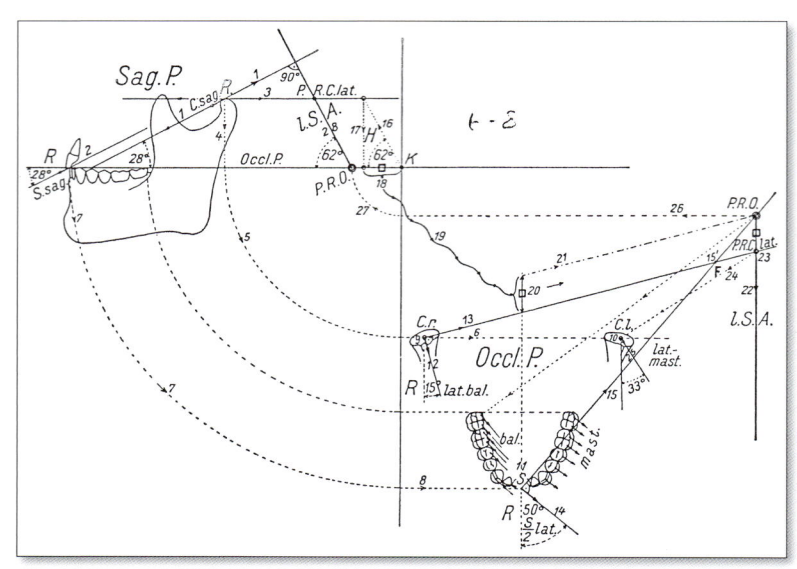

図4　Gysi の軸学説について解説した図．現代の教科書ではまず見かけることはなくなった（全部床義歯補綴学 初版より引用）

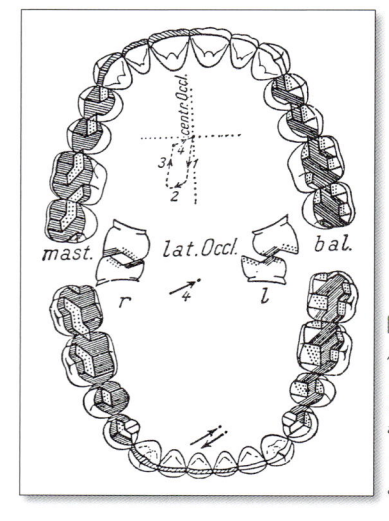

図5　Gysi の提唱したフルバランスドオクルージョンにおける接触小面．こちらは現代の教科書でもよく用いられている（全部床義歯補綴学 初版より引用）

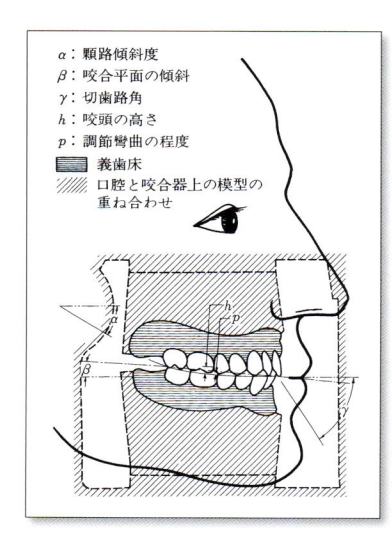

図6　Hanau の咬交理論を表した図．現代でも彼の提唱した Hanau の五角形はよく用いられている（全部床義歯補綴学 初版より引用）

した多くの咬合様式が紹介されている．ここで細かな内容を説明することは控えるが，その名称だけ列挙しておきたい．

　まず，両側性平衡咬合に属するものとして，① Pleasure の咬合（1937 年：アンチモンソンカーブ排列．図7），② French の咬合（1954 年：下顎の頬側咬頭を除去する独特の臼歯形態．図8），③ Sosin の咬合（1961 年：十字形ブレードが付与された金属歯．図9），④ Frush の咬合（1967 年：下顎臼歯の頬側咬頭にカッティングブレードを付与）がある．

　さらに，片側性平衡咬合に属するものとして，① Kurth の咬合（1954 年：アンチモンソンカーブを付与），② Pound の咬合（1971 年：片側性平衡のリンガライズドオクルージョン）がある．また，その他として，臼歯離開咬合も説明されている．つまり，PTEP では省略されていた多くの教育機関や臨床家の咬合理論について同書では詳述されており，その結果，PTEP よりも多くの咬合様式が紹介されている．

　では，我が国の教科書としては本書執筆時点で最新版である後者では，どのような咬合様式が紹介されているのだろうか．まず，両側性平衡咬合に属するものとして，フルバランスドオ

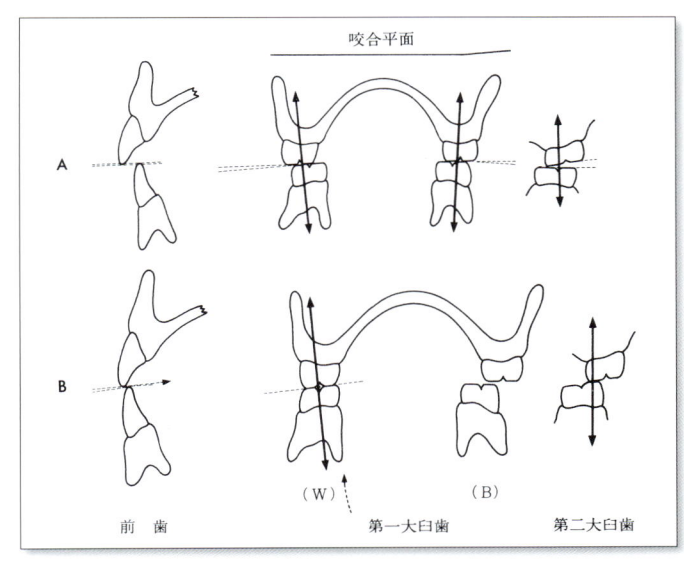

咬合平面

A

B

（W）　　　　（B）

前　歯　　　　　　第一大臼歯　　　　第二大臼歯

図7　Pleasure の咬合の模式図（全部床義歯補綴学 初版より引用）．A：中心咬合時，臼歯は逆の側方調節彎曲で排列する．ただし，第二大臼歯のみ通常通りの側方彎曲を付与してオクルーザルランプとする．B：側方咬合時，作業側では咬合力が下顎の顎堤舌側方向へ向かう．平衡側では第二大臼歯のみ咬合する

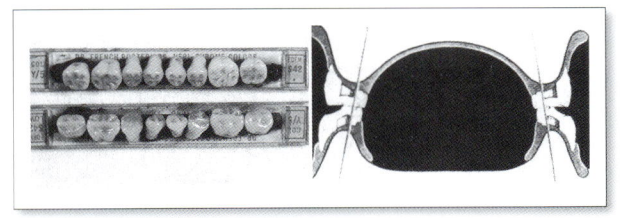

図8　French の咬合に用いられる無咬頭人工歯．下顎の頰側のオクルーザルテーブルを削除し，舌側の半分のみが咬合する様式となっている（全部床義歯補綴学 初版より引用）

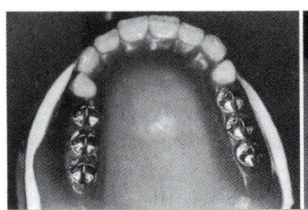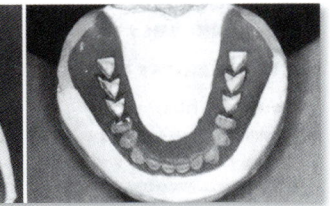

図9　Sosin の咬合に用いられるブレードが付与された金属歯．下顎もメタルのオクルーザルテーブルとするため審美的には劣っていると言える（全部床義歯補綴学 初版より引用）

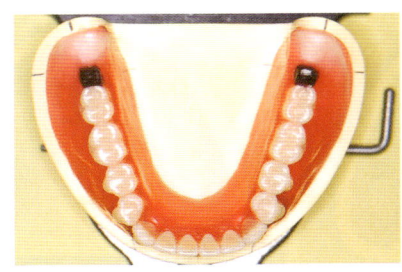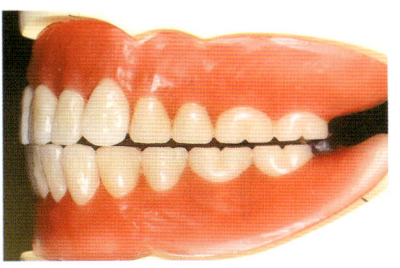

図10　第二大臼歯後方に付与されたバランシングランプ（無歯顎補綴治療学 第3版より引用）

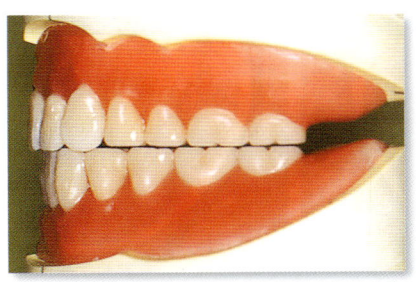

図11　Hardy 法による無咬頭歯のモノプレーンオクルージョン（無歯顎補綴治療学 第3版より引用）

クルージョン，リンガライズドオクルージョン（Payne の modified set-up 法），交叉咬合（cross bite），無咬頭歯の両側性平衡咬合について調節彎曲を用いるものとバランシングランプを用いる方法（Sears 法．図10）が分けて解説されている．続いて片側性平衡咬合に属するものとして，Pound のリンガライズドオクルージョンとモノプレーンオクルージョン（Hardy 法．図11）が紹介されている．

　つまり，我が国の教科書では，使用される咬合様式が淘汰された結果，多くの咬合様式の紹介が割愛されていると言える．しかしながら，大きな枠で捉えれば近年では，PTEP でも我が国の教科書でも，① 咬頭歯を用いた両側性平衡咬合，② 無咬頭歯を用いたモノプレーンオクルージョン（片側性平衡咬合），③ 調節彎曲やバランシングランプによる両側性平衡咬合と，

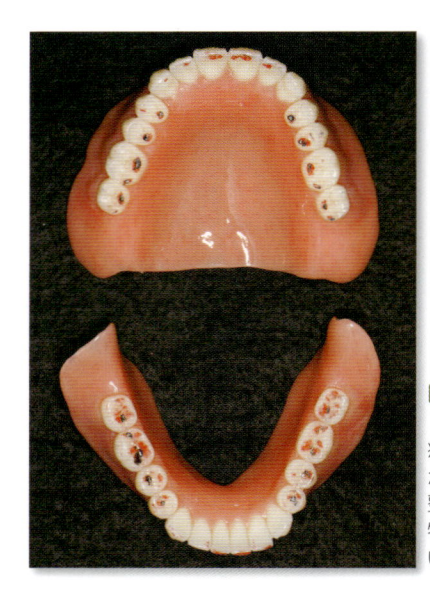

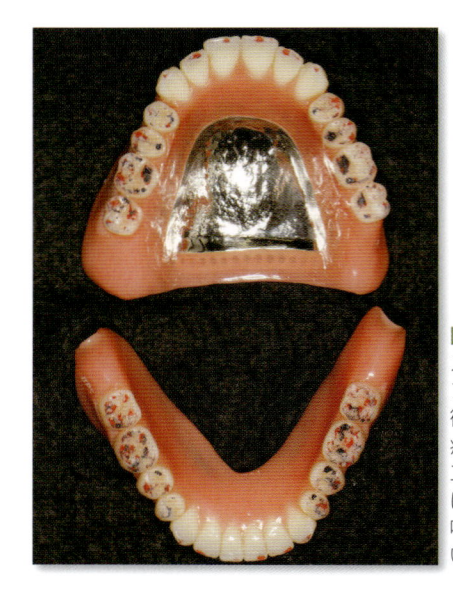

図12　リンガライズドオクルージョンの症例．咬合接触状態が理解しやすく，調整も行いやすいため，特に教育には向いていると考えられる

図13　フルバランスドオクルージョンに近い両側性平衡咬合を付与した症例．上下顎の人工歯がかなり密接に接触しており，咀嚼能率に優れていると考えられる

④ リンガライズドオクルージョンが主に解説されていることには変わりがないと言える．

筆者らの考え方

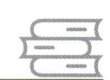

　最後に，筆者らの臨床における咬合様式の考え方について説明しておきたい．臨床教育においては，技工操作や調整の簡便さから，主に両側性平衡を付与したリンガライズドオクルージョン（図12）を指導していることが多い．ただし，医局員レベルでは症例に応じて咀嚼能率の高さを狙ってフルバランスドオクルージョンに近い両側性平衡咬合（図13）を選択する場合も少なくない．逆に，無咬頭歯を上下顎に使用したモノプレーンオクルージョンはその頻度はかなり低く，必要であれば上顎には咬頭歯を排列し，下顎のみを無咬頭歯あるいは，即時重合レジンのフラットテーブルとする場合もあるが，あくまでも治療用義歯とすることが多く，最終義歯にはほとんどの症例で解剖学的形態に準じた人工歯（咬頭傾斜角は20°前後のものが多い）を用いている．

おわりに

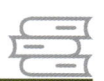

　本章では咬合に関する内容の変遷についていくつか紹介した．義歯に付与する咬合の重要性については徐々に強調されなくなったように感じたが，両側性平衡の重要性はシリーズを通して説明されており，あまり変化が見られなかった．また，これまでの他の項目の変遷とは逆に，咬合様式については，時代が進むにつれて徐々に増えてきたと言える．

　そして，咬合様式の説明における，PTEPと我が国の教科書との違いはその「分類法」にあるように感じた．すなわち，PTEPでは人工歯の咬合面形態による分類が主であったのに対し，我が国の教科書では両側性平衡を付与するかどうかで大きく分類されている．これは前述のようにPTEPでは基本的な姿勢として両側性平衡を付与すべきであると統一されているためだと考えられる．

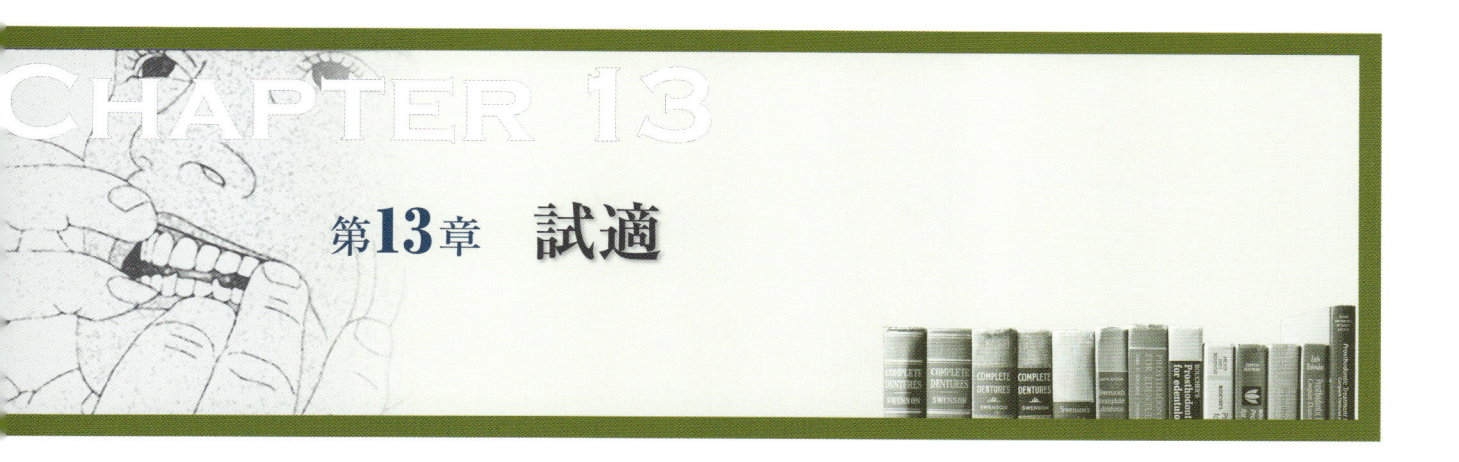

第**13**章　試適

　前章では，義歯に付与する咬合についての変遷を調べてみた．PTEP シリーズで紹介される咬合様式は，これまでの他の分野とは異なって時代とともに増えており，現在でも術者のコンセプトや症例に応じて様々な咬合様式が用いられていることを示していた．

　術者が決定した咬合様式で臼歯部の排列が終了したとなれば，いよいよ「試適」である．試適はともすればおろそかになりがちなステップであるが，義歯の完成度を向上させ，起こりやすい問題を少しでも軽減するためにも，注意深くチェックする必要がある．

　そこで，本章では PTEP を通して試適時にどのような点を重視してチェックしていたかについて，その変遷ならびに臨床を行う上で参考となる内容について紹介する．

試適に関する章で解説されている項目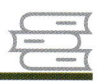

1. 初版〜第6版の記述

　初版〜第6版では「試適」という章は実は設定されておらず，第二部（初版では第一部）の「Construction of Complete Dentures（全部床義歯の製作）」の中の「Set up and checking of relation record（人工歯排列と顎間関係記録の確認）」という章と「Protrusive relation record, Esthetics of the anterior teeth and Posterior palatal seal（前方位の記録，前歯の審美性，口蓋後縁の封鎖）」という章で，試適のステップについて述べられている．ただしそのどちらにも，実際のチェアサイドにおける「試適」という診療ステップをまとめて解説している内容は見当たらない．そのため，ここではこれらの章の内容をそれぞれ試適時の内容として紹介するが，すべての項目を何回の診療ステップで行うことを想定していたかということについては，どこにも明記されていない点をまず付記しておく．

　「Set up 〜」の章では，初めに前歯部の排列を行うことが簡単に述べられており，そこにはまず前歯部だけで審美的な試適を行うことが勧められている（具体的な前歯部試適の方法は後半の章に述べられている）．

　続いて，臼歯部の排列について簡単に述べられている．そしていよいよ試適に関連する項目へと移っていくが，まず1つ目は「Determination of vertical dimension」，つまり咬合高径の決定として，9つの確認方法が箇条書きで示されている（詳細は後述する）．続いて「Verifying or checking centric relation」，つまり中心位の確認法として，ワックスを用いた口内法での確認およびその修正法が述べられている．

　「Protrusive 〜」の章では，前方位の記録方法について解説された後に，「Esthetics of the anterior teeth」という項目で，前歯部の試適について述べられている．最後に上顎後縁の封鎖について，口腔内での確認方法とポストダムの彫り方について解説されている．

なお，発音試験については次のように書かれ，行わないとされている．*"発音の試験はこの時点では行うべきではない．なぜなら口腔が空の状態からいっぱいの状態へと補われようとしている患者は，即座に何らかの有用な音声応答ができるとは考えられないからである"*

2．第7版〜第10版の記述

第7版になると以前よりも情報量が増えてくることはこれまでの項目と同様であるが，試適に関する内容は3つに分かれて解説されている．1つ目は「顎間関係記録の完成と確認」，2つ目は「前歯と顔貌ならびに機能の調和」，最後が「試適の完了：偏心位の顎間関係記録，咬合器と模型の調節，口蓋後縁封鎖の完成」である．

1つ目の章には前版までと同様，咬合高径の確認として，具体的な方法が箇条書きにて説明された後，中心位の確認についてこれまでより詳しく述べられている．

2つ目の章は前歯の排列と試適について詳しく述べられている（同排列に関しては第9章にて紹介した）．2つ目の章では排列の終了した蠟義歯を口腔内に装着し，様々な角度から観察し，自然な顔貌との調和を得る方法について解説されている．そして，その後に「前歯の位置と発音」という項目があり，*"試適時の患者の発音は，仮床が硬い床用レジンに置き換わり義歯に慣れてきた時の発音に比べて，決して正確ではない"*と注意が書かれているものの，発音と歯の位置関係ならびに発音試験について詳しく述べられている．

また，同章の最後には「Patient acceptance of arrangement of anterior teeth（前歯排列に関する患者の承諾）」という項目が設定され，患者の承諾を得る重要性が示されている．

続いて3つ目の章では，「試適の完了」として偏心位の記録について前方位だけでなく，側方位の記録法ならびに咬合器の調節の方法について解説されている．同章の最後に，義歯床口蓋後縁の封鎖について書かれている．

3．第11版，第12版の記述

第11版になると，ようやく「The try-in appointment（試適アポイントメント）」という章が設定され，内容がまとめられるようになった．ただし，同章の内容はさらに以下の3つの節に分けられている．

掲載順に挙げていくと，第1節「顎間関係記録の確認と修正」として，垂直的顎間距離の確認と中心位の確認について述べられている．続く第2節「偏心位の顎間関係記録，咬合器およびその調節，口蓋後縁封鎖の確立」では，前方位の記録法と咬合器の調節について述べられた後，ポストダムについて解説されている．そして，第3節では「前歯による顔面のサポートと機能の調和」というタイトルで，前歯部排列の審美的なチェックについて詳述されている．

このように，第11版では試適という1つの章にまとめられるようにはなったが，実際にはこれまでの内容とほぼ同じ，3つの項目が内容をブラッシュアップして掲載されているに過ぎず，大きな変更は行われていない．また，発音についてはどうなっているかというと，実はこれまでよりもさらに詳しく内容を充実させ，別の章に独立して解説されるようになっている．

4．第13版の記述

本書執筆現在の最新版である第13版では，ついにこれまでの内容が一新され，非常に具体的な解説が行われるようになった．冒頭には「蠟義歯試適時の27のチェック項目」（**表1**）と

表1 第13版における試適時の27のチェック項目（原文に従った筆者らの和訳）

チェックのための行動	何をチェックするか	対応
予約前の電話	蠟義歯製作が間に合うか？	予約の48時間前までに歯科技工所へ確認する
	配偶者あるいは誰かが来院するか？	はい（あるいは決定を許容するため，誰かと一緒に来院することに同意するか？）
チェアサイド		
現義歯を装着	咬合状態：咬合高径を皮膚に2点記録する	蠟義歯と比較し，記録する
	微笑時の見え方，アーチ間のスペース，リップサポート	
現義歯を外し，蠟義歯と比較	比較：よく似ているべきである	人工歯の色やサイズが正しくなければ，再注文する
	蠟義歯は予定通りの違い（現義歯との）となるべきである	似ている / 予定通りの違い
	上顎切歯と切歯乳頭相当部義歯内面との距離と角度	
	下顎切歯と顎堤頂相当部義歯内面との距離と角度	
蠟義歯を装着		
口唇を開け，口呼吸の状態	正中線が顔面と赤唇の中央にきているか	OKまたは移動
	前歯部平面が瞳孔線と平行か	OKまたは傾斜（up/down）
	上顎歯は正しい長さか	OKまたは移動（up/down）
	上顎歯によるリップサポートは適切か	OKまたは移動（in/out）
	リップサポートは適切か	望ましいリップサポートまで唇側ワックスを増減
	下顎歯は適切な見え方か	OKまたは移動；見えすぎ，見えなさすぎ
		咬合平面あるいは咬合高径の変更の必要性
吐き気	正しい後縁封鎖位置：口蓋小窩からハミュラーノッチ	後方へ過延長であれば蠟義歯床を切削する
	咬合高径：高すぎる高径は嘔吐反射を引き起こす	助言；義歯床口蓋は切削可能であるが，維持力が低下するかもしれない．まずは試してみてはどうか？
咬合高径	咬合：皮膚にマーキングした現義歯の高径との比較	咬合高径を変える必要性の検討，主観的評価（外観，感覚）
	上下顎歯および歯肉の見え方	必要であれば咬合高径の修正
	顔面側面と中・下顔面の割合	
	安静時の顔面姿勢	
	呼吸時，嚥下時，会話時のアーチ間のスペース	
	患者の下顎位置感覚	
下顎誘導による閉口	試験	OKまたはリマウント
	咬合接触は口腔内と咬合器上で同じか？	
	接触開始から完全閉口まで蠟義歯は安定しているか？	
スマイル！	正中の再確認	OKまたは移動
	前歯および小臼歯の心地の良い見え方	OKまたは高径の変更（up/down）
	臼歯部が両側で同じレベル	OKまたは移動
	上下歯間の適切な空隙	OKまたは高径とオーバーバイト / ジェットの再検討
	歯肉部の見え方	OKまたはワックス歯肉の調整
50代（50〜59）の発音	上顎歯と下唇	OKまたは上顎歯の過長あるいは過短
60代（60〜69）の発音	オーバーバイト / ジェットと舌位	OKまたはオーバーバイトの増加あるいはオーバージェットの減少
嚥下	患者の主観的快適感と安定性	OKまたは舌側フレンジの減少
	蠟義歯に変化はないか？ 蠟義歯に固定されていた人工歯の移動が認められれば，咬合高径あるいは顎間関係の変更が必要かもしれない	高すぎる高径の減少
下顎安静位	後退位	OKまたはオーバージェットの増加
質問	人工歯のキャラクタライゼーション—咬耗，破折，修復物？	OKまたは適用
質問	歯肉色は問題ないか？	歯肉色シェードの確認
質問	その他に何か？	質問への対処
質問	配偶者やその他の人は満足しているか？	いない（欠席）場合は持ち帰るよう申し入れる
質問	すべてに満足しているか？ 丁寧にもう一度聞く	満足度，治療進行への同意，次回来院時に支払うべき料金の確認
		今日までの治療成功をともに喜ぶ

＊表題には「27項目」とあるが，ご覧のように，何をチェックするかの項目自体は40近く挙げられている……

いう表が紹介され，試適時に行うべき項目とその対応が初めて明確に示されている．

　ただし，表を見ればわかるように，内容がかなり詳細で多岐にわたるために，読者が重要なポイントを掴みづらいと考えたのか，序論にはその中でも重要な順番に「1．人工歯の色や形は許容できるか？　許容できない場合は，再度の試適のために再オーダー，再予約を行う」，「2．咬合器のマウントは正確に患者の顎位記録と一致しているか？　一致していない場合は，リマウントのために再記録採得を行う．そして次の試適のために人工歯の再排列を行う」，「3．人工歯排列およびマウントともに許容可能であった場合，人工歯は最適な位置に排列されているか？　最適な位置にない場合は，正中線，咬合高径，咬合平面やアーチの形態等をより適切になるように変更する」，「4．あなたやあなたの患者が試適の結果を完全に受け入れられるように何らかの改善点はないか？　例えば，人工歯のわずかな回転や正中離開等」，「5．舌房やリップサポートの改善のためにワックスの豊隆を変更しなければならないか？」という5つの項目が挙げられている．

　その他にも，患者への説明の方法や具体的な義歯の計測方法等も解説されており，試適のステップに関しては最新版が最も多くの読者にとって非常にわかりやすくまとまっていると感じた．

　続いて，試適時に行う主な項目の記載内容の変遷について紹介したい．

垂直的顎間距離の確認
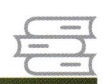

　まずは，垂直的顎間距離，つまり咬合高径（Vertical Dimension of Occlusion: VDO）の確認をどのように行うかについての記載内容を見ていきたい．

　初版〜第6版には，*"義歯を装着し，下顎を最も後方へ引いた状態でゆっくりと閉口させる"* ということと，*"VDO の決定には注意深い考察が必要であり，正確な科学的手法はないため，術者の経験と判断に委ねられている"* という記載に加えて，9つの確認基準（① 抜歯前の記録，② 顔面計測，③ 顔面表情，④ 歯と口唇の長さ，⑤ アーチ間の距離，⑥ 咬合器にマウントされた模型の顎堤の平行性，⑦ 顎堤の状態，⑧ 歯の喪失前や旧義歯装着状態でのアーチ間の距離，⑨ 安静位での咬合面間の距離）が挙げられている．ただし，具体的にどのような手技や指示で患者に閉口させるかや，高径をどのように計測するか等については紹介されていない．

　その後，第7版となると，前版までに不足していた情報を補う形で，蠟義歯を患者に装着して閉口させる際の具体的な指示も紹介されている（中心位の確認時と共通）．*"親指と人差し指を上下の義歯に触れながら，「顎を後ろに引いて，上下の歯が接触したと感じるまで閉口し，その後，強く咬んでください」と指示をする"*（図1），そしてもしずれが認められた場合は，水平的位置関係が誤っていると考えられ，咬合高径についての診査に影響するため，事前に診査する必要があると記載されている．そして，具体的な確認の基準では，前版までの9項目に加えて，「⑩ 発音と審美性」が加えられている．

　ただし，これ以外は従来の版とほとんど変更が見られない．続く第11版となっても，文章はほとんどそのままで変更は見られないが，閉口させる際の手指の置き方が変更されている（図2）．また，前版で10項目が挙げられていたVDOの確認基準も，若干整理されている．

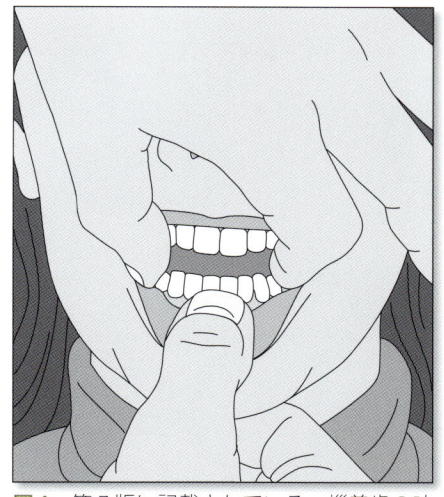

図1　第7版に記載されている，蠟義歯の咬合関係の確認を行う際の手技の様子（第7版より作成）

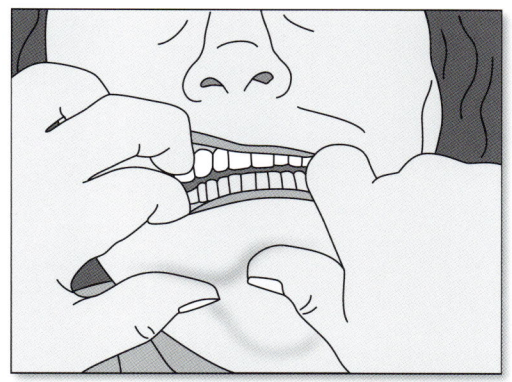

図2　第11版に記載されている，蠟義歯の咬合関係の確認を行う際の手技の様子．第7版とは手指の置き方が異なっている（第11版より作成）

　そして，最新版の第13版であるが，内容が一新されており，会話時のアーチ間のスペースや，顔面の皮膚に印記した2カ所のマーキングを参考にして，現義歯との比較をまず行い，その後に顔面の計測等を参考にすることが述べられている．

　また，試適時に義歯にどのように手指を触れておくかについては，その手技について2つの方法が詳しく述べられている．

中心位の確認

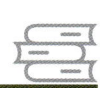

　中心位，水平的顎間関係の確認方法については，初版では「Interocclusal wax method（咬合面間ワックス法）」のみ説明されている（図3）．

　簡単に解説しておくと，まず馬蹄形にカットしたシートワックスを2〜3枚重ねて下顎蠟義歯の咬合面に置き，トーチや温湯で軟化させる．この状態で口腔内へ挿入し，咬合させて咬合面間の記録を採得する（人工歯同士の接触による義歯の移動等を防ぐために，ワックスに穿孔が起きない程度に最小の圧力で咬合するようにという指示等について詳しく書かれている）．

　同ワックスを咬合器上へ戻して咬合させ，上下顎の人工歯とワックスに隙間が認められなければ正確に記録されていると判断できるが，そうでない場合は再度記録を採得することが勧められている．

＊　　　　＊　　　　＊

　なお，話題がやや本筋から外れるが，この方法（図3）は現在の我々にとっては（少なくとも筆者らには），その正確性に疑問が感じられる．というのは，同手法で得られている咬合の記録は咬合を挙上した状態であり，咬合器の蝶番運動路と患者個々の開閉口路が一致していなければ，完全に一致することは理論上まずあり得ないのではないだろうか．

　確かに，当時はフェイスボウによるトランスファーを標準としていたため，まだ大きなずれこそ起きにくかったとは考えられるのだが……．

＊　　　　＊　　　　＊

　その後，第7版になると，前版のワックスを用いた方法は口外法として2番目に紹介される

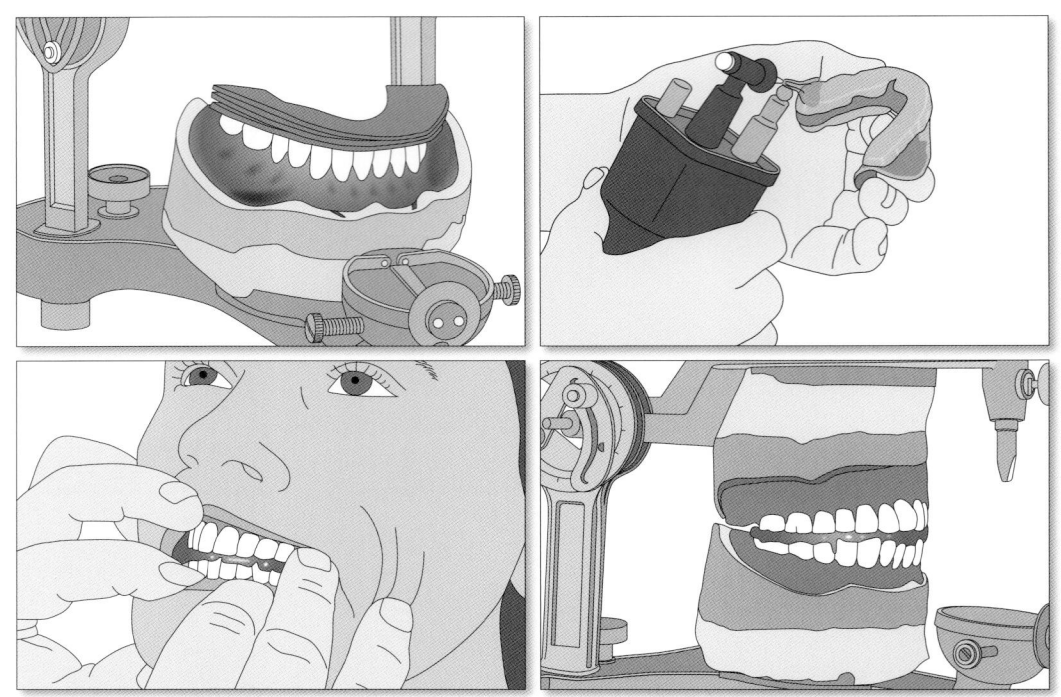

図3　初版から長く行われていた, ワックスを用いて蠟義歯の咬合を咬合器上で確認する方法（第4版より作成）

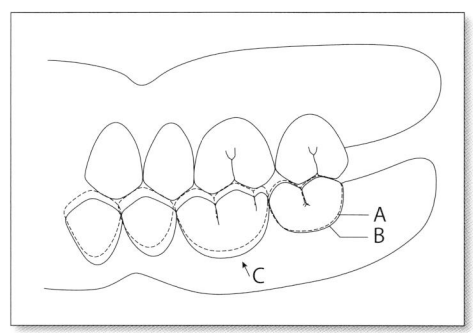

図4　第7版から詳しく解説されるようになった, 口腔内で蠟義歯の咬合を確認する方法に用いられている図. 早期接触が認められればその時点で閉口をやめるように指示する（実線）. そうしなければ, 義歯が動揺し, 人工歯に誘導されて咬合しているように見える（破線）（第7版より作成）

ようになり, その代わりに口内法が最初に紹介されている.

　口内法は, 図1, 2のように手指を蠟義歯に触れ, 患者に下顎をできるだけ後方に引かせながら閉口させ, 上下顎の人工歯が最初に接触した時に閉口をやめるように指示しておく. その際の咬合状態を口腔内で観察し, 咬合器上と差がないか確認を行うことで記録の正確性を検証する. その後, さらに閉口させると義歯の滑走が生じると考えられるため, 動揺があれば記録が正確でないことを表していると言える（図4）.

　また, 筆者らが気になったのは, どうやら第7版当時には, <u>試適時にリマウントを行うことを初めから想定していたのではないか</u>と思われる記載が多いことである. 例えば, 冒頭には"*仮の中心関係の記録の精度を確認するために……*"と, 初めから咬合採得のアポイントで行った中心位の記録を「仮」としていることや, 前述の口内法でのチェックに引き続いて, 顎間関係記録ということで, 下顎臼歯部人工歯を外して石膏で再記録を行い, 再テストを行う方法が詳細に述べられている.

　では, 第11版や第12版ではどうなっているかというと, 内容としては第7版とほとんど

変化がない．ただ，ワックスを用いた口外法について，序論において"*このテクニックは臨床的経験によって認知されているが，厳密にはフェイスボウによる平均的顆頭点の記録ではなく，運動論的な蝶番軸が再現できている場合にのみ，この方法が正しく機能するのではないかという反論がある*"（やはり前述したような疑問が多かったのではないだろうか？）という注意書きが加えられている．ただし結局は，"*しかし，このテクニックは広く臨床応用され，予知性および再現性が示されているため，ここに記述しておく*"と述べられ，写真が一新されて変わらずに詳しく解説されている．つまり，本項目に関しては第7版〜第12版で大きな変遷がないと言える．

しかし，その後の第13版では文章および写真ともに内容が一新されており，術者のテクニックおよび患者への指示等がかなり具体的に解説され，非常によくまとまっている．ここではその中でも参考になる記述をいくつか紹介しておきたい．

まず序論で正確な咬合採得の重要性が強調された後，術者が患者へ説明するべき3つの事項が次のように挙げられている．「1. 受動的に顎を閉じる感覚」「2. ある特定のポイントで静止する感覚」「3. 術者が補綴装置の咬合をチェックできるポジションにどのようにして止めるか」

確かに，試適の前に以上の事項を患者が理解していれば，顎間関係記録の正確なチェックには非常に役立つと考えられる．その他にも，患者をリラックスさせ，術者が集中するために，スタッフに静かにするように依頼したり，電話の呼び出し音やスタッフの質問，トレーや器具を出し入れする音等が起きたりしないように注意を行うこと等，チェアサイドの環境整備にまで言及されていることも興味深い．

また，咬合させる時の患者への指示や蠟義歯への指の添え方や顎の触れ方等も具体的によく書かれているので，機会があれば是非ご一読いただきたい．

その後，リマウントの方法についても，これまでの版には見られなかった，咬合高径の挙上が必要な場合と，高径が正しい場合に分けてその手法が解説されている．

偏心位の記録と咬合器の調節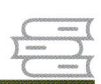

続いて偏心位の記録法の記載の変遷について紹介する．初版〜第6版では，前述したように「試適」という章はなく，偏心位（初版〜第6版では前方位のみ）の記録も前述した顎間関係の確認の次の章で，前歯部排列の「前歯部の審美」と「後縁封鎖」とともに解説されている．

そして，初版の同章の冒頭では，特に前方位を記録する意義等は一切述べられず，"*4枚の厚みのロールワックスを……*"といきなり具体的な手技から解説されている．つまり当時は，前方位の採得は必須の作業だと考えられていたのではないだろうか．ここでは手法について要点だけを紹介しておきたい．まず，4枚重ねのロールワックスを咬合器上（Hanau咬合器）で歯列に合わせて軽く圧接し，前方位の圧痕をつける．その後，同ワックスを口腔内に入れて，前方位（1/4インチ前方）をとらせて記録を採得する．続いて，同記録を咬合器上に戻して顆路を調節する（図5）．

第7版になると，序論の中に以下のような文章があり，なぜ偏心位を記録するのかについてその理由が述べられている．

"*多くの歯科医師において，前方位の記録は何のために採得するのかという理解に混乱があ*

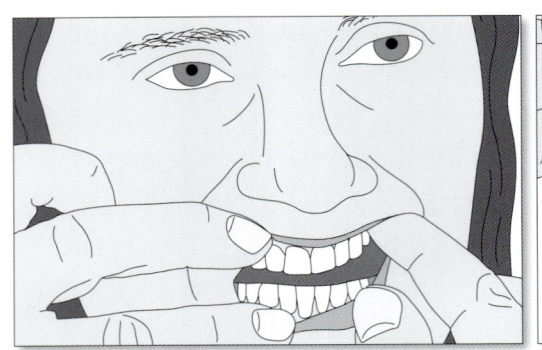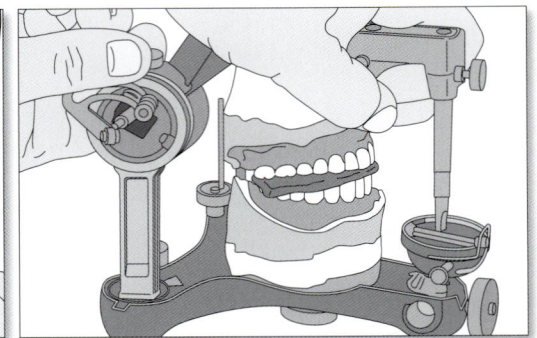

図5　第4版に掲載されている前方位のチェックバイト．1/4インチ前方の位置で咬合を採得し，咬合器へ戻し，顆路角を調整する（第4版より作成）

表2　第7版において記されている偏心位の記録方法

① 石膏とカーボランダムポイントで削り込む削合法
② 天然歯とそれに対合するワックスとで行うチューイン法
③ センターベアリング装置を用いたチューイン法
④ Needles のスタイラスでコンパウンドの咬合堤に記録する方法
⑤ Needles の方法に Messerman のトレーサーを併用する方法
⑥ 軟化したコンパウンドで前方位記録を採得する方法
⑦ 石膏で前方位記録を採得する方法
⑧ 軟化したワックスで前方位記録を採得する方法

ると考えられる．例えば，関節窩の角度や直線が顆路を完全に支配するという考え方は間違っている．（中略）すなわち顆頭は1つの経路に固定されるものではなく，そこに加わる圧力が異なればその経路も変化すると言える" "そもそも人間の体の大部分は，異常な状態に順応する能力を持っていると言え，顎関節もその1つである．もしもそうでなければ，装着可能な全部床義歯は多くないはずである"

　このように，偏心位記録による顆路調整の限界が適切に説明されている．ただし，その後に"しかしながら，顆頭の正常な運動経路を記録し，しかもこれと調和するような中心咬合や偏心咬合を付与することができれば，義歯の機能を長続きさせることができるようになると考えられる．そのため，顆路を記録しないという考え方は顆路の記録によって得られる利益に対して，術式の容易さや記録にかかる時間の短さを考えれば，弁明のしようがないと思われる（行わないという理由は正当化できないと言える）"とあり，やはりこれまでと同様，偏心位を記録することを基本的事項としていたことが窺える．

　また，偏心位の記録方法として表2に示す8つもの方法が挙げられている．その中で咬合器の調整を含めて詳しく説明されているのは，石膏にて前方位ならびに側方位の記録を採得し，Whip Mix 咬合器を調整する方法（図6）と，前版までと同じワックスを用いて Hanau 咬合器を調整する方法である．

　続いて，第11版，第12版においてはどうなっているかというと，序論は第7版とほぼ同じ内容となっているが，手技に関する説明の部分で，前版と同じ Whip Mix 咬合器に加えて，ワックス（アルーワックス）を用いて Dentatus 咬合器を調整する方法が追加されている．つまり，第7版以降は内容としてはほとんど変更がないと言える．

　それでは最新版である第13版ではどうなっているかというと，実は試適の章には偏心位の

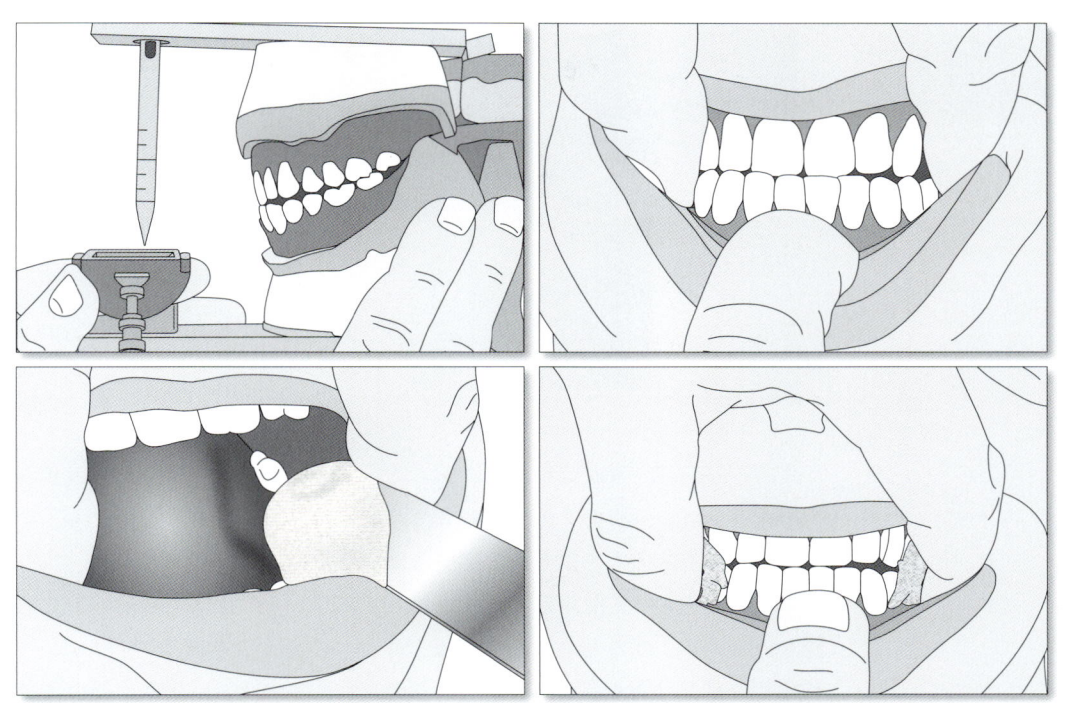

図6　石膏を用いて前方位のチェックバイトを採得する様子．ワックスより硬くシャープなチェックバイトが得られるが，操作性には優れず，石膏が硬化するまで下顎位を保持する必要がある（第7版より作成）

記録について記載が見られない．装着およびフォローアップの章の，リマウントを述べているところで偏心位の記録について言及されているが，その項目のタイトルは「Protrusive record（Optional）」とある．

　これはつまり，前方位記録をオプション（付加的項目）として紹介しており，かつ内容はこれまでに比べて随分と少なく，前方位をワックスバイトで採得している写真だけが掲載されている．また，同文の中に "ほとんどの歯科医師は，側方顆路の設定は平均値で十分であることに同意している" と，側方運動の記録を採ることは紹介もされていない．すなわち，最新版ではこれまでとは異なり，偏心位の記録は積極的に行う必要はないという立場に変わってきていると言える．

前歯部の審美的確認法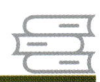

1．初版～第6版の記述

　初版～第6版では，蠟義歯を用いた垂直的ならびに水平的顎間関係の確認に関する項目の後に，「Esthetics of the anterior teeth（前歯の審美）」という項目が設定されている．ただし，内容はかなりシンプルにまとめられており，分量にしてわずか2ページ程度となっている．

　まず冒頭で "患者の顔貌との調和効果（Harmonious effect）を獲得するために，審美性が検討される" と述べられ，調和効果に関与する項目として，「① 人工歯のサイズ・形・色」「② 口唇に対する上下顎前歯の垂直的位置」「③ 口唇と顔に対する上下顎前歯の唇舌的位置」「④ 顔の形に対するアーチの形態」「⑤ 顔面の形態と調和するための回転や傾斜」の5つが挙げられている（ただし，こうして項目がただ列挙されているだけであった）．

　その後に "初めに選択された人工歯は仮であり，最終的なものである必要はない．術者はも

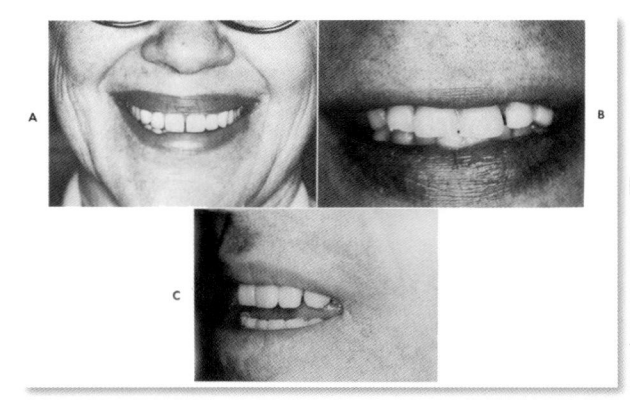

図7　個性的排列の具体例．以下のようなコメントとともに掲載されている．A：正中離開の付与は天然歯がそうであった患者にとって，個性を保つのに非常に効果的である．B：中切歯と側切歯との隙間は自然な外観を作るのに役立つ．C：側切歯と犬歯との隙間は側方から見た時の審美的な外観を提供する（第7版より引用）

し義歯の外観の改善につながると感じるのであれば，人工歯のサイズや形態や色を変えることを躊躇してはならない．前歯部の人工歯は審美性を左右する重要な因子である”として，必要であれば前歯部の人工歯自体の変更も勧めている．

　実は同文をもって前歯部の話は終わっており，その後は臼歯部の人工歯について少しだけ解説されている．すなわち，臼歯部咬合平面の決定がこの時点で行われると前置きされ，“臼歯部顎間距離を分割する（上下顎臼歯部の高さを決定する）にあたり，義歯の脱離力に対する回転モーメントを減らすために力を最小限にできるよう考慮しなければならない”“理想的には歯槽頂付近に人工歯が位置することが望ましい”というように，歯槽頂間線法則や力学的な安定を重視して試適時に確認を行い，最終的な臼歯部の位置を決定していたことが窺われる．

　また，側方運動時や前方運動時の臼歯の接触についても簡単に記載されている（とは言っても，果たして蠟義歯を試適して口腔内でこれを確認していたかどうかは，記載がないために不明である）．そして，“我々は側方および前方運動時に最低3つのポイントで接触が得られるようにしている”と締めくくられている．少なくとも初版のこの時点においては，フルバランスの咬合小面の接触を確立するというよりも，あくまでもバランシングサイドの接触が得られ，両側性平衡咬合となるように排列を行っていたことがわかる．

2. 第7版～第10版の記述

　第9章でも説明したように，第7版からは「前歯と顔貌ならびに機能の調和」という章が設定されており，同章に前歯の人工歯排列について詳しく述べられている．つまり，試適の内容だけではなく，前歯の排列について広く総合的にまとめられている章となっている．

　ただし，その内容を慎重に読み解くと，“満足できる咬合高径が確認され，かつ咬合器のマウントが正しいことが確かめられれば，患者の顔貌を観察し前歯の排列を修正して調和を図る”とあり，蠟義歯試適においてまず咬合関係を確認した後に，前歯のチェック・修正を行うことが述べられている．

　そして顔貌と調和させるためのガイドとなる項目として，「① 仮選択した人工歯の評価」「② 前歯の水平的な位置」「③ 前歯の垂直的な位置」「④ 前歯の位置と発音」「⑤ 前歯の傾斜」「⑥ 全体から見た調和」「⑦ 個々の歯の位置修正」「⑧ 患者の性別，年齢，あるいは個性との調和（図7）」「⑨ 審美性と切歯誘導との相互関係」という9つが挙げられ，それぞれについて詳しく述べられている．初版の頃に比べると，全体の情報量が増加していることがわかる．

3. 第11版，第12版の記述

基本的には第7版〜第10版までの内容を踏襲しており，顔貌と調和させるためのガイドとなる項目が挙げられているが，前版までは9つあった項目から「前歯の位置と発音」が省略され，8項目となっている（ただし，発音に関しては別の章で詳しく述べられていることを付記しておく）．また，それぞれの内容に関する説明は第7版当時のものと同じであった．つまり，試適における前歯部の審美的確認の項目に関しては，第7版〜第12版ではほとんど変遷が認められなかったと言える．

4. 第13版の記述

第13版では大きく内容が変わり，試適のアポイントメントにおいて何を行うかが，詳細かつ具体的に順を追って述べられている．その中で，顎間関係の確認ならびにリマウントについての説明の後で「Try-in for esthetics（審美のための試適）」という項が設けられている．内容は前版から大きく変わっており，患者個々の個性に合った審美的な義歯を製作するべきであるということが述べられている．その中で筆者らが印象深く感じた記述をいくつか紹介したい．

"今まさに，あなたの補綴装置をあなたの患者にとってただ1つ（unique）の個人的（personal）なものにするために，個性的（individual）な改善を加えることができる"

"彼ら（患者）の笑顔を彼ら自身のものにするために患者が望むものを見つけなければならない"

"様々な情報源（古い写真，兄弟の歯は似ていないか，憧れの有名人の笑顔の写真等）からの情報を精査しなさい．（中略）患者はたとえ自分が特別なリクエストをしなかったとしても，きっとあなたの努力に感謝することだろう"

"彼らの義歯が唯一のものになるように，患者から見えるように，チェアの右側で数分かけて個性的な作業を行わなければならない"

このように，いかに個人やその個性を尊重して義歯を作り上げるか，また患者との関係に配慮することを重視しているかがわかる内容となっている．

引き続いて「The Next Level: Characterization of Individual Tooth Colors and Position（次の段階：個人に合わせた歯の色と排列による個性化）」という項目が設けられ，さらなる個性化（キャラクタライゼーション）について述べられている．なお本項に関しては，第9章でも紹介したが，患者の有歯顎時代の情報を元にアーチの形を再現したり，左右で異なる色調の人工歯を用いたりする等，具体例が写真とともに解説されている．

口蓋後縁の封鎖

1. 初版〜第6版の記述

PTEPでは初版から最新版に至るまで，口蓋後縁の封鎖（Posterior Palatal Seal）については試適の章の中で詳しく述べられている．初版の冒頭には "口蓋後縁の封鎖は臼歯の最終調整より前に完成する．なぜなら，臼歯の最終調整は患者がいない状態で技工室において行われるためである" と述べられている．つまり，逆に言えば，口蓋後縁の封鎖は患者のいるチェアサイドで行わなければならないことを示唆しており，続いて "義歯の後縁は口腔内で決定され，模型に転写される" とある．

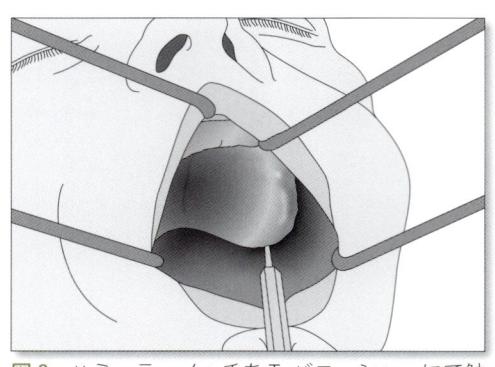

図8　ハミュラーノッチをT-バニッシャーにて触診する様子（初版より作成）

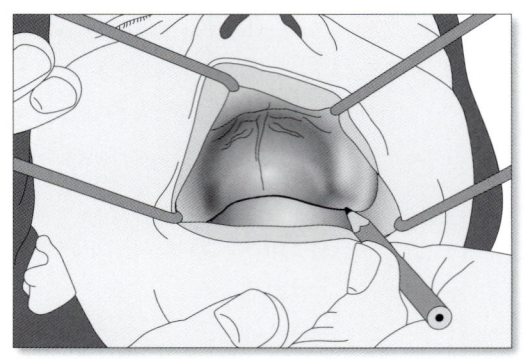

図9　振動線を水性鉛筆にてマーキングしている様子（初版より作成）

表3　PTEPにおける上顎義歯後縁と振動線との関係についての記述の変遷

初版	第2版	第3版	第4版	第5版	第6版	第7版	第8版	第9版	第10版	第11版	第12版	第13版
1940	1947	1953	1959	1964	1970	1975	1980	1985	1990	1997	2004	2013

上顎義歯後縁と振動線との関係についての記述の変遷
① 「振動線は義歯の理想的な後縁である」とされ，義歯の後縁＝振動線と考えられていた
② 振動線は義歯の理想的な後縁のための1つのガイド（目安）となる
③ 振動線は通常，義歯の理想的な後縁のための1つの目安として用いられている
④ 振動線との関係については明記されていないが，軟口蓋の形態と可動性が，患者の義歯床後方への延長に対する許容性に関係すると述べている．言い換えると，軟口蓋の形態や可動性を考慮して後縁を決定すると捉えることができる

　そして，口腔内でT-バニッシャーを用いて，上顎結節の後方からハミュラーノッチまでを触診し（図8），水性鉛筆でマーキングを行う．そして，口蓋小窩やアーラインを参考にして後縁を決定し，ライン全体をマーキングするように指示されている（図9）．

　ここで，いくつか参考になる記載を紹介しておく．まず，口蓋小窩を容易に認識する方法として，"患者の鼻をつまみながら，鼻から息を出すように指示することで，口蓋小窩が強調される"として，いわゆるノーズブローエフェクトが紹介されている．また，"軟口蓋の振動線は義歯の理想的な後縁であり，通常，口蓋小窩上あるいはわずかに前方，あるいはわずかに後方に位置している"とされ，初版当時は義歯の後縁＝振動線であると考えていたようである（表3）．

　続いて，模型上に振動線を転写する方法が図とともに説明され（図10～12），封鎖の前方ラインと実際の付与の仕方が述べられている．

　まず前方ラインであるが，ミラー等の器具のハンドル端部を使って口蓋上の軟組織の状態を

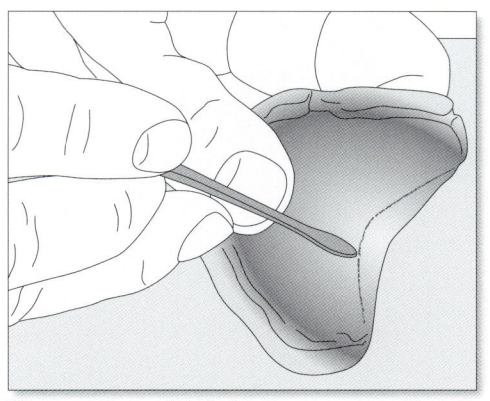

図10 口腔内へ蠟義歯を戻し，マーキングしたラインを転写する（初版より作成）

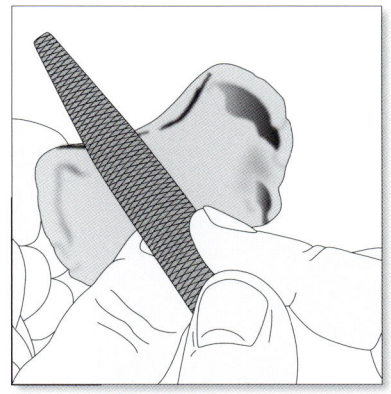

図11 転写されたラインまで後縁を削除する（初版より作成）

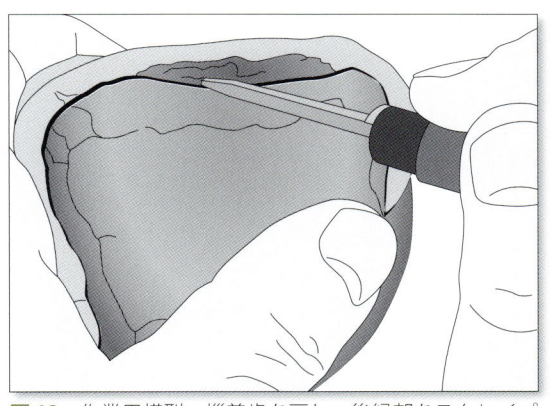

図12 作業用模型へ蠟義歯を戻し，後縁部をスクレイパーで切削する（初版より作成）

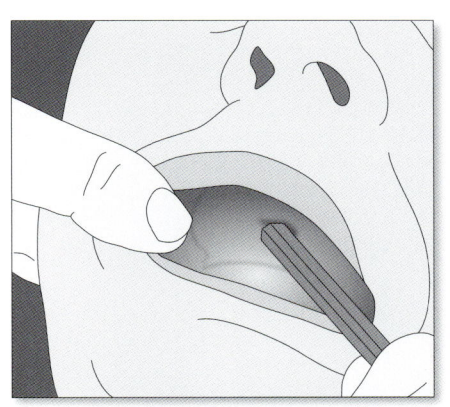

図13 ミラーのハンドル端部にて口蓋部の粘膜を触診する様子（初版より作成）

精査し（**図13**），6 mm 以内であればその軟組織の部位まで切削を行うよう指示されている．また同時に，6 mm 以上の幅になると下方へ引き離す力が大きくなり，逆に後縁の封鎖が低下すると書かれている．

　ところで，**図14** を見るとわかるように，Swenson の考えていた口蓋後縁の封鎖は，我々日本の歯科医師が学部教育で受けたポストダムの形態とは異なり，後縁の幅全体を削り込んで封鎖を高めようとしていたことがわかる．これはおそらく，当時使用していた床用材料の重合収縮が大きかったことも影響しているのではないだろうか．なお，当時は深さに関しては具体的な指示は見られない．

2．第7版，第8版の記述

　第7版においても，冒頭の文章や概略の説明は大きく変わらないが，いくつか変遷が認められるポイントがあるので順を追って紹介したい．

　まず，義歯床後縁の位置に関する記載であるが，第7版では，*"The vibrating line of the soft palate, which is a guide to the ideal posterior border of the denture"* つまり，初版とは異なり，振動線は後縁のガイド（目安）となるという表現に変わっている．

　それ自体は大きな変遷ではないかもしれないが，実はその後の封鎖の前方ラインや付与の仕

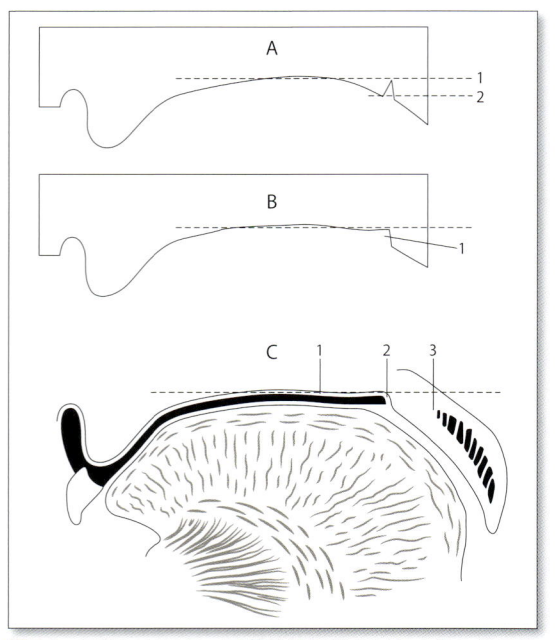

図14　初版における，口蓋後縁封鎖を付与するための手順．A：深さの目安をマーキングする．B：マーキングした深さになるように石膏を削除する．C：封鎖の手順が終了した義歯を装着した状態．後縁部が軟組織へ沈み込み，後縁が封鎖されていることがわかる（初版より作成）

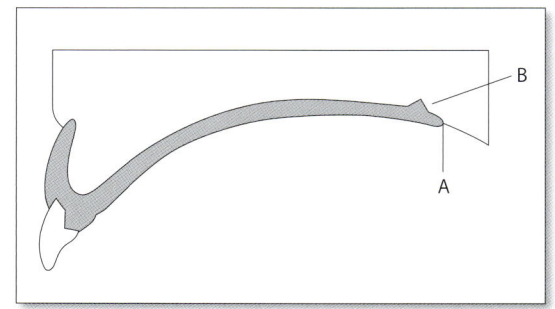

図15　第7版以降に採用されている，後縁封鎖（ポストダム）の形態．特徴として，後縁から2mm前方に，深さ1.0〜1.5mm，幅1.5mmの尖った三角形の形態が付与されている（第7版より作成）

方が大きく変わっている（図15）．

　前方ラインはこれまで，術者が軟組織を触診することで確認してラインを決定していたが，第7版では同様に確認は行うものの，後縁封鎖は振動線よりも2mm前方で深さ1.0〜1.5mm，幅1.5mmと具体的に指示されている．

　さらにその形態は鋭く三角形とすることが良いと考えられていたようで，“このように幅の狭い尖ったビーディングを付与すれば，義歯床内への空気の流入を封鎖するように，容易に軟組織へと沈下させることができる”とポストダムについてコメントされている．

　その他，“たとえ高すぎた場合でも，鋭利であるがゆえに義歯装着後24時間以内に容易に診断でき，簡単に調整することができる．またその幅が狭いために義歯を脱落させるような力を最小限にできるという利点がある”とも解説されている．

3．第9版，第10版の記述

　第9版や第10版は基本的には第7版と同じ内容であるが，これまでの模型の写真が新たなものに変更され，前述した口蓋の軟組織を診査する工程の説明がなくなっている．

　また，ノーズブローエフェクトにて強調される部位に関して，これまでは口蓋小窩だけであったのが，“小窩と振動線が強調される”と変更されている．

4．第11版，第12版の記述

　第11版においても基本的には第7版と大きな違いはないが，また表現がいくつか変わっている．まず，振動線と義歯の後縁の関係について，“*The vibrating line of the soft palate, normally used as a guide to the ideal posterior border of the denture*”（振動線は通常，義

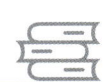

歯後縁のガイドとして用いられる）と，さらに表現が弱められている．

また，振動線と口蓋小窩の位置に関しても若干変更されており，これまでは，"一致あるいは前方，あるいは後方"と並列であったのが，"通常，振動線は小窩よりもわずかに前方に位置する．しかし，口蓋小窩上，あるいはわずかに後方にある場合もある"という表現に変更されている．

つまり（引用文献は明記されていないためはっきりとはわからないが），統計的に振動線は小窩よりも前方に位置することが多いことを示唆しているとも取れる．なお，実際のポストダムの深さや位置，形態はこれまでと同じである．

5. 第13版の記述

では，最新版の後縁封鎖についての記載はどうなっているのかと言うと，これまでと大きく異なる内容となっている．

まず，冒頭の文章の中で，口蓋の後縁封鎖のために，重合操作の前に，作業用模型に対して2 mm幅の溝を形成することで達成されると書かれている．

その目的としては，「① 口蓋部のレジンのわずかな重合収縮を補償する」「② 粘膜上での義歯のわずかな動きが生じている間の辺縁封鎖を保つことができる」「③ 義歯の後縁に，強度を保つための適切な厚みを確保することができる」「④ 粘膜の豊隆内に調和するため，患者が舌で触れても気付きにくい」という4つの項目が挙げられている．

また，後縁の封鎖は次の5つの方法によって位置付け，あるいは確認されると述べられている．「① 模型上での解剖学的位置」「② 粘膜の色調の違いの観察」「③ ミラーによる粘膜プロービング時の弾力の評価」「④ 同，プロービングによる患者の許容度の評価」「⑤ 軟口蓋の動きの観察」．それぞれについて順を追って解説されているが，ここではこれまでの版には見られなかった内容について紹介したい．

まず，硬口蓋は角化の亢進した（keratinized）粘膜であり，可動性のある軟口蓋の角化していないピンク色の粘膜に比べると青白い色をしているため，その色の違いを見つけることによって軟口蓋と硬口蓋との境界がわかると解説している．

また，これまで記載されていたノーズブローエフェクト（第12版ではValsalva法と注釈がある）についての解説は省略されており，「Ah, Ah」と数回力強く発音してもらう方法が推奨されている．

このように，内容としては読者にとってわかりやすく，順を追って解説されているが，掲載されている図を見る限り，最終的なポストダムの形態に関してはこれまでと同一の形態が採用されているようである．

試適後の患者の承諾

試適の終了時，特に前歯部や小臼歯部の排列について患者から了承を得ることが重要であることは言うまでもない．PTEPにおいても，"患者と歯科医師が診療室において，両者の同意が得られる排列を作り上げるまで，何時間もの時間を費やしたにも関わらず，結局は患者の配偶者によって否定されてしまう場合もある．そして彼らは歯科医師に人工歯や排列の変更を要求してくる．これは，一度は起こるべくして起こるので，覚えておいたほうがよい"と述べら

れていることを第8章で紹介した.

　しかしながら，最終的な患者の合意はやはり試適の際に行われるべきであり，PTEP においても第7版からはその重要性について述べられている.

1．初版〜第6版の記述

　初版〜第6版では，試適後の患者の承諾に関する項目は設定されていない．当時はどちらかと言うと術者優位の思想が強く，歯科医師の意見が強く反映されていた可能性も考えられる.

2．第7版〜第10版の記述

　第7版になると，「前歯排列に対する患者の承諾」という項目が設定され，同意の重要性が述べられているが，その中でも参考になる文章をいくつか紹介したい.

　"たとえ，患者が「歯がどのように見えても気にしない」と言ったとしても，排列を確認・承認する機会を十分に与えなければならない．このような患者は，しばしば義歯を使用し始めてから，その外観を非常に気にするようになる"

　"歯科医師は自分がその排列に満足するまでは口腔内の蠟義歯を患者に見せてはならない．（中略）患者の最初の印象（第一印象）というものは後々まで長く続くことが考えられ，未完成の排列に対する不満が，たとえその後に完全に満足のいくものになったとしても，問題を長引かせる原因になる可能性がある"

　"義歯の外観は会話時に他人に見られることが多いので，そのような状況下で観察させなければならない．つまり，大きな鏡の前約1mの地点に立たせ，普通の会話や表情をした時にどのように見えるかを観察させる"，等といったような，臨床に有用な具体的なアドバイスが述べられている．また，"いずれにせよ，人工歯が天然歯とほとんど変わらない位置で排列されているならば，多くの患者は義歯の外観に満足するだろう"とも書かれ，PTEP においては，前歯の排列位置は天然歯が元あった位置こそが理想的だと考えているコンセプトがここにも表れていると言える.

3．第11版，第12版の記述

　第11版でも変わらず同じ項目が設定され，同じ内容が述べられているが，文末に文章が加えられ，さらに患者の同意書のサンプルを示す図が1つ追加されている（図16）．追加された文末の文章を紹介しておくと，"歯科医師，スタッフ，患者，批判的な友人たちも皆，義歯の外観に満足すれば，患者からカルテに承諾のサインをもらうのがよいだろう．その書類は，ワックスに排列した状態での確認を行う機会が与えられなかったとか，要求した修正がなされていないといったような患者の主張から身を守る手段となる"と書かれている.

　時代が進むにつれて向上してきた患者の意識や要求が，場合によっては歯科医師にとって様々なリスクとなることが考えられるため，このような追記が行われたものと容易に想像がつく.

4．第13版の記述

　では，第13版においてはどのように記載されているかと言うと，試適の終盤に「Final decision making and closure（最終決定と終結）」という項目があり，同様に患者の承諾を得る

```
I, (insert patient's name), have been given the opportunity to look at the final
arrangement of the artificial teeth (while positioned in wax).  Any necessary
changes have been made, and I am happy with the general appearance of the
dentures.


_____                    _____
            Signature                                      Date
```

図16 第11版以降に掲載されている，人工歯排列の患者同意を得たことを証明する書面のサンプル．日本語訳は次の通り：私（患者名）は，蠟義歯の段階で人工歯の最終的な排列状態を見る機会を与えられました．すべての調整がなされ，義歯の全体的な外観に満足しています．サイン，日付（第11版より引用）

重要性が述べられている．基本的には前版までと似たようなことが書かれているが，文章は次のように少し変わっている．"この時点で，患者は義歯の外観を承諾したという決定に対する責任を負う必要がある" "せめて技工費用の総額だけでも未収とならないように，内金として支払ってもらうことはよく行われている"．このように，経済的なリスクの回避についても初めて言及されており，患者のサインをもらう重要性についても，承諾書のサンプルとともに述べられている．

　また，本項目ではもう1つ興味深い提案がなされているので紹介しておきたい．これまで，患者が歯科医院に来院した際に蠟義歯を試適させ鏡の前に立たせて，患者やその家族に確認してもらうとされていたが，第13版では以下のように述べられている．

　"歯科医院はストレスの多い環境である．無歯顎であるあなたの患者はチェアに座ることで恐怖を感じているかもしれない．（中略）緊張感は患者の満足のいく最終決定に不利に働く可能性がある．そのような患者に限っては，自分の快適な家で評価を行うために蠟義歯を家へ持ち帰るという提案がなされる"

　つまり，蠟義歯を患者に渡して持ち帰らせる方法が提案されている．ただ，決してものを噛まないこと，5分以上は装着しないこと等，患者への注意も多く併記されている．とは言っても，やはりリスクが高いと考えられ，"ほとんどの患者はこの提案を断ると考えられる"と締めくくられている．

我が国の全部床義歯学教科書における記述の変遷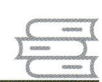

　前章までと同じように，『全部床義歯補綴学』と『無歯顎補綴治療学』において紹介されている，試適に関する内容の変遷について見ていきたい．

　まず前者では「蠟義歯とその試適」という章があり，前半部分では蠟義歯の歯肉形成や床の形態について解説されており，後半部分において，蠟義歯の試適という項目が設定されている．そこで解説されている点検項目は，「① 義歯床外形線の点検」「② 審美性の点検」「③ 咬合関係の点検」「④ 人工歯の排列位置および歯肉部の形態の点検」「⑤ 発音機能の点検」の5つである．

1. 咬合関係の点検

咬合関係の点検についてどのように書かれているかと言うと，内容としてはPTEPに比べてずっとコンパクトになっている．初めに咬合高径について，"咬合時の顔貌，開口時の歯列

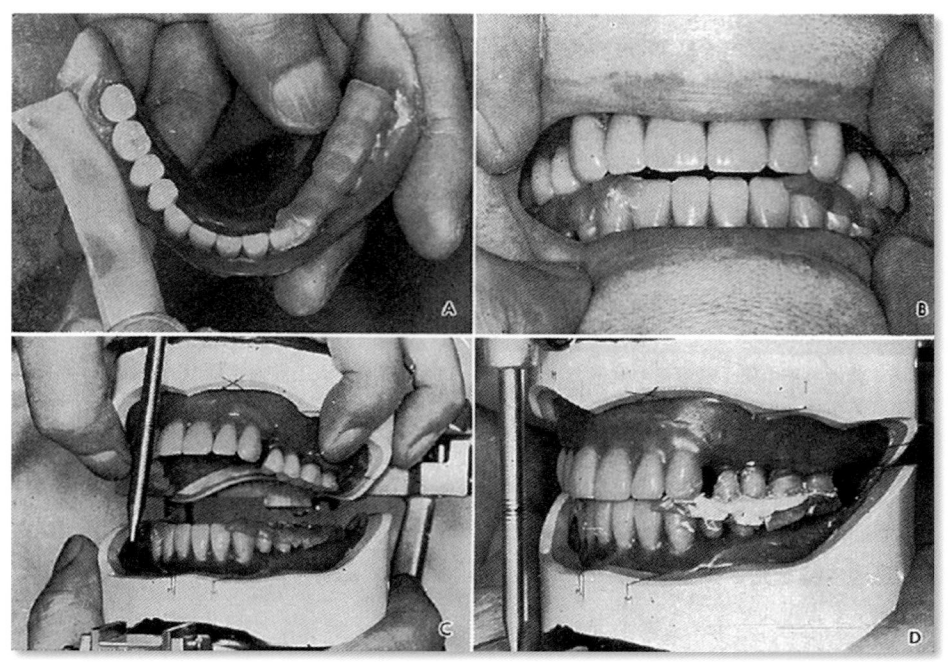

図17　蠟義歯の咬合の確認．ワックスだけでなく，インプレッションペーストを併用する方法が提案されている（全部床義歯補綴学 初版より引用）

の外観，舌背の高さに対する咬合平面の位置等を点検して総合的にその適否を判断する” とだけ述べられ，咬頭嵌合状態が適正であるかどうかは，義歯に手を当てて義歯の移動の有無について触診する必要もあることや，スパチュラ等を人工歯間に挿入して行う転覆試験について言及されているが，どれも簡単な説明にとどまっている．また，前述のPTEP初版で紹介されていた，口腔内で採得したワックスバイトが咬合器上で一致するかどうかで確認する方法（図17）は，図と簡単な説明のみであるが，同書でも紹介されている．また，偏心位の記録に関しては試適の章ではなく，咬合器についての章の中で前方位の記録と側方位の記録を行うチェックバイト法と咬合器の調整について記載されている．

　では，後者ではどのような咬合関係の点検が紹介されているのだろうか．項目としては，咬合平面，咬合高径，中心咬合位，偏心咬合位の4つが挙げられているが，どの項目も数行程度になっており，変わらず非常に簡潔に述べられている．

2．前歯部の審美的確認と患者の承諾

　前者では，試適の章の中に「審美性の点検」という項目が設けられ，どのようなポイントをチェックするかについて簡単に述べられている．また，試適後の患者の承諾に関して特別な項目は設定されていないが，文中に *“患者に観察させるが，その際に，術者の主観を押し付けることなく，患者に鏡を見せて納得させることはもちろん，家族等の第三者の意見を求める場合もある”* と，同意の重要性には触れられている．

　では後者ではどうなっているかというと，さらに内容はぐっとシンプルなものに減らされており，「審美性の検査」というタイトルで，試適に関する記述はわずか5行だけにとどまっている．同書では患者の承諾に関する記載も認められないが，重合前に患者やその家族の承諾を得る重要性は，特に認知レベルの低下した高齢者を診察する機会の多い現代であればこそ，強

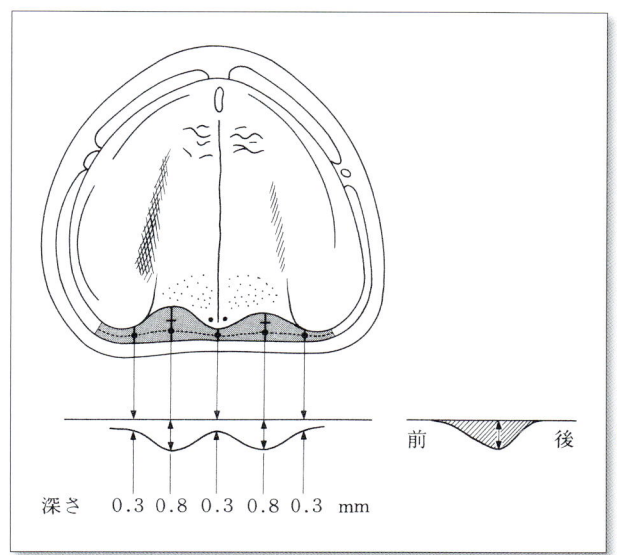

図18　ポストダムの形態を説明した図．ポストダムの幅および深さは患者の粘膜の被圧変位量によって異なるとしつつ，標準的な値が示されている．また図説には，矢状断面で見た溝の最深部は，その部位における溝の後方1/3のところにあるとも記載されている（全部床義歯補綴学 初版より引用）

表4　PTEPならびに我が国における教科書に掲載されている，ポストダムの断面形態の違い．これほど多くのバリエーションがあることは非常に興味深い

断面形態	掲載されている版	特徴
	PTEP 初版～第6版	後縁全体が粘膜に沈むような形態
	PTEP 第7版～第13版	後縁から2mm前方で，鋭い三角形をした形態
	全部床義歯補綴学 初版 および無歯顎補綴治療学 第3版	後堤部の後方1/3に頂点が位置するような涙型の形態
	無歯顎補綴治療学 第3版	スウェンソン法として紹介
	無歯顎補綴治療学 第3版	ギージー法として紹介
	無歯顎補綴治療学 第3版	ケーラー法として紹介

調すべき内容ではないだろうか？

3. 口蓋後縁の封鎖

　我が国の教科書では，口蓋後縁の封鎖に関しては，「後堤法」「ポストダム」として解説されている．前者では，後縁は振動線と一致させ，設定位置と広さ，深さを見積もり，模型の該当部位に記入する旨が説明されている．また，その断面図（図18）を見ると，同書で解説されている形態は，PTEPで解説されているポストダムと異なっていると言える．

　後者では，前述のものの他にスウェンソン法，ギージー法，ケーラー法といった形態が紹介されている（表4）．

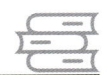

おわりに

　本章では試適に関する内容について紹介した．第12版まではあまり大きな変遷が起きていなかったものの，最新版では大きく内容が変わり，非常にわかりやすくなっていた．また，どの時期においても我が国の教科書との情報量の差はかなり大きく，筆者（松田）が学生時代に受けた我が国の教科書を用いた教育よりもPTEPで解説される内容のほうがかなり臨床的であると感じ，今読んでも参考になる記載が多く見られた．

　今回変遷の見られた偏心位の記録について，我が国の全部床義歯臨床においてどの程度実践されているかというデータは持ち合わせていないが，現在ではおそらく多くの術者が同記録を省略しているのではないかと思われる．しかしながら，それらの手法や咬合器の設定法について学ぶことは義歯と顎関節の動きの関係を知る上ではきっと役に立つと考えられ，少なくとも教育には必要ではないだろうか．

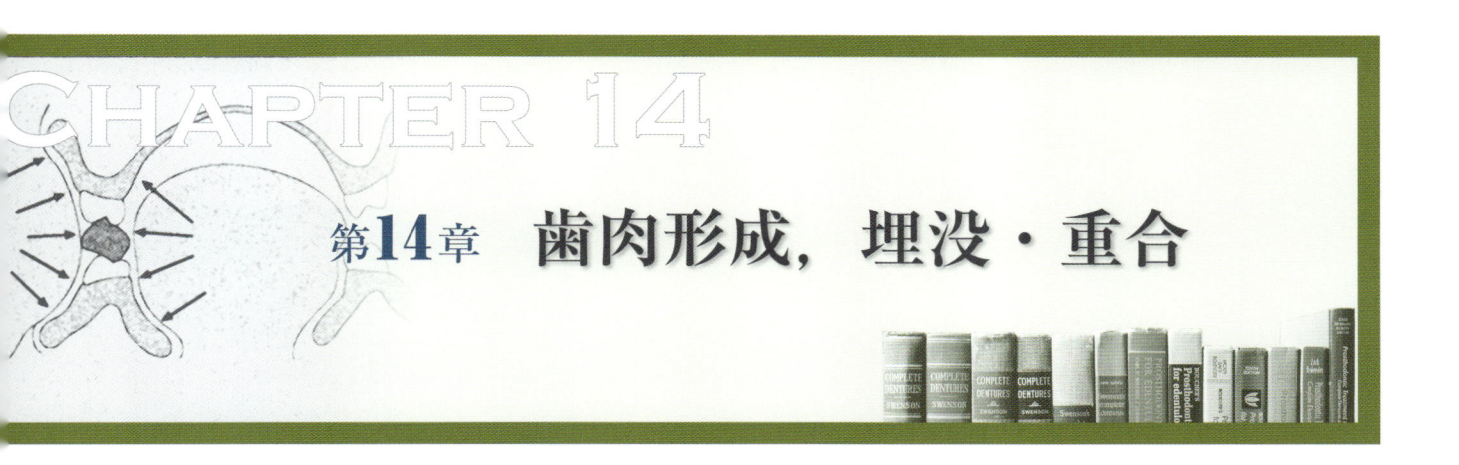

第14章　歯肉形成，埋没・重合

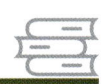

前章では試適に関する内容を紹介したが，いよいよ試適が終了し，続いてはラボサイドのステップである蠟義歯修正，埋没，重合へと移っていく．本章ではそれらラボサイドで行われるステップの変遷ならびに，臨床を行う上で参考となる内容について紹介したい．

歯肉形成，蠟義歯の完成

1．初版〜第6版の記述

初版〜第6版では「Waxing, Flasking, and Processing（ワックスアップ，埋没，重合）」という章が設定され，歯肉形成の解説から埋没，そして重合までの各ステップについて解説されている．まずは歯肉形成（ワックスアップ）の項目についての変遷を見ていきたい．

初版の序論には，*"既に述べているが，義歯の研磨面の形態は，義歯の維持のクオリティ（Retentive quality）に影響する"*（図1）とあり，また*"歯肉から床縁にかけての形態は筋や軟組織の機械的圧力による維持を利用できるような形態にするべきである"*として，研磨面の形態の重要性を述べた後，人工歯の周りの歯肉は審美的な観点から重要であり，歯根の形態も付与すべきであると述べられている．

その他にも初版には，参考となる良い表現が多く記されているので，長くなるが，以下に列挙したい．

① *"歯肉形成は天然歯の周囲組織を模倣すべきである．気まぐれや人工的な装飾は疑いようもなく場違いである"*→歯肉形成はあくまでも生体を模倣することが大切であり，ともすれば誇張しすぎる過剰なテクニックによって，不自然になりがちであることを戒めている．

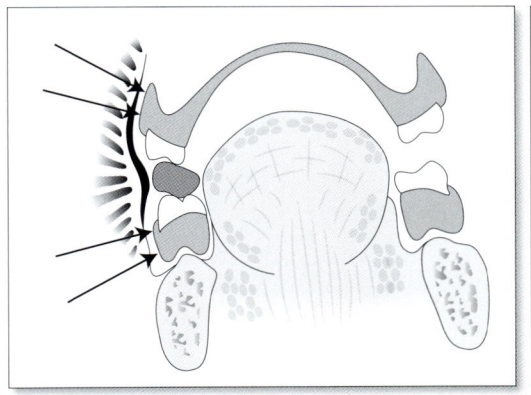
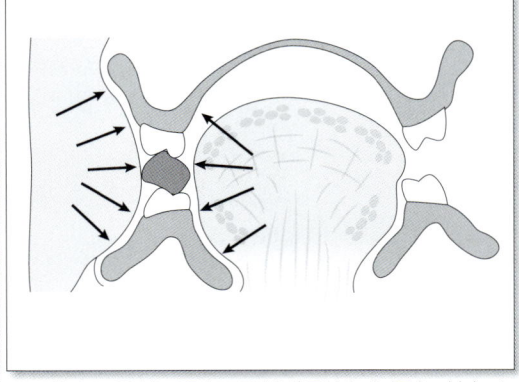

図1　咀嚼時に義歯が舌や頬から受ける圧力と義歯研磨面形態との関係．研磨面形態が不適切な場合（左）と適切な場合（右）（初版より作成）

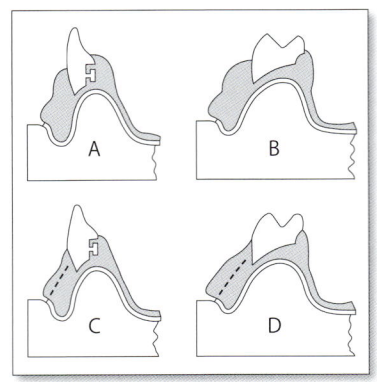

図2 歯肉形成時に盛り上げるワックス量（A，B）と最終的なライン（C，D中の破線）．印象辺縁の厚みを忠実に再現するように指示されている（初版より作成）

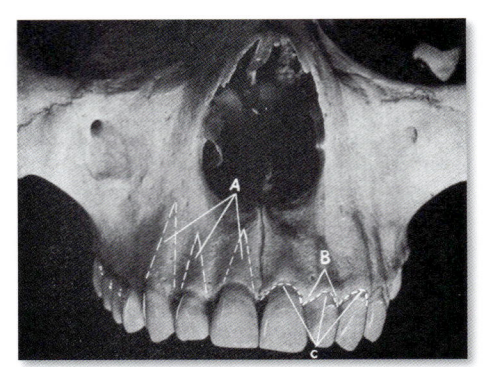

図3 有歯顎の頭蓋骨．歯種による歯根の豊隆の違いを示している（初版より引用）

②"*表面上部（辺縁）は印象本来の辺縁の幅（original border width）から何一つ失わないように形成すべきである*"→印象辺縁の厚みの再現の重要性が強調されている（図2）．ただ，読者諸氏にとっても当然のことのように感じられるかもしれないが，個人トレーも用いず，十分な辺縁形成が行われていない印象を用いるのでは，まず当てはまらない内容である．言い換えれば，当時は丁寧な辺縁形成によって得られる印象こそが理想的であると考えられていたことが示されている．

③"*一般的に言えば，上下顎義歯の唇頬側は十分に満たされる（fullness）ことが望ましい（desirable）．そして上顎の口蓋側表面はその反対が当てはまる（the opposite is true）．それは舌にとってすべての利用可能な空間を許容するためである*"→義歯唇頬側の研磨面のボリュームについて，"十分（いっぱい）に満たす"という表現は我が国の教育ではあまり使われていないが，良い表現であると筆者らは感じた．

なお，同表現は第10版まで同じ文章が記されているが，不思議なことに第7版の日本語訳本では"*上下顎義歯の頬面と唇面上に適度の厚みがもたせられるように形成しなければならない*"と訳され，せっかくの「fullness」という語が「適度の厚み」と意訳されてしまっており，重要なニュアンスが伝わらない訳文となってしまっている．

④"*下顎の舌側辺縁は分厚く（quite thick）しなければならない．この厚みは舌の狭小部の下部に位置し，舌粘膜襞部（mucolingual fold）を完全に満たすことによって封鎖を大いに増強（greatly enhance）する*"→下顎義歯の維持力向上のために，舌側の義歯床縁にあえて厚みを付与することの重要性が，当時から十分に認識されていたことが示されている．

……その他にも歯肉形成の際の具体的な指示が見られる．例えば，研磨や収縮によってレジンの厚みが減ることを考えて若干多めにワックスを盛っておくといったコツに始まり，上顎前歯の歯根豊隆の解説（図3）やその再現の方法，舌房を考慮した舌側の凹面形成の重要性等が述べられている．

2. 第7版～第10版の記述

第7版からは，章のタイトルがこれまでの「ワックスアップ，埋没，重合」から「義歯床の審美性と機能的調和」へと変更されている．単に歯肉形成や蝋義歯の製作や埋没を示す内容に

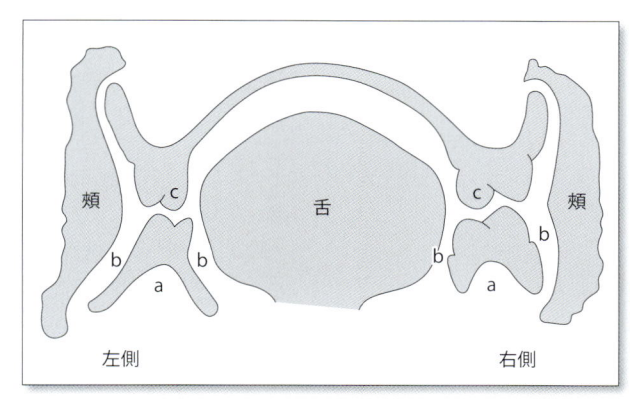

図4　義歯が舌と頬から受ける圧力と義歯研磨面形態との関係．研磨面形態が不適切な場合（右側）と適切な場合（左側）（第7版より作成）

比べると，義歯床が持っている重要性を反映している良いタイトルだと筆者らは感じた．そして，そのことを示すかのような前版からの大きな変更点としては，義歯床研磨面形態についての考察やその重要性を述べた序論が追加されている点が挙げられる．

以下，内容を摘要して紹介したい．

まず，義歯床を「① 床基底面（basal surface）あるいは印象面」「② 人工歯の位置と咬合面」「③ 義歯床研磨面形態」の3つの要素に分類している．そして，床基底面について次のような興味深い表現が見られる．

"床基底面のサイズの増加は粘着の量や辺縁封鎖の量，咬合に対する抵抗力を増加させる"．ここでは，現在ではともすれば批判を受ける対象にもなっている，床面積を拡大することを重視する姿勢が窺われる．

なお，同文は第7版の日本語訳本では"床基底面はその広さが増えれば増えるほど，粘着力の大きさ，辺縁封鎖量，咬合力に抵抗する力量等が増すといわれている"と訳されているが，「増えれば増えるほど」といった面積に比例するかのような表現や，「増すといわれている」といった伝聞・推定の表現は，原著の英文には見当たらない．

次に研磨面に関しては"通常見逃されがちであるが，重要な要素である"として，次のように解説されている．例えば，小さなタマネギのピクルスを咀嚼する場合，咬合時にはその食塊が常に舌と頬とによって咬合面上の所定の位置に固定されるために，頬や舌による圧力が発揮されていることから，研磨面の形態次第で義歯を安定させる力にもなれば，離脱させる力にもなり得ると，別章の図を引用しつつ述べている（図4）．これは，機能時に研磨面に対して発生する力を読者に理解させるには良い説明だといえる．

同序論に引き続いて歯肉形成について述べられているが，内容としては第6版までとほぼ同一であり，変遷は認められなかった．

3．第11版，第12版の記述

第11版になると，同項目の序論においていくつか記述の変遷が生じている．

まず，前版まで記載されていた「床基底面の面積を大きくすれば，維持力や支持力が大きくなる」といった主旨の文章が削除されている．その理由としては，大きければ大きいほど良いといった誤った印象を読み手に与えていたことが考えられよう．

また逆に，次のような文が追加されている．"下顎義歯に理想的な維持力を与えることは難しく，上顎義歯に比べて床面積が限定されているために舌や頬によって容易に動揺する……"．

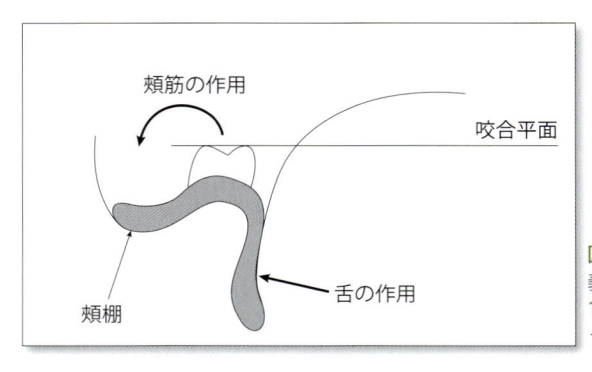

図5 咀嚼時に義歯が舌や頬筋から受ける圧力と義歯研磨面形態との関係を示した図．初版（図1）や第7版（図4）の図のほうが理解しやすいように思われる（第13版より作成）

そして，そのために研磨面の形態が重要になると解説され，下顎義歯にとってはさらにその重要性が強調されてきたと言える．

その後，前述のタマネギのピクルスを例に挙げて解説していた文章が同じように記されているが，なぜかタマネギのピクルスではなく，小さなブドウが例に挙げられている．ただし，内容としては大きく変わってはいない．

さらに，これまでは見られなかった，蠟義歯形態と発音に関しての内容も盛り込まれている．特に，犬歯，小臼歯の歯頸部から口蓋に至る面はなだらかな凹面を付与すべきであるとし，もしその形態が不適切であった場合は，s音が［sh］のように歪んでしまう等々，口蓋の形態の重要性が解説されている．そして，ワックスを用いてそれらの豊隆を調整し，理想的な形態となれば，その形態を変えないように歯科技工士に指示することが勧められている．

なお，"もし歯科技工士が上顎義歯の最終的なワックスアップの前に咬合床の口蓋を取り除くというテクニックを使用している場合は，前述の口蓋の最終的な形態は歯科技工士に委ねられており，歯科技工士は凹面の形成を誤ると，不明瞭な発音の原因となることを十分に認識しなければならない"と，研磨面の形態においては，歯科技工士と歯科医師が共通の認識を持って製作することが重要であると述べられている．

ただ，その後の具体的な歯肉形成に関する内容はこれまでと大きくは変わっていない．つまり，手法に関しては初版～第12版であまり変遷が認められなかったと言える．

4. 第13版の記述

それでは最新版である第13版ではどのようになっているかというと，その序論において，これまでと同様に研磨面形態の重要性が述べられているが，その多くがこれまでの版とほとんど同じである．ただし，いくつかの内容が省かれている．

例えば，これまで長く紹介されていた，咀嚼時の食塊を咬合面にとどめようとするために舌と頬からの圧力が加わることの解説（その代わりに新しい図が追加されている．図5）や，前述した歯科技工士との共通認識の重要性を示した内容が記されていない．

続いて，「ワックスアップの完了と歯肉縁形態の付与（festooning）」というタイトルで具体的な手技が説明されている．これまでの版のものより写真が大きくわかりやすくなっているが，基本的には概ね同じ内容が引き継がれており，大きな変遷は認められなかった．

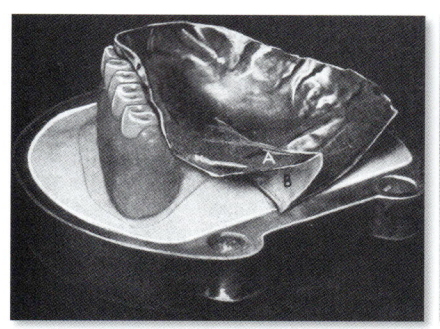
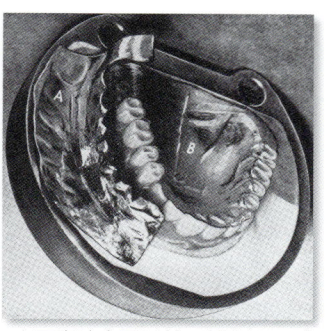

図6　初版における埋没の様子．一次埋没後，人工歯咬合面以外の部分にスズ箔を貼り付けている（初版より引用）

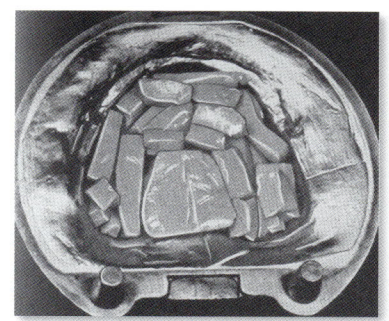

図7　初版におけるレジン塡入の様子．細かくカットした未重合レジンを使用している（初版より引用）

埋没と重合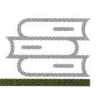

　歯肉形成が完了すればいよいよ重合ということになるが，本項では埋没の方法や材料等の変遷について紹介したい．

1．初版〜第6版の記述

　初版では材料としてレジンを用いる場合と硬質ゴムを用いる場合が想定されていたようである．硬質ゴムを用いる場合については PTEP の別の章で解説されていることから，ここではレジンを用いた場合について簡単に説明する．

　埋没には上下が分割できるフラスコ（Hanau のエジェクタータイプ）を用い，石膏を用いてフラスコの下輪に模型を設置し，一次埋没を行うことがいくつかの注意点とともに説明されている．

　ここまでは現在でもよく行われている手法であるが，その後に 0.003 mm のスズ箔を用いて義歯床部を覆うという，多くの読者諸氏にとって馴染みのない方法が紹介されている（図6）．人工歯以外の部分を丁寧にスズ箔で覆った後，上輪を設置し石膏で人工歯が半分程度埋まるまで二次埋没を行った後，残る部分に再度石膏を注入し，三次埋没を行う．

　石膏硬化後，冷水に浸漬した状態から沸騰させ，開輪し，流蠟を行う．その後，クロロホルムで人工歯を洗浄する．そして，今度は作業用模型側に 0.001 mm のスズ箔を接着剤で貼り付ける．そして，"スズ箔を貼ることにより，石膏の化学反応から分離することができる"と，ここでようやくその理由が述べられている．つまり，当時のレジンは石膏に触れていると重合阻害が起きるために遮断する必要があったということであろう．

　それにしても，いくら薄いとはいえスズ箔を粘膜面に貼るのは，適合の面や作業の困難さから考えても明らかに不利であることは容易に想像できる．

　その後，レジンを塡入するが，未重合の小さなレジン片（図7）をセロファンに挟んだ状態でフラスコに詰めて閉じ，プレスと余剰分の除去を繰り返して上下のフラスコを完全に閉じる〔図8．なお，この作業中はフラスコの温度を 190°F（約 88℃）にキープするように指示されている〕．重合は 100℃・45 分で行った後，流水下で 45 分冷却することが指示されている．

2．第7版〜第10版の記述

　第7版においても，同様の Hanau のフラスコを用いて埋没を行っており，人工歯とフラス

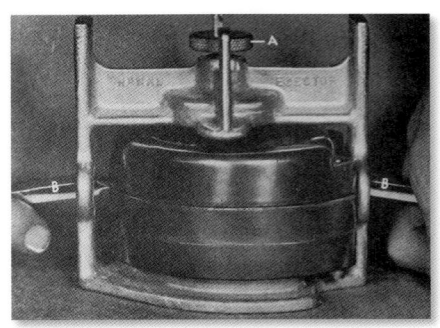

図8　初版で用いている Hanau のエジェクタータイプのフラスコ（初版より引用）

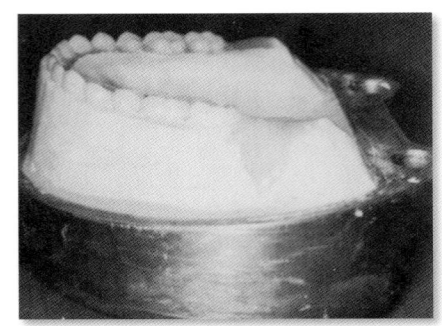

図9　第7版における二次埋没の様子．口蓋側ならびに頬側に石膏コアを製作することで，割り出し等が簡便に行える（第7版より引用）

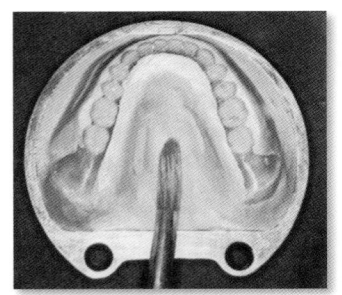

図10　第7版における，二次埋没後に分離剤を塗っている様子（なお，ラクダの毛の筆が勧められているが，残念ながら筆者らは使用したことがない）（第7版より引用）

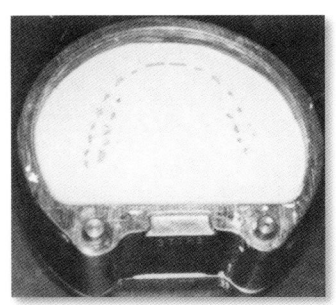

図11　第7版における三次埋没の様子．二次埋没後，全体を1回で埋没するよりも，2回に分けて埋没することが勧められている（第7版より引用）

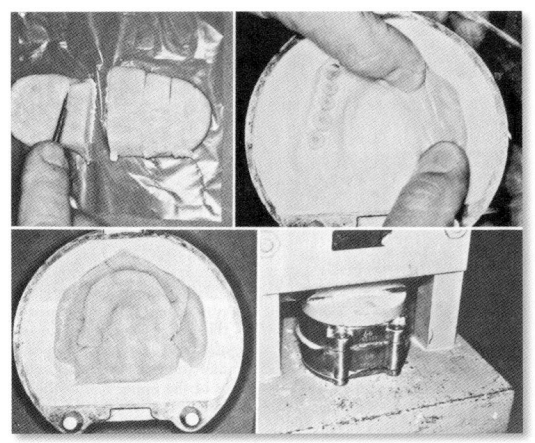

図12　第7版におけるレジン填入の様子（第7版より引用）

コの距離は 3 ～ 6 mm 開けなければならないと具体的に示されている以外は，一次埋没の手順はこれまでと同じである．ただしその後，これまで用いられていたスズ箔の代わりに分離剤が登場している．

　二次埋没以降の手法もこれまでと異なり，上顎では口蓋部，下顎では舌側と頬側に石膏でコアを作る方法が紹介されている（図9）．二次埋没後，分離剤を塗布するが，その際にラクダの毛の筆を用いることが勧められている（図10）．その後，人工歯の咬頭頂が少し見える程度まで三次埋没を行い（図11），さらに残りの部分に石膏を注入し，四次埋没まで行っている．

　続いて流蠟を行うが，これまでは冷水中から沸騰させていたのが，初めから沸騰している湯の中に 4 ～ 5 分浸漬することが勧められている．また，前版までは流蠟後にクロロホルムを用いて処理を行っていたが，第7版には "*クロロホルムのような溶剤はアクリルレジンに悪影響を及ぼすので用いてはならない*" と，使用しない方向に変更されている．

　レジンの填入法についても以前から変更されており，"*モノマーとポリマーを混ぜて餅状のレジンを作り，セロファンに挟んで直径2.5 cm のロール状とした後，厚みが約6 mm になるように伸ばして……*" というように具体的に数値まで解説されている（図12）．その後，プレスと余剰レジンの除去はこれまで通り行ってフラスコを閉じ，スプリングクランプに移す．

　重合に関しては，まず室温で 30 ～ 60 分放置した後に重合槽に入れ，165° F（約 74℃）で 9

時間かけて重合を行うと記されている．重合後はこれまでは流水中で冷却していたが，室温で放冷する方法に変更されている．また，第9版では前述の重合法以外に"従来のレジンは135〜180°Fで重合される"と，様々な製品があったことが示されている．その他にも"残留モノマーは組織に対して為害性を持つことを知っておくべきである"といった内容が追加されている．

さらに第10版では重合後の放冷について，次のような文が追加され，室温までの放冷がこれまでよりもさらに強く勧められるようになっている．"フラスコは開輪開始まで，室温まで放冷しなければならない．フラスコ内部の放冷に十分時間をかけることは極めて重要である．もしこの予防措置が取られなければ，アクリルレジンの変形が増加する"

3．第11版，第12版の記述

埋没に関しては，第11版でも基本的にはこれまでと同じ手法で行っており，文章もその多くが引き継がれている．ただし，前述の上顎の口蓋側，下顎の頬側と舌側の石膏コアによる二次埋没を説明した文の後には，"同手法は任意であるが，割り出し作業を容易にして，義歯破損のリスクを減らす．しかし，多くの術者はこの手順を省くことが多い"とコメントされている．また，同様に四次埋没についても"咬頭を露出させずに，三次埋没の石膏をすべて注入する術者もいるが，咬頭を露出させて2〜3mmの薄い四次石膏を追加すれば，分割作業が楽になるだけでなく，人工歯を傷つけることがないため非常に有用である"と追記されている．換言すれば，この頃になると，二次埋没のみで埋没を完成する手順を採用する術者が少なくなかったということであろう．

その後レジンの塡入に移るが，こちらも基本的な手法は全く変化しておらず，文章も同じである．ただし，以下の文が追加されている．"レジンのモノマーは皮膚や粘膜に湿疹を作るようなアレルギー反応の原因となるため，ゴム手袋の使用や十分な換気といった対策が必要である"．また，"場合によっては低い重合温度では多くのモノマーが残留している恐れがある"というように，モノマーの為害作用についての言及も増えている．

4．第13版の記述

第13版では埋没，レジン塡入ともに写真が一新されている．肝心の内容はというと，まず埋没に関しては，これまでは前述のように四次埋没まで行われていたが，本版では三次埋没で完了する方法に変更されている．また，頬舌側のコアを製作する方法から，硬石膏（improved dental stone）を義歯の周囲だけに塗布する方法に変更されている．

この変更に関して理由は明記されていないが，おそらく滑沢な表面性状やその硬さによって人工歯の移動を少しでも防げる可能性を考えると，硬石膏を用いるほうが有利であると考えられるのが1つと，また一方で二次埋没をすべて硬石膏で行うとすると，割り出し時に硬すぎることや，コストも多くかかることからこのような方法になったと推察される．

なお，埋没に関してはその他には大きな変更は見られず，また同様にレジンの塡入に関しても文章は前版までと同じものが引き継がれている．つまり，第13版では写真等は一新されているものの，内容自体は前版から大きな変遷は見られないと言える．

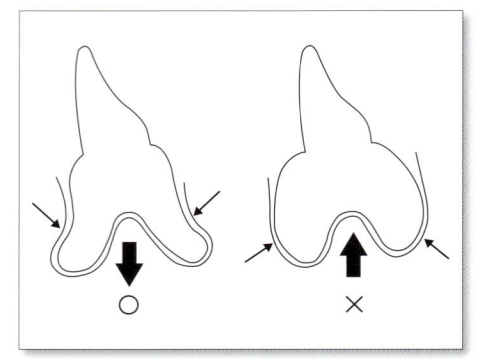
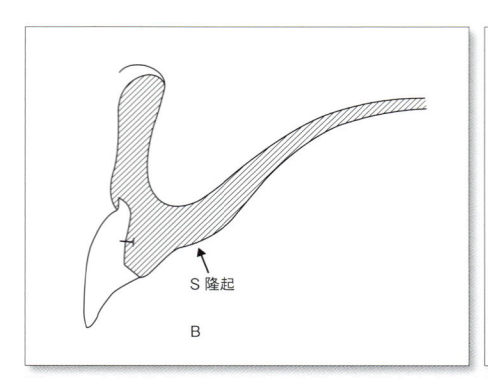
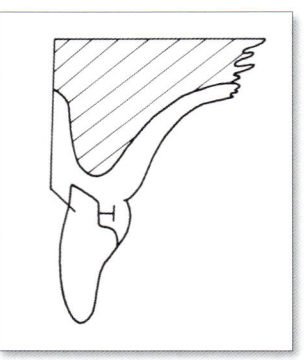
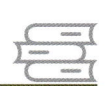

図 13　義歯周囲の筋圧と床翼付近の研磨面形態を解説した図（全部床義歯補綴学 初版より引用）

図 14　上顎前歯部口蓋側の形態を説明した図（左は全部床義歯補綴学 初版，右は PTEP 第 7 版より引用）．PTEP では S 状隆起の付与は重要視されていないことがわかる

我が国の全部床義歯学教科書における記述の変遷

　前章までと同じように，『全部床義歯補綴学』の初版（1982 年）と『無歯顎補綴治療学』の第 3 版（2016 年）において紹介されている，歯肉形成の方法と埋没・重合に関する内容の変遷について見ていきたい．

1. 前者での歯肉形成の方法に関する記述

　まず，前者の歯肉形成の章の序論には，以下のような非常に示唆に富んだ文が記載されている．"義歯を義歯らしくない自然の外観に仕上げることは義歯の審美性を高めるばかりでなく，患者の心理に与える影響も大きい．そのため有歯時代の歯肉部の形態を基本としてこれに患者の年齢と性別等による変化を与えた個性美を持つものにする"

　このように，この当時で既に，義歯には患者に応じた個性を与えること（キャラクタライズ）で，自然な美しさを求めることが推奨されている．また，より天然歯肉の外観に近くなるように，スティップリングを付与することも勧められている．

　その他，研磨面形態が義歯の維持・安定に与える影響に関しては PTEP と似たような図を用いながら解説されている（図 13）．

　その後，各部位における形態の解説があり，その中には上顎の S 状隆起に関する説明もある．ただし，PTEP の中では，実は S 状（あるいは S 字状）隆起という用語については解説されていないことを付記しておく（図 14）．

2. 後者での歯肉形成の方法に関する記述

　次に後者での記述であるが，まず章の冒頭において "義歯研磨面形態は咀嚼，発語，審美性および舌感に関係があるだけでなく，義歯の維持・安定にも影響するため，極めて重要な技工作業の 1 つである" とその重要性が記されている．ただし，具体的な形態等に関する記述はこれまでの他の教科書に比べて少ないと言える．

　続いて，各項目について前者と同じように解説されているが，その中で "スティップリングを形成することもあるが，研磨の困難さや義歯清掃が行えない患者の場合には衛生的な問題を生じる" と，スティップリングの付与に対する注意がなされている．その後，部位ごとの形態

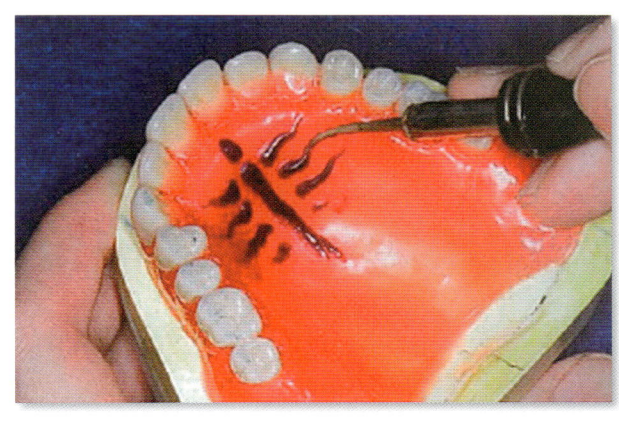

図15　口蓋皺襞をワックスアップしている様子．口蓋皺襞は舌位置の確認を容易にし，発語機能や咀嚼機能を助けると解説されている（無歯顎補綴治療学 第3版より引用）

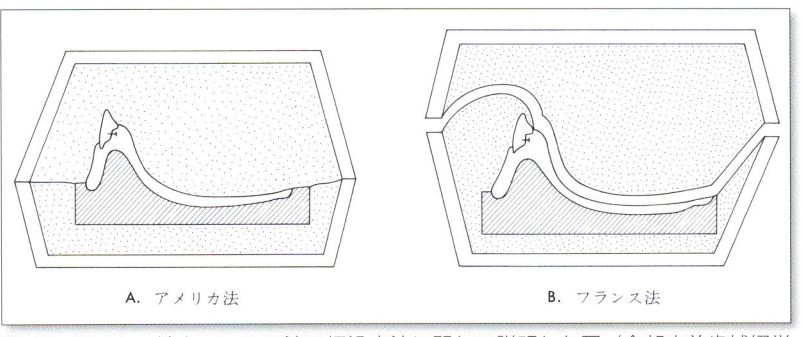

A．アメリカ法　　　　　　　　　B．フランス法

図16　アメリカ法とフランス法の埋没方法に関して説明した図（全部床義歯補綴学 初版より引用）

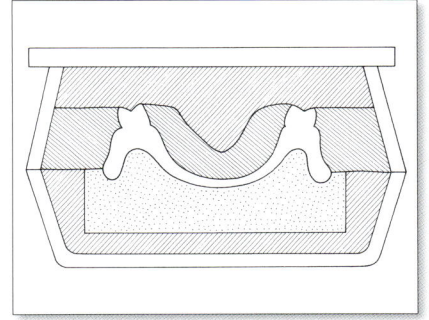

図17　『全部床義歯補綴学』において勧められていた二重埋没法を示した図（全部床義歯補綴学 初版より引用）

が解説されているが，S字状隆起に関しては引き続き，引用（Snow，1899）を明らかにした上で解説されている．

　また，PTEPシリーズや前者には解説されていなかったが，口蓋皺襞と切歯乳頭の再現に関して，"口蓋皺襞は舌位置の確認を容易にし，発語機能や咀嚼機能を助けるとされているため，可能なかぎり生体の形態を模倣する"と，口蓋皺襞の形態を口蓋部に付与することが勧められている（図15）．

3．前者での埋没・重合に関する記述

　前者では「重合義歯の製作」という章において，埋没法も合わせて解説されている．

　初めに説明されているのが「加熱重合レジンによる重合処理」で，冒頭で"重合操作の過程で多少にかかわらず技術的誤差が介入する．また蠟には温度差による変形があり，レジンには重合収縮がある．これらの材料的誤差は技術的誤差とともに重合義歯を変形させ，結局全部床義歯の咬合を狂わせることになる"と述べられ，咬合器再装着の準備のためのスプリットキャスト法とテンチの歯型を用いる方法が述べられている．

　続いて埋没法の説明に移るが，アメリカ法とフランス法が図を用いて紹介され（図16），その後，PTEPでも行われていた三次埋没まで行う方法が，二重埋没法（キャッピング法）として紹介されている（図17）．流蠟に関してはPTEPと比べてもあまり変わらない方法が紹介されている．そして分離剤の役割が示された後，"以前はスズ箔を貼る方法が行われていたが，確実であるが操作が複雑なので，現在では水溶性アルジネートが主として用いられてい

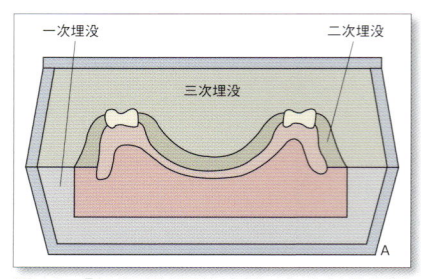

図18 『無歯顎補綴治療学』における埋没法を解説した図（無歯顎補綴治療学 第3版より引用）

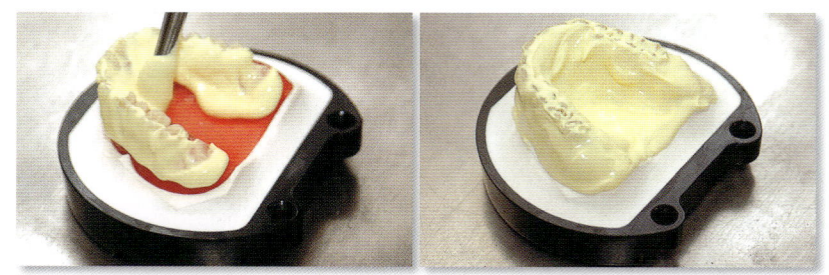

図19 『無歯顎補綴治療学』における二次埋没の様子（無歯顎補綴治療学 第3版より引用）

る”と，我が国でも以前はスズ箔を用いる方法が行われていたことが示されている．

続く「レジンの色調の選択」という項目が非常に興味深いので紹介したい．

“義歯の歯肉部の色は人工歯と同様に審美的に重要である．そのため，人工歯選択，または蝋義歯試適の段階で使用する床用レジンの色調を決めておかなければならない”と述べられており，さらに“特に歯肉の色調を忠実に再現しようとする場合には，辺縁歯肉部と他の部分に色調の異なるレジンを用いたり，部分的に毛細血管を模倣して彩色する方法もある”と，歯肉色のキャラクタライゼーションに関して言及されているのは，当時としてはかなり凝った内容ではないだろうか？（当時の義歯の写真等が掲載されていないのが残念である）

重合についてであるが，基本的にはPTEPと大きな違いはなく，餅状レジンを填入し，プレスと余剰レジンのカットを行い，65℃・90分間の予備重合の後，60分間沸騰水中で重合を行う方法と，長時間低温重合の例として，PTEPでも紹介されていた74℃・9時間の重合法が紹介されている．

なお，PTEPで変遷が見られた重合後の冷却に関しては，“水浴から取り出したフラスコは，最終温度から徐々に冷やすべきで，流水中で急冷するとレジンと鋳型との熱収縮の差により変形が起こる．1日放置して徐冷するのが理想的であるが，30分間放冷してから流水中で15分間冷やす方法でも実用上の支障はないといわれている”と紹介されている．そしてその後，常温重合レジンについてもその特徴が述べられている．

4．後者での埋没・重合に関する記述

次に後者の記述であるが，まず埋没法について解説があり，これまでと変わらずアメリカ式埋没法とフランス式埋没法の2つが紹介されている．

なお，具体的に紹介されている埋没法はこれまでと同じ三次埋没まで行う方法であるが，二次埋没に使う石膏が硬石膏とされており，PTEP第13版と同様に，図や写真を見る限りは蝋義歯の周りだけに石膏を塗布しているようである（図18，19）．

続くレジンの重合に関しては，手技が紹介されているのはこれまでと同様に加熱重合レジンをプレスしながら填入する方法である．ただ，紹介されている重合時の温度と時間は以下のようになっている．

“70℃温水中に90分間浸漬後に30分間沸騰水中で重合する方法が一般的である”とした上で，“その他に水に浸漬したフラスコを室温から徐々に加熱し，30〜40分かけて沸騰させ，その後30分間係留する方法”や“75℃温水中に8時間係留”または“70℃温水中に24時間

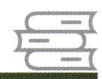

係留する低温長時間重合法もある" と様々な方法が紹介されている.

　また，本版ではその直後に，常温重合法だけでなくマイクロ波重合法も紹介され，さらにそれらの特徴や違いに関しても項目を設けて解説されている．つまり，重合に関しては，時代が進むにつれてより詳しく解説されるようになってきたと言えるのではないだろうか．

おわりに

　本章では歯肉形成から埋没・重合までと広範囲の内容であったため，紹介できる情報量が限られてしまったが，その中でPTEPではどちらかというと，記述の変遷が少ない項目であったように感じた．

　またここで取り上げたテーマに関しては，PTEPの変遷よりも，我が国の教科書における記述の変遷を比較するほうが興味深かった．特に『全部床義歯補綴学』の初版で既に，個人に応じたキャラクタライズについて，義歯床のカラーリングを含めて言及されていたことには驚かされた．

　ただそれと同時に，今さらながらにして，全部床義歯に関しては以前から多くの部分が完成されていたことについて，逆に言えば全部床義歯はこの数十年においてあまり大きな進歩がない分野でもあるという側面について，改めて実感させられた．

　最後に，筆者らが臨床で行っている埋没法とレジンの重合法について簡単に紹介したい．埋没に関しては，一次埋没には普通石膏を用い，二次埋没には義歯の埋没専用に開発された石膏を用いて行っている．『アドバストーン』（ジーシー）等は，三次埋没を行わなくとも精度が良く，割り出しも容易であるため非常に便利である．また，保険適用外の義歯については，二次埋没の材料にショア硬度の高いシリコーン印象材を用いている．義歯研磨面の形態や滑沢性の再現性が非常に高いだけでなく，割り出しも楽な上，安全であるので良い方法である．

　床用材料に関しては，適合が良好であるという利点を考慮して，主に常温重合レジンを用いている．特に近年では常温重合レジンの物性の向上が目覚ましく，各社ともに優れた材料を販売している．筆者らは，保険適用の義歯に関しては『パラプレスバリオ』（ヘレウスクルツァージャパン）を用いることが多く，保険適用外の義歯に関しては，Ivoclar Vivadent社のIvobaseシステムを用いている．どちらも常温重合タイプのレジンであるが，経年的な変化も少なく良好な結果を得ている．

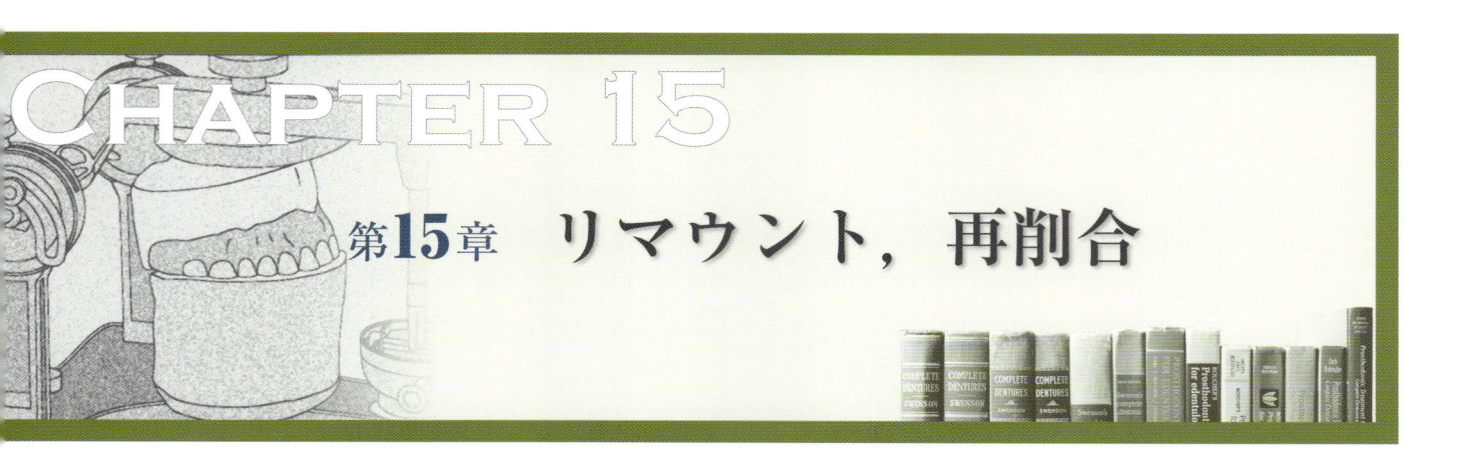

第15章　リマウント，再削合

重合が終了すれば，いよいよ義歯の装着へとステップが進んでいくが，その前に，重合後の義歯を何かしらの方法で咬合器へリマウント（再装着）し，最終の咬合調整を行う方法がよく実践されている．特にPTEPでは重合後のリマウントと咬合調整を重視しており，義歯装着に関して述べられている章のタイトルも，ある時期までは「Remounting finished dentures（完成義歯のリマウント）」となっていた．そこで，本章ではリマウントに関する内容や，再削合のステップの変遷について紹介したい．

リマウント

1. 初版〜第6版の記述

前述のように，初版〜第6版では「Remounting finished dentures」という章が設定されており，リマウントに関する手法が述べられている．以下，同章に記載されている内容について簡単に紹介しておきたい．

まず，重合が終了した義歯のアンダーカット部をプラスティシーン（塑像用粘土）等で埋めた後，速硬性の石膏を用いて，模型を製作する．そして，それらを重合前に採得していたリマウンティングジグ（テンチのコア）に合わせて，上顎のマウントを行う（**図1**）．

続いて下顎をマウントするが，ここでは"中心位のワックスバイトを再度採得する"と述べられている．つまり，装着前に再度患者に来院してもらい，ワックスによるチェックバイトを採得しなければならない．

また，そのバイトを用いてリマウントした後（**図2**），"また別の中心位のバイトを採得する"とも述べられており，リマウント後，その同日中に再度チェックバイトを行うことが指示されている．そして，そのバイトワックスをリマウントされた義歯の咬合面に置いて一致するかどうかを確認し，リマウントが正しく行われたかどうかを評価（prove correct）することが重要であると述べられている．もしこれらが一致しない場合は同手法を繰り返し，正しいリマウントが行えるまでこの手法を繰り返すことを勧めている．つまりPTEP初版では「リマウント」の正確性を重要視しており，通常のステップと同様のアポイントが必要であったことが窺える．

リマウントが正しいことが確認されれば，咬合器上で咬合調整を行うと述べられている．興味深いのは，これだけ気を使ってリマウントした咬合器上の咬合調整はあくまでも仮であるとされ，最終の咬合調整は義歯の粘膜へのセトリング（沈下）を考慮して，装着後1週間は行われるべきではないと記されている．

なお，このリマウント・咬合調整の方法は，第6版まで変わらずに掲載されている．

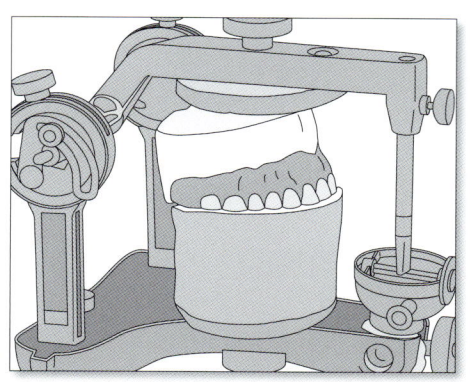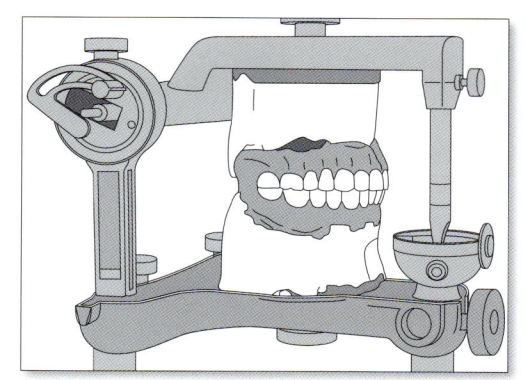

図1　重合前に製作しておいたリマウント用ジグ（咬合採得時にはフェイスボウを用いて上顎模型がマウントされている）を用いて上顎からマウントを行っている様子（初版より作成）

図2　リマウントが完了した様子（初版より作成）

2. 第7版〜第9版の記述

　第7版になると，これまでの内容が一新されている．まず，章のタイトルから「リマウント」という表現が消え，「Completion of the rehabilitation of the patient（患者のリハビリテーションの完了）」となっている．また同章の序論では，重合後の咬合調整の重要性について，「義歯装着時の治療」という項目に以下のように述べられている．

　"すべての全部床義歯の咬合は患者にそれらを装着するまでに完全に調整されなければならない" "またそれは，印象採得や顎間関係の記録や，両側性平衡咬合のための人工歯排列や，義歯の重合等の手技や器具に関わらず，行われなければならない"

a）リマウントの必要性

　序論に続いて「Errors in occlusion（咬合のエラー）」という項目が設けられ，咬合のエラーがいかに多くの理由で生じ，また避けがたいものであるかについて詳しく述べられている．そして，リマウントの必要性について以下のような記述がある．"咬合に現れるエラーは重合された義歯を模型についたままの状態で咬合器上にマウントし，削合・修正すれば，重合変化の結果であるエラーの大部分を取り除くことができる．しかし，印象や顎間関係の記録時に生じたエラーや，模型からの義歯撤去時や研磨時に生じたエラーは除去することはできない．したがって，患者の口腔に新しい義歯が最初に装着された時点で，中心位と偏心位の新しいチェックバイトを採得しなければならない"

　つまり本版においても，様々な原因で生じるエラーを修正するため装着前に再度患者に来院してもらい，新たにバイトを採得する必要があると明記されている．

b）リマウントを行う理由

　続く「リマウントのためのインターオクルーザルレコード」という項目において，咬合のエラーを口腔内で直接的に調整するのではなく，咬合器上にリマウントして間接的に調整を行う理由について以下のように述べられている．

　"咬合にエラーのある義歯を装着して咬合すれば，軟組織が歪んで移動するため，エラーの場所が不明確になる" "咬合器上では，そのエラーを容易に目で見て場所を把握することができるため，簡単に選択削合によって修正することができる"

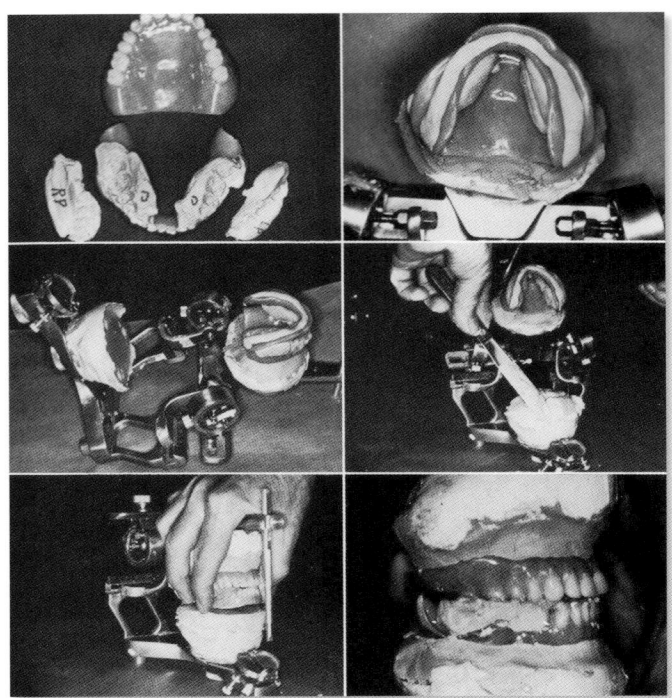

図3　得られた中心位のチェックバイトを用いて咬合器へリマウントしている様子（第7版より引用）

　さらに，興味深いその他の理由として，"インターオクルーザルレコードを口腔内で記録することは，患者の立場からすれば製作過程でのちょっとした1ステップとして受け止めることができるが，患者の口腔内で直接咬合調整を行おうとする行為は，まるで術者が製作の過程で起こしたエラーを修正しているかのように患者に受け止められる可能性がある"とある．

　つまり，エラーを修正するために長時間チェアサイドで咬合調整を行うことが，患者の不信感につながる可能性について示唆していると言える．

c）リマウントの方法

　これまでの版では，リマウント時のチェックバイトは中心位のみを記録し，矢状顆路角を改めて調整することは述べられていなかったが，本版からは，前方位と中心位の2つを記録することが指示されている．

　なお，順序としては前方位から採得し，続いて中心位を採得するよう述べられている．どちらにおいても石膏泥を小臼歯〜大臼歯の咬合面に置いて閉口させるが，その際，人工歯が接触する直前で止めなければならないと注意されている．もし石膏に人工歯同士による穿孔が見られた場合は，再度採得し直すようにとも書かれている．

　マウントは上顎から行うが，これまでと同様に埋没・重合前に記録されているリマウンティングジグ（テンチのコア）を用いて咬合器に装着する．続く下顎のマウントは中心位の記録を用いて行われる．その後，前方位の記録を用いて前方位を想定したマウント状態を確認しながら咬合器を調節し，矢状顆路角を設定している．そして同角を Hanau の公式（H/8+12=L）に投入することで側方顆路角を算出し，咬合器を調整するように指示されている（図3）．

3．第10版，第11版の記述

　第10版では，タイトルや項目を含めて基本的には第9版と同じ内容となっているが，リマ

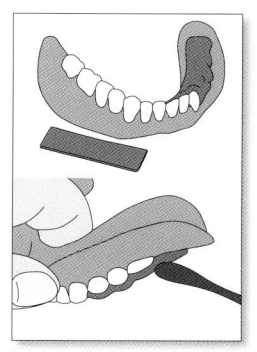

図4　チェックバイト採得のために下顎臼歯上にアルーワックスを2枚貼付する（第10版より作成）

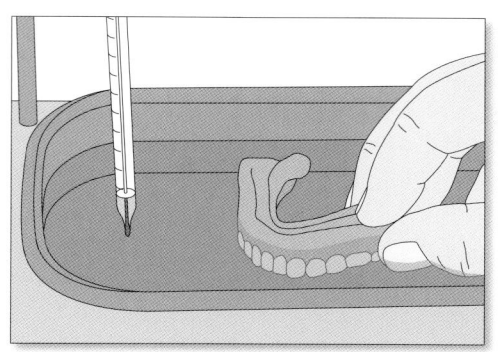

図5　54℃の温湯に30秒間浸し，ワックスを軟化させる（第10版より作成）

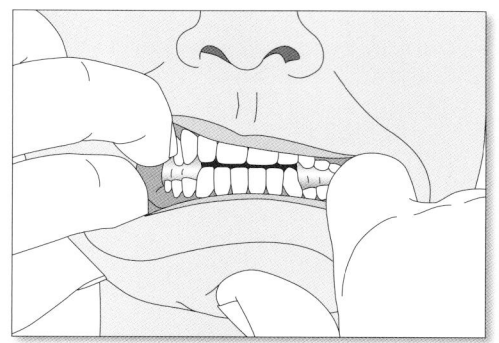

図6　ワックスが穿孔しないように注意しながら中心位のチェックバイトを採得する様子．右手でオトガイ部をガイドしながら閉口させる（第10版より作成）

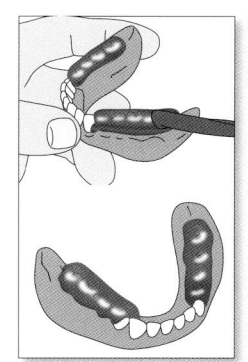

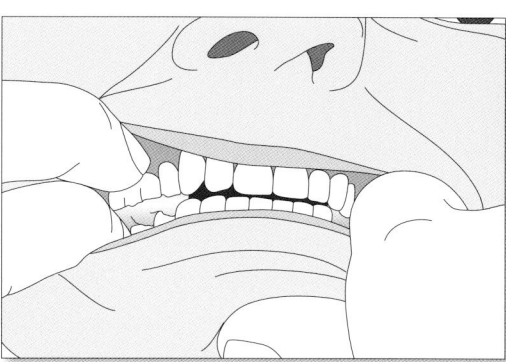

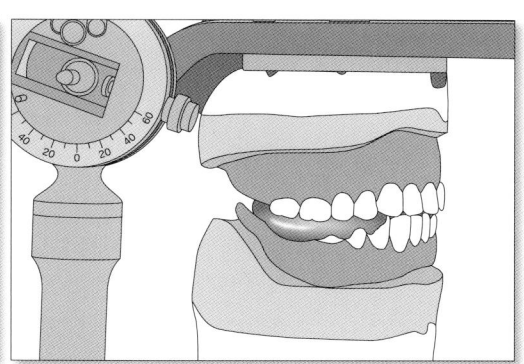

図7　再度コンパウンドワックスを咬合面へ盛ってチェックバイトを採得する．これを用いてリマウントが正しく行われているか確認することが勧められている（第10版より作成）

ウントのためのチェックバイトの手技や写真が変更されている．以下，変更点を簡潔に示しておきたい．

　まず，チェックバイトを行う材料として，石膏ではなくアルーワックスが用いられている．アルーワックスを下顎義歯の咬合面に2枚重ねで貼付し（図4），温湯に漬けて軟化させる（図5）．そしてこれまでと異なり，中心位のみの記録が行われている（図6）．チェックバイトについてはこれまで同様に穿孔することなく，1mm程度の厚みは保つようにと指示されている．また，記録した後は冷水で冷やし，口腔内で再度確認する様子も写真付きで説明されている．

　その後，同チェックバイトを用いて咬合器へリマウントを行うが，第6版まで指示されていたように，第10版ではマウント後に再度ワックスを用いて口腔内で中心位の記録をもう一度採得し，咬合器へ戻すことによって，マウントが正しく行われたか確認する様子も写真付きで解説されている（図7）．

　なお，これまでの石膏を用いた方法についても掲載はされているが，「代替法」と付記されている．つまり，本版からは徐々に前方位のチェックバイトは採得せず，中心位のみを採得し，顆路の調整等は行わなくてもよいとされつつあるようにも受け取れるかもしれない．しかし実際にはそうでないことが，第12版で追記された文章から窺い知ることができる．

表　第13版に掲載されている，リマウントを整理した表．わかりやすくまとまっている〔筆者（松田）和訳〕

リマウント	When（時期）	Why（理由）
① 蠟義歯	必要であれば蠟義歯試適時に行う	咬合器上の模型は患者の口腔内と同じ関係でなければならない．もし，蠟義歯が咬合器上と口腔内で異なっていた場合，正しいリマウントのためにチェックバイトを行い，再排列を行う．重合前のこの時点で発見することが最善である
② 重合後	歯科技工所で重合・割り出し後，模型から取り外さずに行う	重合変化により人工歯はわずかだけ挙上しているはずである．義歯をリマウントする際，咬合器のピンを1～3mm挙上する．垂直的高径がわずかに増加することにより，ワックスではなくアクリルレジンで最終的に固定された人工歯が咬合し，再調整が可能になる．この調整を通じて重合前の高径が再現される
③ 装着時	必要であれば，装着時，義歯床の調整（PIPを用いた調整）が終了した後に行う	正確性のためのあらゆる努力にも関わらず，すべてのステップにおける小さなエラーが蓄積される．義歯の重合が完全に終了すれば，咬合はより正確に調整され得る．大きなエラーは人工歯のカットと再排列を要する

4．第12版の記述

　第12版ではリマウントの方法等は前版までとほぼ同じ内容が踏襲されているが，第7版から長く掲載されていた，石膏を用いたチェックバイトとリマウントに関しては省略されている．なお，前方位の記録にはについては「Option」と付記されているが，以下のようにコメントされている．

　"既に採得されたフェイスボウを用いたマウントの記録は石膏コア（テンチのコア）により保持されている．そのため，試適時での顆路調整値は有効であると考えられる．もし，元の顆路調整値の正確性に疑問があれば，新たに前方位の記録を採得するべきである"

　つまり，既に矢状顆路角については調整済みなので，基本的には再度調整する必要はないために，オプションとされているということである．よって矢状顆路角の調整はもはや不要であると書かれているわけではない．ただしその後，*"多くの臨床家が義歯製作時の側方顆路角は平均値で十分であるとしている"* と述べられており，側方顆路角については特別に調整する必要はないと考えられ始めたことがわかる（第11版までは矢状顆路角からHanauの公式を用いて側方顆路角を調整する方法が記載されていた）．

5．第13版の記述

a）リマウントの種類と必要性

　最新版である第13版では，試適の章の中でリマウントについて整理した表が掲載されている（表）．これまでは重合後のリマウントがどのタイミングで行われるのか（重合後の模型ごと行うリマウントなのか，義歯研磨後に口腔内で採得されたチェックバイトを用いて行うリマウントなのか）が，読み手には理解しにくいように思えたが，同表ではうまく整理されている．

　同表を見ると，全部床義歯においてリマウントを行うタイミングは3回あるとされ，① 試適時に行うリマウント，② 重合後，模型から外さずに行うリマウント，③ 装着時に行うリマウントが挙げられている．

　それぞれについて簡単に説明しておくと，①は蠟義歯試適時に咬合採得の結果のエラーを見つけた場合に，咬合器の顎間関係を修正するためのリマウントである．なお，臼歯部人工歯をすべて取り外して行う方法と，人工歯の上にワックス等を用いて咬合を挙上させて，チェックバイトを採得する方法が紹介されている．

　②はスプリットキャスト法を用いたリマウントのことを指しており，重合後に義歯を模型から取り外さずに作業用模型を咬合器にリマウントすることを意味している．言い換えると，新たなチェックバイトを採得することなく行うリマウントである．

　③については前述した通りであるが，重合後に義歯を模型から取り外し，一度患者の口腔内へ装着してチェックバイトを採得することで，義歯を咬合器へリマウントする方法である．なお同表によると，適合診査材（PIP）を用いて粘膜面の調整を先に終了してから行うことが勧められている．

　つまり，今回話題にしている重合後のリマウントは③のタイミングであると言えるが，ここで注目すべきなのは，「When（いつ行うか？）」の列に記載されている「If needed（必要であれば）」という表現であろう．前述したように，第7版では，同③のリマウントは必須であると明記されていた．それが，時代が進むにつれ，本版においては必要でなければ行わなくてもよいリマウントであるとされているようである．

　これはあくまでも私見であるが，第7版，つまり1970年代に用いられていた床用レジンと近年用いられているレジンとでは重合収縮量やその補償システムが大きく異なり，重合後に生じる咬合の変化が大きく低減していると考えられる．そのため，重合後のリマウントの必要性が徐々に少なくなってきた……ということに起因するのではないだろうか？

b）リマウントの方法

　本版ではリマウントの必要性や方法について述べている解説の序論の文章が一新されている．内容としては大きく変わらないが，変更された例として，中心位のチェックバイトを用いてリマウントを行う際にはその前に義歯を口腔内へ装着し，コットンロールを5分間咬合させるように，という指示が追記されていたり，リマウントした咬合器上での咬合調整の心理的な利点等の説明がごく簡単な記述に変更されていたりする．

　続くチェックバイトの採得法とマウントの具体的な解説に関しても第12版と大きくは変わっていないが，これまではアルーワックスを2枚重ねて採得していたのに対し，本版では低溶モデリングコンパウンド（Low-fusing modeling compound）が用いられている等，マイナーな変更が行われている．

リマウント後の選択削合

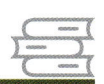

　リマウントが完了した後は再削合によって咬合が修正されるが，本項ではその際の具体的な削合部位等に関する記載にどのような変遷があるか見ていきたい．

1．初版〜第6版の記述

　第12章でも紹介したが，初版〜第6版では義歯に付与する咬合は，「解剖学的な人工歯を用いた平衡咬合」のみが解説されている．ただし，リマウント後に行われる咬合調整に関しては詳しく解説されておらず，咬合の章を参照するようにと指示されている．つまり，当時は重合後の咬合のエラーについての考察はあまりなされておらず，あくまでも臼歯の排列と同様に行うこととされていた．

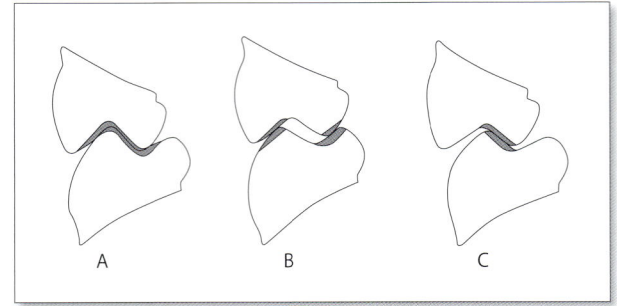
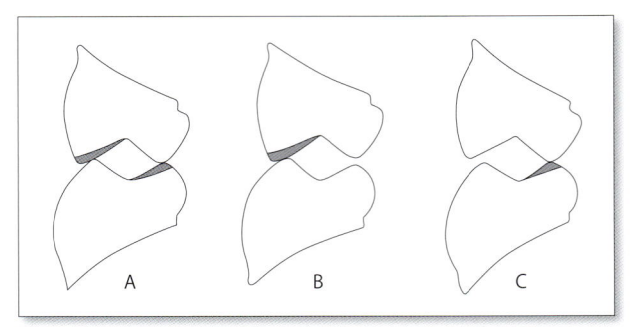

図8　中心咬合位において発生するエラーの3タイプとそれぞれにおける削合部位．A：人工歯が挺出している場合，B：上下顎の歯の咬頭同士が咬合している場合，C：オーバージェットが大きくなっている場合（第7版より作成）

図9　作業側において発生するエラーの6タイプのうちの3タイプとそれぞれにおける削合部位．A：上顎頬側咬頭と下顎舌側咬頭の両方が長い場合，B：頬側咬頭は接触しているが，舌側咬頭が接触していない場合，C：舌側咬頭は接触しているが，頬側咬頭は接触していない場合（第7版より作成）

2．第7版～第11版の記述

　ところが，第7版になり紹介される咬合様式が増えるにつれて内容に変遷が生じており，非解剖学的な人工歯の調整についても解説されるようになっている．本章では解剖学的な人工歯についての記載のみ紹介したい．

　まず中心咬合位の調整について，"ほとんどすべての人工歯が接触するまで削合を行う"と簡単に説明がある．引き続いて偏心運動時の説明であるが，こちらは比較的詳細に述べられている．なお，本版ではガイドピンが偏心運動時に絶えず切歯指導板と接触するように調整しなければならないことや，中心咬合位では4前歯に接触が起こらないように切削してリリーフを施さなければならないことが記されている（PTEPにおける前歯の接触についての記載は第9章にまとめてあるので，参照されたい）．

　その後，重合時に起こり得る，人工歯の移動を主な原因とした咬合のエラーについて，「中心咬合位」「作業側」「平衡側」それぞれに分けて，咬合のエラータイプと修正法について解説している．これは義歯装着時における咬合調整と同義であり，重要な項目であると言えるため，内容を紹介しておきたい．

a）中心咬合位における咬合のエラータイプと修正法

　これには次の3つのエラータイプがあるとされている．① 何組かの人工歯が挺出している場合，② 上下顎の歯の咬頭同士が咬合している場合（オーバージェット量が少なくなっている場合と言える），③ オーバージェット量が大きくなっている場合．

　その後，それぞれに対する削合を行うポイントについて図示されている（図8）．

b）作業側における咬合のエラータイプと修正法

　これには6つのエラータイプがあるとされている．① 上顎の頬側咬頭と下顎の舌側咬頭の両方が長い場合，② 頬側咬頭は接触しているが，舌側咬頭が接触していない場合，③ 舌側咬頭は接触しているが，頬側咬頭は接触していない場合，④ 上顎の頬側または舌側咬頭が近心寄りに位置している場合，⑤ 上顎の頬側または舌側咬頭が遠心寄りに位置している場合，⑥ 人工歯自体が接触していない場合．①～⑤までについて（⑥については人工歯自体が接触していないために削合を行うことはない），削合するポイントが図示されている（図9, 10）．

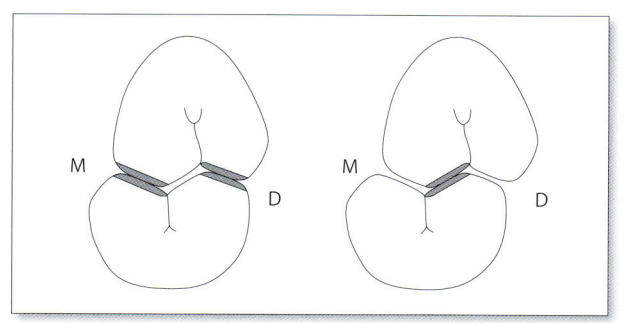

図10　作業側において発生するエラーの6タイプのうちの2タイプと，それぞれにおける削合部位．左：上顎の頬側または舌側咬頭が近心寄りに位置している場合，右：上顎の頬側または舌側咬頭が遠心寄りに位置している場合（第7版より作成）

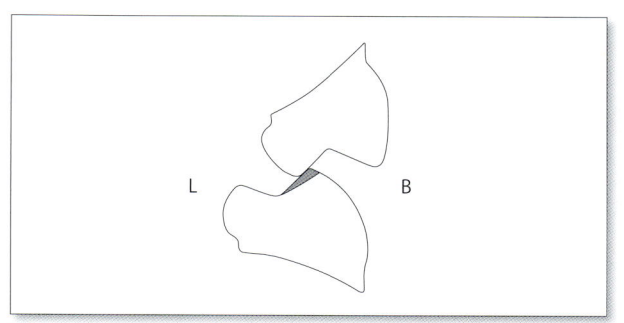

図11　平衡側において発生するエラーと削合部位．平衡側では機能咬頭同士が接触するため削合部位を迷うことが多いが，PTEPでは下顎を切削することを勧めている（第7版より作成）

c）平衡側における咬合のエラータイプと修正法

　次の2つのタイプが挙げられている．① 作業側の歯が接触しないほどの強い平衡側の接触がある場合，② 平衡側上に接触が認められない場合．ここでは①に対する削合ポイントが図示されている（図11）．

　また，同削合法についてのタイプ分けや解説は第11版まで，削合のポイントを示す図は最新版までほとんど変わらずに掲載されている．

3．第12版の記述

　第12版になると同項目の文章が一新されている．これまでは中心咬合位と作業側，平衡側の3つに分けてそれぞれ解説されていたが，本版からは削合の原則が次のように整理されて解説されている．

　"目標は上下顎歯列の機能咬頭（上顎は舌側咬頭，下顎は頬側咬頭）を保存することであり，すべての咬頭がその対合歯上を滑走できるようにすることである" "天然歯の咬合理論とは異なり，作業側・平衡側での接触が同時に起きることが望ましい"

　なお，文中にはこれまでのエラーの分類とそれぞれの解説が省略されており "中心咬合におけるエラーは3種類，側方運動時には8種類ものエラーが起り得る" という記述にまとめられ，これまでと同じ図が掲載されている．

4．第13版の記述

　最新版においても，咬合エラーに対する削合として簡潔に解説があり，内容自体は前版と多くが共通している．ただし，若干ニュアンスの異なる記載や追記も見受けられるため紹介しておく．

　例えば，"理想的には上下顎臼歯のすべてが同時に接触することが望ましい．しかしながら，最終の中心咬合が得られた後でも，1つか2つの機能咬頭が接触しないことも珍しくない（not uncommon）．すべてが接触するまで調整を続ける必要はない" と記されている他（ただ，これを是とするかは若干意見の分かれるところではあるように思う），これまでは側方運動時の調整の際にはガイドピンが切歯指導板に接触滑走するまで調整を行うべきであるとされていたが，その記載はなくなっている（なお，本版では解説されている図の咬合器がIvoclar Viva-

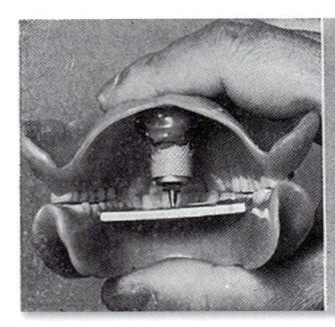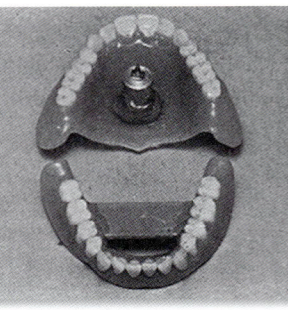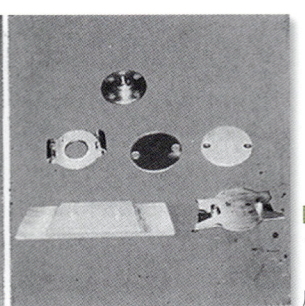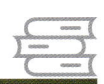

図12　コーブルのバランサー．ゴシックアーチ装置の一種で，重合後のリマウントの際に使用される（全部床義歯補綴学 初版より引用）

dent 社の Stratos 200 に変更されており，切歯指導板にはフラットテーブルが用いられている）．

　また，新たにリンガライズドオクルージョンを採用している際の調整法についての解説が加わっており，徐々にリンガライズドオクルージョンが多く用いられるようになってきたことを示していると言える．

我が国の全部床義歯学教科書における記述の変遷

　本章においても，『全部床義歯補綴学』の初版（1982 年）と『無歯顎補綴治療学』第 3 版（2016 年）に記載されているリマウントの方法について紹介したい．

　前者では PTEP と同じように，まず，重合操作によるレジンの収縮や石膏の熱膨張等により咬合関係に狂いが生じやすいことを一通り説明している．その後，*"嵌合関係に異常が発見されたら，改めてチェックバイトを行い，義歯を咬合器にリマウントし，所要の咬合修正を行う"* と述べられている．つまり重合後のリマウントは必須の工程ではなく，必要に応じて行われていたことが窺われる．ただし，続いて *"なお，リマウントを行うならば嵌合位のみならず前方咬合位，側方咬合位等のチェックバイトも行い，咬合器上の咬合修正を行うほうがよい"* と，PTEP の前期に見られたように中心位以外のチェックバイトも採得することが勧められている．また義歯に装着し，チェックバイトを採得するための装置であるコーブルのバランサーも紹介されている（図 12）．ただし，残念ながら具体的な解説等は見られない．

　また，PTEP では口腔内でなく咬合器上での咬合の完成を基にしていたために，咬合器上での調整のメリットが強調されていたのに対し，同書ではそのような記載は認められない．

　では我が国の教科書の最新版である後者ではどう記載されているのかというと，「重合義歯の咬合器再装着と咬合調整」という章が設定されている．同章では 2 つのリマウント法が紹介されており，1 つはスプリットキャスト法，つまり重合後に模型を咬合器にそのまま戻して再削合を行う方法である（図 13）．もう 1 つは PTEP で行われていた方法と同じ，口腔内にてチェックバイト（中心位のみ）を採り，テンチのコア法でリマウントする方法である（図 14）．

　ただし，文末に，*"テンチのコア法では来院回数が 1 回増えるという欠点があるため，現在では重合後も義歯を作業用模型から外すことなく咬合器に再装着して咬合調整まで行う，スプリットキャスト法が一般的である"* と述べられている．

　両者の記載をまとめると，PTEP では最新版になってようやく，リマウントが「必要であれば行う」というように表現が変更されていたが，我が国の教科書ではそれよりもずっと以前から，重合後に口腔内でチェックバイトを採ってリマウントする方法はあまり用いられていなか

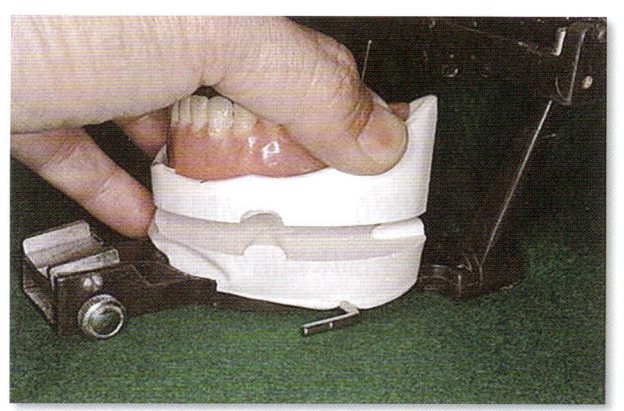

図13　スプリットキャスト法を説明した図（無歯顎補綴治療学第3版より引用）

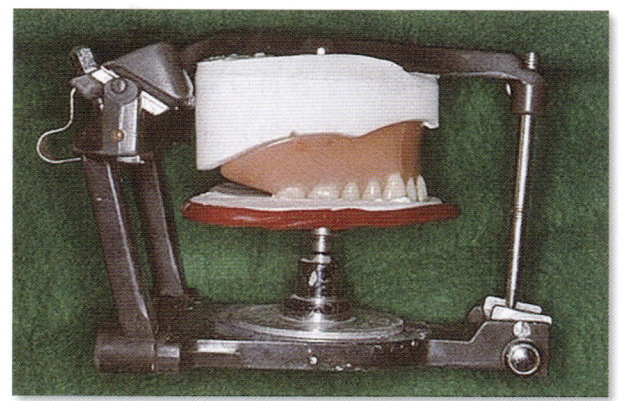

図14　テンチのコア法によるリマウントを説明した図（無歯顎補綴治療学 第3版より引用）

ったのかもしれない．

おわりに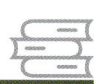

1．リマウントおよびリマウント後の削合

　本章のテーマである装着前のリマウントは，前述のように我が国の教科書では詳しく紹介されていないため，あまり馴染みのある方法ではなかったかもしれない．ただし，それはリマウントが全く不要であるということを示しているのではなく，あくまでも義歯床材料の改善等による技工精度の向上によって，このようなリマウントによる調整が必ずしも必要でない場合が多くなってきた（図15）ということを表しているに過ぎない．換言すれば，口腔内へ新義歯を装着し，咬合させた際にエラーを見つけた場合には，チェアサイドで長時間の調整を行うよりもリマウントを利用することを勧めたい．

　また，PTEP の第7版には以下のように記載されている．*"咬合にエラーがあるかどうかを診査するためのテクニックは，さほど難しいものではない．むしろ見つけようとする姿勢が大切である．（中略）エラーがあるものと仮定して，見つけようと試みるべきである"*

　全部床義歯は粘膜上に装着されることから微小な変位は容易に生じるため，歯科医師が注意深く診査しなければ，咬合のエラーは見過ごされやすいことは言うまでもなく，同文は非常に参考となる文章だと感じた．

　もう1つのテーマであった削合に関する記載は，紹介される咬合様式が増えるにつれ多少の増減は見られたものの，あまり変遷が大きい分野ではなかった．ただ，第7版で行われていたように，エラーを分類した上で削除すべき部位を具体的に明記することは非常に実践的で有用だと言える．

2．筆者らのリマウントに関する考え方

　最後に筆者らのリマウントに対する考え方や方法を簡単に記しておきたい．

　まず，今回テーマとしたようなワックスやコンパウンドでチェックバイトを採得する方法のリマウントを利用する機会はかなり少ない．その理由としては2つあり，1つは重合収縮の比較的少ない流し込みレジンを用いるとともに，収縮補償が優れたシステムを導入していれば，

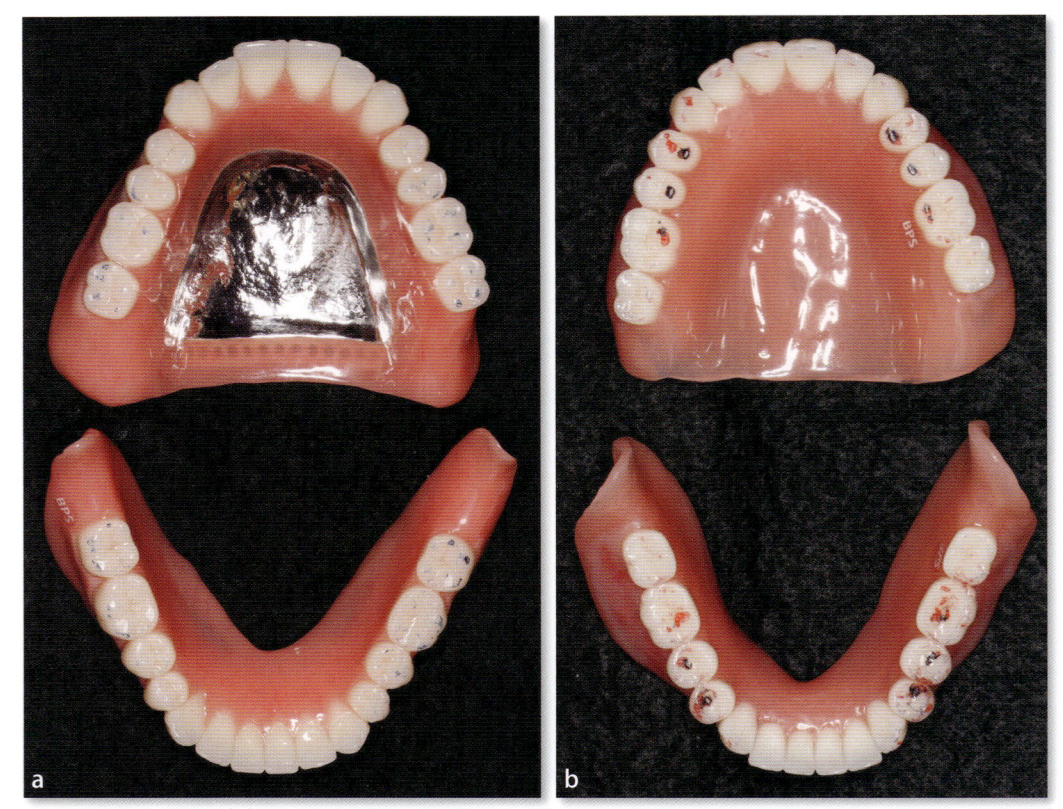

図15 義歯完成後，患者の口腔内に初めて装着した時点での咬合接触状態．a：後方臼歯において，咬合接触が強くなっている．重合によって生じる歪みやマウント時のエラー，ワックスの収縮による移動等，ごく小さなエラーであっても，口腔内に装着してチェックするとこのように咬合の接触状態に変化が生じていることがある．b：近年の優れた材料・システムにより重合後の咬合変化は以前に比べて確実に減少してきており，調整を行っていなくても，狙った位置の接触がある程度得られている場合も少なくない

重合による大きな変化はほとんど実感することはないためである．もう1つは，同リマウント法による咬合調整の精度に若干の疑問を感じるためである．

　特に，口腔内での咬合調整では対応できないと判断されるということは，その時点で上下顎人工歯の咬頭同士が接触しやすく，咬合がある程度挙上されている状態と言え，さらにその上にワックスバイトを載せ，かつ穿孔しないようにチェックバイトを採得すると，容易に咬合が2～3mm以上挙上してしまうと考えられる．

　そして，筆者らは通常フェイスボウを用いずにマウントすることが多いため，咬合を挙上した状態のチェックバイトによってリマウントし調整すると，蝶番運動軸が実際と咬合器で異なってしまう可能性が高い．そのため，咬合高径を下げるように咬合調整を行うと，どうしても精度が低下すると考えられる．さらに，エラーにより移動した人工歯をいくら削合したところで，被蓋関係が狂っていたとすれば理想的な咬合関係を得ることはやはり難しいと思われる．そのため，もし重合後に大きな咬合のエラーが生じた場合は，人工歯を大きく切削，あるいはカットし，ワックスに置換して再記録を行い，修理するほうが，患者にとってより良い義歯を製作できるのではないだろうか？

　いずれにせよ，リマウントを行わなくてはならない状況になった場合は，その方法がどのようなものであったとしても，患者に義歯を手渡すまでに，術者自身が納得できるまで咬合調整を行うことが，最も大切であろうことは言うまでもない．

第16章　義歯装着の手順

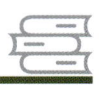

本章では，完成した義歯を患者の口腔内へ装着するステップに関する記述の変遷について紹介したい．

義歯の装着に関する記述の変遷

1．初版〜第6版の記述

初版〜第6版では「義歯の装着」という章は存在せず，「Remounting finished dentures（完成義歯のリマウント）」という章の中の「Insertion of Dentures and Patient Instruction（義歯の装着と患者指導）」という項目において解説されている．同項目のうち，まずは装着時の手順や調整についての内容を簡単に紹介しておきたい（ただし初版〜第6版における装着の手順に関する記述は非常に少ないため，ほぼすべての要点を箇条書きにて示す）．

- ・まず，完成した義歯を口腔内に初めて挿入する前に，義歯の粘膜面を診査し，模型の気泡等による不整がないかチェックする．
- ・小帯部のリリーフが行われているか診査する．
- ・義歯を挿入し，安定性（stability）についてテストを行う．
- ・この時点で，咬合調和の仮調整（preliminary perfecting）が行われる．
- ・義歯の粘膜への沈下（セトリング）の利点（advantage of the settling of the dentures into the mucosa）を生かすために，義歯を装着してから1週間までは最終の咬合調整を行わない．
- ・削合に先立って採得された記録は，セトリングが獲得された後の咬合関係とは異なっている．
- ・以上の仮調整が完了した後，義歯装着後初めの2日間についての最終指示を患者へ行う．

　……同文以降は，義歯装着後の患者指導について述べられている．つまり，要約すると粘膜面や小帯部のリリーフを確認した後，口腔内の咬合調整を仮に行う程度であり，最終の咬合調整等は粘膜への沈下を待って行うことが勧められている．この内容は第6版まで引き継がれている．

2．第7版〜第9版の記述

第7版になると，章のタイトルが「Completion of the rehabilitation of the patient」（患者のリハビリテーションの完了）となり，内容が一新され，これまでに比べて義歯の装着に関する内容が充実してきている．

まず序論にて，"新しい義歯が口腔内に装着された時から，義歯製作のすべての過程が反省

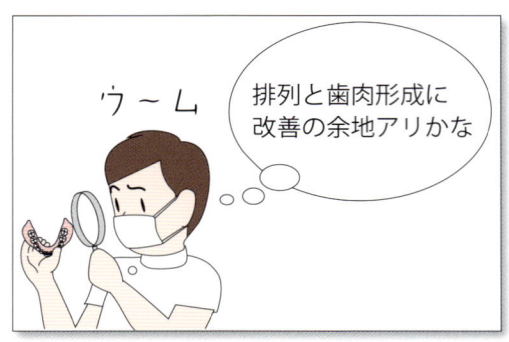

図1 補綴治療の質的な向上のためには自己反省が大切である（第7版の記述より）

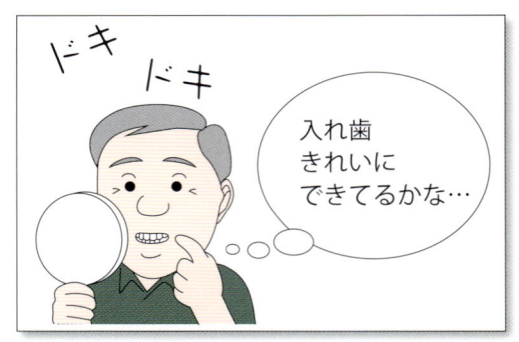

図2 初めて新義歯を装着する患者は，期待と不安を同時に感じている（第7版の記述より）

と*再評価のための材料となる*”という文の後，「歯科医師による評価」「患者による評価」「友人による評価」の3つに分けて述べられている．

　ただし，この項目には義歯の装着に関する具体的なポイントについては述べられておらず，どちらかというと歯科医師に対する啓発的な内容となっている．ただ，非常に良い内容であるため，この機会に紹介したい．

a）歯科医師による評価

・歯科医師による評価は最も批判的なものでなければならない．
・歯科医師が自分に正直でなければ，真に良心的な治療を行っていないことになる．
・自己満足で全部床義歯を製作しているならば，次の義歯もきっと良い義歯にはならないであろう．
・もしも歯科医師が同じ患者に対して，もう一度新たに義歯を製作したいと感じる何かを見出すことができないとしたら，自分自身がなすべき努力に対して反省をしていないことになる．
・補綴治療の質的な向上は，不断の修練と自己反省にあると言える．

以上のように，歯科医師にとって非常に示唆に富んだ参考になる言葉が多く記載されている（図1）．

b）患者による評価

・新義歯に対する患者の評価はまず，新義歯を初めて口腔に装着した時の反応として，大きく膨らんだ期待感と，恐れ・不安という二面性のある態度から行われる（図2）．ただ，言うまでもなくこの時点での患者の心境は，歯科医師のこれまでの対応に大きく左右される．
・義歯の試適時において適切な時間の使い方に失敗すると，義歯装着の段階でトラブルを引き起こすことにもなりかねない．

以上のように，本項目でも，特に新義歯に対する評価というより，それまでの術者の対応や信頼関係が大切であることが述べられている．

c）友人による評価

　本項においても，心理的な対応に関する解説が多いが，参考になる文章をいくつか挙げておきたい．

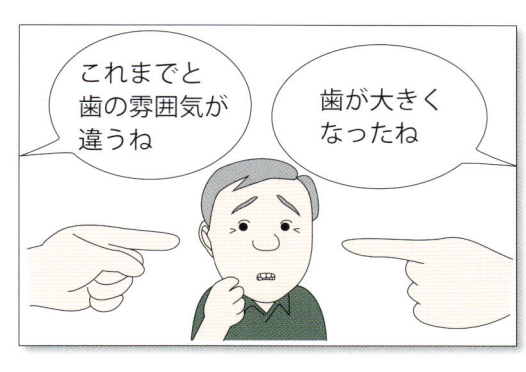

図3　患者の友人は，患者の口腔内の状態による義歯製作の困難さを理解しないため，適切に評価できないことが多い（第7版の記述より）

・新義歯を装着して歯科医院から出る時の患者の心境は複雑である．良くなった顔を友人たちに気づいてもらいたいと考えたり，義歯を作った歯科医師を選んだことが正しかったと認めてほしいと願ったりする．
・友人からの評価は適切でないことが多い．（中略）歯科医師がどのような悪条件下で義歯を作らなければならなかったかについて理解できないからである（図3）．
・患者自身も，義歯を装着することの難しさの責任の一部は自分自身にもあると認識するべきである．
・友人から誤った情報を与えられた患者から歯科医師が自分を守る唯一の手段は，患者をよく指導して，正しい情報を伝えるように努めることである．

d）義歯装着時における処置

　以上のように義歯装着前に必要な心得が述べられた後に，「義歯装着時における処置」という項目が設定されており，まず重合後の義歯に生じている3種類のエラーが挙げられている．すなわち，① 歯科医師によって生じた技術的なエラーや判断ミス，② ラボサイドでの技術的なエラー，③ 義歯製作に使用した材料特有の欠陥の3つであるが，いずれも義歯を使用させる前までに修正されなければならないと述べられている．そして，その多くが咬合に影響しているために，完全に患者に義歯を手渡す前に，前章で紹介したようにリマウントを行って，咬合を修正しておくという内容につながっている．その他の内容としては以下に示すように，印象時と同様に新義歯の装着前には義歯を取り外しておくことが強く勧められている．
・適切な印象が採得されていれば，その義歯床辺縁は装着後24時間使用されるまでは修正するべきではないため，ほとんどの場合は義歯装着日に調整を必要とすることはない．
・患者には義歯装着のアポイントの12〜24時間前には義歯を外しておくように指示しておくことが大切である．
・もし口腔組織が古い義歯によって変形したままの状態で新義歯を装着し，エラーに対する不必要な修正を行ったとしたら，新義歯に対して取り返しのつかない損害を与えたことになる．そのため，最終印象を採得する前の口腔組織を健康な状態に戻すために，無歯顎の状態で少なくとも24時間は安静にしておかねばならない．

　また，同項目の最後には前章でも紹介したが，"すべての全部床義歯の咬合は義歯を装着する前に完全に調整されるべきである"と述べられ，リマウントを行って，口腔外で咬合調整を行うことが重視されている．つまり，本版では粘膜の圧縮歪みによる義歯の微小変位を危惧し，咬合調整は石膏模型上で行うほうが正確であると考えられている．その後に続く咬合調整につ

いても咬合器上で行う方法が解説されており，義歯の装着時の咬合調整については具体的に述べられていない．その後，粘膜面の調整に関して，第7版からは新たな項目が設けられている．

e）義歯床表面のエラーの調整

前述のように，装着時の義歯床粘膜面の調整に関しては短いながらも項目として設定され解説が加えられている．以下，内容を箇条書きにて示す．

- 装着前に義歯のすべての表面に，模型や埋没材の粗れ等によって生じる小さな凹凸があるため，注意深く調べて調整しておく．
- 同様に辺縁部や小帯部に関して鋭縁になっていないか調べて装着前に調整しておく．
- プレッシャーインディケーターペースト（PIP）等の使用で明らかとなる粘膜面上の圧点部を当日に削除するのは可能な限り避けるべきである．なぜなら，同方法は通常，装着後初めてのアポイントメントの際に行うものであるし，このような圧点部は咬合が原因となっている可能性もあるためである．
- しかし，PIP は義歯装着の妨げになるアンダーカット部の調整や，最終印象時からあった圧点の調整には有効である．

以上のようなポイントが挙げられているが，要点をまとめると，まずは挿入できないようなアンダーカットや粘膜面の不整を整えて装着できるようにすることが装着のアポイントメントの達成目標であると考えられているようだ．

つまり，咬合はチェックバイトを採得して調整までしているのでほぼ問題ないはずであり，PIP 等を用いた適合検査に関しても装着当日には積極的に行う必要はないと述べられている．

本版ではその他にも咬合のエラーについての項目の中で，*"咬合にエラーがないということが確定するまでは，義歯床粘膜面を削って調整するという誘惑に負けないようにしなければならない"* と書かれている．つまり，あくまでも咬合を先に調整，確立してからでなければ適合の調整は行わないという姿勢が強調されていることがわかる．

3．第10版〜第11版の記述

第10版〜第11版も装着の章の構成自体はあまり変わっていない．ただしその内容を精読すると，各項目において様々な変遷が生じている．

a）義歯の評価（歯科医師，患者，友人）

義歯の評価に関する各項目は，第7版から引き続き掲載されており，文章の若干の変更は認められるものの，基本的な内容は同じである．

b）義歯装着時の処置

本項目も基本的には同内容であるが，ある1点において，これまでと異なった内容が追記されている．それは，前述のように第7版で，義歯装着前に12 〜 24 時間は義歯を外しておかなければならないという指示がなされていたが，第10版では同文の末尾に以下のような注意が加えられている．

"多くの患者にとって義歯を 12 〜 24 時間もの間外しておくというのは不可能な要求であると言える．そのため，許容可能な代用案として，粘膜の歪みの問題を最小限にする目的で現義

歯を一時的に軟質裏装材等で裏装するという方法が考えられる”

　これはつまり，以前のどちらかというと術者主体の風潮から徐々に患者が主体となってきたことにより，患者に対して長時間の義歯の使用禁止を強いることが難しくなってきたことを物語っているのではないだろうか．

c）義歯床表面のエラーの調整

　第7版と同じように，第10版においても同じタイトルで義歯床粘膜面の調整について解説されており，文章もほとんど同じものが使われているが，詳細に読むと実は大きな方向転換が行われている．

　まず，前述した第7版では，装着時には粘膜面の圧点は咬合が原因で生じている可能性があるため，PIPを用いた粘膜面の調整はできるだけ避けるべきであると述べられていたが，その一節が削除されている．

　そして，第7版では“干渉部（アンダーカット）を避けるためにはPIPペーストを塗布し挿入することで，アンダーカット部に相当する調整部位がマークされる”と記されていたのが，第10版では「アンダーカット」という語が削除され，「干渉部」に変更されている．

　さらに決定的な変更がその文末に記載されている．第7版では“PIPはすべての新義歯には必要でないが，明確な症状が認められる場合に限り有用であるかもしれない”と述べられているのに対し，第10版では“PIPはすべての新義歯に用いられるべきである．そして，咬合調整へと進む前に（粘膜面の）調整が行われるべきである”とすっかり内容が変わってしまっている．

　つまり本版における変更点は大きく2つあり，まず1つは第7版ではPIPはあくまでもアンダーカットを調整する程度で装着時に毎回使うものではないとしていたが，第10版以降は必ず使用するべきであると変更されている点である．

　もう1つは，これまで粘膜面の調整は咬合調整が完了してから行うべきであるとしていたのに対し，第10版以降は粘膜面の調整を先に行ってから，咬合調整を行うべきであると解説されている．

　ただし，残念ながらなぜ変更されたのか，その理由は明記されていない．

4．第12版での追記

　PIPの説明の部分には，第12版から以下のような解説が追記されている．
- ・機能印象により義歯床辺縁を形成し仕上げたとしても，床縁の過長が起こる可能性がある．
- ・義歯を口腔内に装着した状態で，機能印象時と同様の運動を患者に行わせて辺縁部の印記を行い，調整する．

　つまり，これまでは過圧部に対するリリーフが主だったのに対し，辺縁の長さに関しても義歯を患者が使用する前から積極的に調整を行うことが勧められるようになってきたと言える．

5．第13版の記述

　第13版になると，これまでの範囲と同様に，内容が一部変更されている．まず，義歯の評価に関しての項目であるが，元々装着に関する具体的内容ではなかったからかもしれないが，残念ながらすべて省略されてしまっている．

　序論では，重合後に義歯に起こるエラーについてこれまでと同様に記載されている．また同項目で，新義歯装着前に12〜24時間義歯を外しておくという指示はやはり困難であるために，軟質裏装材を利用するのがよいと変わらず指示されている．

　引き続いて，義歯床表面のエラーの調整という項目がこれまでよりも簡略化されているが，その代わりに義歯床の調整という項目が追加されている．

a）義歯床の調整

　同項目ではPIPによる調整方法が解説されている．まず冒頭で "PIPの使用は義歯の粘膜に対する適合の評価や改善に必要である" と述べられ，PIPが役に立ついくつかのポイントが挙げられている．

　・最終印象時に圧点が存在していると考えられる．
　・重合により上顎義歯床はおそらく収縮しており，上顎結節の外側はよくリリーフされる．
　・初めて義歯を装着する際，両側性のアンダーカットが装着の妨げになる可能性がある．
　・顎舌骨筋線部の舌側の骨隆起部上の粘膜の薄い部分は通常リリーフされる．
　・骨吸収が進んだ症例ではオトガイ孔部や切歯管の神経（つまり鼻口蓋神経）部はリリーフを行う必要がある．

　そしてその後，PIPの使用方法について具体的に解説され，その結果得られる4つの状態が以下のように示されている．

　①挿入時における頬との摩擦の結果，義歯辺縁部が綺麗に拭き取られている状態．同部を調整してはならない．
　②ブラシラインが乱れている状態は粘膜との望ましい接触を表している．
　③ブラシラインが乱れていない状態はまだ粘膜と接触がないことを表している．
　④ピンク色のアクリル床が透けて見える点は過圧部を表している．義歯床上のこれらのピンクのマーク部は調整しなければならない．

　また，"ゴールは④のような過圧部をリリーフすることによって，③のような部位は最小限に留め，②のような部分が大半を占めるようにすることである" と記されている．

　以上のように，最新版ではPIPでの調整法について，非常に具体的にわかりやすく解説されている．

b）義歯床縁の調整

　第13版では短いものの，義歯床縁の調整という項目が新設され，新たな内容が追加されている．

　内容を簡単に説明すると，まず，義歯辺縁にディスクロージングワックスを盛り上げ，温湯にて軟化する．次いで口腔内に手指でしっかりと圧接し，必要な辺縁形成時の運動を行わせ，過圧部や過長部を見つけて調整するとある．

　つまり，第12版においてPIPで行っていた術式をワックスにて行う方法が提案されていると言える．

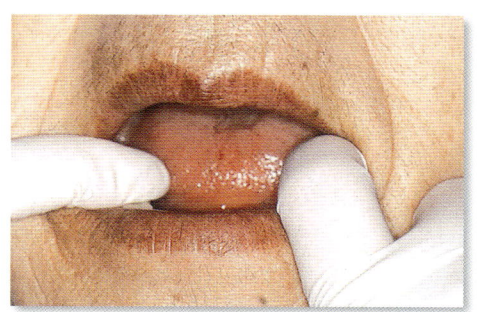

図4　『無歯顎補綴治療学』における，アンダーカットの除去についての説明．片側のみの調整が勧められている（無歯顎補綴治療学 第3版より引用）

図5　手指圧による適合試験の様子（無歯顎補綴治療学 第3版より引用）

我が国の全部床義歯学教科書における記述の変遷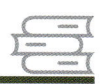

　ここでも『全部床義歯補綴学』の初版（1982年）と『無歯顎補綴治療学』第3版（2016年）において，義歯装着に関して紹介されている内容について見ていきたい．

　まず前者では，「装着および装着時の診査，調整」という章で義歯装着について述べられている．ただし意外なことに，装着時の手技についての説明は非常に少なく，わずか2ページ程度である．内容を簡単に説明しておくと，まず下顎義歯を口腔内へ挿入し，吸いつき（維持）や浮き上がりについて確認し，各ポイントに沿って床縁をチェックする．

　なお，なぜ下顎を先に挿入するかということについては以下のように述べられている．

　"全部床義歯に最初の条件として望まれるのは吸いつき，すなわち維持であり，その点では下顎は上顎よりはるかに不利なので，まず下顎義歯から装着する．それは下顎義歯床唇頬側床縁を取り巻く周囲組織が上顎義歯によって押し開かれない状態で下顎義歯の維持を確かめたいからである"

　続いて上顎を挿入し，転覆試験を行い問題がないかを診査する．問題が見当たらなければ，初めて上下の義歯を装着し，臼歯部で軽くタッピングさせるという指示で咬合させ，咬合関係をチェックする．問題がなければ（あれば，チェックバイトを採得してリマウントするように指示されている），咬合紙で咬合接触を印記し，口腔内で調整を行う（ただし最小限に留めるべきであると付記されている）．

　その後，義歯の審美性その他を診査し，一応，患者が満足したことを確かめた後，患者指導へと進む．読者諸氏は既にお気付きのことと思うが，同書では装着当日の手順に関して，義歯の維持→床縁→咬合の順で簡単に記載され，適合や義歯粘膜面の調整に関しては何も記載されていない．

　では，我が国の教科書としては最新版である後者ではどのような内容となっているかと言うと，「義歯の装着」という章の中で，装着時の調整という項目が設定され，「1. 形態に関する調整」「2. 機能に関する調整」に分けられて順に解説されている．それぞれのポイントを順に示す．

　まず，装着の前準備として，義歯床粘膜面の鋭利な凹凸や小突起の除去，装着を妨げるアンダーカットの調整について（図4），続いて，床縁の調整，義歯床研磨面の形態，フィットチェッカーやPIPを用いた義歯床粘膜面の適合性の確認（図5），維持力の確認について，それ

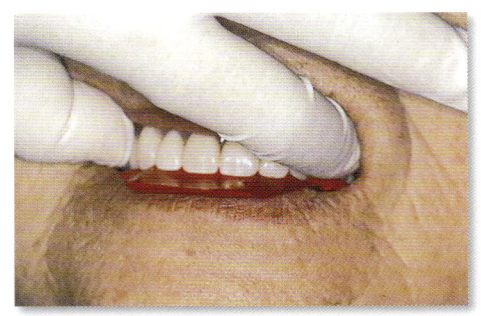

図6 咬合接触を確かめている様子（無歯顎補綴治療学 第3版より引用）

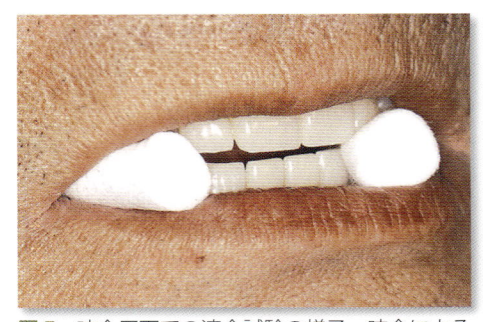

図7 咬合圧下での適合試験の様子．咬合による義歯の変位の影響を避けるためロールワッテを咬ませて行う（無歯顎補綴治療学 第3版より引用）

ぞれ手順が述べられている．

　その後，いよいよ咬合接触状態の確認（図6）へと進むが，その際，ズレが認められた場合は削合を行うと書かれ，前者のようにリマウントを勧める記述は認められない．さらに，咬合調整を口腔内（無論義歯は取り外して口腔外で削合するため，口腔内という表現は厳密には誤りであるように思う）で行う際の要点が箇条書きで挙げられており，これまでとは異なり，装着時に口腔内での咬合調整も積極的に行ってよいとされているように感じられる．

　咬合調整が終了した後，咬合圧を負荷した状態での適合試験（図7），機能圧が負荷された後の維持の検査，審美に関する調整について解説されている．

　つまり同書では，義歯床の事前チェック→床縁→適合→咬合→適合（咬合圧）という順で装着が行われていた．また，これまでの範囲では前者のほうが内容的に充実していることが多かったが，今回紹介した装着の手順に関しては，後者のほうがよく整理され，情報量も多いように感じた．

おわりに

　本章では義歯装着時の手順に関する変遷について紹介したが，義歯装着時にどのような項目を，どのような順番で行うかについては，PTEPの中でも様々な変遷が認められた（表）．特に義歯粘膜面の調整を咬合調整より先に行うのか，それとも咬合調整を完全に終了してから初めて粘膜面の調整を行うのかは，現在でも意見が分かれるポイントではないだろうか．

　その他にも義歯の辺縁の調整に関して，第7版頃では印象を適切に行っていれば，装着時には辺縁の調整は行う必要はないとされていたが，第12版以降は装着時に辺縁の長さの調整を行うことが勧められている．これはあくまでも私見であるが，以前は丁寧な辺縁形成を基とした最終印象が行われており，実際に装着時には辺縁の調整が必要なことは滅多になかったのかもしれない．しかしながら，時代が進み，近年では世界的に全部床義歯教育を取り巻く環境が大きく変化していると言われ，臨床実習時間数および実習症例数の減少や難症例の増加等様々な要因に起因して，残念ながら徐々に不十分な最終印象が行われるようになってきているということも原因ではないだろうか．

　また，第7版から追加され，長らく掲載されていた義歯の評価という項目は，義歯の装着に関する具体的な内容ではないが，歯科医師にとって非常に示唆に富む内容であった．特に，

表　PTEP 各版における，義歯装着時の処置に関する記述の変遷

初版	第2版	第3版	第4版	第5版	第6版	第7版	第8版	第9版	第10版	第11版	第12版	第13版
1940	1947	1953	1959	1964	1970	1975	1980	1985	1990	1997	2004	2013

	装着時の処置内容とその順序	参考となる記述および備考
①	粘膜面の検査・調整 小帯部のリリーフ確認 安定性の確認 咬合調整（仮）[*1]	*1：義歯の粘膜への沈下（セトリング）の利点を生かすために，義歯装着後1週間までは最終の咬合調整を行わない
②	粘膜面の検査・調整 小帯部のリリーフ確認 咬合の確認[*2] PIP によるアンダーカットの調整[*3]	・適切な印象がなされていれば，その義歯床辺縁は装着後24時間使用されるまでは修正するべきではないため，ほとんどの場合は義歯装着日に調整を必要とすることはない ・PIP を用いた調整はすべての新義歯にとって必要であるわけではない *2：基本的には咬合調整はリマウントし，咬合器上で行うべきである *3："咬合にエラーがないということが確定するまでは，義歯床粘膜面を削って調整するという誘惑に負けないようにしなければならない"
③	粘膜面の検査・調整 小帯部のリリーフ確認 PIP による粘膜面の調整 咬合調整	・PIP はすべての新義歯に用いられるべきである．そして，咬合調整へと進む前に（粘膜面の）調整が行われるべきである
④	粘膜面の検査・調整 小帯部のリリーフ確認 PIP による粘膜面の調整 床縁の確認・調整 咬合調整	・機能印象により義歯床辺縁を形成し仕上げたとしても，床縁の過長が起こる可能性がある

"歯科医師は完成した義歯を患者に装着する際に，もう一度作り直したいという衝動に駆られるようなポイントを見つけることができなければ，自分自身の努力が足りないと反省するべきである" という一文は，若手歯科医師にとって非常に良い内容であると感銘を受けた．

　無論，歯科医師は少なくとも自分の中ではできうる限り最高の義歯を装着するように努力するべきであることは言うまでもない．しかしながら，そのように努力して装着した義歯によって，患者が満足しているように見えたとしても，装着した義歯を批判的に観察し，何らかの改善点を見つけることができれば，それは歯科医師自身がさらに一歩成長することができるという示唆を逆説的に説いていると言える．

　では最後に，筆者らが臨床で行っている装着時の手順について簡単に紹介したい．

　まず口腔内に挿入する前に，義歯粘膜面の表面粗れや微小な凹凸の研磨を行う．基本的に歯科技工士は粘膜面の積極的な研磨や形態修正は避けている場合が多いため，必ずチェックを行い，必要な部分に関しては切削，研磨を行っている（図8）．その後，口腔内へ挿入するが，アンダーカット部は特に注意して装着可能かどうか確認を行う（図9）．装着後，ロールワッテを左右臼歯部人工歯間に置き，数分間軽く咬合してもらい義歯の粘膜へのセトリングを期待すると同時に，痛み等がないかを確認する．痛みがあればシリコーン系適合試験材や PIP にて過圧部を調整する（図10）．痛みや不快感がなくなれば，咬合をチェックし，咬合調整を行う．

　なお，各教科書で述べられていたように，どのように正確に技工操作を行ったつもりでも，咬合器上と口腔内では咬合接触点が若干異なる場合が多いため，装着時の咬合調整はどうして

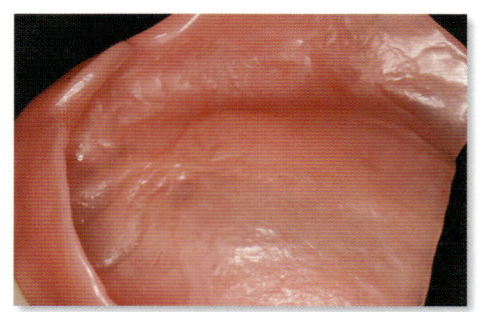

図8 口蓋皺襞部や前歯部顎堤部は小さな凹凸が存在する場合が多いため，手指で触れて鋭く感じるようであればあらかじめ切削しておく

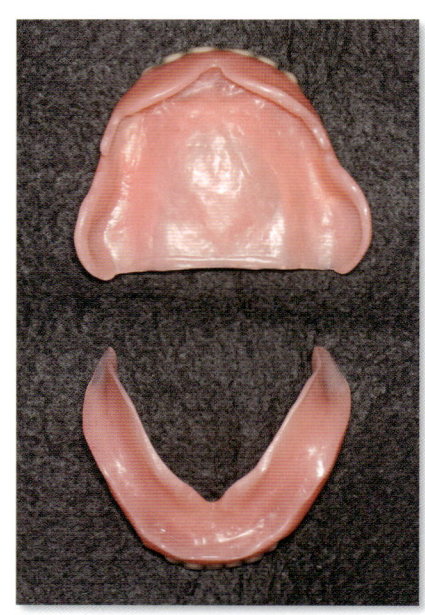

図9 上顎結節外側や下顎レトロモラーパッド下部周囲はアンダーカットが生じやすいため，事前の調整が必要な場合が多い

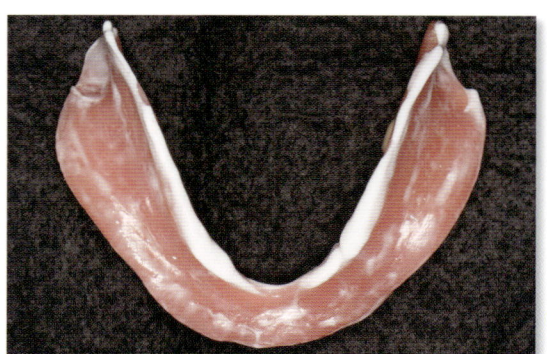

図10 装着時の適合試験の様子．装着日当日にはまず不要な場合が多い

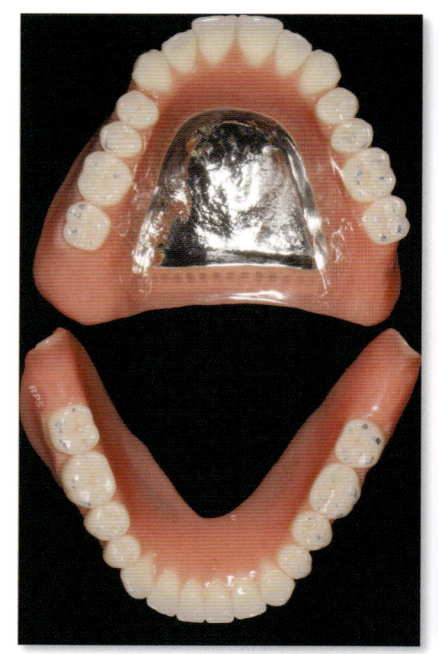

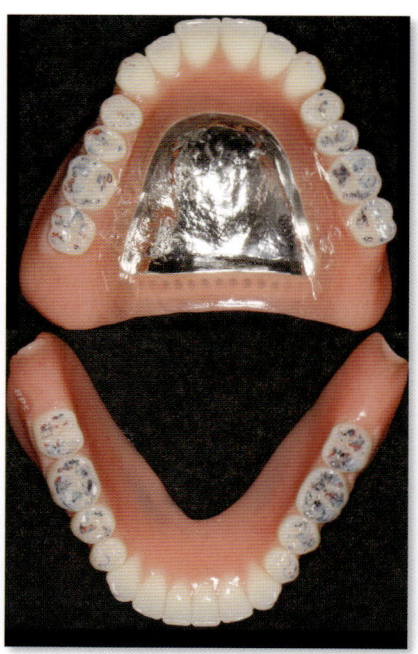

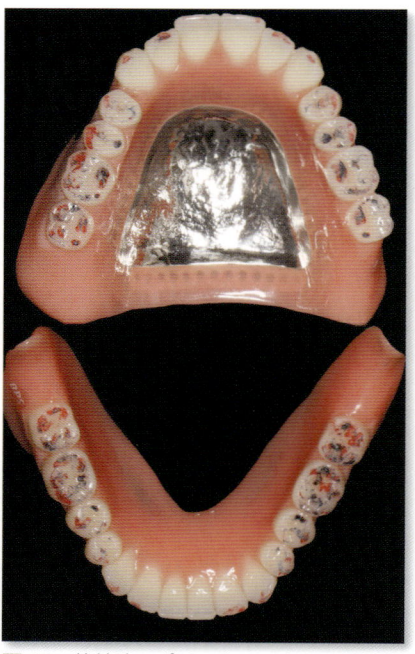

図11 チェアサイドでの咬合調整前の接触状態　図12 咬合調整途中の接触状態　図13 装着時アポイントメントでの最終的な接触状態

も必要である．そのため，筆者らは義歯装着時にも術者が理想とする咬合に仕上がるまで，積極的に咬合調整を行っている（図11〜13）．丁寧な印象採得を経たうえで，試適のステップでの確認が正確であれば，義歯床縁の大幅な調整や研磨面形態の修正はまず必要ないと考えら

れ，装着のアポイントメントでは大半の時間を咬合調整に費やしている場合が多い．ただし，PTEP の初期の版で述べられていたように，義歯装着後しばらく経過すると粘膜面へのセトリングが進むことで，咬合接触のわずかな変化が観察されることがある．ただし，これはあくまでも筆者（松田）の私見であるが，装着時に適切に咬合接触状態を調整することは，咀嚼能率の向上のみならず，その後の疼痛の出現頻度を低下させるのではないかと考えている．逆に言うと，装着時の咬合調整が適切でないと，不要な疼痛や粘膜の歪みを助長しかねないのではないだろうか．つまり，現在我々は，義歯装着時には義歯の適合よりも咬合をより優先した調整を行っていると言える．

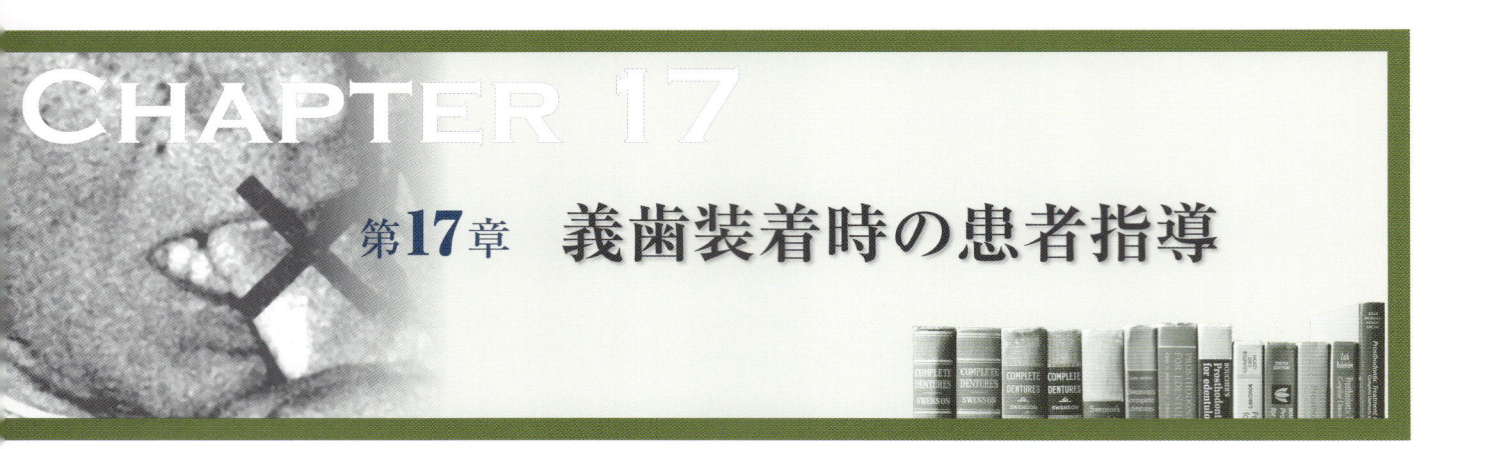

CHAPTER 17
第17章　義歯装着時の患者指導

　本章では，装着の章の中でも最後に紹介される項目である「患者指導」に関する内容を紹介したい．

患者指導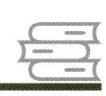

1. 初版〜第6版の記述

　初版〜第6版では「義歯の装着」という章は存在せず，「完成義歯のリマウント」という章の中の「義歯の装着と患者指導」という項目において解説されている．そして患者指導については全5ページ中，4ページにわたって解説されており，初版当時から患者指導がいかに重視されていたかがよくわかる．

　まず書き出しは，"仮の咬合調整が終了した後，患者は最初の2日間の義歯の使用についての最終指導を受ける"と始まり，"① この2日間はクラッカーや軟らかいトースト，挽肉等のシンプルな食事を心がけるべきである．テーブルに着席しての食事を試みるべきではない"と述べられている．直訳するとまるで，テーブルに着席せずに食事を簡単に済ませることを勧めているように受け取られるが，レストランでナイフやフォークを用いてコース料理等を摂るような機会はできるだけ避けるべきであるというのが趣旨であると考えられる．

　以下，その他の主な指導内容を箇条書きにて示す．

② 咀嚼の学習期間は，友人や家族からの批判をできるだけ避けるほうがよい．初めはぎこちなく，恥ずかしく感じることが多く，結果として失望してしまうこととなる．

③ 家族の何気ない冗談やコメントが患者を denture conscious complex（義歯コンプレックス）に陥れてしまう．そして，それは歯科医師や義歯そのものに対する心象に反映されてしまうこととなる．

④ 初めのうちは審美的にはベストな状態ではないことを注意深く説明しなければならない．口唇は義歯辺縁やアーチを満たすのにいまだ適応できておらず，ぎこちない外観となっている．

⑤ 患者は自分自身でベストな状態になったと自信が持てるようになるまでは，親しい友人たちに会うのを控えるよう指示されるべきである．

⑥ 無歯顎患者は徐々に歯を失っていくことにより，咬合高径が低下したり，顔貌が変化したりしていると考えられるが，その変化は緩やかなため周囲は気付いていないことが多い．しかしながら，全部床義歯が完成し装着すると突然変化したように感じてしまう（図1）．このような急激な変化は，以前の外観（高径や顔貌）を忘れてしまっているであろう患者やその家族にとって大きすぎる変化に見えてしまう可能性について，理解させておく

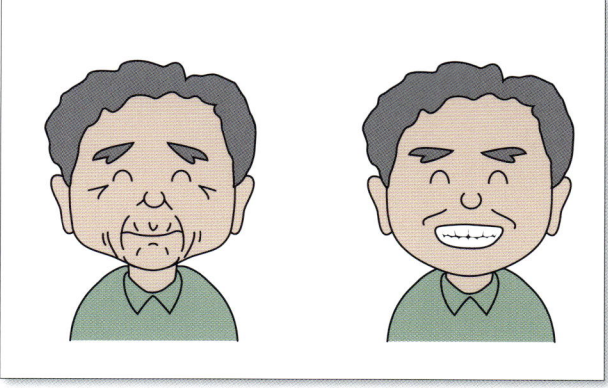

図1　左は義歯装着前，右は義歯装着後の同一患者の顔貌の変化を表すイラスト．全部床義歯を装着することで顔貌は大きく変化する

必要がある．

⑦口（口腔粘膜）は人工の義歯による咀嚼のストレスに対して耐えるために存在しているわけではない．そのため，全身状態の良くない患者では口腔粘膜に不快感を覚えることがある．

⑧ストレスに対して全く同じ反応を示す患者は二人としておらず，義歯装着に対する結果を正確に予測することは不可能である．

⑨装着から2日間のうちに粘膜に不具合や疼痛を感じた場合は義歯を外し，安静にしておくように指示する．

⑩幸運なことに，全部床義歯製作において発音の問題は思うほど難しくない．

⑪変化に対する補償としての舌の適応力は非常に優れているので，大半の患者は発音のための舌の操作を数週間以内にマスターする．

⑫もし，正しい発音のために，舌運動に対する軟組織や歯の位置の正確な再現が必須であるとするならば，これまでに義歯を装着した患者は誰一人として話すことができないことだろう．

⑬しかしながら舌の位置に関する研究は重要であるとともに，以前天然歯によって占められていた位置に人工歯を位置づける価値はあると言える．

そして，文末は "*これらの最終患者指導は，治療の成功を大きく左右するため，十分時間をかけるべきである*" と締め括られている．

2．第7版〜第9版の記述

第7版になると，章の構成等が大きく変更されているが，患者指導に関する内容はどうかというと，これまでの内容を細かく項目ごとに整理した上で，若干変更が行われている．

まず，タイトルは「Special instructions to the patient（患者への特別指示）」となっており，序論では以下のように述べられている．

"*義歯を最初に装着する際には，その義歯によって起こり得る困難さについての情報をより強調しなければならず，それを患者に予告しておくことが，患者に問題をよりしっかりと理解させ，誤解を招くことを防ぐと考えられる*"

さらに，"*問題が起きた後での釈明は，患者にとっては不出来な義歯に対する歯科医師の言い逃れのようにしか受け止められないであろう*"（図2）とあり，起こり得るトラブルについ

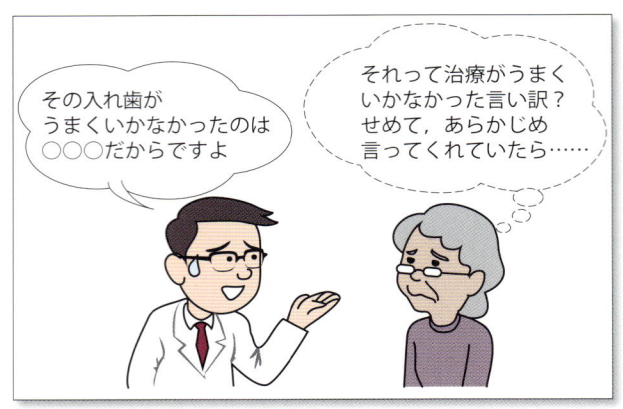

図2　問題が起きた後での釈明は，患者にとっては不出来な義歯に対する言い逃れのようにしか聞こえないだろう

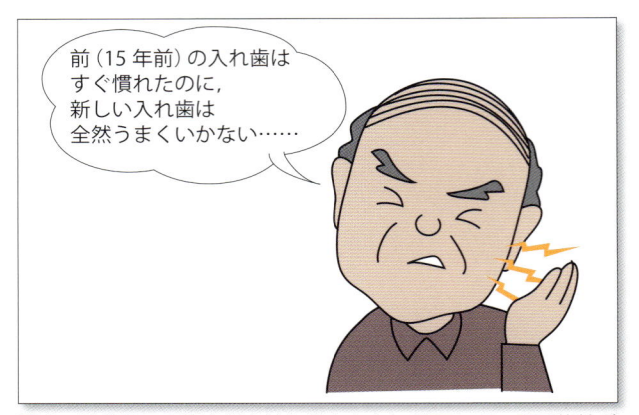

図3　新義歯への適応能力は年齢とともに低下している可能性がある

てあらかじめ説明することがいかに重要であるかが説かれている.

　以下，第7版に記載されている各項目を挙げ，その内容についてそれまでの版との比較を交えて解説したい.

a）患者の個性（Individuality of patients）

　本項では，患者によって義歯への適応性や感じ方が大きく異なるということを述べている. 参考になる表現を2つほど挙げておく.

- ・中年時には新しい義歯に順応することができた患者であっても，その後15年経ったとすると，たとえ技術的には旧義歯よりも優れた義歯を製作したとしても，新しい義歯に順応するのは困難になっていることをきっと体験するだろう（図3）.
- ・多くの人は困難な調整期間を経験したとしても，その苦労を時間とともに忘れてしまい，自分の義歯はいつも快適であったと言うものである.

　以上のような事実について，"新義歯を装着する患者にはあらかじめ話しておかないと，失望させてしまうことになる"と締めくくられている.

b）新義歯装着後の外観（Appearance with new dentures）

　本項は，"患者には新しい義歯によって彼らの顔貌が時とともにより自然になるであろうということを十分理解させておかねばならない"と始まり，前版までの④〜⑥の内容がほぼそのままの文章で引用されている.

c）新義歯での咀嚼（Mastication with new dentures）

　新義歯における咀嚼の注意として，なるべく軟らかいものを食べるようにすることや，初めはぎこちなさを感じるはずなので，家族や友人からの批判を気にしないように指導すること等，前版までの①〜③の内容は踏襲されているが，その他に以下のような様々な記述が追加されている.

- ・通常，新しい義歯で満足に咀嚼できるようになるまでには少なくとも6〜8週間は必要である.
- ・ひとたび咀嚼の習慣性パターンが身に付けば，咀嚼運動も無意識にできるようになるはず

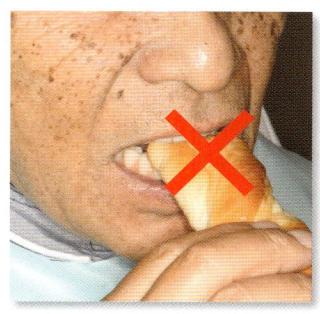
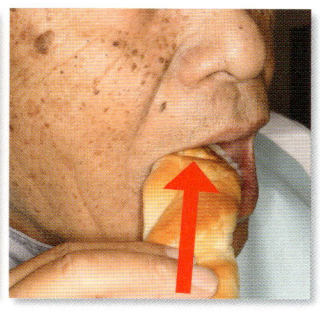

図4 義歯で食物を噛み切る際は正中前歯部でなく（左），口角部（犬歯〜小臼歯）に置き，内側へ押すようにして噛み切ること（右）が勧められている

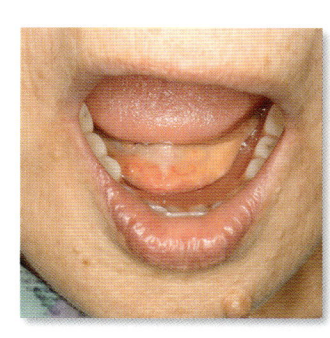
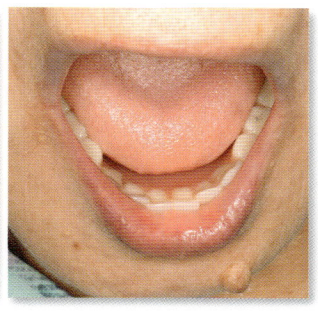

図5 左は開口時に舌を後退させている状態，右は舌を下顎前歯部義歯床の舌側面を覆うようにリラックスさせて前方に位置させた状態

である.
・舌や頬，口唇の筋肉も咀嚼運動中，義歯を残存顎堤上の所定の位置に維持するように訓練させなければならない.
・患者に対しては「この筋はどのように動かし，どのように動かしてはいけない」ということを習得させるための指示を与える必要がある.
・義歯で食物を噛み切る際は前歯よりも口角部の人工歯の間に食物を乗せて行うことと，天然歯で噛み切る時のような下外方に引っ張るのではなく，逆に食物を内上方に押し込んで噛み砕くように指導すべきである（内上方への力は義歯床を安定させる働きになると付記されている. 図4）.
・無歯顎者で長期間義歯を使用していない場合は，食物を上下顎の残存顎堤間，あるいは硬口蓋と舌で食物を砕く癖を習得しているはずである. そのため，新しい義歯で咀嚼を試みようとしても大変苦労するであろうし，慣れるまでに相当長い期間を要すると考えられる.
・舌の位置が，特に咀嚼中において下顎義歯の安定に重要な役割を担っていることを教えなければならない. 例えば，舌を常に後退させる癖のある患者には，舌が下顎前歯部義歯床の舌側面を覆うように舌をリラックスさせて前方に位置させるよう訓練するように指示する（この舌の位置が下顎義歯の安定性を増す働きがある. 図5）.

d）新義歯での発音（Speaking with new dentures）

発音についての内容の大部分は，前版までの⑩〜⑬の内容がそのまま引用されているが，以下の2点が新たに追加されている.
・新しい義歯で支障なく正常に話すことができるようになるためには訓練が必要である. そのため患者には，声を出して本を読ませたり，発音するのが難しいような熟語や単語を繰り返し練習したりするように指導する必要がある.

・通常患者は自分たちが話す相手よりも，自分の言語音に現れるわずかな変調を患者自身で大変気にするものである．

e）義歯における口腔衛生（Oral hygiene with dentures）

初版〜第6版では義歯の清掃に関する記載は認められなかったが，第7版からは以下のような項目が追加されている．

・義歯は少なくとも1日に2回，ブラシで洗浄し，食後はできる限り水洗を行うように指示を与えるべきである．
・濡れた布か水を張った洗面器の上で，食器用洗剤を用いて軟らかいブラシで洗うようにする．
・研磨材が配合されているので歯磨剤は使用しないように指導する．
・週1回はスプーン1杯のCalgon（カルゴン）とClorox（クロロックス）の混合物を水に溶かした溶液に30分間浸漬して洗浄する．
・顎堤の粘膜面や舌背を毎日軟らかいブラシでマッサージし，血液の循環を良くする．

f）残存顎堤の保護（Preserving residual ridges）

本項では，義歯が顎堤粘膜に与える影響について前版までの⑦〜⑨の内容が引用され，さらにいくつかの内容が追加されている．

・患者には義歯によって残存顎堤に加えられるストレスを緩和するために，毎日夜間は義歯を外すように指示を行うべきである．
・義歯床下組織の安静を保たず，不適切な刺激を加えることにより，炎症性の過形成やモニリア症のような真菌感染症となる機会を与えることがあるので十分に注意しなければならない．
・義歯を口腔外に外しておく時には，義歯材料の寸法変化や乾燥を防ぐために水の入った容器に保管するべきである．
・義歯接着剤やホームリライナーの使用によって顎堤吸収を招くことがあるので，注意が必要である．
・すべての無歯顎患者は少なくとも1年に1回は定期検診を受けるようにしなければならない．

g）患者への教育的資料（Educational material for patients）

本項は本版から新設された項目であり，以下のような内容が記載されている．

・患者教育は新義歯を成功させるために非常に重要であるため，多くの歯科医師は書面にされた指示書や教育的な資料を提供している．
・人は見たものよりも聞いたものを忘れてしまう．そういう意味からも，義歯の手入れの仕方，清掃法，取り扱い方，定期検診の重要性を記したプリントを提供することが賢明である．
・例えば『Sears New Teeth for Old』や『Facts You Should Know About Your Dentures』『Your Artificial Denture』といった多くの本やパンフレットを利用することができる（図6）．

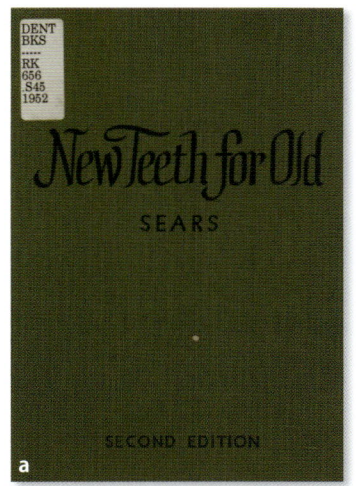
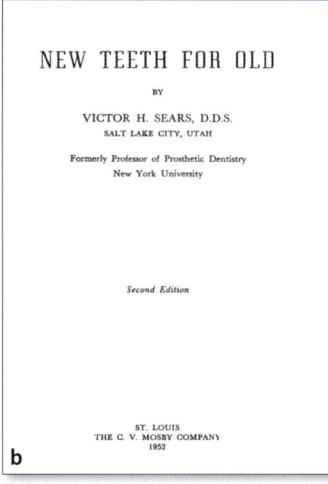
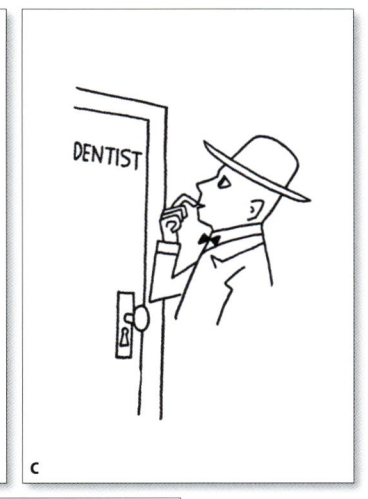
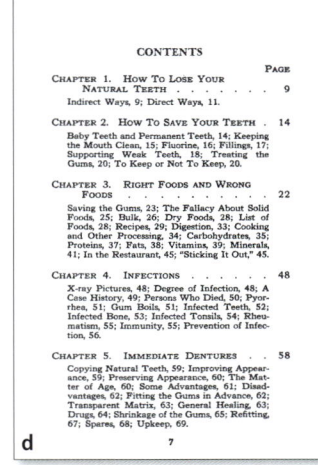
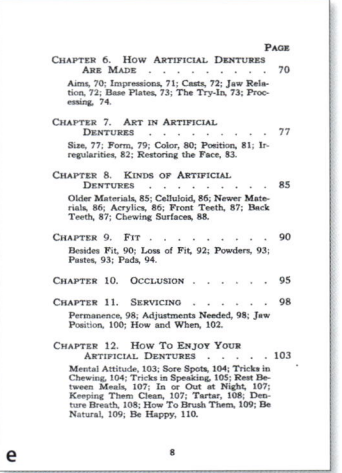

図6　患者説明用冊子の例．a：Sears の『New Teeth for Old』（高齢者のための新しい義歯），b：同 2nd Edition（1952，Mosby），c：不安そうな顔つきで歯科医院を訪ねている患者が描かれている同冊子の扉絵，d, e：同冊子の目次．歯を失った理由から義歯の製作法，義歯との付き合い方等に関して 100 ページ以上にわたって解説されている．なお，これらはインターネット上で閲覧可能となっている．興味のある方は是非，一読されたい
（https://babel.hathitrust.org/cgi/pt?id＝mdp.39015055685476;view＝1up;seq＝1）

・これらの補足的な治療（情報）は，我々歯科医師が考えているよりもはるかに効果的であることを認識すべきである．

・誰でも電気トースターでトーストを作ることは知っているが，購入する時はその使用法についてパンフレットを読むのと同じである．

3. 第9版，第10版の記述

第9版ではほとんどが第7版，第8版の内容を引き継いでいる．その中でも小さな変更点としては「義歯における口腔衛生」の項目の中で，以下の文章が追加されている．

・無歯顎患者の場合には，義歯や口腔粘膜にプラークや歯石等の付着が認められることが多いが，疫学的に見て，義歯性口内炎，炎症性の歯肉増殖や慢性カンジダ症，不快な口臭等の原因となるデンタルプラークは除去しておくべきである（図7）．

また洗浄液について，『Mersene』（Colgate Polmolive Co., New York）という具体的な商品

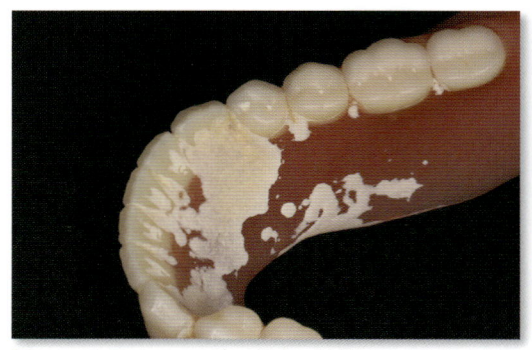
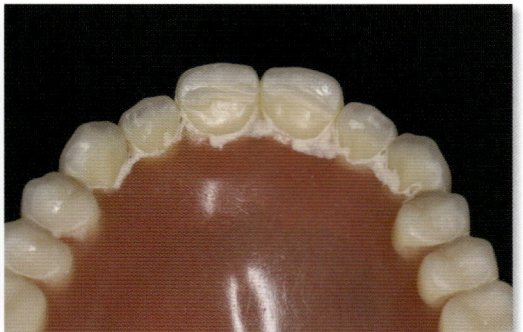

図7　6カ月リコール時に義歯に付着していた歯石．日々のブラッシングによる清掃が十分でないと，天然歯と同様に歯石が付着する

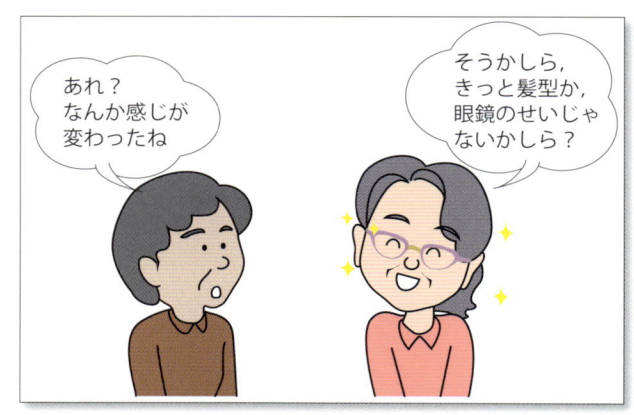

図8　新義歯の完成と同時に眼鏡や髪型を変えることで，義歯のせいで容貌が大きく変化したということを周囲に気付かれにくくすることができる

名が追記されている．なお「残存顎堤の保護」の項目で，真菌の代表としてこれまではモニリアという菌種が例に挙げられていたが，我々にとっても馴染みのあるカンジダに変更されている．

4. 第11版，第12版の記述

　第11版になっても，各項目は変わらず内容的には大きな変更は見られないが，精読するとやはり変遷が認められる．以下にいくつかの変更点や追加された文章について挙げておく．

a）新義歯装着後の外観

以下の参考になる例が追加されている．

・歯科医師の中には新義歯の装着の際に，新しい髪型にしたり，眼鏡を変えたりすることを患者に勧める者もいる．そうすることで周囲の人は，顔貌がかなり変わって，全体的に何となくは気付いていたとしても，それが「義歯のせい」だとは思わないことが多い．さらに，患者は顔貌が変わった理由を他人に聞かれても，それを髪型や眼鏡のせいにできるので，自ら望まない限りは義歯を新しくしたことを打ち明けなくて済むという利点もある（図8）．

b）新義歯での発音

　この項目では，初版での⑬で記載されていた"*以前天然歯によって占められていた位置に人工歯を位置づける価値はある*"という重要な一文が削除されている．これはつまり，天然歯が

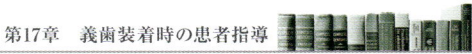

元々あった位置が最も優れているという考え方に，徐々に変化が生じていることを表しているのかもしれない．

また，以下の文も追加されている．

・高齢義歯患者は聴力が衰えている場合が多く，聴覚へのフィードバックなしに発音パターンを変えるのは難しいことを認識する必要がある．

・歯科医師は人工歯の位置や口蓋形態，舌側面の形態等について十分に検討することが重要であり，患者の適応能力に頼り過ぎるべきではない．

c) 義歯における口腔衛生

本項目もいくつか変更が見られる．これまでは1日に2回はブラシによる清掃を行い，1週間に1度，洗浄液による化学的洗浄を行うことが勧められていたが，本版からは1日に1度の洗浄液への浸漬が勧められている．つまり化学的な洗浄の有効性が徐々に強調されるようになってきたと言える．

なお，ブラシによる洗浄が不要であると述べられているわけではなく，*"洗浄剤に漬ける前には軟らかいブラシで軽く洗浄したほうがよい．義歯についたプラークは洗浄剤では落とせず，ブラシによる清掃が必要なことを指導しておく"* と追記されている．

d) 患者への教育的資料

患者教育のために小冊子や教材が必要であることが述べられている点は以前の版と変わっておらず，文章も同じものが使われているが，市販されている本やパンフレットを利用してはどうかという提案や，前述したトースターを例に挙げた説明等が省略され，簡単な説明にとどまっている．

5. 第13版の記述

最新版である第13版において，これまでの解説項目では大きく変更されていることも多かったが，患者指導に関しては実はあまり変わっていない．以下，第12版からの変更点を挙げておきたい．

a) 新義歯での咀嚼

冒頭に次の一文が追加されている．*"義歯による咀嚼は1つの開発された能力であるということを，患者には繰り返し注意しなければならない"*

また，途中にも次の一文が追加されている．*"初めて義歯を装着した患者はほとんど咀嚼する必要のない食品を勧められるかもしれないが，それらは口蓋と舌で簡単に押し潰して嚥下できる食品である"*

ただし，1つの大きな変更として，これまで長らく記載のあった，前歯で食物を嚙み切る時は口角部で行うこと，また引き下げるのではなく，押し込む動作で行うことという指示が省略されている．同指示の有用性について疑問が生じたということであろうか？

b) 義歯における口腔衛生

内容はこれまでとほぼ同様であるが，以下の注意点が追加されている．

・この代用的洗浄剤（筆者注：これまでの版にも長く掲載されていた，1杯の家庭用漂白剤と柔軟剤であるカルゴンを用いて家庭で作られた洗浄剤）は金属を含まない全部床義歯にだけ用いられるべきである．なぜなら次亜塩素酸ナトリウムは金属を腐食させる恐れがあるからだ．

なお，以上の項目以外は，第12版とほぼ同一の内容となっている．

我が国の全部床義歯学教科書における記述の変遷

前章までと同じように，『全部床義歯補綴学』の初版（1982年）と，『無歯顎補綴治療学』の第3版（2016年）において紹介されている患者教育に関する内容について見ていきたい．

まず前者では，「装着および装着時の診査，調整」という章の中で患者指導について触れている．ただし，その情報量は以下に示すように非常に少ない．

"患者に与える注意事項の要点は次の通りである．① この義歯は周到な設計と慎重な手順と工作によって作られているので，日が経つにつれて口に馴染んで，快適に使えるようになるはずであること．② もし，何か気になることに気付いたら，遠慮なく来院すること．③ 装着後の経過観察のため，定期的にリコールすることがあること．さらに，義歯の清掃法等取り扱い上の注意を与え，とりあえず次回の来院日を約束する"

以上が全文となる．PTEP初版であっても，患者の個性に関する内容や，食事についての注意点等実に様々な言及があったのに対し，随分とその内容が少ないと言える．

では，我が国の教科書としては最新版である後者ではどのような内容となっているかというと，「義歯の装着」という章の中で，装着時の患者指導というタイトルで5つの項目が設定され解説されている．各項目名と内容を以下に簡単に示したい．

1．義歯への慣れに関する指導

新義歯の装着によって，一時的に唾液分泌量や嘔吐反射，異物感等の変化が生じることや，義歯に慣れるには通常1カ月程度必要であることが述べられている．

2．摂食に関する指導

まず食事方法の指導として，新義歯に慣れるまでは，比較的軟らかい食品を小さく切って摂取するように指導することから始まっているが，舌の位置に関する内容が多く述べられている．例えば，"舌が後退位を取ると，下顎舌側床縁の辺縁封鎖が失われ，義歯が浮き上がる現象が生じる"とある．また，次のような内容も述べられている．"舌が後退位を取る現象は，離脱する上顎全部床義歯を舌の後縁で支えるために生じるものである"

これは筆者（松田）にとって初めて聞く内容であり，いささか疑問であるが，その根拠となる論文等があれば非常に興味深いと感じる．

続いて，口腔機能のリハビリテーションとして，高齢者で既に治療前の段階で口腔機能が低下している場合には咀嚼訓練や摂食嚥下リハビリテーション等の必要があるのではないかといったことが述べられている．この内容は超高齢社会をいち早く迎えている我が国ならではの内容と言えるのではないだろうか．

3．義歯および口腔内の清掃に関する指導

義歯の清掃に関して，機械的清掃と化学的清掃に分けて説明されている．

4．就寝時における義歯の取り扱いに関する指導

PTEP においても，睡眠中は義歯を外しておくことが指導されていた．最新の我が国の教科書である同書でも "一般的には睡眠中は義歯を外しておくように指導する" と書かれている．しかしながら，これまでとは若干ニュアンスが異なる以下のような文が追記されている．

"顎関節症患者や下顎位が不安定である患者においては，義歯を装着したままでの就寝を推奨する"

確かに，唾液の嚥下等を考えると夜間の義歯使用に関して肯定的な意見もあるとは思う．しかし，下顎位の安定を得るために夜間，義歯を使用すると言われても，就眠時には咀嚼等の機能運動は行われないことや，臥位であること等を考慮すると，とても下顎位の安定が得られるとは考えにくい……と疑問に感じるのは筆者だけだろうか．

5．リコールとメインテナンスに関する指導

定期的なリコールや調整の重要性が述べられているが，中でも以下の一文は非常に良い文章であると感じた．

"装着時の調整および患者への指導を終えた時点で，上下無歯顎全部床義歯の装着が完了するとともに，メインテナンスとしての無歯顎補綴治療がスタートすると言える"．無歯顎患者にとっては全部床義歯の製作はあくまでも通過点であり，義歯が完成した後に改めてリハビリテーションが必要であるという示唆をうまく言い表している．

おわりに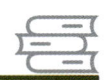

本章では装着後の患者指導に関する変遷について紹介したが，PTEP では初版から患者指導を重視し，装着に関する項目の大部分が患者指導に関する内容であった．そして，徐々に情報が増えた結果，第7版において現在とほぼ同じ一通りの項目が出そろっていた．その後はほとんどの項目が踏襲され，若干の増減はあるものの，あまり変遷は認められなかったと言える．

我が国の教科書と PTEP との違いとして大きいのは，PTEP では一貫して患者の心理状態や他者との関わりについて述べられている点であろう．特に，新義歯を装着することによって顔貌は大きく変化し，初めのうちはぎこちない感覚となるのは事実である．そして，そのことについての他人の評価が，最終の治療結果にまで影響するであろうと言及している点は，非常に参考になった．

また，我が国の教科書では患者教育のための小冊子については特に言及されていないが，その有用性は高いと考えられる．患者にとっては緊張を強いられるチェアサイドでの歯科医師からの説明よりも，自宅でくつろいだ状態で読む小冊子のほうが理解しやすいだろう（図9）．

では続いて，筆者らが臨床で行っている義歯装着時の患者指導について簡単に紹介したいと思うが，基本的には PTEP や我が国の教科書で紹介されている内容と大きくは変わらない．その中でも少しでも異なっていると考えられる内容を敢えて挙げるとするならば，以下の事項であろう．

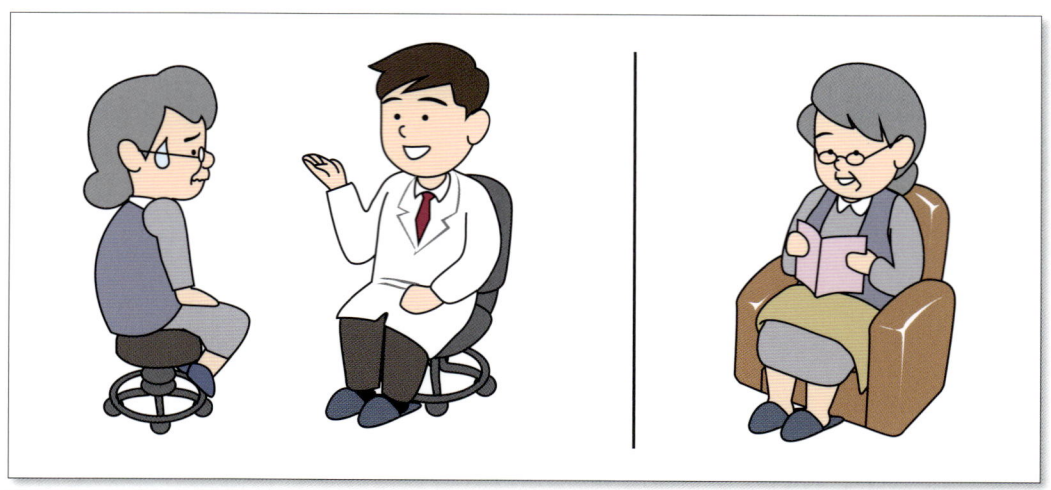

図9　緊張を強いられるチェアサイドでの歯科医師からの説明よりも（左），自宅でくつろぎながら義歯に関する小冊子を読むほうが（右），情報が正しく伝わりやすいのではないだろうか？

　旧義歯から大きく変わったと考えられる新義歯を装着した患者では，その食事指導において，装着後初めての食事は，ゼリーやヨーグルト等の咀嚼がほとんど不要なものから開始するように指示している．というのは，新義歯は，床縁の長さ，研磨面の形態等，実に多くの要素が変化しているため，咀嚼以前に異物感や口腔周囲筋の運動，口蓋・下顎舌側面と舌との接触関係，あるいは嚥下運動等に対する慣れ（適応）が必須であると考えられるからである．それらの点に問題ないことが確認できれば初めて，軟らかい食品の咀嚼から開始するのがよいのではないだろうか．

CHAPTER 18

第18章　義歯のメインテナンス

義歯装着後のメインテナンスに関する記述の変遷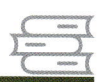

1．初版〜第4版の記述

　まず初版〜第4版では，意外なことに調整やメインテナンスについて書かれている項目や章は見当たらない．「当時は義歯装着後に調整の必要性がほとんどないほど義歯のクオリティが高かった」と考えるのはいささか無理があると思うのだが……，なぜか解説されていない．

2．第5版，第6版の記述

　第5版になると，義歯の装着の項目のうち患者指導に関する解説が終わった直後に「Adjustment of dentures（義歯の調整）」と「Subsequent adjustment（その後の調整）」いう2つの項目がようやく追加された．その冒頭に*全部床義歯による治療（Complete denture service）は義歯が装着された後，患者が治癒するまでは完了したとは言えない*とあり，義歯の完成と装着だけでなく，患者が義歯を使用できるようになることが重要であるといった主旨が述べられている．

　なお，両項目は合わせて約2ページと分量は少なく，図版等の掲載もないが，その主な内容を次に示しておく．

- ・"咬合"と"義歯に接触している粘膜"は患者が義歯を装着してから48時間以内に検査されなければならない．できれば，過剰な不快感を防ぐために24時間以内に行われるほうがよい．
- ・咬合は義歯を口腔内から取り外す前に観察する．
- ・上下の義歯を両手の指で触れながら閉口させ，義歯の滑走を認めた場合はリマウントを行い，調整する．
- ・義歯を口腔内から外したら，まずは上下顎床下粘膜を精査する．過延長された床縁は発赤点（もしくは，発赤領域）を作り，痛みの原因になることがある．
- ・それらに相当する義歯の部位を水性鉛筆でマークし，発赤の程度によって過延長の程度を判断し，義歯床を切削する．
- ・義歯床の調整は慎重に行わなければならず，不適切な削除はさらなる問題を引き起こす．
- ・調整した部位は必ず研磨しておかなければならない．研磨されていない床縁は過延長の有無に関わらずさらなる炎症を引き起こす．
- ・歯科医師が適切に研磨をしておくことで，患者によるどのような変更（患者自身による義歯の切削調整）も明らかにすることができる．

以上のように若干の具体的な手技に関しても述べられているが，概要としては咬合のエラー

が認められた場合のリマウントと，床下粘膜に客観的な発赤が認められた場合の調整方法に関して説明されている程度にとどまっている．

続く「その後の調整」には以下のような内容が書かれている．

- ・義歯は患者に使用されるようになった後にさらに検査と調整が必要となる．
- ・初めの2カ月間にアクリルレジンの義歯床材料は水を吸収する．この吸水によって義歯の大きさや形が変化する．それらの変化は小さいといっても咬合に影響を与えるには十分な量である．
- ・わずかな咬合の変化は，機能中に義歯の動きを生じさせ，疼痛の原因となる．特に，犬歯〜小臼歯部の下顎舌側顎堤部に患者が痛みを訴える原因となりやすい．
- ・咬合にエラーを見つけた場合にはリマウント（咬合器再装着）を行わなければならないが，義歯の形態が変化していて作業用模型には収まらないため，再度フェイスボウとチェックバイトを採得しなければならない．
- ・そして，義歯完成時と同じ手順で咬合器上で選択削合を行う．
- ・興味深いことに咬合の変化が小さく見えても，実際には疼痛が生じやすく，患者に不快感を与えることが多い．
- ・歯科医師は，トラブルの真の原因を考察することをせずに，義歯床を切削するという誘惑に負けないようにしなければならない．

やはりここでも咬合調整のためのリマウントについて述べられている．PTEPではたとえ装着後時間が経過していても，咬合調整は口腔内ではなく，あくまでもリマウント調整を徹底していると感じられる．

3. 第7版〜第9版の記述

第7版になると，徐々に調整，メインテナンスの重要性が認識されたのか，新たに「Maintaining the comfort and health of the oral cavity of rehabilitated edentulous patients（回復された無歯顎患者の口腔健康と快適性の維持管理)」という章が設定されている．

私見であるが，このタイトルにおいて「Patients with complete dentures（全部床義歯装着患者）」という表現を使わずに「Rehabilitated edentulous patients（回復された無歯顎患者)」という表現を用いていることが，単なる全部床義歯の製作・装着だけが大切なのではなく，その後の義歯によるリハビリテーションがより大切であることをうまく示しているように感じられた．

また前版までと同じように，大きく2つの大項目として「24時間後の診査と治療」「その後の口腔診査と調整」に分けて，合計9ページにわたって解説されている．

まず序論には非常に示唆に富んだ良い文章があるのでいくつか紹介したい．

- ・多くの場合，義歯治療の成功・不成功にとって最も重要な時期が調整期間である．
- ・調整期間における金銭的な問題は歯科医師と患者の間で明確にしておく必要がある．またこれは歯科医師の理念とも関連していると言える．
- ・調整期間には患者の全面的な協力が必要不可欠である．

以上のように調整期間の重要性が述べられているが，中でも金銭的な問題は現在でも改めて考慮すべき問題であろう．全部床義歯治療は装着当日にこそそれなりの費用が発生するが，その後の調整期間は重要かつ長期間に及ぶことがあるにも関わらず，歯科医師にとっては決して

経済的に割に合う診療行為とはならない．そのため，ある程度の費用負担がかかることをあらかじめ患者との間で明確にして説明しておくことは，お互いにとって良い効果を生むのではないだろうか？

a）24時間後の診査と治療

では続いて「24時間後の診査と治療」の項目に書かれている内容について解説したい．

本項目は前版までに比べてかなり分量が多くなっているので，その変更点や追加された情報について，かいつまんで紹介する．

前版までは装着後の診査は48時間以内，できれば24時間以内にという表現であったが，本版からは24時間以内と定められ，その来院を守れない患者ははるかに多くのトラブルを引き起こすとまで書かれている．

続いて，これまでは患者の自覚症状を問診するという内容は見られなかったが，以下のような文章が追加され，患者の主観的な訴えを重視し，心理的な配慮を行うよう指示されている．

"まず，来院してきた患者には「口の中にどこか痛むところはないですか？」と聞き，その症状について述べさせなければならない．（中略）その供述によって，進行しつつあるかもしれない心理的な問題についての情報が得られるだろう"

続いて，「Examination procedures（診査手順）」という項目が挙げられているが，咬合の診査およびリマウントを行う方法に関してはこれまでと同じ文章が用いられている．続く粘膜の診査に関しては，以下のように具体的に記載されている．

"上顎頰側前庭から始め，上唇部前庭を通り反対側頰側前庭まで続くが，小帯部は特に注意して行う"

診査が終了した後の具体的な調整に関しては，「咬合に関連する調整」と「義歯床に関連する調整」の2つに分けて解説されている．

前者では，生じている問題の多くは咬合のエラーが原因となっている場合が多いため，歯科医師は義歯床を削る前に，まずは咬合の精査を重視する必要があるといった内容が述べられている．

咬合調整に関しては*"咬合のエラーは義歯床が粘膜上で移動するために，口腔内でその位置を見つけ出すことはほとんど不可能である"*と述べられている．つまり，前述のようにPTEPではあくまでも咬合調整はリマウントにて行うことが勧められている．

後者では，上下義歯床の部位ごとに写真付きで解説されている．解説が加えられている部位を順に挙げておきたい．まず上下唇小帯部，舌側フレンジ前方部，ハミュラーノッチ部，下顎歯槽頂部，後顎舌骨筋窩部，顎舌骨筋線部，頰棚部，オトガイ孔部，上顎後縁部，上顎遠心頰側隅角部，上顎頰小帯部と多くの部位に関して，生じやすい症状やその対応法等，具体的な記載が認められた．また，前版までは義歯の適合診査材は用いられていなかったが，本版からはプレッシャーインディケーターペースト（PIP）を用いることが勧められている．

b）その後の口腔診査と調整

続くもう1つの項目である「その後の口腔診査と調整」についても簡単に説明しておく．本項目の前半では前版までと同様に，義歯床の吸水変化とリマウントによる調整について述べられているが，後半には次に示す新しい内容が追加されている．

・時々，義歯床下粘膜の広範囲にわたって不快感や痛みが発生することがある．これは咬合高径が高い場合，栄養やホルモンの問題，不衛生な義歯が原因かもしれないが，おそらく咬合の結果であろう．

・調整の際に，ある特定の症状が咬合面間距離の不足を示す場合がある．患者が「新しい義歯を数時間装着していると上下両方の顎の粘膜が痛み，顔の下のほうの筋肉が疲れるようだ」とコメントし，さらに粘膜にも広範囲に症状が見られる場合である．

……と，咬合高径が高すぎた場合の症状について説明されており，対策として，以下の2つの方法が紹介されている．1つ目は，人工歯を削合することで咬合面間距離をわずかに増大させる方法である．ただしこの方法では前歯の被蓋関係や審美性の問題から 1 〜 1.5 mm 程度の増大しか見込めない．そこでもう1つの方法として，片顎あるいは両顎の義歯の人工歯を再排列する方法が説明されている．

そして，本項目の最後には「Periodic recall for oral examination（口腔診査のための定期的なリコール）」という項目が設定され，初めて定期観察について述べられるようになった．項目を箇条書きにて示したい．

・何か問題があれば，アポイントメントをとるために電話をかけるように指示をする．

・しかし，難しい患者（難症例）の場合には定期的に 3 〜 4 カ月ごとのアポイントメントの予定を組むべきである．

・定期検診は患者の意欲を高めるのに役立つうえ，週に1度，あるいはもっと高い頻度で調整を求めてくる患者の予約を逆に減らすことができる．

・すべての義歯患者は他の患者と同じようにリコールを行うべきである．

以上の文脈と第6版までリコールについて述べられていなかったことから察するに，おそらく当時は全部床義歯患者には，リコールはそこまで必要ないと考えられていたのかもしれない．

4. 第10版，第11版の記述

第10版では，基本的に多くの部分が第7版から引き継がれているが，いくつか変更された点について紹介しておきたい．

まず，これまでは義歯装着後24時間以内での調整が勧められていたが，本版では「1 to 3 days（1 〜 3 日以内）」に変更されている．また，同様に前版では *24 時間以内の調整を受けない患者は多くのトラブルを起こすようになる* と述べられていたのが，*最初の数日間（first several days）* に変更されている．やはり24時間以内の来院を義務付けるのは難しいということを表しているのではないだろうか．

その他の変更点としては，咬合診査の手技の説明が若干変更されたことや，咬合のエラーを修正するために，新しく咬合採得を行う前には患者に24時間義歯を外すように指示することが勧められていたが，その文章が省略されている（これは以前にも新義歯の装着前には24時間義歯を外すような指示が行われていたが，第9版から変更されたのと同様の変遷と考えられる）．

さらに，定期的なリコールを述べた項目の最後に，以下の文章が追加されている．

多くの全部床義歯患者には 12 カ月のリコール間隔が提案される

ただし，前版までと同じように難症例の場合は 3 〜 4 カ月という記載は残っているため，あくまでも安定した症例に対しては，12 カ月ごとのリコールでよいのではないかと提案されて

いると言える.

5. 第12版，第13版の記述

　第12版になっても基本的な内容はこれまでとほとんど変更されておらず，同じ文章が使われているところも多くある．変更点としては「義歯床の調整」の内容が一部大きく変更，あるいは省略されている点が挙げられる．

　まず，これまでは小帯に関しての解説が始めに行われていたが，本版からはハミュラーノッチ部の疼痛に関する記載がこれまでよりも詳しく述べられるようになっている．ハミュラーノッチ（どちらかというと上顎結節外側および辺縁を指していると考えられるのだが）は，上顎新義歯装着後に痛みの生じやすい部位であると考えられることと，辺縁封鎖に影響することから重要度が高いと判断したのではないだろうか？

　続いて，本版から新たに追加された記載について以下に記す.

・明確な痛みや潰瘍が見られない場合でも，PIP を用いて粘膜面の検査を行うべきである.

・過圧部を認めたら調整し，最終的に義歯全体が均一に接触するように調整する.

・水性鉛筆で潰瘍部位を義歯に転写する方法だけで義歯の調整を行ってはならない.

・歯学部の学生は水性鉛筆を使った方法が，簡易な検査ツールだと勘違いする恐れがある．学生は正しく PIP を用いた方法で微妙な検査の読み取りを学ぶべきである（つまり，PIP の有用性を再度確認するとともに，潰瘍部位だけのリリーフを行うのではなく，床全体の適合に目を配ることの重要性が述べられている）.

　また，これまで同項目の最後に述べられていた2項目（「義歯床縁の研磨を行っていないと，それだけで炎症をもたらしてしまう」と「研磨をしておけば，患者が自分で調整したところを発見することができる」）については省略されてしまっている．さらに意外なことに，第13版でも義歯の調整に関する記述にはほとんど変更がなく，同じ内容が使われている.

　ただし，写真に関しては第12版までは第7版と同じ写真が使われていたが，第13版ではカラー写真に一新されている.

我が国の全部床義歯学教科書における記述の変遷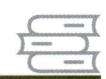

　前章までと同様に，『全部床義歯補綴学』の初版（1982 年）と，『無歯顎補綴治療学』の第3版（2016 年）において紹介されている，義歯のメインテナンスに関する内容について見ていきたい.

1. 前者における記述

　まず前者では，義歯装着後短期的に起きる問題への対応に関して，装着についての章の中で「義歯装着後の異常と処置」という項目が設定されており，その次に「義歯装着後の経過とメインテナンス」という章が設けられている．それぞれに関して，その要点を簡潔に示しておく.

　まず，義歯装着後の患者の訴え（不快事項）で最も多いのは疼痛であり，その原因にはいろいろあるが，およそ次のことが考えられると記され，それぞれについて解説が加えられている.

① 義歯の動揺による義歯床縁の床下粘膜への圧入

② 義歯の沈下による義歯床下粘膜の突出部への部分的な過度の加圧

③ 唇，頬，舌，口腔底粘膜，口蓋粘膜と，義歯床面，人工歯面との摩擦

④ 大口蓋孔，オトガイ孔，切歯管部神経束への義歯床による圧迫

⑤ 頬粘膜，舌の咬傷

さらに，患者が訴える主訴を 27 項目挙げ，その原因を次ページに示す表にまとめている．非常に参考になる内容であるため，是非一度ご覧いただきたい．

続く「義歯装着後の経過とメインテナンス」の章にはどのようなことが書かれているかというと，まず序論では義歯装着後の調整の必要性について以下のように述べられている．

・（義歯装着時に入念に調整を行っていても）義歯が次第に口腔内に馴染み，より自然に機能し始めると，支持組織には微小ではあるが変化が生じるのが普通である．そしてこれらは結果としては咬合関係の変化につながる．したがって時期を見て再度口腔および義歯を点検し，必要に応じて調整を加えることが必要になってくる（図1，2）．

・また，義歯装着後，支持組織側での変化がほぼ落ちつく時期は，その症例の口腔内条件，義歯経験の有無等で異なるが，さらに義歯による機能回復，すなわち義歯による咬合が顎関節機能および神経筋機構と調和し，リズミカルに咀嚼運動が行えるようになるまでの期間は，一般的には義歯装着後約 4 週間であると言われている．

その後，義歯の清掃指導，義歯の破損，リライン，リベースについて解説が行われている．その中で 1 つ気になった文章を以下に挙げておきたい．

"義歯装着期間がさらに長期になると，口腔内では徐々にではあるが，義歯を取り巻く環境の変化が引き続き起こる．例えば，歯槽骨の吸収に伴う顎堤部分の変化がそれである．一方，義歯はかなり長期間使用しても咬耗，摩耗等の変化はあまり大きくない．したがって，義歯装着後の変化の大部分は支持組織側，特に顎堤部分の形態変化によるものであり……"

もちろん本文中の"長期"という表現がどの程度の期間を示しているのかは不明であるが，筆者（松田）の臨床経験では，硬質レジン人工歯を用いた義歯では長期の使用による変化は顎堤よりも人工歯側に早く現われる場合が多いと感じているし，そう感じている読者諸氏も少なくないのではないだろうか．これはやはり，当時は耐摩耗性の高い陶歯がよく用いられていた

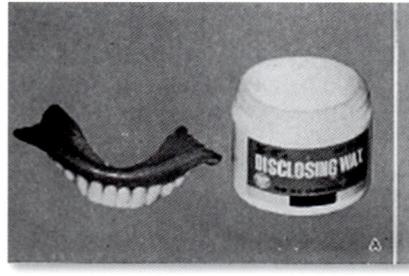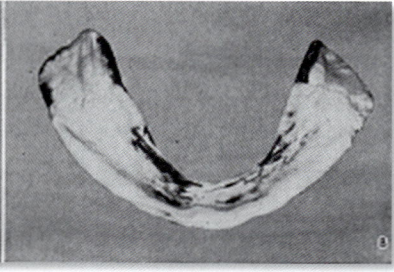

図1 ディスクロージングワックスを用いた適合検査の様子（全部床義歯補綴学 初版より引用）

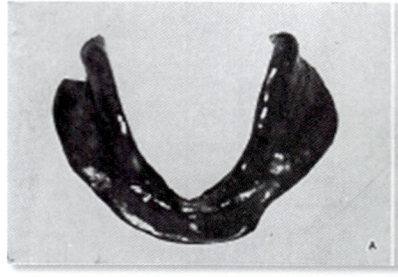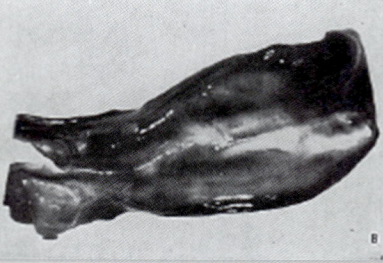

図2 同書では流れの良い印象材も適合を検査する材料として利用できると紹介されている（全部床義歯補綴学 初版より引用）

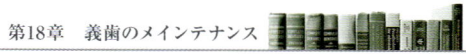

表　義歯装着後の患者の訴えと原因（全部床義歯補綴学 初版より一部改変して引用）

	主訴	床外形線	床縁形態	人工歯の位置・形	咬合関係	顎堤	床粘膜面	その他
1	口を大きく開けると，上顎義歯が落ちる		第二大臼歯部の床縁が厚すぎる	上顎臼歯が頬側に寄りすぎている			ポストダムが深すぎる．長すぎる	
2	話し始めると，上顎義歯が落ちかかる	全般的に床縁が長すぎる	床縁が厚すぎる	臼歯部が頬側に寄りすぎている	咬合高径が低すぎる	上顎結節部が硬く，移動性	ポストダムが浅すぎる．リリーフが適切でない	筋突起が床縁に当たっている．口腔内が乾燥気味である
3	長時間話していると，上顎義歯が緩む	全般的に床縁が短い	充実不足で辺縁封鎖無効					過度の筋形成による
4	口笛を吹くと，上顎義歯が緩む	上唇小帯部床縁が長すぎる 左右どちらかの頬筋付着部が長い	口蓋部床後縁が短く，辺縁封鎖が足りない					
5	笑うと，上顎義歯が緩む	床縁が短い	辺縁形成が足りない					笑うと，歯肉頬移行部が後退する
6	1日のうち何回か上顎義歯が緩くなる						組織の脱水により，口蓋部が収縮する	原因不明であるが，糖尿病を一部疑うこと
7	食事中，上顎義歯が落ちる	前歯部床縁が短い．上唇小帯の回避不足	前歯部床縁が厚すぎる	前歯部の衝突	咬合の不均衡		印象不足，義歯床との接触不良	
8	上顎義歯が前後左右に横揺れする	頬骨突起に床縁を延ばしすぎている				骨吸収による顎堤の後退のため床が浮動	口蓋隆起部のリリーフ不足	研磨による床の過熱変形
9	上顎小臼歯部を押すと転覆する	加圧側の唇側床縁が短い					反対側の上顎結節部の被覆不足	
10	前歯が当たってから奥歯が当たる			前歯部の衝突	前方に偏心咬合	前歯部のフラビーガム	過度の加圧印象による粘膜の強制位	人工歯の摩耗による咬合高径の低下
11	口を大きく開けると，下顎義歯が浮き上がる	頬筋付着部の床縁が長すぎる		前歯部が顎堤より唇側に寄りすぎている				
12	口を少し開けるだけで，下顎義歯が緩む	特に臼歯部の舌側床縁が長すぎる 前歯部舌側床縁が基底骨上にかかっている	前歯部床縁の形成不足	臼歯部が舌側に寄りすぎ，舌房が狭い				舌を動かすと，下顎義歯が緩む．口腔底の動きと合わない
13	前歯部に少し力を加えると，下顎義歯が外れる	床の近遠心径が短い		前歯部が歯槽頂上にない	咬合高径が低すぎる	レトロモラーパッドを覆っていない	臼歯部頬側のフレンジが短く，適合不良	
14	下顎顎堤に痛み，褥瘡性潰瘍が頻発する	床面積の不足	辺縁封鎖不足	咬合の不均衡	咬合採得の誤り	歯槽骨縁が鋭利	適合不良	維持・安定の全般的な不良による．床の破折に注意
15	下顎義歯が遠心方向に動く	レトロモラーパッド部の被覆不足	オトガイ棘部の回避不足		咬合採得の誤り	顎堤が平坦		顎下腺，舌下腺が挙上し，顎堤を覆っている．口輪筋の緊張過度
16	レトロモラーパッド部に疼痛，潰瘍あり	当該部の途中で床縁が終わっている	床縁の衝突				レトロモラーパッド部のリリーフ不足	レトロモラーパッドの最大豊隆部を越えるまで床を延ばす
17	床の沈下による床縁部の潰瘍		床縁付近の粘膜の圧迫		咬合高径が高すぎる			
18	下顎床下粘膜に炎症，潰瘍の多発	床外形線の設定不良	床縁の形成不良	人工歯の形・排列の不当	咬合採得の誤り．咬合高径の不当	骨吸収不全，不良	リリーフの不足．粘膜調整印象の必要	全身的，局所的原因による．潰瘍部を削るばかりでなく，床を延ばして創面を覆う
19	義歯で話がしにくい	下顎義歯の舌側床縁が長すぎる 上顎義歯の口蓋部が長すぎる	下顎の舌側床縁が厚すぎる	前歯部被蓋（垂直）不当．人工歯列狭窄による舌房の不足	咬合高径が低すぎる		適合不良による床の浮き上がり	口蓋，特に前歯部の床が厚すぎる
20	よく物が噛めない	床外形線の不良，床面積の不足	床縁の充実不足	咬合面の高さが不当．臼歯部形態が不良	咬頭嵌合位のずれ．咬合の不均衡			維持・安定の不良，咬合関係の不良による異物感
21	会話中カチカチ音がする	下顎の床外形線不足	下顎の床縁形態不良		咬合高径が高すぎる		下顎義歯の吸着不良	多くは，下顎義歯の維持・安定の不良による
22	口腔内に熱感がある		切歯乳頭部，オトガイ孔部等を床縁で圧迫		咬合が高すぎる．咬合不均衡による義歯の動揺	顎堤の骨吸収が高度で，露出神経束を床で圧迫	義歯の適合不良	全身疾患の部分症状のことあり．閉経後に多い
23	口中に金属味がする							神経症，更年期障害，口腔内清掃不良
24	義歯で頬を噛む	頬側床縁の長さ不当	頬側床縁の厚さ不当	臼歯の水平被蓋不足	咬合高径が低すぎる			筋緊張の低下 歯肉部の形成不足
25	義歯で舌を咬む		下顎舌側フレンジの形成不足	下顎臼歯が舌側に寄りすぎている 下顎臼歯が低位にありすぎる	咬合高径が低すぎる			顎運動制御の神経筋機構の異常によることあり
26	義歯装着後，下顎前突が気になる				咬合高径が低すぎる			下唇が厚い
27	義歯装着後，よだれが出る	外形線の過長による口唇封鎖の不良	上顎臼歯部頬側フレンジ部の形成不良．下顎舌側フレンジの形成不良	臼歯が舌側に寄りすぎて頬緊張の不良によるダム効果の不良			床用レジンに対するアレルギー．デンチャープラークによるアンギーナ症，全身疾患の粘膜症状に注意	床の機械的刺激による

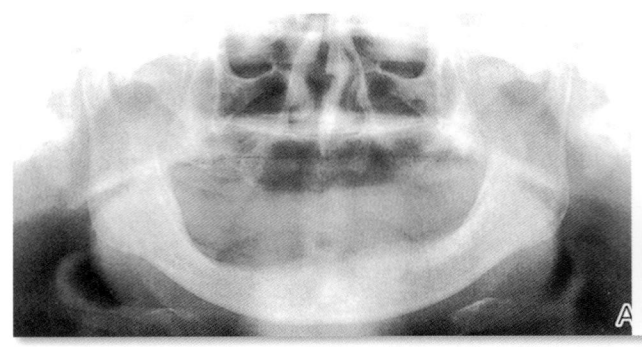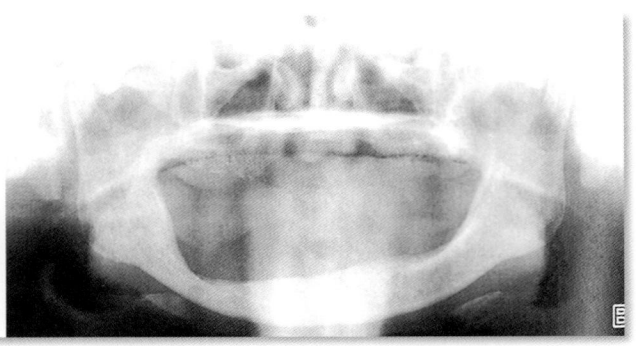

図3 パノラマX線写真による顎堤吸収状態の変化を説明した図. PTEP には掲載されていなかったが, 患者の顎堤の変化をメインテナンス時に確認することは非常に重要であろう（無歯顎補綴治療学 第3版より引用）

ことを示していると思われるが, だとすると硬質レジン歯の耐摩耗性はまだまだ改善が必要なのかもしれない.

2. 後者における記述

では, 後者の義歯調整についての内容はどうなっているかというと, やはりこれまでと同様に, 装着の章の中の「装着直後の調整」という項目と, 「義歯装着後の経過観察」という章に分けて解説されている. 装着直後の調整には以下のような項目が述べられている.

- ・調整時期：装着直後の調整時期は翌日, 3日後, 1週間後が基本となる. 義歯床下粘膜に障害が生じる前に調整することが重要である.
- ・咬合調整と義歯床の調整：装着時と同様に形態と機能に分けて調整する. ただし, 調整する量がわずかであることから, 的確な診断が要求される.

また, 前者ほど詳しくはないが, 咀嚼時疼痛, 維持・安定の不良, 咬舌, 咬頬, 構音障害の6つの主訴に対する原因に関する考察が簡単な表でまとめられている.

そして, 前者と大きく異なるのが, 同章最後に記載されている"治療効果の評価"という項目であろう. 文章は短いものの, 全部床義歯の目的をどの程度達成できたのか, その治療効果を種々の機能検査を用いて判定することの重要性が述べられるようになった.

続く「義歯装着後の経過観察」という章の内容をいくつか紹介したい. まず, 冒頭の「生体の変化」という項目で, 先ほど紹介した初版と同じように, 無歯顎の経時的な変化について述べられているのだが（図3）, 以下のように若干文章が変更されている.

"抜歯後, 無歯顎になった顎堤は経時的に変化する. 一方, 義歯床粘膜面や床縁は変化がないため……（調整が必要となる）"

前者では"義歯はあまり変化がない"と記載していたが, やはり人工歯の材質の変更によって人工歯の摩耗（咬耗）に関して認識されるようになった（人工歯は摩耗等により変化する）ため, あくまでも床粘膜面や床縁という表現に変更された可能性が高いのではないだろうか？

また, その後に義歯の変化として人工歯の変化（摩耗および破折, 着色等）と義歯床の変化についてこれまでと同じような内容で解説されており, あまり変化は見られない. ただし, 続いてこれまでになかった, 「定期検査と評価」という項目が追加されている.

そこには, まず義歯や顎堤の変化は徐々に進行し, 患者自身に自覚症状がないことが多いため, 患者指導によって, 定期検査の必要性を理解させることが重要であると述べられている.

その後, 顎堤, 義歯床下粘膜の変化への対応や, 顎関節, 筋の異常への対処, 義歯の咬頭嵌

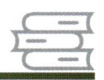

合位の変化とその対処，義歯床や人工歯の破折等への対処法が簡単に述べられた後，患者指導に関して説明があり，同項目が終わっている．その次の項目では，具体的な義歯修理についての方法やリライニング等の手技について詳しく解説されている．

これはつまり，義歯の経過観察に関する項目は，最新版のほうがより多くの情報が紹介されるようになったと言える．

おわりに

本章では義歯装着後の調整やメインテナンスに関する内容について調べてみたが，まず驚いたのは，PTEP の初版〜第4版では義歯のメインテナンスに関する項目が設けられていないということである．

アクリルレジン床が応用されたのは 1937 年頃と言われており，PTEP の初版がその直後の1940 年に出版されていることを考えると，長期経過について論じるだけの症例がまだまだ不足していたことを表しているのかもしれない．

その後，第5版から徐々にメインテナンスに関する解説が行われるようになり，第7版以降はメインテナンスに関する章が設けられており，時代とともにその内容が徐々に充実してきたように感じた．我が国の教科書においてもその傾向は同様で，最新版ではメインテナンスに関して初版よりも多くの情報が紹介されている．

また今回，筆者が特に興味深いと感じた内容は咬合調整に関するものであった．以前にも紹介したが，義歯装着時にはかなり丁寧に診査をして，咬合のエラーがないかを検討し，必要であればリマウントを複数回でも行って調整をしている．それにも関わらず義歯の使用が始まると微妙な調整が必要になることを挙げ，咬合にわずかでも変化が生じた場合には，再度チェックバイトを採得し，リマウントを行い，咬合調整を行うことが勧められている．

つまり，PTEP では口腔内での咬合調整に関してはほぼ想定しておらず，咬合調整は咬合器上で行うという考え方が徹底して貫かれていると言える．

＊　　　　　＊　　　　　＊

では，最後に筆者らの教室で行われている全部床義歯のメインテナンスに関して，簡潔に紹介したい．

まず，義歯装着直後の調整に関しては，多くの歯科医師が1週間後のアポイントメントにて行っている．確かに装着翌日に調整するメリットも理解はできるが，患者数の多い大学病院ではそれがなかなか難しい状況であるというのと，痛みの部位等をある程度明確にするためには24 時間では少し短いのではないかと考えられるためである．

ただし，1週間もの間，痛みをずっと感じながらの使用を強いるのは難しいため，強い痛みを感じた場合は，いったん新義歯の装着を中止し，旧義歯にて過ごしてもらうことを勧めている．その場合，来院する2日前には再度新義歯を装着するように指導している．

なお，疼痛や不快感が消失するまでは1週間に1度程度の調整を続け，問題なく使用できるようになれば，まずは1カ月間のリコールとし経過観察を行う．その後は難症例であると思われる場合や，患者の希望がある場合は3カ月リコールとし，大きな変化が起こりにくいと推察されるケースに関しては6カ月間隔のリコールとしている．それ以上の間隔となると，顎堤と咬合面の変化が大きくなり，チェアサイドでの咬合調整だけでは対応するのが難しくなる場合

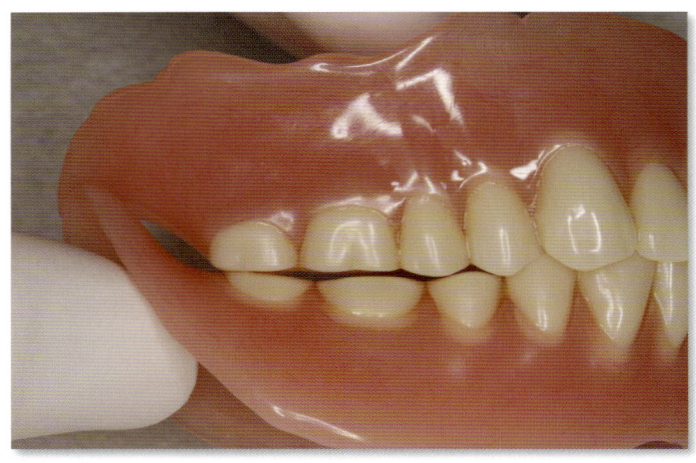

図4　2年間来院が途絶えていた患者の義歯を咬合させた状態. 臼歯部人工歯の咬耗が著しく進んでおり, 既に咬合していない. 大幅な咬合面の再構成もしくは再製作が必要である

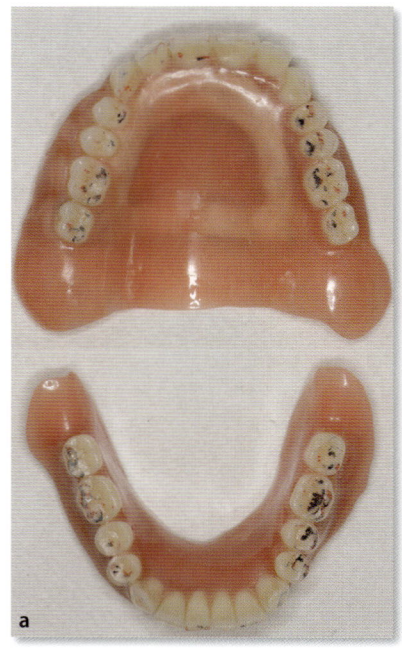
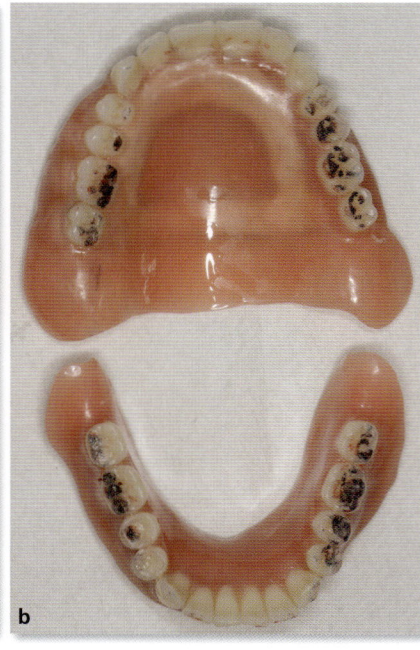

図5　a：6カ月リコール時の咬合状態. 左右の臼歯咬合状態のバランスの変化と, 前歯部に中心咬合時の接触が認められる（青色）. b：咬合調整を行い, バランスを整えた状態. 良好な咬合状態を長く保つためには定期的な咬合のチェックと調整が必要である

がある（図4）.

　リコール時に診査する項目としては PTEP や我が国の教科書と大きな違いはないが, 長期経過による咬合の変化に関しては, 特に注意している. なお, 前述のように咬合調整が必要である場合, 筆者らは基本的には咬合器へのマウントは行わずに, チェアサイドでの咬合調整を行っている（図5）. その理由は, 長く口腔内で良好に機能していた義歯であれば, 大きな咬合調整が必要となることはまず少なく, わずかな調整で済む場合が多いと考えていることと, 咬合採得やリマウントによって生じる誤差も決して無視できるほど小さくないと考えているためである.

　また, 図4の症例のように著しい咬耗が生じてしまっているようなケースでは, 修復用硬質レジンを咬合面へ築盛することもある. そのような場合にはチェアサイドでの修理よりも, リマウントを行って咬合面を再構成するほうがよいと考えられる.

　ただし, 理想的な咬合接触を再現するのは非常に難しいため, あくまでも応急的な対応であると言え, 最終的には再製作が必要であろう.

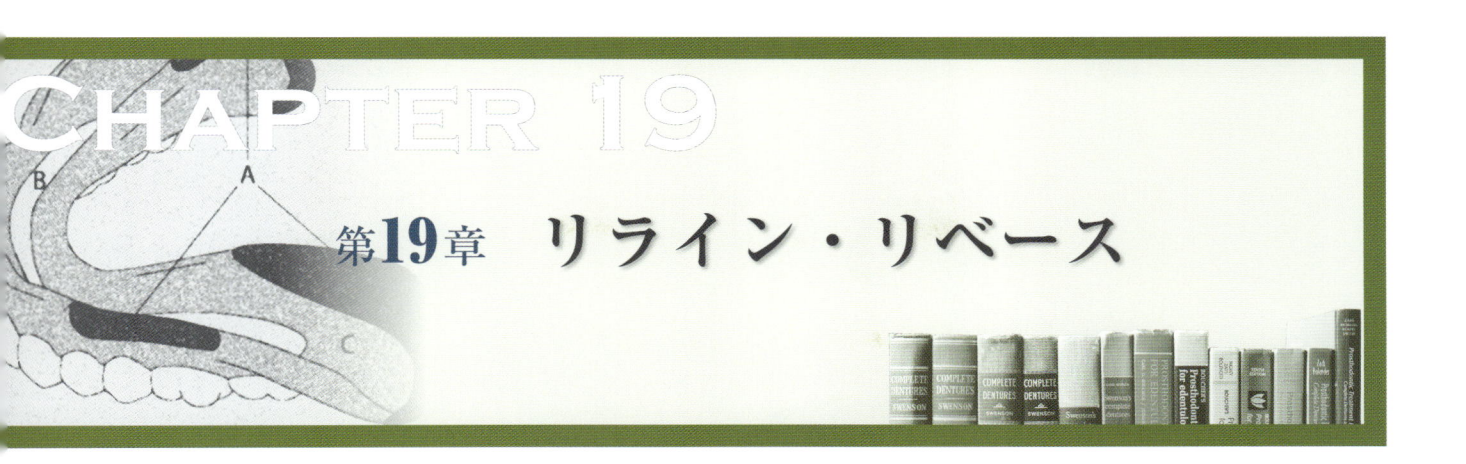

第19章　リライン・リベース

　本章では，長期に経過観察を行っていると顎堤の吸収等により必要になってくるリライン・リベースに関する記載について紹介したい．

リライン・リベースに関する記述の変遷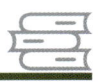

1．初版〜第4版の記述

　初版〜第4版では，第5部「上顎シングルデンチャーとリベース」というパートの中に「Rebasing Complete Dentures（全部床義歯のリベース）」という章が設定されている．

　内容は大きく分けて，全体的なリベースに関する要点をまとめた「General Considerations」と，実際の手技に関して述べられている「Technical Procedure」の2つで構成されている．まずは General Considerations の内容を箇条書きにて列挙する．

　"全部床義歯のリベースに要する仕事量の多さを考えると，新しい義歯を製作するほうがよいのではないかという疑問が湧くだろう．確かに，リベースには新義歯の製作の半分もの作業が必要であるが，それでもチェアサイドの数時間と患者の来院回数は大幅に減らすことができる"

　"上顎のリベース用の印象は，咬合関係が変わりやすいという理由で，採得するのは困難である．上顎ではその広い義歯被覆面積により，気がつかないうちに義歯床が移動していると考えられる．その点，下顎はそこまで危険ではないが，リマウントが必要になることはよくある"

　"リベースに用いる印象材は，最低限の抵抗性を持ち，フローを保つ時間が長いものが望ましい．そのため，コンパウンド印象材は禁忌であると言える"

　"義歯の内面に印象材を入れておいて，重合すればよいという単純な考えは，多くの場合残念な結果を招く"

　"早期接触のある状態では満足な適合が得られず，顎堤の吸収等を引き起こしてしまう．そのため，新しい印象を採得した場合には必ず正しい咬合関係を再構成する必要がある"

　"粘膜の圧力と咬合圧が均等に同調することは，どのようなリベーステクニックにおいても，必ず考慮すべき事項である"

　以上のように，リベースのための印象採得にはフローの良いものを用いることと，必ずリマウントによる咬合調整が必要であるということが述べられている．

　続いて，Technical Procedure の項目，つまり実際の手技に関して紹介したい．まず，下顎義歯の後顎舌骨筋窩部や顎舌骨筋線部のアンダーカット部を削除し，同部をコンパウンドにて延長しておく（図1）．続いて，顎堤頂部やレトロモラーパッド部を 1.0 〜 1.5 mm 程度リリーフし，酸化亜鉛ユージノールペーストで印象採得を行う（図2）．印象は，義歯を口腔内へ入

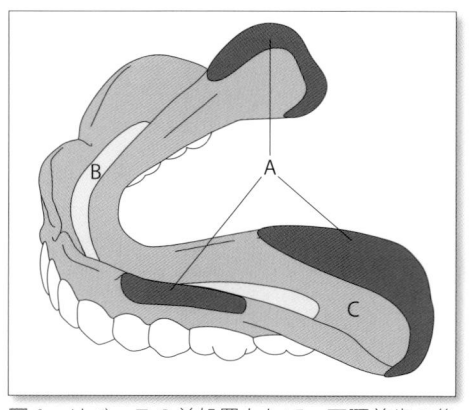

図1 リベースの前処置として，下顎義歯の後顎舌骨筋窩部や顎舌骨筋線部のアンダーカット部を削除し，同部をコンパウンドにて延長する（初版より作成）

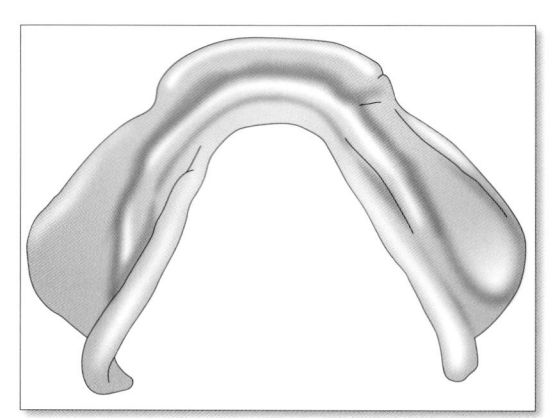

図2 酸化亜鉛ユージノールペーストにて印象採得を行った状態（初版より作成）

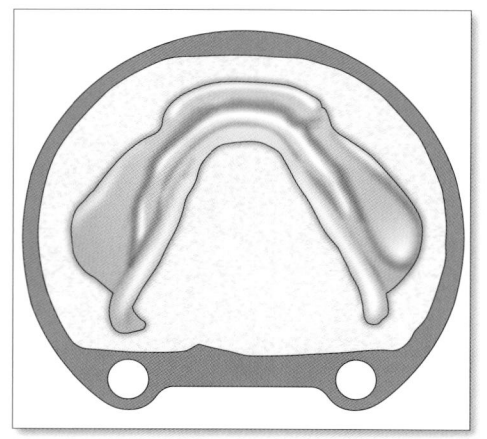

図3 印象の完了した下顎義歯をフラスコに埋没している様子（初版より作成）

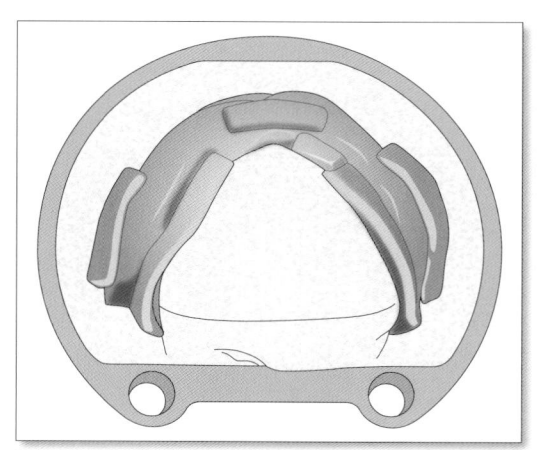

図4 硬質ゴム材料を細かく切断し，フラスコへ填入している様子（初版より作成）

れ，軽く咬合させた状態で，患者の機能運動を利用して，主に閉口状態で行われている．そして興味深いことに，上顎のリベースを行う前にまずは下顎を重合することが勧められている．

　印象採得の完了した下顎義歯をフラスコに埋没し（図3），義歯内面を切削し，新しい材料（Vulcanite；硬質ゴム）が接着しやすいようにバットジョイントで仕上げると記されている（図4）．

　下顎の重合が完了した後（図5）に上顎の操作に移るが，下顎と同様に義歯のアンダーカット部を切削後，コンパウンドで延長し，口蓋隆起およびその前方部をリリーフし，口蓋部に印象圧を逃がすための小孔を開ける．次いで，後縁部にポストダムとしてコンパウンドを盛る．咬合面全体にコンパウンドを盛り上げ，口腔内で後退位にてチェックバイトを行ってから，下顎と同様に酸化亜鉛ユージノールペーストを義歯の内面へ入れ，軽く咬合させ，機能運動を用いて閉口状態で印象を完了させる．

　その後，ボクシングを行ってから咬合器へリマウントし（図6），義歯床をワックスへ置き換えて，咬合調整を先に終了させ（図7），重合を行うことが述べられている．そして，重合後はフェイスボウによる上顎義歯のリマウント，再チェックバイトを経て最終の咬合調整を行

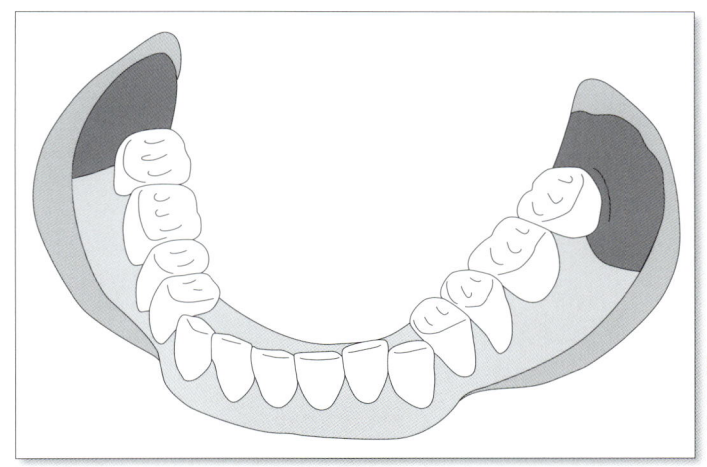

図5　リベースが完成した状態．粘膜面全体やレトロモラーパッド部以外の人工歯周囲は既存の床を利用していたことがわかる（初版より作成）

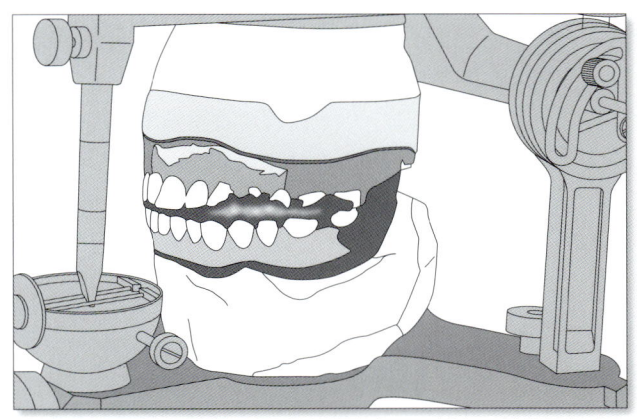

図6　下顎に続いて上顎の印象採得を行い，新たに採得したチェックバイトを介してマウントを行う（第7版より作成）

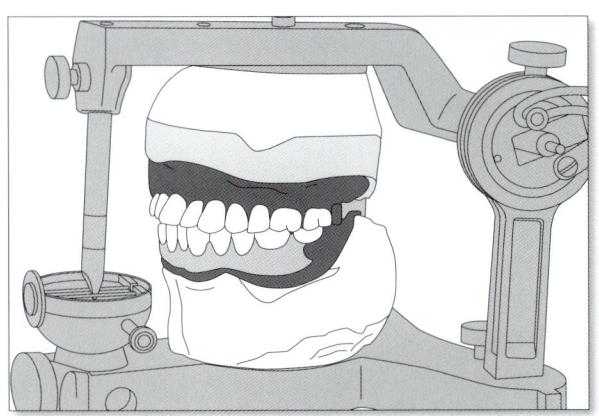

図7　重合前に義歯床をワックスへ置き換えて咬合調整を完了させる（第7版より作成）

うことが勧められている．

　以上のように，初版時にはかなり複雑な工程によってリベースを行う方法について具体的に解説されていたと言える．下顎義歯については，リベースと言っても人工歯の周りの部分を含め，多くの部分は既存の義歯床を利用しているため，リラインに近い手技であったとも言えるのではないだろうか．

2. 第5版，第6版の記述

　第5版になると，章のタイトルが「Rebasing and Relining Complete Dentures（全部床義歯のリベース・リライニング）」と変更されている．また，前半の解説部分の情報が非常に多く追加されているので，簡潔に紹介したい．

　まず冒頭に，“リベースは床全体を置き換えるもの，リラインは現在ある床に材料を加えるものである”と，その違いについて述べられている．

　続いて，「リベースに関連する問題」という項目が設定されており，以下のように述べられている．

　“補綴学において，最も難しく，悩ましい問題は，義歯の有用寿命（Useful life）の延長に関する問題である”

"義歯の適合不良は新しい印象によって回復するかもしれないが，義歯床の前後移動や回転によって，咬合平面や中心咬合，偏心咬合が狂ったり，義歯による顔面の豊隆，サポートも変化したりする可能性もある"

"そして，これらの変化やその修正には，現義歯を製作する時と同じような問題が多く含まれていると言える"

"新義歯製作時のように簡単に人工歯を移動させることができないという制限もあるため，より難しい場合も考えられる"

以上のように，第4版までと同様にリライン・リベース時には新義歯の製作と同じような問題に対して適切な考察，対応が必要であることが述べられている．

引き続いて「Diagnosis（診断）」という項目が設定されている．本項目はかなり長文であるため，いくつか参考になる記載をかいつまんで紹介したい．

まず前半は義歯の維持力の低下や審美的変化等の理由で来院した患者に対して，① 義歯装着時に既に存在していた咬合の不調和が原因である場合と，② 義歯床下組織が変化した場合の鑑別と原因の考察が必要である．もし①の咬合が原因で徐々に維持が失われた場合には，義歯をリマウントし，咬合調整を行うとともに，義歯を1〜2日間外して支持組織を回復すれば，リラインを行わずとも快適に使用できるようになるはずである，と述べられている．これはつまり，維持が低下したからといってすぐさまリラインを行うのではなく，適切な診断を行うことの重要性を強調していると捉えることができる．

その後，上下顎の支持組織が失われた場合の変化について詳細に解説されている．

"顎堤が吸収すると上顎義歯は本来の位置よりも上後方へ移動し，下顎は吸収前に咬合していた場所よりも，より上方まで咬合（移動）するようになる"

"またその移動は決して中心位が変化したわけではなく，あくまでも回転が生じているに過ぎない"

"修正すべき状態についての診断は非常に複雑なため，多くの患者や歯科医師が考えているほど，単純なものではないことは確かである"

続いて，顎堤の吸収が原因で起こる回転（咬合高径の低下によって咬合位置が下顎を基準に前上方に移動すること）によって起きる問題について，以下の4つが挙げられている（本文にはその理由についてもそれぞれに解説が加えられているが，長くなるため，ここでは割愛させていただく）．

〈顎堤吸収による回転に起因する問題〉

① 正しい中心咬合が失われる

② 上顎義歯の支持組織に変化が生じる

③ 下顎顎堤の唇側に破壊が生じる

④ 下顎顎堤の舌側に破壊が生じる

……以上のように，顎堤の吸収が引き起こす様々な問題について述べた上で，リライン・リベースによって修正すべき項目として以下の7つが挙げられている．

〈リライン・リベースによって修正すべき項目〉

① 咬合高径の再確立

② 義歯の前後的な位置を再検討することによる，審美性の回復

③ 支持組織に対する義歯の位置の再検討

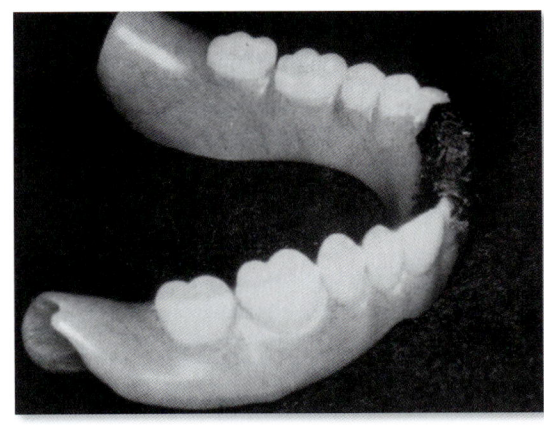

図8　操作性の向上のために，コンパウンドワックスを下顎前歯部に盛り，ハンドルとして利用する（第7版より引用）

④ 顎の中心位の再確立

⑤ 咬合平面の再検討

⑥ 中心咬合位の再確立

⑦ 印象面の修正

以上のように，顎堤の吸収によって生じる義歯の位置の移動や咬合の変化等，実に様々な問題を考察しようとする姿勢が本項目で解説されている．続いて実際の手技が解説されているが，第6版まではこれまでと同じ内容が同じ写真を用いて紹介されている．

3．第7版の記述

第7版になると，これまでの他の項目と同じように内容に変化が見られる場合が多いが，まず，前半のリラインに関連する問題点やその診断については，若干の追記等は見られるものの，基本的にはこれまでの内容が引き継がれている．しかし，続く実際の手技に関してはこれまでとは異なった方法が解説されている．

まず前処置として，上顎は後縁をコンパウンドで1層加圧した後，後縁以外の辺縁および内面をすべて1mm削除する．下顎も同様に切削するが，顎堤頂相当部に3カ所のストッパーを残しておくことが勧められている．

その後，上下顎人工歯と研磨面の部分に印象材の付着を防ぐ目的で，紙テープを貼ることが勧められている．さらに，下顎前歯部にはコンパウンドワックスを築盛し，ハンドルとして用いる工夫が紹介されている（図8）．

"*いずれにせよ，最終的にはリラインを行うために前処置が行われた義歯形態は新義歯を作る時のトレー形態と全く同じになるはずである*"と述べられ，現義歯をリラインのためのトレーとして用いるために丁寧に調整することが示されている．

続いて，上下顎の印象採得について述べられているが，第7版からはその手法が大きく変更されている．

1）上顎の印象採得

準備が整った義歯の内面に酸化亜鉛ユージノールペーストを盛り，口腔内へ挿入・圧接後，1秒後に患者に上唇を下方へ伸展させる運動と，開口運動を行わせ，さらに術者が頬粘膜を下方へ下げる等して辺縁形成を完了させ，印象材の硬化まで保持する．

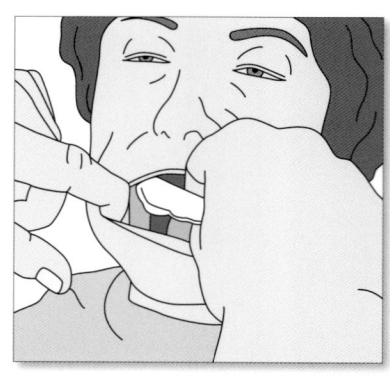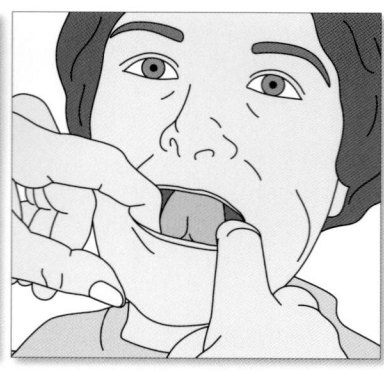

図9　間接法（開口印象法）の様子．印象材硬化中には開口させ舌を挙上した状態を保つよう指示されている（第7版より作成）

2）下顎の印象採得

　上顎と同様に口腔内へ挿入後，第一大臼歯部を手指で加圧しながら，患者に大きく開口させるとともに，舌を挙上させることで辺縁形成を行い，印象材の硬化まで開口状態で舌を上方へ挙上させたままの状態を保持させて印象採得を完了する（図9）．

＊　　　　　　＊　　　　　　＊

　多くの読者諸氏はお気づきのことと思うが，最終印象の変遷と同様に，これまでは閉口状態を主とした印象採得であったのに対し，本版からは開口状態を主とした方法に変更されている．

　では，その後の流れについても簡単に解説したい．印象採得後，咬合面を覆っていた紙テープやコンパウンド印象材を除去し，口腔内で咬合の確認ならびに印象用石膏を用いたチェックバイトを行う．その後，上下顎模型を製作して咬合器へマウントし，咬合調整や義歯辺縁の修正を行った後に，歯科技工所にて重合し，研磨まで行う．ただし，そこで終わりではない．重合・研磨が終了した義歯を用いて再度チェックバイトを行って，リマウント，咬合調整を経てようやくリラインが完了する．

　また，本版からはリベースではなく，リラインについての説明となっていたが，その選択に関して以下のような記載が見られた．

　"長年の間，重合後の義歯床内に残存している内部応力が，リライン時の重合で解放され，義歯の変形を起こす原因になると信じられてきた．そして，そのために多くの歯科医師はリラインでなく，リベースを選択していたと考えられる"．"しかし，Smith（1967）らは，ある常温重合レジンを用いれば正確にリラインできることを証明している"

　このように，リベースからリラインへと変遷してきた理由が述べられている．

3）機能印象としての粘膜調整材の使用法

　そして，第7版からは，それまでのリラインの手法を一変させる材料が紹介されるようになった．それは粘膜調整材である．まず，序論には*"暫間的な軟質裏装材は，機能印象材として使用することが比較的容易なことから，乱用され，多くの歯科医師から非難されるようになった"*とあり，初めは批判的な意見が多かったことが示されている．ただし，次のように続いている．*"これらの材料は注意して利用すれば，全部床義歯の再適合を図る上で優れた補助的手段であるということは認めなければならない．また，最近では材料的にも改善されつつある"*

　その後，使用法についての注意に関する説明が述べられている．例えば，材料のフローが良すぎると，材料自身の重みのために変形したり，印象面に注入された石膏の重みによって印象

が変形したりすることもあるので，もしも疑問を感じた場合は，前述した方法でリラインを行うべきであると勧められている．

つまり，上記の記述やその文調から察するに，PTEP において，この当時はあまり粘膜調整材を用いたリラインは推奨されていないが，臨床現場では多く利用され始めてきたために，紹介を始めたという感じではないだろうか．

4．第8版の記述

第8版の序論も多くが第7版から引き継がれているが，追加された内容のうち重要なものを以下に示したい．

"*無咬頭学派を支持する者（Proponents of the noncusp school）は，咬頭歯が顎堤の吸収を促進すると非難しているが，人工歯の選択が義歯支持組織に変化を与えることを示す研究エビデンスは両学派とも持ち合わせていない*"

つまり，顎堤の吸収に関連する要因として，当時は人工歯の形態が論点となっていたことがわかる．

臨床的手技についての項目では，手法の整理と追加が行われている．まず，大きな分類として，① 静的印象法（Static impression technique），② 機能的印象法（Functional impression technique），③ チェアサイドリライン法（Chairside reline technique）の3つに分けられている．そして，静的印象法はさらに，開口法（Open mouth technique）と閉口法（Closed mouth technique）の2つに分けられると述べられている．

また "*閉口法は義歯を印象用トレーとして使用して行う．既存の中心咬合位を利用する方法と，印象前に新たに顎位を採得する方法がある*" と書かれている．だが，実際にはそれ以外の大きな違いとして，印象採得時の開口ポジションが異なることが挙げられると思うのだが，記載がない．いずれにせよ，ここでいう閉口法は初版に記載されている方法を指していると思われる．続いて，開口法については以下のように述べられている．

"*開口法は 1973 年 Boucher によって記載されている．1. 上下同時にリラインを行うための方法である．2. 義歯は新しい印象を採得するためのトレーとして使用する．3. 既存の中心咬合位は利用せず，印象後に新たな顎位を採得する．本法は要求度が高く労力のかかる方法であるが，それにも関わらず，素晴らしい方法である*"

その後，第7版と同じ写真が用いられ，詳細なテクニックが記載されている．なお，閉口法については具体的な解説は記載されていない．

その後，機能的印象法が解説されている．まず文頭に "*この方法はシンプルかつ実践的でここ数年（few years）で歯科医師や補綴医から多くの支持を得ている*" とあり，徐々に粘膜調整材を用いた手法が広まりつつあることがわかる．

内容に関しても粘膜調整材の物性変化についてのフローチャートが掲載される等，第7版に比べて，より詳しくなっている．また，本節は当時多くの研究がなされていたようで，多くの引用文献が示されているのが特徴的であった．そして，本版になって初めて，チェアサイドリライン法，つまり直接法について記載されるようになっている．内容を以下に紹介する．

"*簡単なチェアサイドのリラインを行うための材料は様々な理由で失敗してきた．① 粘膜の化学的火傷の発生，② リラインした材料が多孔性であることに起因する悪臭，③ 色調の安定性の不良，④ 義歯の位置付けが悪い場合にやり直すためにその材料を簡単に除去できない．*"

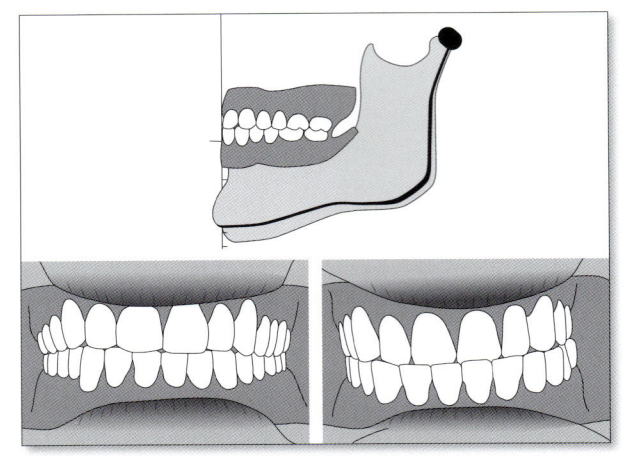

図10　顎堤の吸収による義歯の咬合関係の変化を説明した図．顎堤の吸収が進むと徐々に下顎が前方位をとるようになり，大きく進むと反対咬合となる（右図）（第10版より作成）

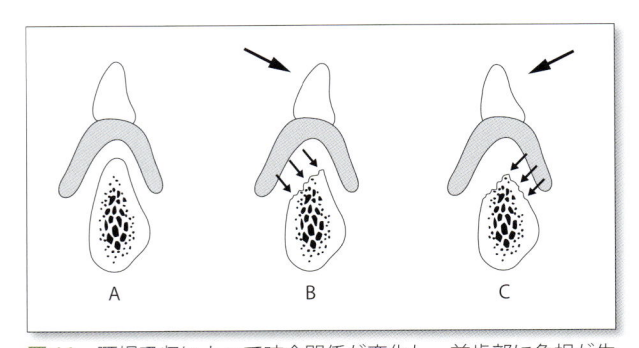

図11　顎堤吸収によって咬合関係が変化し，前歯部に負担が生じることと，その影響によって前歯部にさらなる顎堤吸収が生じることについて考察している図．A：正常な状態．B：下顎が前方位を取ることにより前歯部の接触が強くなり内側方向への過負荷により，顎堤吸収が惹起される．C：さらに前方位となり反対咬合になると外側方向への過負荷となり，やはり顎堤吸収が惹起されるのではないかと考察されている（第10版より作成）

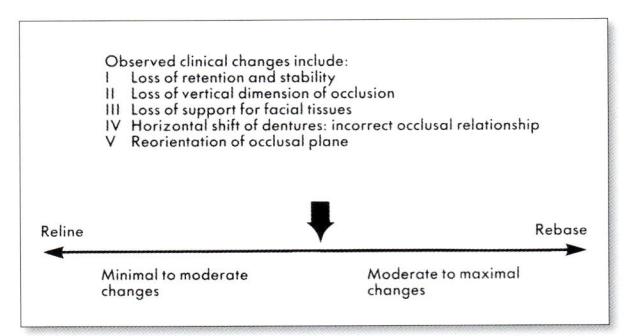

図12　リラインやリベースの判断基準となる所見（第10版より引用）
Ⅰ：維持および安定の低下
Ⅱ：咬合高径の低下
Ⅲ：顔面組織に対するサポートの減少
Ⅳ：義歯の水平偏位，咬合関係不良
Ⅴ：咬合平面の再設定

以上のように様々な問題があるため，めったに用いられず，ほとんど行われていない（has been discarded）"

　つまり，リラインに用いる材料の物性が良くないこととやり直すのが難しいことを理由にして，本版では勧められていないと言える．

5．第9版〜第11版の記述

　第9版では，序論は第8版と多くの部分が共通しており，顎堤の吸収によって義歯の咬合関係が変化することを説明する図（図10）や，下顎前歯部顎堤の吸収に関する図（図11）が変更されている他は大きな変更点は見当たらない．また，リラインかリベースかを選択する基準となる要因が表にまとめられている（図12）．

　ただし，続く術式に関する内容には大きな変更点がある．まず，静的印象法についての概説から始まっている点は変わらないが，その中に以下のような文が追記されている．

　"我々は，静的印象法を選択する場合には，閉口リライン法を好んで利用している"

　少なくとも，第7版，第8版ではどちらかというと開口法が勧められており，具体的な手技の説明も開口法のみが紹介されていた．それが本版からは，開口法の具体的手技の紹介は行わ

表　PTEP 各版で紹介されているリライン・リベースの方法

紹介されている リライン・リベース法	初版 1940	第2版 1947	第3版 1953	第4版 1959	第5版 1964	第6版 1970	第7版 1975	第8版 1980	第9版 1985	第10版 1990	第11版 1997	第12版 2004	第13版 2013
間接法（閉口印象法）	◎	◎	◎	◎	◎	◎		○	◎	○	○	○	○
間接法（開口印象法）							◎	◎	○	○	○	○	○
間接法（機能的印象法）							○	○	◎	◎	◎	◎	◎
直接法								△	△	△	△	△	○
VLC による直接法										○	○	○	○

○：紹介されている，◎：推奨されている，△：推奨されていない

れず概説にとどまっており，代わりに，閉口法のためのステップが表にまとめられている．

　続く機能的印象法の説明はそのほとんどが第8版と同じであるが，"*（機能的印象法は）我々が通常，臨床で用いているものの1つである*" という一文が追加されることで，本法が多く利用されるようになったことを物語っている．なお，直接法に関しては前版と同じ文章が使われており，相変わらず批判的である．

　第10版では，その内容のほとんどは第9版と同様であるが，1点だけ異なる部分がある．それは，光重合型レジン（visible light cured resin: VLC）に関する記述であり，新たに以下のような内容が追加され，非常に注目されている材料であることが窺われる．

　"*光重合型レジンはチェアサイドでのリラインに用いることができる有望な材料であり，義歯の寿命を延ばすのに十分な臨床的強度を持っている．治療の有効性や材料の長期的な臨床結果は得られていないが，VLC は相当有望なように思える*"

6. 第12版の記述

　第12版では，序論に続く，治療の論理的根拠の文章等に変更が加えられている．例えば，これまではどちらかというと，義歯の支持組織に関する変化がどのような場合にあるかといった内容に関しての言及は避け，あくまでその変化量によってリベースとなるのかリラインになるのかといったことが述べられていた．しかし本版では，顎堤の吸収の程度や速度は異なるものの，進行は避けられないことが述べられた後に，以下のような文章が追加されている．

　"*義歯装着患者に関する臨床経験と研究から得られた説得力のある結論は，義歯はメインテナンスを目的とした定期的な治療が必要であるということである*"

　一読するとメインテナンスは重要であるという，よくある文章のように見えるが，ここで著者が強調したかったのはメインテナンスの重要性ではないと思われる．すなわち，これまでのPTEP における様々な変遷を鑑みると，その本意はおそらく以下のようなものと推測される．

　「顎堤の吸収に関しては，印象法（加圧 or 無圧），人工歯の種類（無咬頭歯 or 咬頭歯），粘膜面の適合状態，義歯の夜間使用等，実に多くの要因について様々な議論がなされてきたが，結局確定的なエビデンスは得られておらず，結局のところ，定期的なリコール時の診査によって顎堤の吸収状態を確認することが必要である」

　では続いて，臨床術式に関する記載について見ていきたい．**表**に示すように，紹介されている術式に関しては同じであるが，それらを紹介する文章のニュアンスは版を追うごとに徐々に変わっている．特に静的印象法の開口法については，第8版では "*開口法は労力のかかる方法ではあるが，素晴らしい（excellent one）方法である*" と書かれていたが，第9版〜第11版

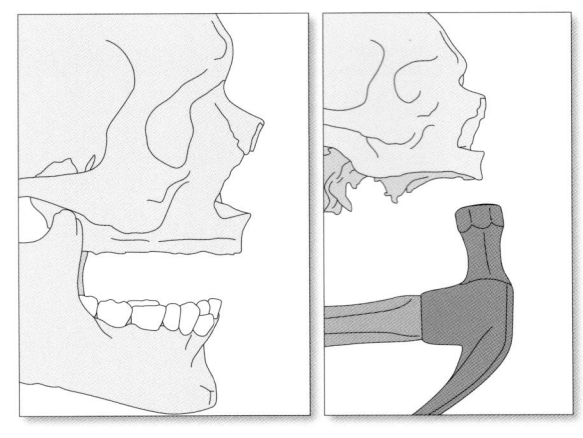

図13　下顎天然歯による過負荷は顎堤吸収を促進してしまう（第13版より作成）

では，「素晴らしい」が「とても良い（quite a good one）」という表現に変更され，さらに第12版では "難しく，労力がかかる方法である" と締めくくられて賞賛する表現がなくなっており，徐々に用いられなくなっていることが窺われる．

なお，その他の閉口法や機能的印象法はほとんど変更されていないが，チェアサイドの直接法に関しても同じ文章が用いられているものの，最後の一文にいよいよ "臨床での実践は推奨できない" と明記されるようになった．

7. 第13版の記述

では最新版の第13版ではどのような変遷が起こっているのだろうか．まず，序論に1つ項目が追加されている．そこではリベースやリラインを行う際には，どうしても印象材の厚みが厚くなってしまうこと，垂直的咬合高径や人工歯の位置，咬合平面等に大きな変化が生じてしまう可能性があることが述べられている．そして術者や歯科技工士がそのあたりに非常に気を使うべきであると警告されている．

その後の項目は概ね第12版の内容が踏襲されているが，インプラントオーバーデンチャーの症例に関する写真が新たに掲載されている．また，下顎天然歯が残存しているシングルデンチャーでは，まるで上顎をハンマーで叩いているような状況であると，少々ショッキングな写真が掲載されている（図13）．

実際の手法に関する解説も基本的には同じ内容であるが，機能的印象法については，内容が追加されている．

"軟質裏装材の軟らかさを保つためには2～5週ごとに交換する必要がある"

"義歯床材料と軟質裏装材とのつなぎ目には，常温重合レジンの粉末を1,1,1-トリクロエタンに溶かした接着剤が用いられる"

"印象採得後，後縁の封鎖を向上させるために，コンパウンド印象材や光重合型レジン（VLC）を同部に盛り上げる"

また第12版では，機能印象の項目にあった，VLCを用いた直接法のリラインに関してはチェアサイドテクニックの項目に移されている．そして，これまでは明確に「チェアサイドテクニックは推奨されない」と記載されていたのが，同記載がなくなっており，VLCの登場により直接法が徐々に認められるようになってきたことを表していると考えられる．

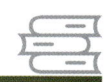

我が国の全部床義歯学教科書における記述の変遷

　本章においても，『全部床義歯補綴学』（1982 年）と『無歯顎補綴治療学』（2016 年）において紹介されているリライン・リベースに関する内容について見ていきたい．

　前者では，義歯の装着とメインテナンスの章の中に，「全部床義歯の裏装，改床」という項目が設定されて解説されている．序論では義歯床下組織の変化が起こりやすい場合についての解説や，その変化には個体差があり，何年後に裏装等が必要かを推定することは困難であると述べられている．続いて "裏装または改床を要する義歯は，もともと適合性が良くないので，咀嚼圧が義歯床下支持組織に好ましく配分されていない．したがって，支持組織粘膜には何らかのかたちで歪みが残っている．そこで，まず床下粘膜の歪みを解放する必要がある" と述べられ，同時期の PTEP よりも，さらに粘膜調整が強く勧められているようだ．

　続いて，直接法と間接法について述べられているが，同書では直接法に対して否定的な内容は少なく，むしろ肯定的に捉えられる内容となっている．つまり，ここも PTEP と大きく異なる点だと言える．その後，間接法として，粘膜調整後に義歯を利用して印象を採得し，埋没・重合する方法が解説されている．ただし，使用材料としては，加熱重合は変形が大きくなるので，常温重合レジンの使用を勧めている．その点以外は，間接法に関しては PTEP と大きな違いはないと言える．

　では，我が国の教科書としては最新版である後者はどうなっているかというと，「義歯装着後の経過観察」という章の中に「リライン」という項目が設定されている．初めに使用材料等の概論がまとめられた後，直接法について述べられている．長所と短所をまとめることから記載が始まるが，前者と同様に否定的な内容は少なく，日常的によく行われていることが窺われる内容である．ただしこれまでと異なるのは，材料について，硬質裏装材を用いる場合だけでなく，軟質裏装材を用いる方法が紹介されている（ただしその適応については詳しくは述べられていない）．

　続く間接法は，フラスコ埋没による方法とリライニングジグによる方法に分けられて解説されている．それぞれ使用するレジン材料の違いによって使い分けており，フラスコ埋没では加熱重合レジンを，リライニングジグでは常温重合レジンを用いるとされている．

　前者では，フラスコ埋没であってもできれば常温重合レジンを用いることを勧めていたが，材料の改善によって再加熱による変形が少なくなったため，使用しても問題がない場合が多くなったことが考えられる．その他には大きく異なる点は少ないが，PTEP ではリラインが必要な理由や起こりうる問題点について詳しく述べられていたが，我が国の教科書では，それらはほとんど解説されず，どちらかというと各手技に対する長所と短所ならびに具体的な手技について整理されて説明されている．

おわりに

　本章ではリラインやリベースに関する内容について調べてみたが，特に間接法のリラインは義歯を用いて再度印象を採得する必要があるため，印象法の変遷と同じように時代とともに勧められる手法が変わっている．

　その他にも，我が国では義歯のリラインではあまり馴染みのない光重合型レジンが解説され

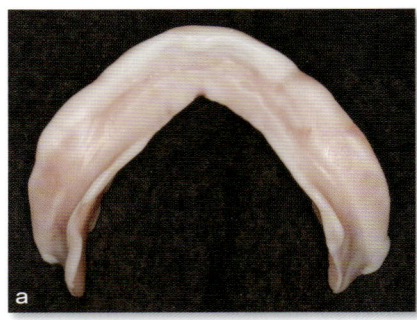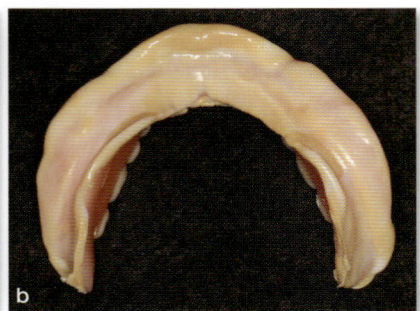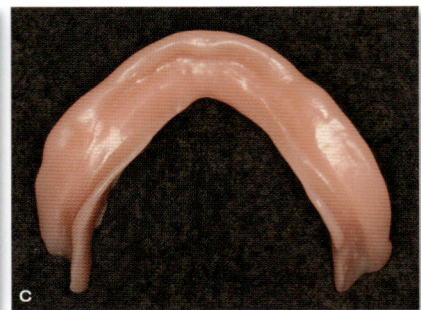

図14　当院で行われた間接リラインの様子．粘膜調整材を裏装し1〜2週間使用することで機能印象を採得し（a），表面粗れを補償する目的でリライン当日にフローの良いシリコーン印象材でウォッシュ印象を行う（b），リラインが完成した状態（c）

　ていたり，我が国では日常的によく行われていると考えられる直接法が，PTEPでは基本的には推奨されない方法として扱われていたりすること等，我が国の教科書との違いも興味深い．

　それでは最後に，筆者らの行っているリラインの方法等に関して簡単に述べておきたい．まず直接法に関してであるが，初診時や長期来院がなかった患者で，なるべく早期に適合を改善し，その後に再製作の必要がある場合，床縁の長さ等に問題のない上顎全部床義歯等には比較的よく行われている．ただし，当院で製作し，長期間使用後に適合が徐々に悪化し，同義歯をその後も一定期間使用する予定の場合には，積極的に間接リラインを利用している．

　その際は，まず義歯内面に粘膜調整材を裏装して咬合を確認・調整した後，1〜2週間使用してもらい，表面粗れがなければそのまま，もし表面に若干の粗れを認めた場合には，流れの良いシリコーン印象材でウォッシュ印象を行った後，義歯を預かってリラインの技工作業を行っている（図14）．その際，ほとんどの場合に常温重合レジンを用いている．

　なお，当院には院内ラボがあるため，数時間義歯を預かればリラインの技工作業後に当日のうちに患者へ義歯を返すことができる．しかしながら，院内ラボのない我が国の多くの歯科医院では，直接法を利用することが多くなるのではないかとの想像が容易につく．どちらの方法にも一長一短があるとは思うが，大切なのは適合の改善と，それまでの良好だった咬合関係を崩さないための技工作業や咬合調整であることは言うまでもない．

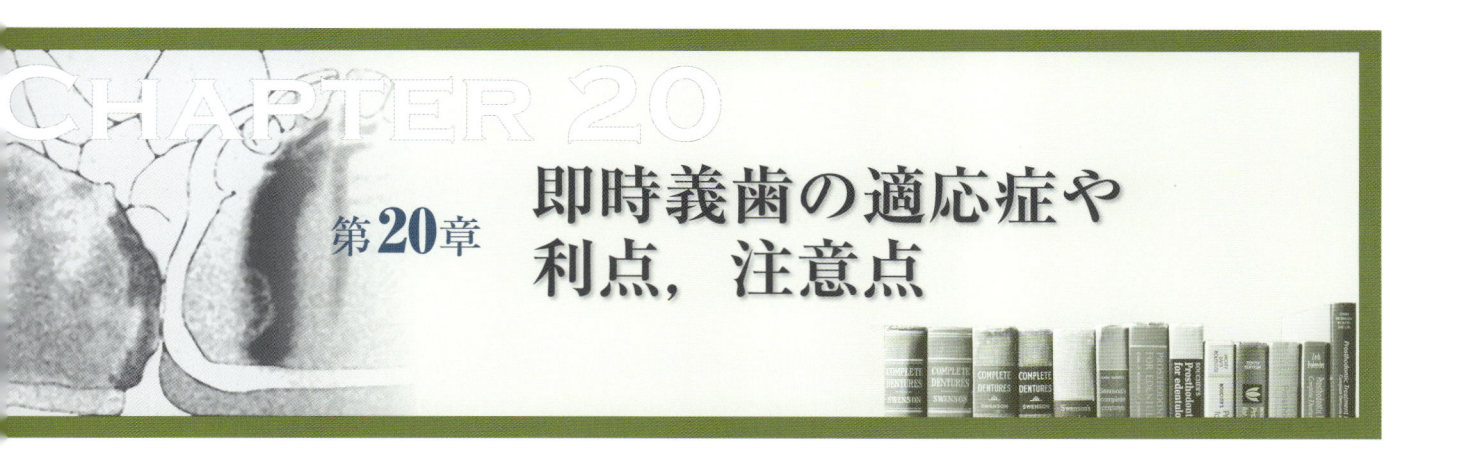

本章では即時義歯に関する適応症や利点，注意点について，その内容と変遷を紹介したい．

即時義歯に関する記述の変遷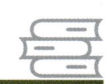

1．初版〜第6版の記述

「即時義歯」に関しては，PTEP では初版からかなり多くのページにわたって解説されている．少し話が戻るが，まず PTEP 初版の構成は全5部に分かれており，その第1部（Part 1）としては「Construction of Complete Dentures（全部床義歯の製作）」というタイトルで全部床義歯の臨床ステップがすべて述べられている．

今回紹介する即時義歯はと言うと，第2部（Part 2）として「Immediate Denture Construction（即時義歯の製作）」というタイトルで解説されている．

これだけ多くのページを割いて解説されていたのは，当時は即時義歯，特に PTEP では即時全部床義歯が頻繁に製作されていた，あるいは重視されていたことを表しているとも考えられる．

そして，その第2部では以下の9つの章が設定されている．

1. 適応症，利点と欠点
2. 印象採得
3. ボクシング，模型製作，模型分割，ポストダム，基礎床調整
4. 蠟堤の製作，中心位採得，フェイスボウ採得とマウント，前方位記録と咬合器調整
5. 人工歯排列
6. ワックスアップ，埋没・重合
7. 外科処置と義歯の装着
8. 咬合調整
9. リベース，複製と即時義歯のためのその他の処置

まず本章では1章に記載されている即時義歯の適応症や利点，欠点について紹介し，次章で2〜9章に記載されている製作法の変遷について紹介したい．

a）序論

まず初版における同章序論の内容を箇条書きにて示す．

・即時義歯は新しい手法ではなく，少なくとも50年は歯科医師によって実践されてきている．

・上下顎とも製作する場合は，同時に製作することが勧められる．上顎義歯の人工歯を，位

置不良の認められる下顎の残存歯に合わせて排列するようなことを避けるためである.

・残存歯があれば，それを参考に人工歯を元あった状態に正確に排列することができる.

b）利点

続いて，"即時義歯の製作には利点と欠点があるが，その少し（a few）の利点は……"との記述に続いて，以下に示す利点が述べられている（ここで用いられている a few は，以下に挙げる利点の他に実際には多くの利点があるが，その中から少し挙げるとすると……という意味だと考えられる）.

① 患者が無歯顎の期間によって恥をかく必要がない．これは働いている人や人前に出る必要のある人々にとって，特に重要である.

② 義歯が開放創を保護するスプリントとしての役割を果たすため，通常，痛みが少ない．患者は外科処置のショックからの回復と同時に義歯の使用法について学ぶことができる．通常の義歯製作の手順においては，この痛みや不都合に別々の期間で耐える必要がある.

③ 筋肉や軟組織からのサポートの変化が少なく，咬合高径も保たれているため，外観への影響が少ない.

④ 通常の義歯製作に伴う無歯顎期間や全部床義歯に対する不安が少なく，患者は感染した残存歯によって長期にわたりその健康を脅かされる危険性が低い.

⑤ 安定性や良好な粘膜弾性が持続しやすい．無歯顎の口腔内は保護的な被覆がなければ弾性を失い，機能的回復のための義歯床による刺激がなければ，骨の吸収はより急速に進む.

⑥ 周囲組織の再配置（repositioning）に有利である．この事実は，歯の接触の喪失による舌の肥大や長期間の歯の喪失による頬の落ち込みにより，（人工歯の排列等が困難になること等が避けられるので）明らかである.

⑦ 最も卓越した技術（art）は，その用いた技術をわからないようにすること（to conceal art）である．そしてこれは以前歯のあった理想的な場所に歯を配置することができる即時義歯によって成しうるものである．それゆえ，天然歯によって構成されていたのと同じアーチ幅，位置，同じサイズで同じ形，そして同じ回転位置（rotation position）と角度を持つことが可能になる.

c）注意点

続いて，以下のような注意が述べられている.

・患者と歯科医師にとっての満足および成功を確実に得るためには，即時義歯の困難さと欠点について注意深い考察が必要である.

・通常，装着後数カ月でリベースや義歯の複製が必要であり，さらにそれらにかかる費用や負担について患者に理解させる必要がある.

・即時義歯の製作は思い描いていたほど単純でないこともしばしば起こりうる．初めの数カ月に咬合の変化や義歯の不均等な沈下等が生じ，来院回数が増加する.

・もし患者がこれらの調整に来院せず，咬合が不適切であると，早い段階で軟組織が変化し，前歯部の肥大が結果として生じるかもしれない.

以上のように注意が促されてはいるものの，実は"欠点"としての記載はなく，明らかに利

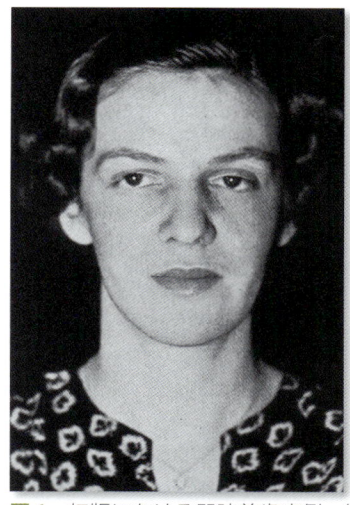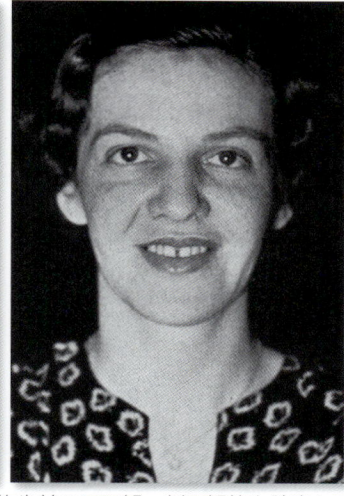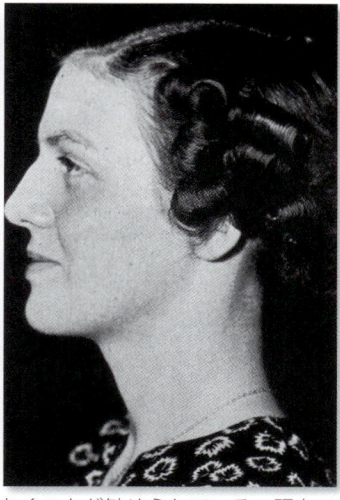

図1　初版における即時義歯症例．抜歯前の正面観，側面観等も診査しておくことが勧められている．現在の感覚からすると，即時全部床義歯症例にしては明らかに若い女性である（初版より引用）

点のほうがクローズアップされていることから考えると，少なくとも当時の筆頭著者であるSwenson は即時義歯を好んでいたのではないだろうか．

d）治療順序

そして，最後に即時義歯の最も好ましい治療順序について述べられている．

"即時義歯の製作が決定された後，対合する2本の小臼歯を除く，すべての臼歯を抜去する．その小臼歯によって，治癒期間の咬合を残すことができる．また印象採得の10～30日前に臼歯を抜去することで，印象に耐えうるようになるとも言える．もし，臼歯が残った状態で印象を採得したとすれば，正確な臼歯の高さや幅はおそらく失われるだろう．この2つの術式を経験した術者であれば，これらの歯（臼歯）が無歯顎の印象を完了させるのにいかに不利になるか，理解できるだろう．前歯部辺縁の直接的な支持が欠落した状態であっても，臼歯部の良好な封鎖が成功の可能性を増強すると言える"

つまり，即時義歯を製作する際は前歯・小臼歯に先立って大臼歯を抜去しておくことの利点が述べられている．

e）術前診査

続いて，同章には「Preliminary Records（予備記録）」という項目が設定され，必要な情報として歯の大きさ，形態，位置，高径が挙げられ，それらはまず模型で得ることができるとされている．そして，患者の正面観や側面観が掲載されている（図1）．さらに，歯のシェードや色についてはシェードチャートを記録することが勧められている（図2）．

なお，ここまでの内容に関しては初版～第6版でほとんど変わらずに引き継がれている．

2．第7版の記述

第7版では即時義歯については1つの大きな章（即時義歯治療法）となり，内容が整理され，細かい章による分類はなくなっている．また，掲載されている症例が以前の版よりも高齢の症例に変更されている（図3）．

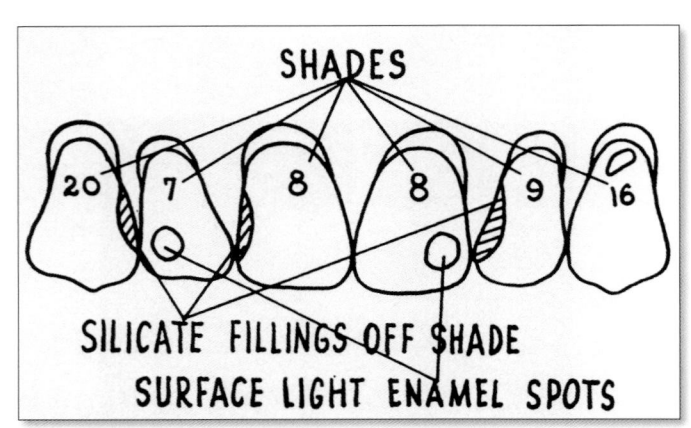

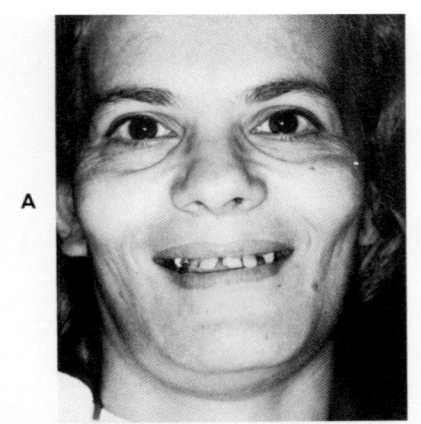

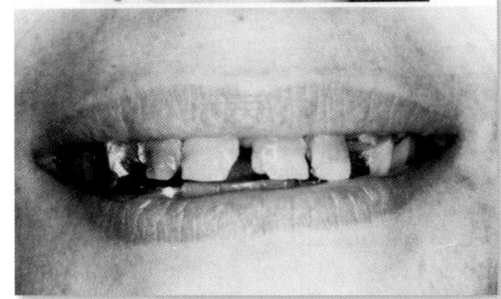

図2　初版の時点で，天然歯のシェードを詳細に記録し，人工歯に再現し，キャラクタライゼーションが行われていたことがわかる図（初版より引用）

図3　第7版における即時義歯症例．初版の症例よりも高齢で，残存歯の状態も悪いと考えられる（第7版より引用）

　そして，序論や利点等についても若干の変更が加えられている．

a）序論

　序論には以下のように記されている．

　"……しかし，これまでは*歯科医師は患者を無歯顎状態にした後，数カ月間待たせ，その後に全部床義歯を製作するというような治療計画が立てられていた．つまり，様々な以下のような利点を持つ即時義歯治療は多数の患者に適用されていなかったと言える*"

　この内容から，意外なことにSwensonが初版からかなり重要視し，その利点を強調していた即時義歯治療は第7版当時でもまだ一般的ではなかったか，あるいは歯科医師の間でその利点についてまだ十分な理解が得られていなかった可能性が考えられる．

b）利点

　利点に関しては概ねこれまでの内容を踏襲しているが，いくつか変更されている点について紹介したい．

　まず初版の利点のうち，①，②，③，⑥，⑦は若干の文章の変更はあるものの，引き続き掲載されている．しかしながら，④（感染した残存歯を長期間放置することによる健康障害の危険性を減らすことができる）や，⑤（即時義歯によって粘膜の弾性を持続しやすいことや骨の吸収を減らすことができる）については削除されている．特に⑤の骨吸収に関する内容が削除された理由としては，担当著者によって本文中に以下のように記されている．

　"*一般的に骨は刺激がないと早く吸収されるように思われがちであり，歯科医師はそれを理*

由にして，抜歯を先に行っておく一般法に比較して，即時義歯を正当化しているようである．しかし Carlsson や Persson らの研究（1967年）によると，即時義歯法か一般法かの選択はその後の骨吸収量には関連がなかったと報告されている．彼らは骨の減少は義歯を装着する習慣と義歯を支持している組織の負担量に関係があり，補綴治療のタイミングとは関係がないと報告している"

　このように十分なエビデンスがなかったことを述べ，これまで利点に書かれていたことを適切にブラッシュアップしていると言える．また逆に，"患者は数カ月間食物を咀嚼できない状態や，食事内容を大きく変更しなければならないような不便さや苦痛を経験しなくても済む"という利点が追加されている．

c）注意点（禁忌症）

　これまで注意として記載されていた内容が，即時義歯治療の禁忌症として箇条書きでまとめられている．

① 手術の危険度が高い患者

② 即時義歯の意義を正しく理解する気のない患者，あるいは即時義歯に必要な追加の費用や時間の用意ができない患者

③ 義歯装着後に不快感をより増大させる可能性のある患者

④ 即時義歯は通常の全部床義歯よりも術後の調整を多く必要とする．リラインやリベースが2〜3カ月以内に必要であり，場合によっては新義歯の製作も必要である

⑤ 患者にかかる追加の時間と費用についてあらかじめ完全に理解してもらい，誤解をできるだけ避けるようにしなければならない

以上に加えて，これまでの版での注意点も記載されていることを考えると，即時義歯によって生じる問題点についてあらかじめ術者が理解しておく重要性をこれまでよりさらに強調していると言える．

d）治療順序

　続いて第7版においても，治療計画についての記載がある．前述のように基本的には小臼歯を残して，大臼歯を抜去するのが良い順序だと書かれていたが，本版からは"ただし，特にAngle I級の患者の場合には小臼歯の代わりに切歯または犬歯を保存する場合もある"と述べられている（図4）．

　さらに，"2段階に分けて行う外科処置を避け，臼歯が存在する口腔状態を印象採得する方法もある．しかし，この方法はその分だけ床下組織を正確に印象する機会を失うことになるため，通常は口腔の状態が非常に悪く，全体をまとめて抜歯する必要がある患者のみに用いられる"と，異なる治療順序についても述べられるようになっている（図5）．

3．第8〜10版の記述

a）序論

　第8版は第7版と同じ序論で始まり，利点についてもほぼ同じものが挙げられているため，あまり変化がないように見えるが，これまでの利点に加えて，以下のような記述が追加されている．

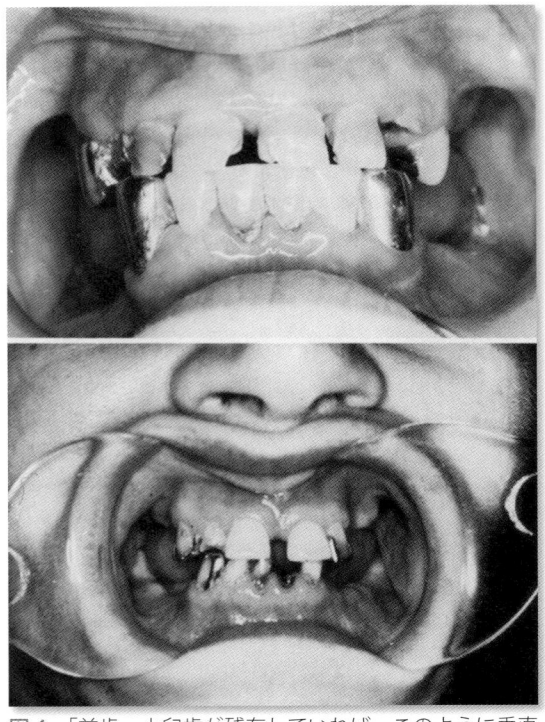

図4 「前歯〜小臼歯が残存していれば，このように垂直的顎間関係が保たれている」とコメントされている（第7版より引用）

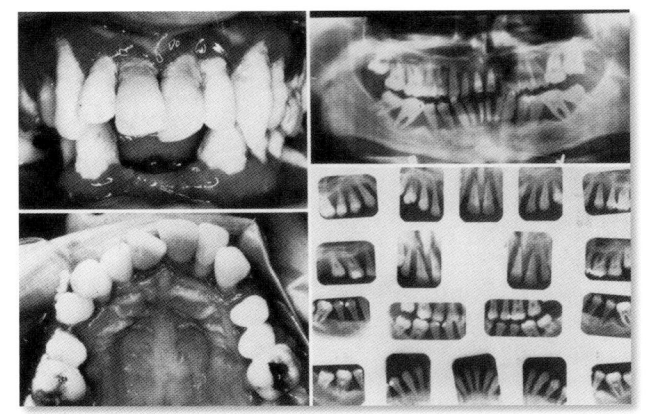

図5 第7版における別症例．「全顎的な重度歯周炎で，このような場合には外科処置を2回に分ける方法は実践的でなく，避けるべきである」とコメントされている（第7版より引用）

"歯科医師は粘膜調整材や新しい辺縁封鎖材を義歯装着時や次のアポイント時に効果的に使用し，即時義歯を容易かつ正確に修正することができるようになった．さらにこれらの材料の使用により，義歯装着時から良好な適合が得られるので，患者にとって快適である．これらの歯科材料の進歩は即時義歯のすべての禁忌症を事実上なくしてしまうのではないかと思わせるほどである"

b）注意点（禁忌症）

さらに，続く即時義歯治療法の禁忌症という項目では，*"即時義歯の欠点は一般の義歯治療よりも術後のメインテナンスを十分に行う必要があるということを除いては，ほとんどない"* とされており，粘膜調整材の登場により，即時義歯の欠点を大きく補うことが可能になってきたことが強調されている．

c）即時義歯治療のバリエーション

その他の変更点として「装着遅延と移行義歯」という項目が新設され，即時義歯治療のバリエーションが分類され始めている．内容としては，全身疾患を有し，状態が悪い患者であれば，抜歯後に装着する義歯による刺激等で発症する術後早期における一過性の菌血症を避けることを目的として，抜歯後1〜2週間，創傷の治癒を待ってから装着する方法や，仮の即時義歯としての移行義歯についても簡単に説明されている．

なお，その他の内容についてはこれまでと同じ内容が引き継がれている．

4. 第11版の記述

a）序論

序論に関してはこれまでと大きく変更された点はないが，前版から始まった即時義歯治療の分類がさらに推し進められた結果，即時義歯には，従来型の即時義歯（conventional immediate denture: CID）と，暫間即時義歯（interim immediate denture: IID）の2つがあると述べられている（ただし，明確に分けて書かれるようになるのは第12版からである）．

b）利点

即時義歯の利点と欠点の文章が一新されているが，基本的にはこれまでの内容が踏襲されている．利点については，長らく否定されていた顎堤吸収の抑制効果について，再度利点として言及されるようになっている．

"義歯により抜歯窩が保護されるため，抜歯後の疼痛を減らすことができる．また，顎堤吸収を抑制すると主張している研究者もいる．しかしながら，いまだ事例報告のものが多い"

c）欠点

欠点についてはこれまであまり具体的に挙げられていなかったが，本版からは以下のように5つの内容が具体的に挙げられるようになった．

① 前歯の残存によって前歯部顎堤のアンダーカットが大きくなっているため，義歯の維持に重要な臼歯部のアンダーカットの印象採得が容易でない

② 前歯部，臼歯部等，異なった位置に歯があることにより，中心位の記録が不正確になったり，咬合高径が不適切になったりすることが多い（後略）

③ 抜歯前に試適ができないため，完成義歯が装着された時にどのような外観になるか正確に予測できない（後略）

④ 即時義歯治療は通常の処置よりも高度で，労力もかかるために，チェアタイムが長く，通院回数も増加し，結果的に費用も多くかかると言える

⑤ 発音，咀嚼等の機能が阻害される可能性がある．しかしながら，これは一時的なものである

これまでは利点ばかりがクローズアップされ，欠点についてはあまり明記されていなかったが，やはり即時義歯ならではの困難な点が適切に述べられるようになったと言える．

d）患者への説明

続いて，本版では「患者への説明」という新しい項目も追加されている．

その序論は，*"患者には常に即時義歯の限界を説明しなければならない．起こりうるすべての問題点をリストアップしておくことが有用である"*とし，即時義歯の問題点が患者向けにリストアップされた説明書の例が掲載されている（表）．

さらに，インフォームドコンセントについても準備しておくことが勧められており，同様にその例が掲載されている（図6）．

5. 第12版の記述

第12版においても，即時義歯に関する記述にはこれまでと同様にかなり多くのページが割

表　即時義歯に関する患者への説明

① 即時義歯では通常の全部床義歯のような適合性は得られない．場合によっては，粘膜調整材を用いた裏装処置や義歯安定材の利用が必要となる

② 即時義歯の利用は不快感を生じることがある．抜歯時の疼痛に加え，装着した即時義歯の接触により，装着後1～2週間は不快な状態が続く

③ 初めは食事や会話も困難であり，それらを改めて学習し直すような状態となる

④ 審美的結果も予想できない部分がある．前歯部の試適を行っていないので，即時義歯の結果については患者と術者が期待していた状態と異なることもある

⑤ 嘔吐感，唾液量の増加，咀嚼音，顔面の輪郭等，義歯に関係する多くの状況が予測困難である

⑥ 最初の日には即時義歯の装着が困難，あるいは不可能なこともある．あらゆる努力を払っても装着できない場合には，可及的速やかに再製作する必要がある

⑦ 即時義歯は初めの24時間は外してはいけない．外した場合はその後3～4日は装着できなくなることもある．24時間後に来院してもらい，歯科医師が義歯を外す

⑧ 義歯床下組織の変化が予測困難であるため，即時義歯は装着後1～2年で維持が不良となる可能性がある．その場合には調整や裏装の費用は患者が負担する必要がある

図6　即時義歯に関するインフォームドコンセントの例

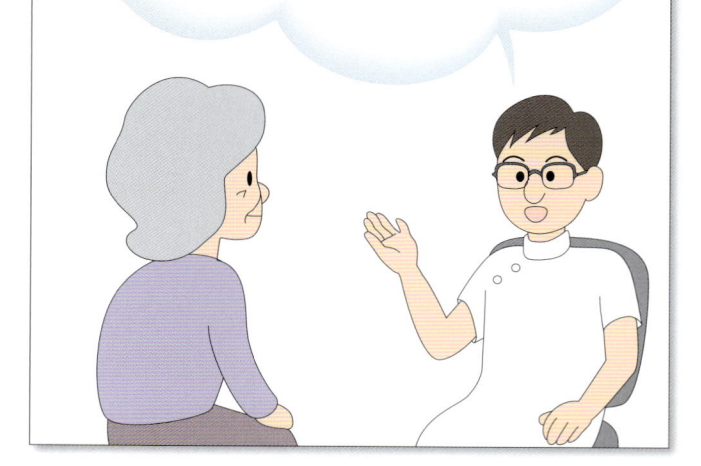

　即時義歯はあなたの残っている歯を抜いてすぐに装着する義歯です．そのため，適合や見た目，装着感等を予測するのは大変難しいことです．義歯がどのように見えるか，あるいは十分に噛んだり食べたりできるか，口に合うかどうか等を前もって確認する方法がありません．

　即時義歯では，歯肉や骨が退縮するという自然の変化のために，傷の治癒期間中に粘膜調整材等で義歯の内面を修正しなければならないことがあります．義歯装着から数カ月後には最終的な内面の調整を行うか，あるいは新しい義歯を作る必要があります．

　それらの処置に関する費用は，即時義歯の料金には含まれておらず，それぞれの治療費に関しては既にお話ししている通りとなります．

　あなたの歯の現在の位置を再現したり，より良い場所にしたりすることに努力しますが，もしあなたの期待にそぐわない場合にはこちらが予定している義歯の内面修正の処置をキャンセルし，新たに別の義歯を製作することも可能です．

かれている．そして，内容も徐々に変遷が認められる．

a）序論

　序論には以下のような内容が追記されている．

　"*即時義歯は通常の義歯に比べて，術者にとって，また患者にとっても負担の大きい処置と言える．完成前に試適できず，装着直後の義歯は適合や審美性が十分でないことも少なくないため，十分なインフォームドコンセントが必要である*"

　これまではどちらかと言うと，即時義歯を強く勧める記載が多かったが，即時義歯は患者にとっては大きな変化が強いられる治療であると考えられるので，通常の全部床義歯治療よりもさらにインフォームドコンセントが重要であることが述べられるようになっている．

b）従来型即時義歯と暫間即時義歯

　第11版でも簡単に触れていたが，本版からは明確に即時義歯を2つに分類するようになっている．すなわち，従来型の即時義歯（CID）と暫間即時義歯（IID）である．

　この分類では，従来型即時義歯は「抜歯による創傷治癒後に長期間使用する即時義歯」と定

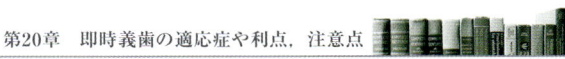

義され，暫間即時義歯は「最終義歯を製作する前提で，それまでの期間に暫間的に使用する即時義歯」と定義され，両即時義歯の特徴が比較された表が掲載されている．

また，暫間義歯をさらに簡略化した「瞬間義歯（jiffy denture）」という義歯についても新たに紹介されている．暫間義歯との違いは，"緊急性のある症例において極めて短時間で（1日，あるいは患者を待機させて）製作する場合に用い，人工歯を歯冠色の常温重合レジンで製作する，あるいは患者の使用中の部分床義歯を利用して製作するもの"と述べられている．

では，このように分類されるようになった背景は何であろうか？　これはおそらく，義歯製作のコストと即時義歯治療を行う患者の変化，歯科治療の進歩等が関係しているのではないかと考えられる．

すなわち，19世紀〜20世紀前半頃にはまだ予防治療や歯周治療が確立しておらず，歯周病に罹患した歯は積極的に抜去し，それから義歯治療に移行するのが主な治療であった．そして，当然ながら義歯は非常に高価で，製作するのであれば全部床義歯を製作し，生涯にわたって長く使用することが想定されていたと考えられる．

その後，時代が進み，予防や歯周治療の進歩によって多くの歯を残すことが可能となり，部分床義歯治療が増えたことや即時全部床義歯を適用する患者が減少してきたこと，あるいは義歯製作のコストが以前よりも低下したことにより，即時義歯を長期に使用するのではなく，暫間即時義歯を利用する機会が増えたためではないだろうか．

c）利点

即時義歯の利点に関する記述の一部が変更されている．まずはその利点について，主に内容が変更されたものだけを挙げておきたい．

- 義歯により抜歯窩が保護されるため，抜歯後の疼痛を減らすことができる．顎堤吸収の抑制効果についても検討されている（Heatwell, 1965等，計5本の論文が引用されている）．→第11版の表現に比べてさらに弱められていると言える．
- 全般的に患者の心理的・社会的健康が維持される．即時義歯を適用する最も大きな理由は，患者の無歯状態を回避できることから，会話，スマイル，食事，社会活動等の通常の生活が阻害されないことである．これらは，即時義歯を装着した患者の76〜79％が，適切な咀嚼運動を行うことができ，義歯への適応がスムーズに行えたという，1年間の臨床観察からも確認されている（Jonkmanら，1995）．

以上のように，研究的な根拠が具体的に挙げられるようになっている．続いて，CIDとIIDそれぞれの利点，欠点についても述べられた後，その選択基準について詳しく述べられている．

その後，口腔内診査等の製作法へと移るが，その内容もこれまでよりもさらに詳しいものになっている．

6．第13版の記述

第13版では章の構成が大きく変わっており，今回紹介している即時義歯についての概論や利点等に関しては，第2部のトリートメントオプションの中の，「無歯顎患者と部分欠損患者のための治療計画」という章の中で，「即時義歯を用いた潜在的無歯顎患者の治療」という項目で解説されている．

内容はその多くが第12版から引き継がれているが，細かな変更点は認められる．まず，即

時義歯の利点では，第11版で復活していた，顎堤吸収を抑制する可能性についての記述は再度省略されている．やはり，その後に十分な研究結果が得られていないことが影響していると考えられる．

続く欠点については，まず1つ目に "残存歯の存在が印象採得や咬合採得を難しくするので，即時義歯の臨床には，より能力が試される臨床ステップの遂行が要求される" という記述が追加されている．

また，前版でも述べられていた治療回数や時間，コスト等がかかるという項目に，以下のような内容が追記されている．

"歯の位置や歯の光沢の変化あるいは垂直的・水平的顎位に関する患者の不満によって義歯の再製作が必要となるかもしれない．そうなると患者にとっては義歯の新製のためにさらなる時間やコストが必要となる"

その後の患者説明資料やインフォームドコンセントの例等は同じ内容で掲載されている．

その他の診査に関しては症例の写真が変更され，若干の内容の省略は認めるものの，大きな変遷は起きていない．

我が国の全部床義歯学教科書における記述の変遷

これまでと同様に，『全部床義歯補綴学』（1982年）と『無歯顎補綴治療学』（2016年）において紹介されている即時義歯に関する内容について見ていきたい．

1. 前者における記述

まず前者では，第11章「特殊な全部床義歯」の中で即時義歯について紹介されているが，その内容はわずか2ページ程度と非常に少ない．

内容としては，序論で即時義歯の目的について簡潔に述べられた後，治療手順が箇条書きで列挙されている．ただし，それぞれを示す写真資料等は掲載されていない．続いて，即時義歯の利点と欠点が簡単に挙げられているので紹介したい．

まず利点は，"前歯群抜去時に義歯を装着できるので，前歯を喪失したことによる審美的不満，諸機能の障害期間をなくすことができること，有歯顎時の咬合高径，歯の位置を比較的容易に知ることができること，さらに抜歯創を被覆し，包帯的効果があり，創の治癒を促進すること等である" と述べられている．概ねPTEPと似たような利点ではあるが，情報量としてはかなり少ないと言える．

続いて欠点は "一般的な全部床義歯製作の場合と異なり，前歯の排列状態等を蝋義歯試適により，調整，確認できないことである" と，1項目だけが挙げられており，PTEPで強調されている術式の困難さや患者へのインフォームドコンセント等については解説されていない．

また，最後の一文には "抜歯創が治癒し，顎堤の吸収がある程度落ち着いたら，必要に応じ新規の義歯を作る" と書かれていることから，同書における即時義歯はPTEPで言うところの，最終義歯を製作する前提でそれまでの期間に暫間的に使用する即時義歯，つまり暫間義歯としての意味合いが強いことがわかる．

2．後者における記述

では後者ではどのように述べられているのだろうか．後者では第15章「即時全部床義歯による治療」として1つの章が割り振られ，前者より若干内容が増えている．ただし，PTEPに比べるとやはりかなり少なく，5ページ程度である．

序論には，"*最近では歯周治療等が徹底され，歯を保存する方針で処置が行われるため，歯科治療をほとんど受けずに，多数歯の抜去が必要となり，即時全部床義歯が適用されることは減りつつある*"と，即時義歯の症例が時代とともに減少していることが述べられている．

さらに"*患者の高齢化とともに全身状態等の複雑な要素が増加してきたこともあり，本義歯を適用する場合は慎重な対応が必要となってきている*"とも述べられ，時代の変化が教科書に反映されていると言える．

序論に続いて利点と欠点が挙げられているが，前者に比べて利点等は数も多く，以下のように箇条書きにてわかりやすくまとめられている．

① 無歯顎という審美的に問題のある期間がないので患者の精神的苦痛を軽減でき，また社会生活に支障が少ない

② 咀嚼機能がある程度維持され，その回復も早い

③ 発語機能を損なうことがない

④ 顎関節や神経筋機構に与える悪影響を防ぐことができる

⑤ 抜歯創に加わる機械的，化学的，および細菌的な刺激を遮断する

⑥ 抜歯創の血餅が保持されるので治癒が促進される

⑦ 前歯の欠損による審美的障害を防ぐことができる

⑧ 残存歯を基準として人工歯を選択・排列することができるので，抜歯前の顔貌を復元しやすい

⑨ 残存歯の咬合が適正である場合，咬合採得が容易であり，患者固有の咬合関係の維持が容易である

欠点としては，① 蠟義歯の試適が不可能であり，審美性の確認等が行えない，② 抜歯創が治癒するにしたがって顎堤が変化するので，リラインが必要である．また，それに伴って調整も頻繁に行う必要がある，と記されている．

どちらも，PTEPに比べて大きく異なる点は見当たらないが，簡潔に要点のみが整理されていると言える．

さらに章末には，「即時全部床義歯の装着に関する注意事項」として，以下の3点が挙げられている．

① 定期的に来院する必要があることを患者に十分理解させる

② 顎堤形態の変化を再診療時に観察し，必要に応じてリラインを行い，顎口腔の機能維持に留意する

③ 即時全部床義歯の治療対象になる患者にとって，歯をすべて失うという精神的苦痛は大きい．しかし，即時全部床義歯を装着することで，審美的・機能的な支障を大きく軽減できることを理解させ，すべての歯を失うということに対する精神的なサポートを行うことが重要である

以上のように我が国の教科書においても時代とともに，以前には見られなかった即時義歯では特に必要な，「患者への適切なインフォームドコンセント」の重要性が強調されるようにな

っている.

おわりに

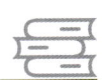

　本章では即時義歯に関する内容について紹介したが，PTEP では初版から最新版に至るまで，継続してかなりのページにわたり詳細に解説されていた．対して，我が国の教科書では利点や欠点等がコンパクトにまとめられている程度であり，対照的であると感じた．本書の執筆にあたり，我が国の教科書で教育を受けた筆者としては驚きとともに，示唆に富む様々な文章等から非常に勉強になった項目でもあった．

　また，PTEP では術前の診査や前処置，そして有歯顎時の情報をどのように用いるか等が利点や欠点とともに述べられており，特に初期の頃から即時義歯と言っても長期的に使用することを前提に製作していたと思わせる記載が多く見られ，非常に丁寧に臨床と教育が継続して行われていた．対して，前述の通り我が国の教科書では比較的簡潔に述べられ，短期的な使用が前提となっているように感じた．

　また，我が国では保険制度の充実も影響して義歯の再製作に対して比較的寛容であると考えられる．そのため我々歯科医師は，即時義歯というものはあくまでも仮の義歯だと考えるあまり，どちらかというと十分な検討を行うことなく，安易に製作してしまっているのではないかという気がしてならない．

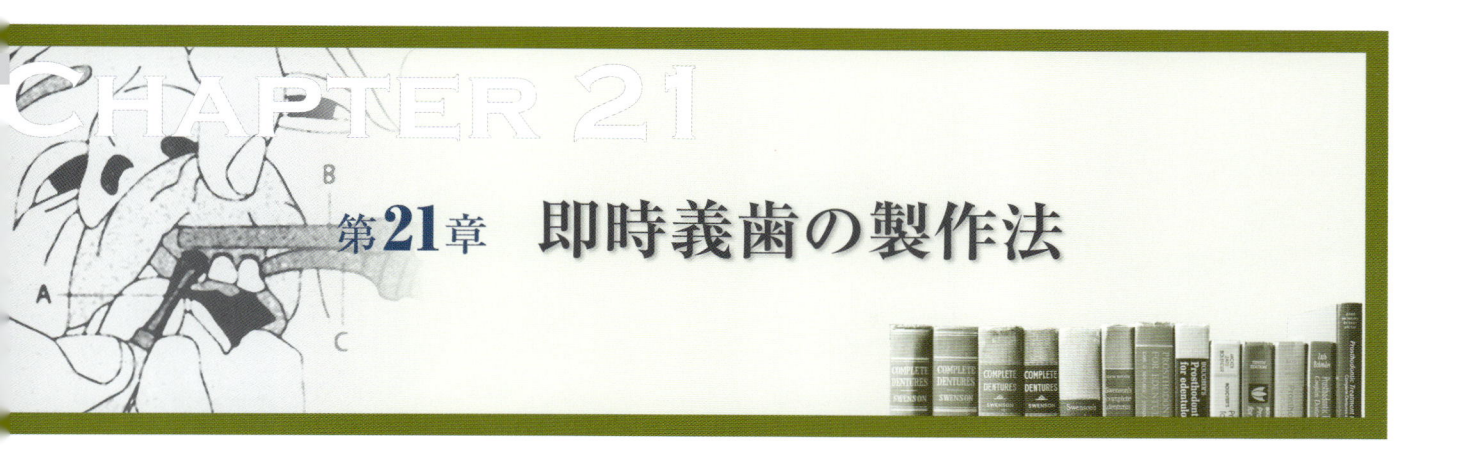

第21章　即時義歯の製作法

本章では即時義歯の製作法に関する内容の変遷について紹介したい.

即時義歯の製作に関する記述の変遷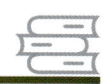

1. 初版〜第6版の記述

前章でも紹介したが,「即時義歯」に関しては PTEP では初版からかなり細かく分けられて解説されている. その章の構成は「1. 適応症, 利点と欠点, 2. 印象採得, 3. ボクシング, 模型製作, 模型分割, ポストダム, 基礎床調整, 4. 蠟堤の製作, 中心位採得, フェイスボウ採得とマウント, 前方位記録と咬合器調整, 5. 人工歯排列, 6. ワックスアップ, 埋没・重合, 7. 外科処置と義歯の装着, 8. 咬合調整, 9. リベース, 複製と即時義歯のためのその他の処置」となっているが, 本章では 2 〜 9 に関する内容をおおまかに解説したい.

a) 印象

まず, 初版における印象の方法に関して見ていきたい. 写真付きでメインに紹介されているのは, コンパウンド印象材で部位ごとに分けて印象 (sectional impression) を行い, 酸化亜鉛ユージノールペーストにてウォッシュ印象を行う方法である.

順を追って解説すると, まず無歯顎用のメタルトレーにコンパウンドを築盛するが, その際前歯部にはあまり盛らないようにする. 続いて, 口腔内に軽く圧接し, コンパウンドの量の過不足, 分布を確認し, 深く圧接する (図1).

前歯部唇側のコンパウンドについてはトリミングを行う. その後, 印象体をトレーから取り外し, 辺縁部等をさらにトリミングした後 (図2a), 酸化亜鉛ユージノールペーストを用いて印象採得を行う (図2b). ただしこの状態では残存歯の舌側のみの印象であるため, 唇側の印

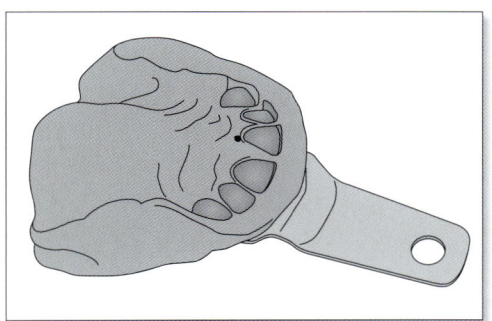

図1　無歯顎トレーにコンパウンドワックスを築盛し圧接する（初版より作成）

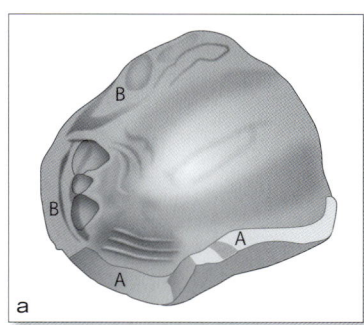
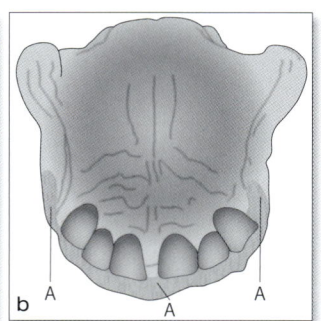

図2　a：前歯部と欠損部辺縁のトリミング（A）. b：酸化亜鉛ユージノールペーストによるウォッシュ印象（初版より作成）

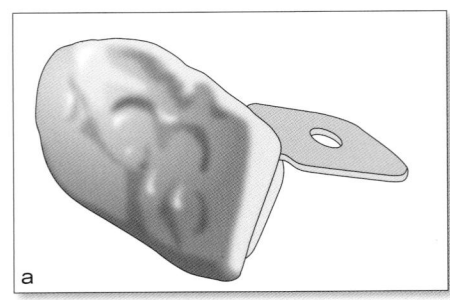
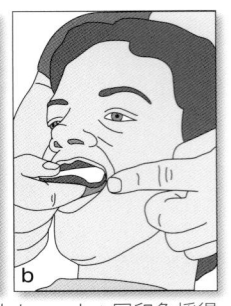
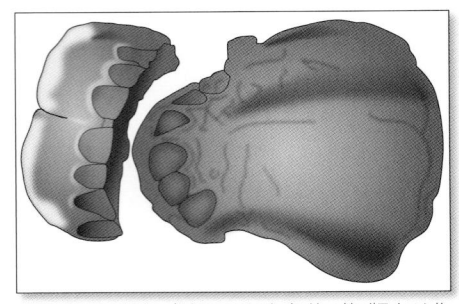

図3 a：前歯部唇側の印象を採得するためのトレー．b：同印象採得中の様子（初版より作成）

図4 分割印象が終了した印象体（初版より作成）

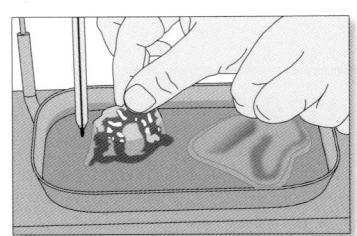
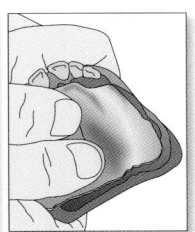
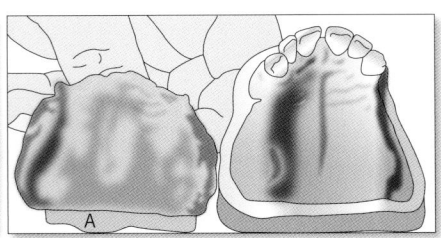
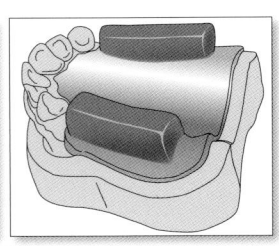

図5 欠損部に製作した基礎床の内面にコンパウンドワックスを築盛し，模型に適合させ基礎床の適合状態を向上させる工夫を行っている（初版より作成）

象を引き続いて行う必要がある．そのため前歯部の印象を採得するためのトレー（face tray）に酸化亜鉛ユージノールペーストを築盛し（図3a），トレーを前歯部に圧接し（図3b），硬化後に取り出し，印象体同士を接着して印象を完了する（図4）．

なお，本法においては辺縁形成に関しては特に指示がされていない．

b）模型製作，基礎床調整

ボクシングを行った後，石膏を注入し，作業用模型を完成させる．基礎床はシェラック材を用いて残存歯を避けて圧接する．

同基礎床を用いてポストダムの位置を口腔内からトランスファーして決定し，同部の模型を削りポストダム形態を付与している．

その後，即時義歯では残存歯部との接触による基礎床の変位の防止や正確な咬合採得のために，基礎床の適合がより大切であると述べられ，基礎床の内面にモデリングコンパウンドを盛り，模型上に圧接することによって，基礎床の内面全体をコンパウンドで裏装している．最後に蠟堤を付与して咬合床を完成させる（図5）．

c）咬合採得，フェイスボウトランスファー

咬合採得は通常通り蠟堤を軟化し，中心位を採得する．その後，パラフィンワックスを用いて，前方位のチェックバイトを採得している．また，フェイスボウのジグを臼歯部の蠟堤部に装着し，フェイスボウトランスファーも実施しているが，その際，顎関節の位置を触診等で把握して皮膚にマーキングする等，かなり丁寧に行っていることがわかる．

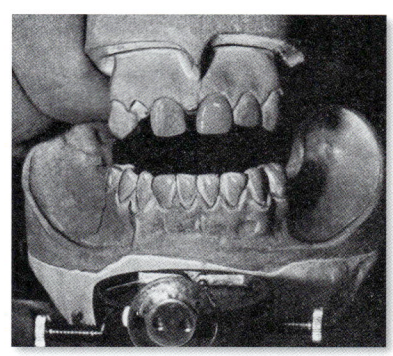

図6　残存歯を1歯おきに人工歯に置き換えることで，残存歯の形態や歯列位置，切縁の位置等を再現しやすい（初版より引用）

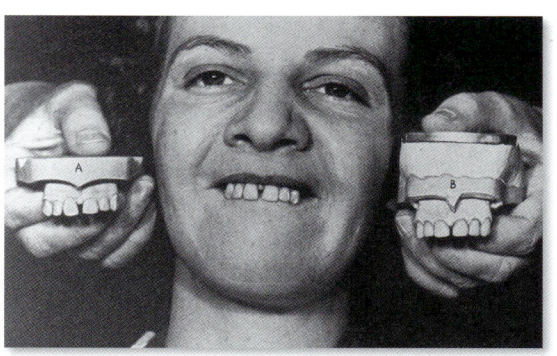

図7　元々の残存歯の模型（A）と人工歯を排列した作業用模型（B）を患者とともに確認している様子（初版より引用）

d）人工歯排列

即時義歯では人工歯排列の際に模型上の残存歯を削除する必要があるが，PTEP では以下のような方法で行っている．

初めに残存歯の中間の歯を排列する．そうすることで，近遠心的な位置，コンタクトの位置や形態，切縁の位置等，残存歯の位置を再現しやすいというメリットがある．

まず，隣接面コンタクトに注意しながら半分ずつ切削を行い，その後歯肉縁を傷つけないように注意して，歯根部を切削する．3 mm 程度歯根部を切削することが勧められている．続いて，隣在歯を参考に人工歯（陶歯）の形態修正，排列を行う（図6）．位置が決まれば，残りの残存歯部の切削，排列を繰り返し，残存歯部をすべて人工歯で置き換える．

さらに，排列を始める前にあらかじめ複製しておいた残存歯の模型と比較しながら舌側の位置や形態を確認し，患者とともにその排列状態を比べて確認を行っている（図7）．その後，臼歯部の選択，排列を行っているが，床はワックスアップせず，人工歯のみをワックスで固定している様子が解説されている．

e）ワックスアップ，サージカルガイド製作，埋没・重合

続いて床部のワックスアップを行うが，軟組織の吸収や再生の程度を考慮してリリーフを行いながらワックスアップを行うことが説明されている．

蠟義歯完成後，通常通りフラスコに一次埋没，二次埋没を行い流蠟し，フラスコを開輪する．その後，骨吸収状態をシミュレートした状態まで，模型のトリミングを行う（図8）．

無歯顎用トレーと低融ワックスを用いて粘膜面の印象を行い，副模型を製作している．そして，その模型上でサージカルガイドをワックスアップし，義歯と同様の手順でレジン（クリア）にて重合し完成させる（図9）．同ガイドは抜歯の外科手術時に骨整形のガイドとして用いるために義歯装着時に完成している必要があるため，このタイミングで，重合も義歯と同時に行っているようだ．また，義歯に関しては通常通り重合，研磨を行い完成している．

f）外科処置と義歯装着

続いて外科処置について言及しているが，かなり詳細にステップが述べられている．粘膜を剥離し（図10），元々予定していた高さまで器具を用いて確認しながらチゼル等を用いて骨整

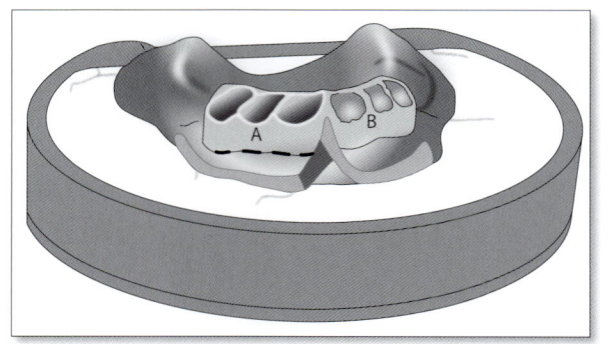
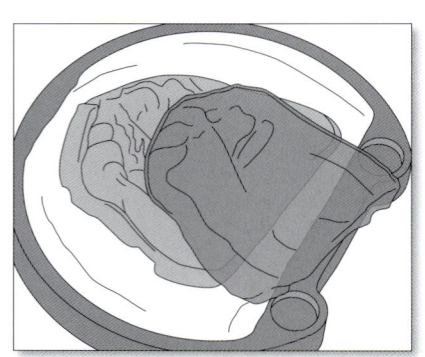

図8 埋没，流蠟後に行う骨形態のシミュレーション．排列時は歯肉縁を残し，歯根部を 3 mm 程度の深さで切削している（A）が，重合時には骨形態を予測してトリミングを行う（B）（初版より作成）

図9 抜歯，義歯装着時に骨整形のガイドとするために，サージカルガイドをクリアレジンで製作する（初版より作成）

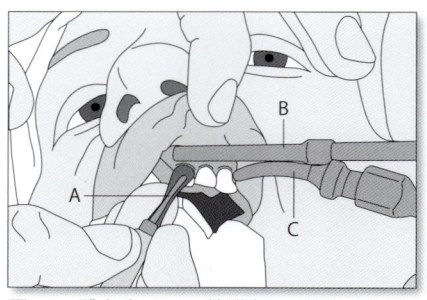
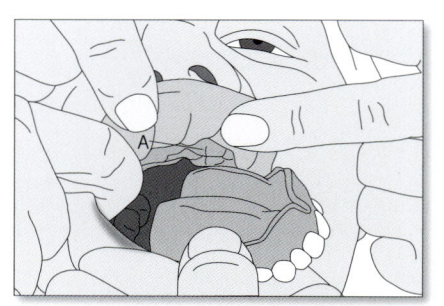

図10 残存歯周囲の粘膜弁を剥離している様子．Bの器具を目安に剥離していると記載されている（初版より作成）

図11 抜歯に引き続いての義歯装着の様子（初版より作成）

形を行い，最終的には先ほど製作したサージカルガイドにて確認している．そして，歯肉切除後に縫合を行い，完成義歯をその場で装着している様子が写真付きで解説されている（図11）．

　我が国では即時義歯装着の際の抜歯時に，骨整形まで行う頻度は低いと思われるが，初版の症例のように，特に歯周病等に罹患しておらず，重度な骨吸収が起きていない症例に対して即時義歯を装着するためには必要であったと考えられる．

2. 第2版，第3版の記述

　これまで，第2版は初版とほとんど同一の内容であることが多かったが，即時義歯に関しては実は若干の変更が見られる．それは，メインに解説されている印象法がコンパウンドとアルジネートを用いる方法に変更されている点で，徐々にアルジネート印象材が普及してきていることがわかる．また，即時義歯では残存歯のアンダーカットの存在から弾性の大きなアルジネート印象材のほうが有利であることは言うまでもない．

3. 第4版〜第6版の記述

　第4版でも基本的には前版までと多くの内容は同じであるが，いくつか変更が見られる．まず咬合床について，これまでは残存歯を避けた部位にのみ蠟堤が付与されていたが，本版からは，残存歯部もワックスでカバーされ，さらに基礎床の変形を防ぐための補強がされる等，これまでに比べて凝った形態のものに変更されている（図12）．

　また，人工歯排列の際の写真と解説が新たに加えられ，さらに詳しいものになっている．続

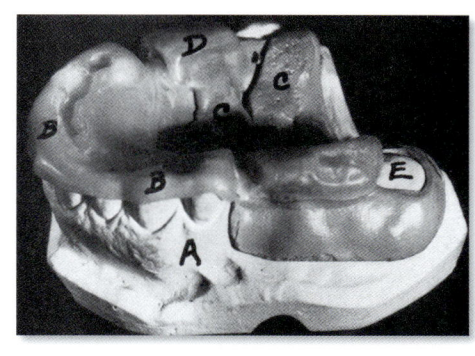

図12　第4版における咬合床．残存歯部までワックスで覆い，また咬合床の歪みを防ぐための工夫（C）も行われている等，かなり凝った咬合床を製作していた（第4版より引用）

いて，義歯の重合，研磨後に残存歯部床縁のトリミングと形態修正について加筆されている．これは抜歯直後では歯槽骨部唇側のアンダーカットが存在し，そのままでは義歯の装着が困難となることが多かったためであると考えられる．

4．第7版〜第10版の記述

　第7版になると大幅な変更が見られる．印象ではこれまでと異なり，既製トレーを用いて概形印象を採得後に，最終印象用のトレーを製作している．

　そして，本版では2つの最終印象法が紹介されている．1つは，残存歯をカバーする通常通りの個人トレーを製作し，コンパウンド印象材にて辺縁形成を行ってから，アルジネート印象材を用いて残存歯を含めて印象を行う方法である（図13）．もう一方の印象法は，残存歯を避けて製作したトレーを用いて，欠損部の辺縁形成を行った後，酸化亜鉛ユージノールペーストを用いて，残存歯の舌側部分と欠損部の印象を採得する．その後，同トレーを口腔内に装着した状態で，既製トレーにアルジネート印象材を用いてピックアップ印象を行い，作業用模型を製作する方法である（図14）．

　第7版では義歯の最終印象の方法と同様に，個人トレーとコンパウンドで辺縁形成を行ってからウォッシュ印象を行う方法が勧められるようになったことがわかるが，2つ目の印象法から考えると，やはり義歯の最終印象は，アルジネート印象材よりも，寸法安定性に優れた酸化亜鉛ユージノール印象材を利用すべきであるという意見から，欠損部のみを酸化亜鉛ユージノールで，残存歯部のアンダーカット部をアルジネート印象材でピックアップ印象するという，手の込んだ工夫が考え出されたのではないだろうか．

　模型製作後には咬合床が製作されるが，前版まではワックスで残存歯を被覆するように製作されていたが，本版では以前までと同様の，欠損部に対してレジン製の基礎床にワックスによる蝋堤を付与した咬合床に変更されている．

　また"残存歯の状態が良くなければ，現在の咬合高径や顎位をそのまま再現してよいかどうかについて検討する必要がある"と写真付きで解説されている．咬合採得後，フェイスボウトランスファーを行い，前方チェックバイトを記録している点はこれまでと変わりない．人工歯の排列に関してこれまでは歯肉縁下3 mmまでの切削が勧められていたが，本版では1 mm程度に変更されている．その理由としては，あくまでも推察であるが，以前は歯周組織の状態が比較的健全なものを対象に行われていたが，徐々に歯周組織の状態が不良な残存歯に対して即時全部床義歯が適用されるようになったことが影響していると考えられる．

　その後，埋没，重合，サージカルガイドの製作はこれまで通り行われている．ただ，義歯完

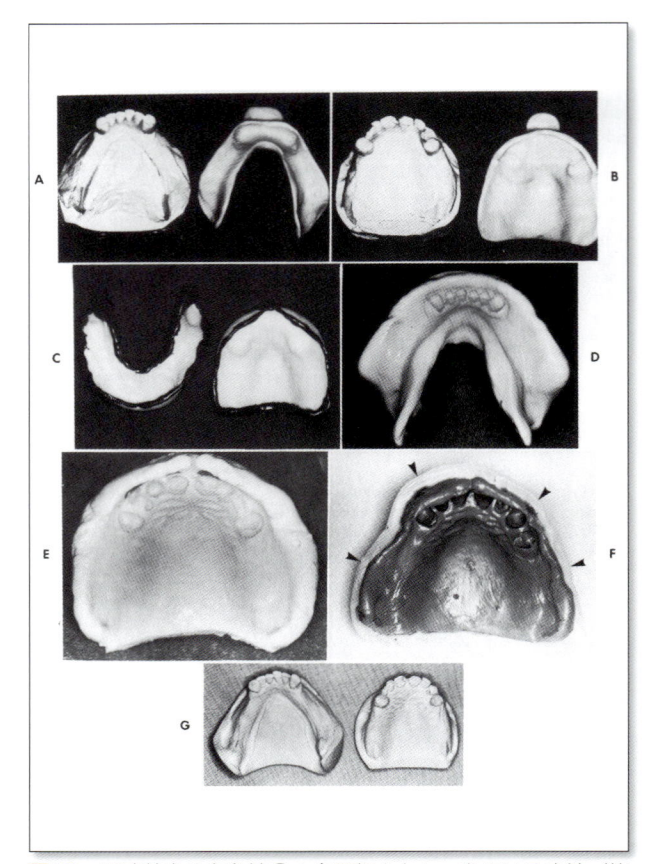

図13　即時義歯の印象法①：全顎個人トレーを用いる方法（第7版より引用）

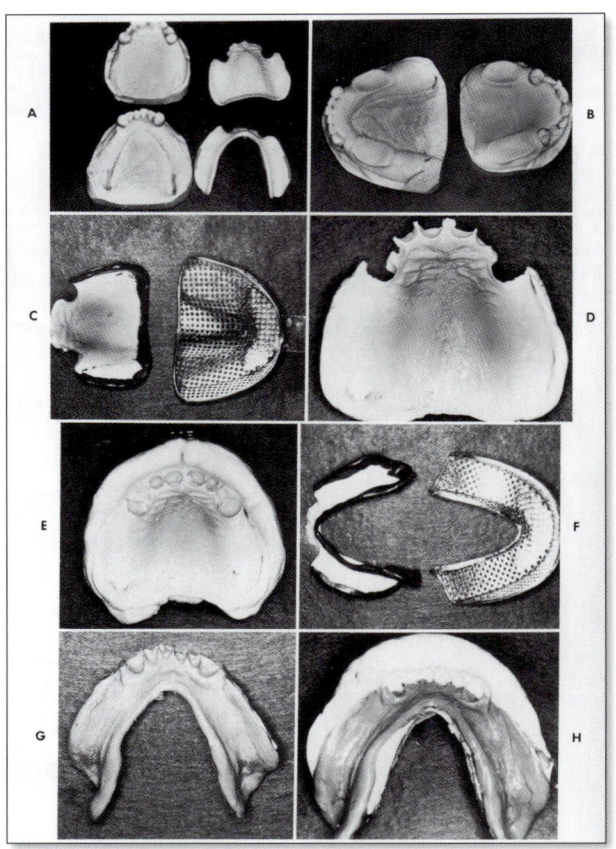

図14　即時義歯の印象法②：分割個人トレーを用いる方法（第7版より引用）

成後にこれまでは前歯部唇側の床縁部のアンダーカットをトリミングすることが説明されていたが，本版からはサベイヤーを用いて頬側のみのアンダーカットのトリミングに変更されている．さらに唇側のアンダーカットに関しては，"*着脱方向を工夫することで問題にならないことが多く，同部のアンダーカットを残すことでより良好な支持面を得ることができるので，除去する必要はない*"と述べられている．これも恐らく，前述と同じように適応症例が変化してきたために，前歯部の骨によるアンダーカットの量自体が減少している症例が多くなったためではないだろうか．

　本版からは外科処置については以前ほど詳しく述べられなくなったのも変更点の1つである．なおその後，第10版までは大きな内容の変化は認められない．

5．第11版，第12版の記述

　第11版になると，いくつか変更点が認められる．前章でも紹介したが，本版からは即時義歯の分類が進み，CID（従来型即時義歯）とIID（暫間即時義歯）の2つが紹介されるようになっている．そのため，印象法等はそれらのどちらに適応可能かどうか等についての考察が追加されている．

　印象法は前版までと同様，まずは概形印象を採得し，研究用模型上で個人トレーを製作して利用するが，2種類の方法があり，残存歯の部位と術者の好みによって選択されていると述べられている（図15）．

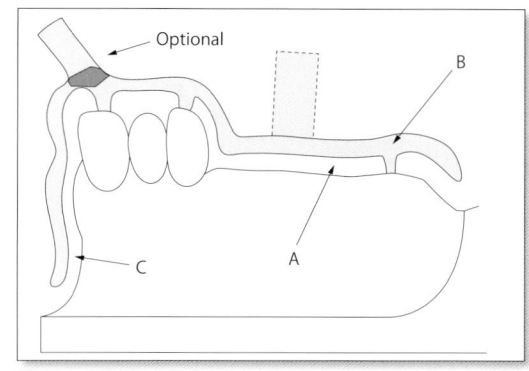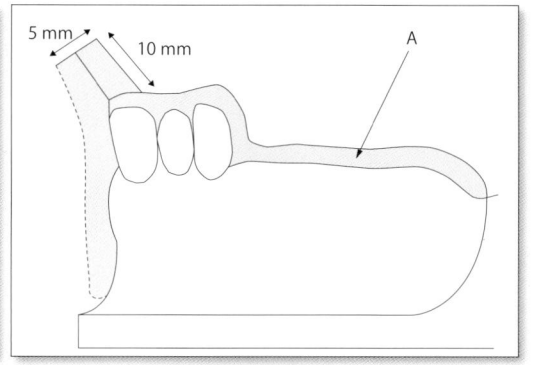

図 15　即時義歯印象時の全顎個人トレー（左）と分割個人トレー（右）の模式図（第 11 版より作成）

　1 つ目は「全顎個人トレー」と呼ばれ，"通常の部分床義歯と同じ形態の個人トレーで，CID にも利用可能であるが，IID にはこの方法しかない"と記載されている．そのように記載されているのは，主に CID では前歯（〜小臼歯）のみが残存している症例を，IID では大臼歯部が残存している症例を想定しているためである（逆に捉えると，大臼歯が残存している症例における即時義歯はあくまでも短期間の使用のための IID となることを示している）．

　同トレーは残存歯部には 2 枚のパラフィンワックスでリリーフを行い，残存歯や後縁にストッパーを付与し，トレーの柄を前歯部あるいは口蓋部に付与して完成させる．実際の印象の際には辺縁形成を行い，適当な弾性印象材（アルジネート，ラバーベース，シリコーン，ポリエーテル）を用いると述べられている．

　もう一方のトレーは「分割個人トレー」と呼ばれ，CID のみに用いると書かれている．このトレーは前版までにも用いられていたトレーで，残存歯（前歯）舌側面と欠損部に対しては，全部床義歯に準じた個人トレーを製作しておき，前歯部唇側面に対しては，同様に常温重合レジンで製作するか，あるいは既製のプラスチックトレーを切断して用いる．その他に，あらかじめ上顎前歯部に穴の空いている Campagna トレーと呼ばれるトレーがあると紹介されている．

　実際の印象は欠損部のトレーに辺縁形成後，印象材の選択は自由であると述べられているものの，例に挙げられているものは，酸化亜鉛ユージノール，ラバーベース，シリコーン，ポリエーテルであり，アルジネート印象材は含まれていない．欠損部印象後，前歯部のトレーやシリコーンパテ等で前歯部唇側の印象を採得する．

　人工歯の排列の際の残存歯部の切削に関しても，いくつか変更点が見られる．まず，模型の残存歯の 1 歯おきに × 印を記入し，残根としオーバーデンチャーとする歯には○印を記入してから作業を始めることが勧められている（図 16）．

　切削量に関する記述も以下のように変更されている．"抜歯窩が血餅で満たされているような形態，すなわち，凹面ではなく凸面になるようにいったん切削を行う．その後，各歯の歯周ポケット底部の深さまで唇側のみ切削する．なお，舌側，口蓋側は抜歯後も歯周ポケット底部までは凹まないため，トリミングを行わない"

　オーバーデンチャーとする歯に関しては，歯肉縁から 3 mm 程度の高さでドーム型に切削する．

　これまでも変遷が見られる内容であるが，本版では，より抜歯後の骨の状態をあらかじめ予

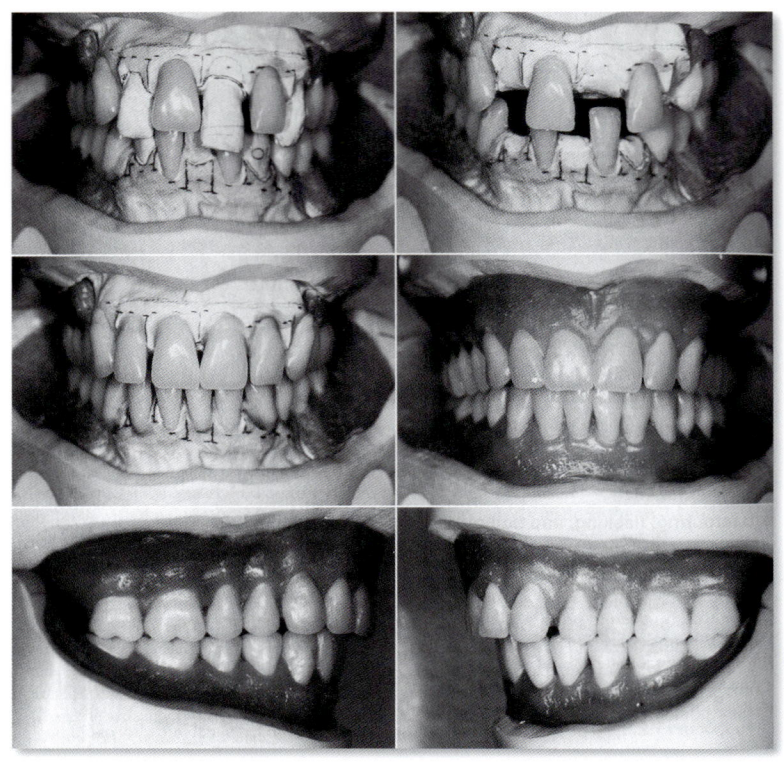

図 16　人工歯排列の様子.
非常に丁寧に技工操作が行
われていたことがわかる
（第 11 版より引用）

測することを重要視していると考えられる．ただし，それでもサージカルガイドの製作や骨整形についてはこれまでと変わらず写真付きで解説されている．

　また，これまでに比べて，前歯部のオーバージェットとオーバーバイトに関してより詳しく考察されており，即時義歯の場合には不利な両関係を改善できると提案されている．

　その他の内容に関しては文章や写真は変更されているが，基本的には前版までの内容を踏襲している．

6．第13版の記述

　それでは，最新版である第13版ではどうなっているかと言うと，前章でも紹介したが，即時義歯に関しては内容が分断されて2つの章に紹介されている．まず，その分類や，適応症や利点等に関する基本的内容は，「Additional Treatment Planning Options for Both Edentulous and Potentially Edentulous Patients（無歯顎患者と潜在的無歯顎患者のための追加的な治療計画の選択肢）」という章に述べられ，実際の手技に関しては「Modified Protocols for Immediate Dentures, Overdentures, and Single Dentures（即時義歯，オーバーデンチャー，シングルデンチャーのための修正プロトコル）」という章で述べられている．その内容は大きく変更され，随分と省略も行われている．

　まず印象に関しては，概形印象を採得した後で個人トレーを製作する．前版までと同様に2種類のタイプが紹介されているが，その名称が変更されており，これまで全顎個人トレーと呼ばれていたものが単回印象トレー（single impression tray）に，もう一方の分割個人トレーが代替印象トレー（alternative impression tray）に変更されている．このことからも，現在の主流は前者による印象法であることが窺われる．

印象材に関しての記載も詳しく述べられておらず，"*弾性印象材を用いるが，代替印象トレーの場合は酸化亜鉛ユージノール印象材も用いられる*" とだけ記載されている．ただし，掲載されている臨床の写真ではアルジネート印象材が用いられていることから考えると，主流はアルジネート印象材であろう．続く咬合床に関してはこれまでその製作法について述べられていたが，本版ではほとんど述べられておらず，お世辞にもあまり綺麗な技工操作とは言えない写真が載せられている程度である．

人工歯排列に関しても，前版までの1歯ずつ模型を切削して人工歯に置き換える方法に関して，本版においてもポケットの深さを参考にして切削すると記載されている．ただし，その後の外科処置に関してはその内容がかなり省略されている等，各項目それぞれの分量が大幅に減っていることを考慮すると，それだけ即時義歯の適応症例が徐々に減ってきており，重要視されていないことを示しているとも考えられる．

我が国の全部床義歯学教科書における記載の変遷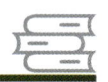

前章までと同様に，『全部床義歯補綴学』と『無歯顎補綴治療学』において紹介されている即時義歯に関する内容について見ていきたい．

1．前者の記述

前章でも述べたが，前者では即時義歯についての内容はわずか2ページ程度と非常に少ない．そして，治療の手順としては箇条書きで簡単に述べられているに過ぎず，写真等は特に掲載されていない．

手技に関してはPTEPのものと大きな差はないが，記載内容からすると分割トレーを用いる方法ではなく，全顎トレーを用いる方法が紹介されていたと言える．

2．後者の記述

では後者ではどのように記載されているかというと，臨床の写真はいくつか追加されたものの，実は内容としては前者とあまり変わっていない．やはり，全顎を1回で印象するトレーを用いて印象を行っている．また，臨床の写真では抜歯はフラップを開くことなく，単純抜歯後に即時義歯を装着している様子が説明されており，必ずしも，骨整形が行われるとは限らないことが窺われる．

いずれにせよ，手技に関してはPTEPに比較して非常に簡単に述べられているに過ぎない．

おわりに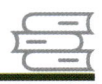

本章では即時義歯の製作法に関する内容について紹介したが，やはり，初版～第7版，そして第13版まで，様々な内容に変遷が見られた．筆者が受けた印象を元にまとめると，初版の頃には既に一通りの術式が確立して，いくつかの選択肢があったが，やはり粘膜調整材がまだ普及していなかったことに加えて，抜歯後の粘膜の状態を予測することも困難であったため，サージカルガイドを用いて骨整形を行うことでコントロールしていた．

その後，第7版頃では前述の手法に加えて，印象への「こだわり」が強く感じられる内容と

なっていた．そして第12版までは概ねそれまでの内容を維持していたが，ニーズの減少からか，第13版では術式に関する記述が大幅に省略されてしまっている．

　最後に筆者らの即時全部床義歯の臨床術式について簡単に解説したい．まず，適応症例としては残存歯に重度の歯周炎が認められる場合やロングスパンのブリッジが齲蝕等により脱離しかかっているようなケースに対して行うことが多い．そして，そのような場合にも可能であれば，いったん残根としてオーバーデンチャー化し，その後に歯周処置，齲蝕処置等を行って予後について再度検討している．つまり，よほど重度のケースでなければ残存歯をすべて抜去する即時全部床義歯の適応は行っていないため，頻度はかなり低いと言える．

　印象はほとんどの場合が全顎個人トレー（ただし，状態によっては個人トレーを利用しない場合もある）にアルジネート印象材を用いて採得している．また，抜歯時には積極的な骨整形を行わずに，義歯床部を十分リリーフし，粘膜調整材を用いて抜歯窩の治癒を待つ場合が多い．つまり，どちらかと言うと，PTEPで長らくメインに紹介されていたCID（長期使用を目的に製作する即時義歯）というよりもIID（暫間的に使用するための即時義歯）に近いと言える．これは恐らく，義歯の再製作を経済的に助けている保険制度の影響も少なからず考えられる．

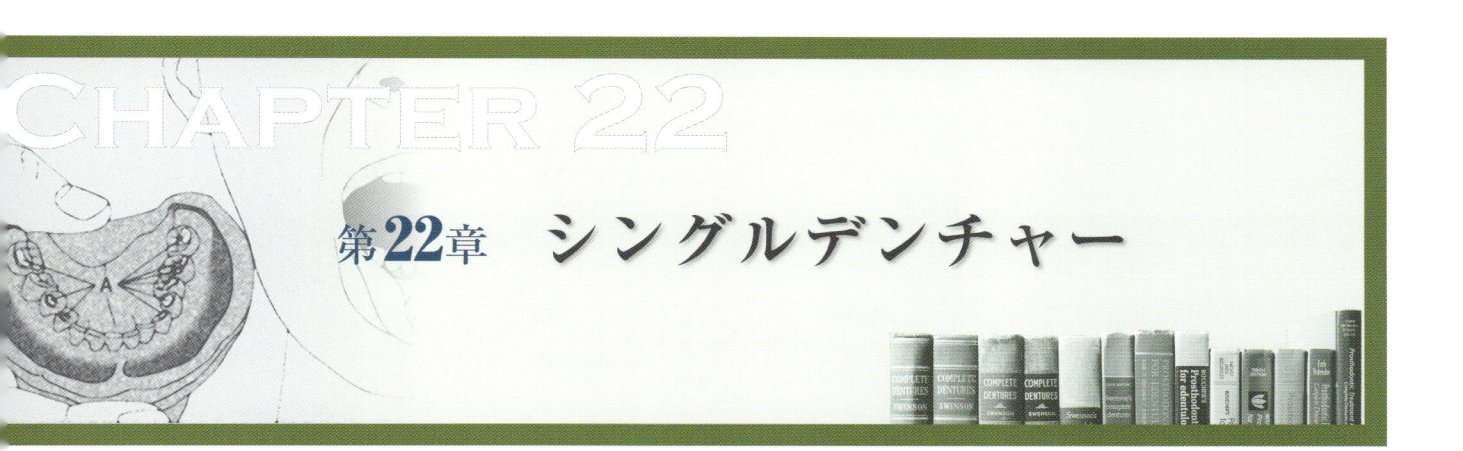

第22章　シングルデンチャー

本章ではシングルデンチャーに関する内容について紹介したい．シングルデンチャーとは，日本補綴歯科学会が編集した『歯科補綴学専門用語集 第4版』（医歯薬出版）によると"上下顎のいずれかが無歯顎の場合に適用される全部床義歯"とされ，さらに対合歯が"① 天然歯列である場合，② 部分欠損はあるが固定性ブリッジで修復された歯列の場合，③ 部分欠損はあるが可撤性部分床義歯が装着されている場合，④ 全部欠損であるが全部床義歯が装着されている場合がある（Heartwell：1974）"と記載されている[1]．④については通常の全部床義歯と言えるため，やや理解に苦しむが，本章では主に，①あるいは②の天然歯列やブリッジを対合に持つ場合のシングルデンチャーに関する記述の変遷についてまとめたい（**表 1，2**）．

シングルデンチャーに関する記載の変遷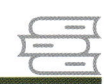

1．初版〜第5版の記述

シングルデンチャーに関する記載は，初版では2つの章が設定されている．

1つは「Complete Maxillary Denture Opposing Partial Mandibular Denture」，つまり下顎が部分床義歯の場合の上顎シングルデンチャーについて症例が紹介されている章と，「Complete Maxillary Denture Against Natural Mandibular Teeth」，つまり下顎が天然歯の場合の上顎シングルデンチャーに関して解説されている章がある．ここでは，後者の内容について紹介したい．

なお興味深いのは，逆のパターン，つまり上顎が天然歯（あるいは部分床義歯）で，下顎がシングルデンチャーのケースについて，章が設定されていない点である．実は，各版を精読する前は，筆者（松田）は「日常臨床においては上顎がシングルデンチャーとなっている症例は下顎よりも多いため，下顎は省略したのではないか」「上下顎どちらでもシングルデンチャー特有のポイントは共通なのだから，章のタイトルに Maxillary（上顎）とつけなくともよいのではないか？」と考えていたのだが……読み進めていくと，これとは異なる理由が判明することになる．

a）序論

まず，書き出しは次のように始まっている．"*Single maxillary dentures are often very troublesome（上顎シングルデンチャーはしばしばとても困難である）*"

やはりシングルデンチャーは以前より臨床医を悩ませる難症例として認識されていたと同時に，中には経過良好なシングルデンチャーも存在することも確かで，本版の「しばしば」という表現はまさに当を得ていると言える．

表1　下顎シングルデンチャーに対する考え方の変遷

初版	第2版	第3版	第4版	第5版	第6版	第7版	第8版	第9版	第10版	第11版	第12版	第13版
1940	1947	1953	1959	1964	1970	1975	1980	1985	1990	1997	2004	2013

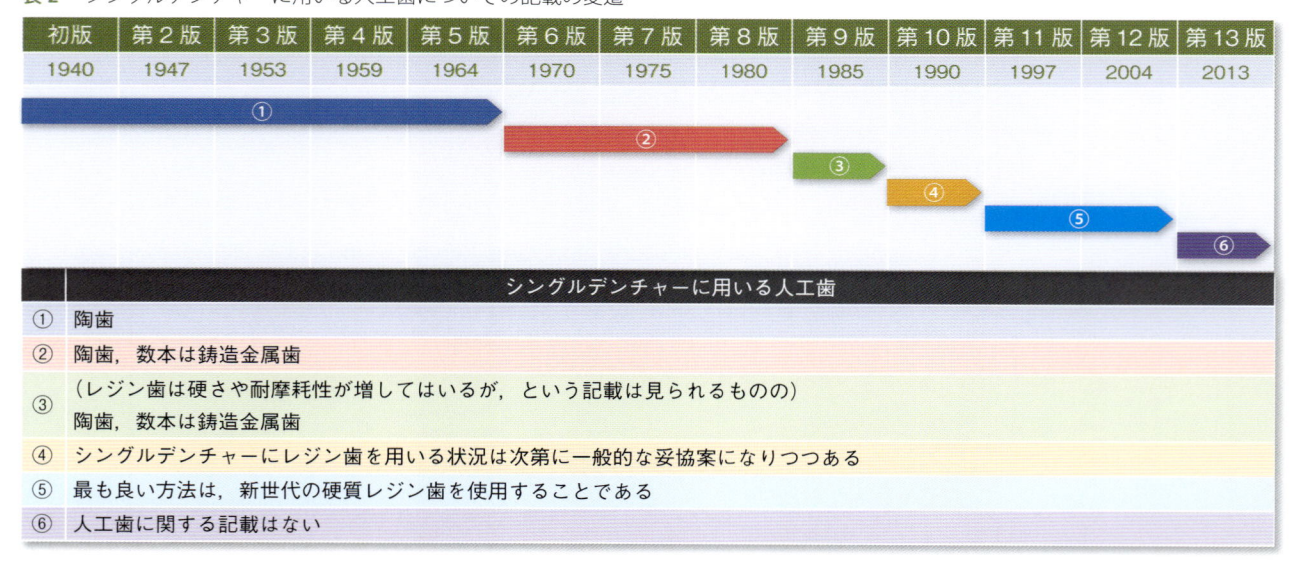

	下顎シングルデンチャーに対する考え方・対応
①	基本的に下顎のシングルデンチャーは禁忌とされ，解説されていない
②	できるだけ避けるべきであり，上顎の残存歯もすべて抜去したほうがよいかもしれない． 製作する場合には軟質裏装材の使用を考える
③	補助的な軟質裏装材が強く勧められている
④	下顎シングルデンチャーは術者にとってさらに困難な課題を伴う． 軟質裏装材の使用も有効であるが，インプラント支持による固定性補綴装置あるいはオーバーデンチャーを応用する
⑤	通常の義歯治療は困難であり，インプラント支持を利用する方法が最善である
⑥	下顎シングルデンチャーに関する独立した記載が認められない

表2　シングルデンチャーに用いる人工歯についての記載の変遷

初版	第2版	第3版	第4版	第5版	第6版	第7版	第8版	第9版	第10版	第11版	第12版	第13版
1940	1947	1953	1959	1964	1970	1975	1980	1985	1990	1997	2004	2013

	シングルデンチャーに用いる人工歯
①	陶歯
②	陶歯，数本は鋳造金属歯
③	（レジン歯は硬さや耐摩耗性が増してはいるが，という記載は見られるものの） 陶歯，数本は鋳造金属歯
④	シングルデンチャーにレジン歯を用いる状況は次第に一般的な妥協案になりつつある
⑤	最も良い方法は，新世代の硬質レジン歯を使用することである
⑥	人工歯に関する記載はない

続いて，序論に述べられている参考になる内容について，箇条書きで紹介したい．

・上顎シングルデンチャーの困難さは，下顎天然歯に対して上顎人工歯の咬合を調整しようとする際に生じる．

・そのため，主に問題となり得るのは天然歯の咬頭傾斜角，咬合平面，歯の位置不良等の修正である．

・義歯は以前天然歯の際に存在したような急な咬頭傾斜角には耐えられないということを覚えておかなければならない．

・前歯部の深いオーバーバイトは上顎の人工歯で対応するが，臼歯部の下顎天然歯に対しては削合や固定性の補綴装置を用いて修正する．

・上顎の維持・安定を絶えず保つことは困難である．どんなに素晴らしい適合を持った義歯床

であっても急な咬頭傾斜の天然歯による偏心位や不良な早期接触によって簡単に脱離してしまう.

・そのため，可能な限りすべての位置で平衡側での接触を得られるように準備する必要がある.

・経済的な理由により，下顎の欠損の修復を行うことなく，上顎の義歯を製作する場合があるが，両側臼歯と前歯は必要不可欠である.さもなければ下顎残存歯が6本，あるいは8本，たとえ10本あったとしても失敗を招くだろう.

・前歯部での強い接触はしばしば軟組織の過形成や顎堤の異常吸収を引き起こす.

・下顎模型はフェイスボウを用いてマウントし，平面や角度等を精査した上で，咬合面の修復や変更について決定されなければならない.

・削合による咬頭傾斜角の減少や理想的な咬合平面への修正はかなり困難であると思われる.

　以上のように上顎シングルデンチャーの困難となる点や注意点等が述べられているが，序論の最後には，下顎のシングルデンチャーに関しても以下のように言及されている.

　"*上顎天然歯の対合の下顎の全部床義歯は，通常禁忌（contraindicated）である*"

　この理由としては，下顎は上顎に比べて床面積が小さく，上顎天然歯からの圧力に十分対応できないためであるとしている.

　つまり，当時は下顎シングルデンチャーに対して「禁忌」との過激な表現が用いられており，後の版でも出ているように上顎歯の抜去をも考えるほど，可能な限り避けるべき状態だと捉えていたために，臨床であまり適用されることがなく，結果として上顎のみの解説となっていたと考えられる.

b）臨床術式

　続いて，臨床術式について順を追って簡潔に紹介したい.

・下顎の概形印象をアルジネート印象材にて採得後，模型を製作し，フェイスボウを用いて咬合器へ装着する（ただし，下顎模型をどのようにしてフェイスボウでトランスファーするのかについての記載や写真がないため，詳細は不明である）.

・咬合器に装着された模型を診断し，平衡咬合を付与するためにはどのような調整や修復が必要かを検討する.

・上顎の最終印象，咬合採得，チェックバイト採得を行って，咬合器へ装着し，顆路角の調整を行う.

・上顎の人工歯を下顎残存歯に正確に合わせるのではなく，適切な角度になるように排列する.

・上顎人工歯に合わせて下顎の模型を切削し，両側性平衡が得られるように調整を行う.

・上顎義歯を重合する.

・模型を参考にしながら，下顎残存歯の切削を大まかに行う（図1）.

・下顎残存歯咬合面に馬蹄形のソフトワックスを置き，中心位で咬合させ，早期接触をマーキングし，除去する（図2）.

・同様の手法で偏心位の調整を行う.

・カーボランダム泥（ラッピングペースト）を義歯の咬合面へ盛り，口腔内でグラインディングさせることで削合を行い，完成する（図3，4）.

　以上の記述から，PTEP初版においては，全部床義歯の安定を両側性平衡の咬合接触によって達成するために，下顎天然歯を積極的に削合，修復することが勧められていたと言える.な

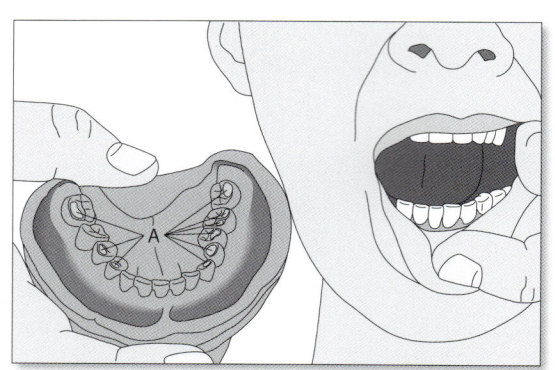

図1　修正の終了した模型を口腔内と見比べながら調整する部位を確認する（初版より作成）

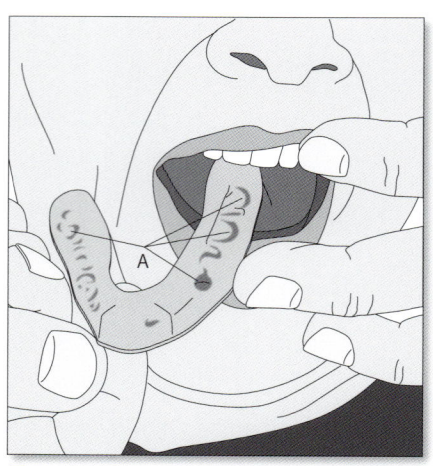

図2　馬蹄形のワックスを咬合させ，早期接触部位を調べ，同部を切削する（初版より作成）

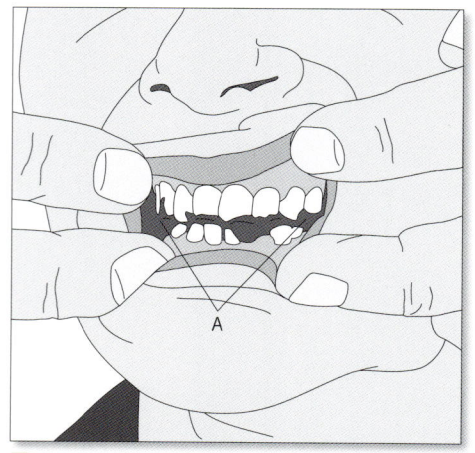

図3　カーボランダム泥を上下顎咬合面間に盛り，咬合運動を行わせ，天然歯と人工歯の咬合面を自動的に削合する（初版より作成）

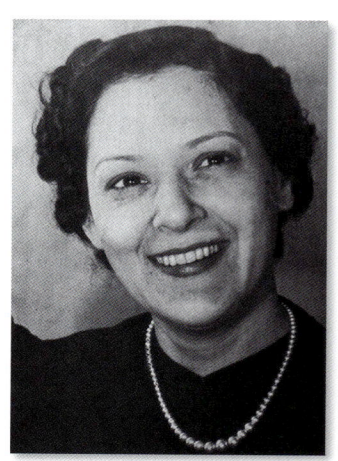

図4　初版における患者のポートレート．やはり，現在の感覚からすると若いように思われる（初版より引用）

お，序論，手技ともに第5版までほぼ同一の記載となっており，変遷はほとんど見られない．

2．第6版の記述

　第6版においても概ねそれまでの内容を引き継いではいるが，若干の内容変更が見られる．まず，序論の最後に以下の一節が追加されている．

　"*ゴールドによる修復が行われている対合のシングルデンチャーは，左右とも少なくとも1つの咬合面はゴールドにて製作しなければならない．そうすることで，天然歯やメタル修復の破壊を防ぐことができる*"

　つまり，当時使われていた陶歯による対合歯の摩耗が問題となっていたことが窺われ，その対応として，本版からは術式の説明の後に「Subsequent Problems With Single Dentures Against Natural Teeth（天然歯に対合するシングルデンチャーの続発症）」という項目が新設されている．

　その内容としては，前述のように，陶歯による天然歯の咬合面の咬耗が大きな問題となるこ

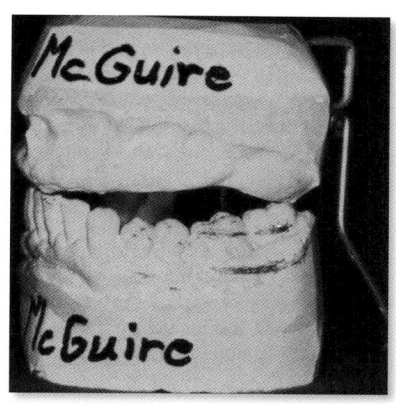

図5　下顎模型をマウントし，乱れた咬合平面の修正の目安を検討している様子（第7版より引用）

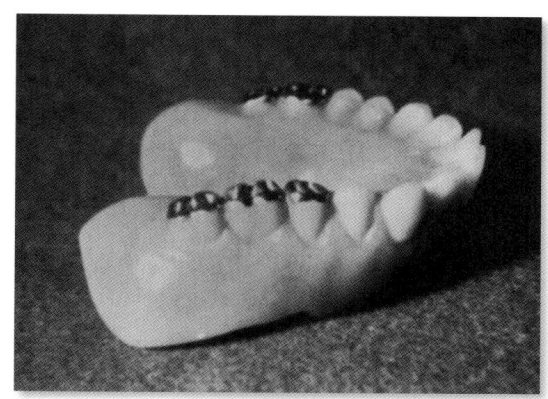

図6　咬合面に鋳造した金属を用いた改造人工歯（第7版より引用）

とが解説されている．

・陶歯による接触は，比較的短期間で天然歯のエナメル質を摩耗させ，放置すると露髄に至る場合もある．

・ゴールドのインレーやクラウンはエナメル質よりも早く摩耗するため，作り上げた理想的な咬合平面，咬合彎曲が破壊されてしまう．

・このような場合にプラスチックの人工歯（レジン歯）を用いることは解決法にはならない．

・レジン歯は対合のメタルの修復物によって早期に摩耗してしまい，かなりの頻度で交換を要するため，良い解決法とは言えない．

・人工歯のいくつかをゴールドの咬合面とするのが解決法となる．

・義歯の両側に1歯以上のゴールドの咬合面があれば，異なる材料間の摩耗を防ぐことができるため，他の歯の摩耗も防げると考えられる．

　続いて，咬合面をゴールドにするための手技について説明されている．まずはレジン歯を排列し，試適・調整後，人工歯咬合面をカットし，埋没・鋳造して，咬合面のメタルパーツを製作する．その後，メタル部分以外の人工歯部をレジンにて製作し，人工歯を完成させ，義歯に接着するという手法が紹介されている（図5，6）．

　現在では耐摩耗性の優れた硬質レジンが人工歯材料の主流になっているため，前述のような問題はあまり起こらないと考えられるが，陶歯が一般的であった時代には多くの歯科医師を悩ませていたのだろうと想像できる．

　なお，手技に関する内容等はこれまでと同じ文が用いられている．

3．第7版，第8版の記述

　これまでは第7版になると，内容の大部分が変遷していることが多かったが，今回のシングルデンチャーの内容に関しては，あまり大きな変遷は見当たらず，ほとんどの文章が引き続き使用されている．

　変更されているのは，新しい症例（図7）が紹介されている点と，下顎のシングルデンチャーについての意見が変化している点である．そもそも，章のタイトルはこれまで「上顎のシングルデンチャー」となっていたが，本版からは「Single complete dentures against natural teeth（天然歯と対合するシングルデンチャー）」と変更されている．

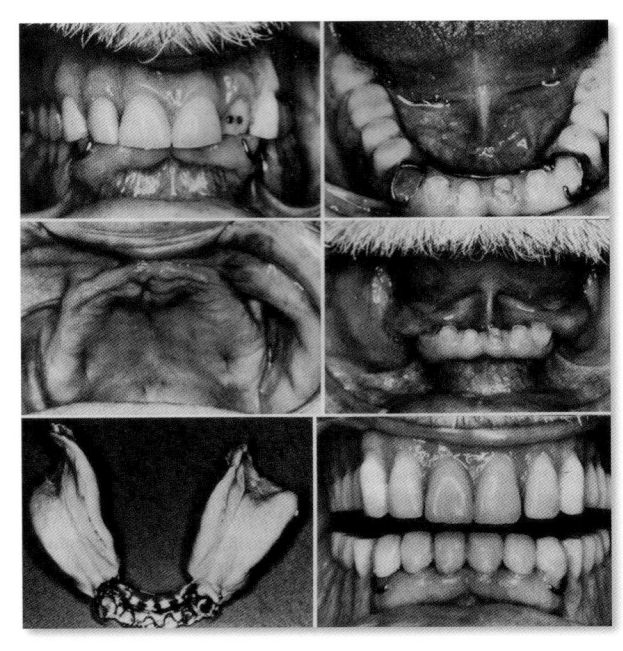

図7　第8版から掲載されている症例．下顎に両側性遊離端義歯を装着している上顎シングルデンチャーの症例（第8版より引用）

　前述のように第6版までは，序論の最後に「下顎のシングルデンチャーは禁忌である」と述べられていたが，本版ではその一節が丸々省略されている．そして，章末に「下顎のシングルデンチャー」という項目が新設されている．内容を以下に簡単に示す．

・片顎義歯のうち，是非とも避けなければならない症例の1つは下顎のシングルデンチャーである．

・症例によっては上顎をすべて抜歯し，上下全部床義歯として製作したほうがよいかもしれない．

・しかし，上顎に欠損がない患者の場合には上顎残存歯の抜去を納得させることは必ずしも可能ではない．

・もちろん患者には下顎顎堤が高度に吸収されてしまう可能性や，その後の義歯の困難さについて説明は行うが，通常は抜歯を行わずに義歯の製作をしなければならないことも多い．

・このような場合は，義歯支持組織上に加わる圧力を軽減するために，下顎義歯に軟質裏装材を用いることを考えなければならない．

4．第9版の記述
a）序論

　第9版になると，まず序論の構成が変更され，いくつかの文章が追加されている．

　追加されたもののうち，いくつか参考になると思われる記載を紹介しておくと，これまでは冒頭の書き出しに，"上顎シングルデンチャーはしばしばとても困難である"とシングルデンチャーが難しいということが強調されていた．だが，本版の序論では，"歯科医師が咬合に十分注意し，そのテクニックを発揮すれば，通常は良好な結果となる"と述べられており，若干そのニュアンスが変化していると言える．

　また序論で省略，変更された内容として，下顎模型をまずはフェイスボウでマウントし，咬合器上で運動させることで咬合平面や咬頭傾斜角について丁寧に診査し，石膏模型上の下顎歯を削合することの大切さが述べられていたが，本版ではその一節が省略され，以下のような簡単な文に変わっている．

　"もしも下顎歯列の補綴処置が行われないならば，歯科医師は適切な咬合平面の修正を咬合

器上で計画しなければならない"

b）臨床術式

　長らく大きな変更が行われていなかった臨床術式であるが，本版においてはまず症例の写真が変更され，内容としては若干変わっている．

　これまでは，まず下顎の印象を先に採得し，フェイスボウを用いて下顎模型を咬合器へ装着し，その咬合平面や歯の傾斜についてあらかじめ精査するようにと書かれていた．

　しかし，本版では冒頭から*"上下顎両方の印象採得を行い，上顎の咬合床を製作する．そして，中心位で顎間関係が記録され，フェイスボウトランスファーを行う"*とされている．つまり，どうやら咬合床を用いて通常通り上顎のフェイスボウ記録を採得するように変更されていると考えられる．

　また，これまでは馬蹄形のワックスを用いて接触部を調べる方法が紹介されていたが，これが省略され，咬合紙による調整に変わっている．

c）装着後の問題

　同内容はほぼそのまま引き継がれているが，一言だけ*"最近のレジン歯は硬さや耐摩耗性が増してはいるが，歯科医師はむしろ数本の人工歯にゴールドメタルの咬合面を使用している"*として，レジン歯の物性向上を示してはいるものの，やはり金属の咬合面に置き換える方法を勧めている．

d）下顎シングルデンチャー

　前半部分についてはこれまでとほぼ同じ文章が使われているが，後半の軟質裏装材の使用については以下のような文章が追加されている．
・臨床経験によれば，下顎シングルデンチャーには補助的に軟質裏装材を有効利用すべきである．
・上顎歯の歯根膜の総面積は 45 cm^2 であるのに対して，下顎の顎堤粘膜の面積は 12 cm^2 以下であり，大きな不均衡を緩圧性の材料によって補償するというのが，その根拠である．
・なお，著者はもちろん，著者の大学においても，このような状態の多くの患者に軟質裏装材を使用して，すべて満足な結果が得られている．

5．第10版の記述

a）序論

　第10版ではいくつか内容の変更が認められる．

　まず序論では，シングルデンチャーにおける咬合の難しさについて触れられた後，補綴的修復の目的として，① 適切な咬合面間距離，② 後方位における閉口時の両側性の接触を伴った安定した顎間関係，③ 安定した嵌合関係（tooth quadrant relationship），④ 下顎の小さな範囲での多方向への咬合接触の自由度，が列挙されている．

　読者諸氏にもおわかりのように，これは何もシングルデンチャーに限られた原則ではないが，義歯に付与する望ましい咬合関係について今一度理解した上で，対合天然歯の存在により，コントロールしづらいシングルデンチャーの咬合について考察しなければならないということを示していると言える．また，序論の最後には以下のような文章が追加されている．

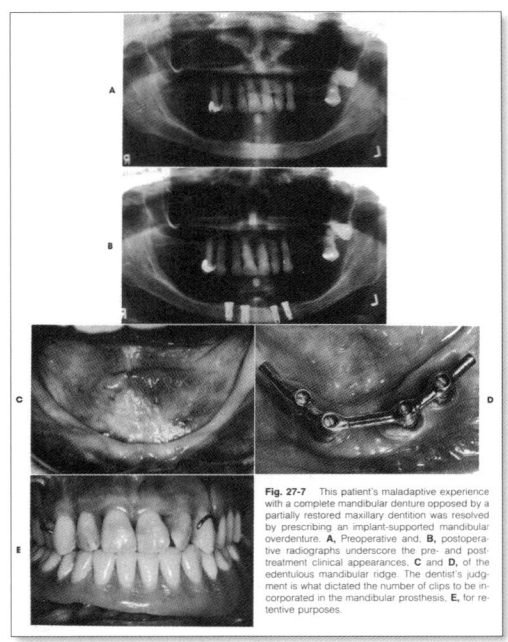

Fig. 27-7 This patient's maladaptive experience with a complete mandibular denture opposed by a partially restored maxillary dentition was resolved by prescribing an implant-supported mandibular overdenture. **A,** Preoperative and. **B,** postoperative radiographs underscore the pre- and post-treatment clinical appearances. **C** and **D,** of the edentulous mandibular ridge. The dentist's judgment is what dictated the number of clips to be incorporated in the mandibular prosthesis. **E,** for retentive purposes.

図8　インプラントオーバーデンチャーの症例（第10版より引用）

"上顎義歯床の破折のリスクが高くなる可能性があり，鋳造金属床の使用が勧められる"

b）装着後の問題

　本項目では，前版においても硬質レジン歯の物性向上に伴って表現が変わっていたが，本版でもさらに記述が以下のように変わっている.

"シングルデンチャーにレジン歯を用いる状況は次第に一般的な妥協案になりつつある"

　すなわち，徐々に硬質レジン歯が臨床で用いられるようになってきたと考えられる.

c）下顎シングルデンチャー

　冒頭で *"下顎のシングルデンチャーはさらに困難な課題を伴う"* と，その難易度の高さについて強調されている.

　そして，前版と変わらず，軟質裏装材の応用については推奨されているが，最後に新たな一節が追加されている.

"近年このような難しい状況の患者に対しては，インプラント支持の固定性補綴装置あるいはオーバーデンチャーによる補綴が行われるようになりつつある．オッセオインテグレーテッドインプラントによる予知性の高い治療により，このような患者にとって，治療の選択の幅を広げる新しい時代に入ったと言える"

　いよいよ，インプラント治療に関する検討が徐々に開始されたことが窺われる（図8）.

6．第11版，第12版の記述

　第11版ではまた新たに序論等の構成が変わり，いくつか変遷が認められる．まず序論には，なぜ上顎無歯顎が下顎無歯顎より多く認められるかについて考察が行われている.

　理由として本版では，「下顎前歯が他の歯に比べて長く残存しやすい」という研究結果や，「歯科医師が上顎の全部床義歯は下顎より容易だと考えているために上顎のほうが抜歯されや

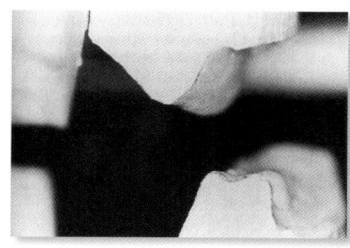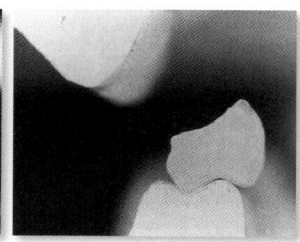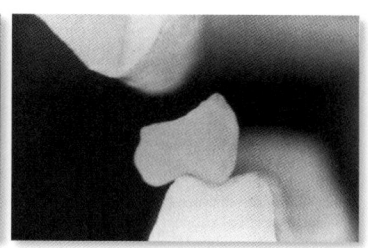

図9　顎堤の吸収により，上顎の歯槽部が舌側に寄っている（左）．正常被蓋を想定した状態（中央）と，交叉咬合とした状態（右）（第11版より引用）

すい傾向があるかもしれない」ということを挙げている．そして，上顎シングルデンチャーのほうが応用される頻度が高いために，本版ではその大半を上顎シングルデンチャーについて述べると締めくくられている．

　第10版で述べられていた咬合に関する4つの基本項目はほぼ同じ内容で記載され，片顎無歯顎である場合には，対合する歯の位置や不適切な咬合力の分布によって，組織に好ましくない変化を生じさせると述べられている．

　また，上顎は骨吸収に伴い小さくなるために，上下顎の前歯部および臼歯部において水平的な不調和が生じることが指摘され，この不調和を修正するには交叉咬合排列を行うことが最も良い方法であるとされている．これまでの版では交叉咬合についての記載はなかったが，本版では咬合状態の写真を用いて水平的な不調和について解説されている（図9）．

a）装着後の問題

　装着後の問題についての項目は，タイトルは若干変更されているものの，本版でも継続して設定されている．

　ただ，これまではどちらかというと主に摩耗についての考察が多かったが，本版では義歯の破折についても考察されている．

　前版では単に金属床が有用であるとするにとどまっていたが，本版では，"破折を防ぐには，咬合への注意，十分な義歯床の厚み，小帯部の調整が重要である"等，いくつか対策が提案されている．

　また，これまでにも徐々に変遷してきた人工歯に関する内容は，ここへきて大きく変更されている．

・上顎に陶歯を用いた場合，対合する天然歯や修復された歯の早期の摩耗を招く．

・これを回避する最も良い方法は，新世代の硬質レジン歯を使用することである．

・同方法は，通常の全部床義歯の寿命を延ばすことのできる，最も現実的な方法である．

・もし，シングルデンチャーの対合歯が金属修復物で，臨床家が同じような咬合面を望むのであれば，咬合面を鋳造した金属歯とする方法もある．

　このように，第一選択が硬質レジン歯に移ったことが明確に述べられている．

b）下顎のシングルデンチャー

　下顎のシングルデンチャーの対応に関しても第12版では大きな変遷が生じている．

　はじめに，これまで通り下顎シングルデンチャーの難しさが述べられた後，"通常の治療は困難であり，下顎全部床義歯の維持と支持の確保，顎堤吸収を抑制するためには，インプラントを用

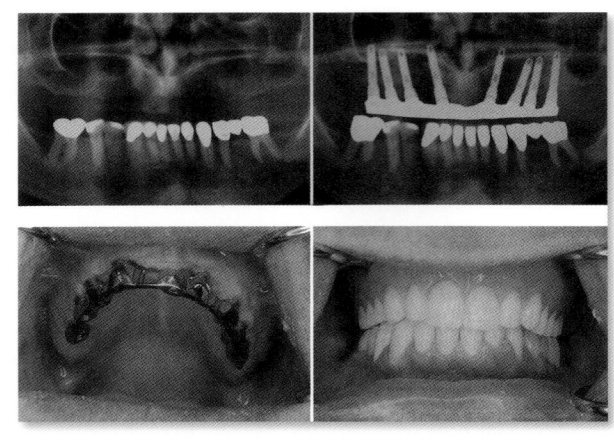

図10　上顎無歯顎に対するインプラント治療例（第12版より引用）

いることが最も良い方法である"と明確にインプラントの利用が第一選択であると書かれている.

さらに，"もし，臨床家がインプラント治療を患者に選択肢として提案できない場合には，今後起こりうる問題を患者に説明した上で下顎シングルデンチャーの治療を行うべきである"と述べられている.

これは，下顎のシングルデンチャーはあくまでも第一選択ではなくなりつつあることを，暗に示しているとも言える.

なお，これまでは軟質裏装材の利用が勧められていたが，第11版からは"しかし，多くの臨床家は軟質裏装材の利用が有用だと考えている"といった表現にとどめられるようになっている.

c）上顎無歯顎におけるインプラント治療の有用性

第10版，第11版では，下顎シングルデンチャーに対するインプラント治療についてのみの記載が行われていたが，第12版からは上顎無歯顎に対するインプラント治療についても項目が設定されるようになった.

ただし，あくまでも症例の写真の掲載と，単にインプラントの利用は有効な治療法であるといった内容のみにとどまっており，上顎無歯顎のインプラントオーバーデンチャーの具体的な設計や，その困難さについては述べられていない（図10）.

7．第13版の記述

最新版となる第13版では，章の構成や内容が大きく変わっている.

まず，序論では下顎に比べて上顎のほうが無歯顎になりやすいことや，下顎の頬棚部に比べると，上顎の顎堤や口蓋のほうが支持域として優れていることが述べられている.

そして，上顎のシングルデンチャーのほうが下顎よりまだ有利だとは言っても，いくつかの考慮すべき困難なポイントが存在するとして，シングルデンチャーの難易度に関してコメントされている.

a）診断と治療計画

続いて診断と治療計画という項目が設定されているが，これまでのような模型を用いた診断方法について述べられているわけではなく，対合からの圧力が無歯顎側の粘膜に与える圧力の不均衡の影響や，下顎前歯の残存による上顎義歯の突き上げ等の可能性について述べているに過ぎず，

読者には具体的にどのような治療計画を立てるのか，といった内容は伝わらないように感じた．

b）人工歯排列

続いての項目は人工歯排列となっているが，その内容を簡単に箇条書きにて紹介したい．

・シングルデンチャーでは人工歯はそのサイズや形が天然歯と合わないため，両側性平衡咬合の確立が難しい．

・治療計画を立てる際，術者は解剖学的ポイントを参考に咬合平面を決定し，天然歯の選択的形態修正を行う．

・形態等が調整しても合わない場合は，鋳造ゴールドにて修復することも考える．

・1つの最終アプローチは，人工歯を天然歯の咬頭頂に直接接触させるように排列することである．

また，掲載されている図の説明には"シングルデンチャーは残存歯といつも平衡咬合を確立できるわけではない"とあり，上顎シングルデンチャーが犬歯で誘導されて，臼歯部が大きく離開している様子の写真が掲載されている．つまり，これまではシングルデンチャーであっても，いかにして両側性の接触を与えるかということが重視されていたが，どうやらその目指すところが大きく変わってしまっているように感じられる．

また，前版まで紹介されていたインプラントの利用に関しては，別の章で無歯顎者に対するインプラント治療としてまとめられているため，片顎無歯顎に対する内容は完全に省略されてしまっており，全体としてその解説量はかなり少なくなっている．

我が国の全部床義歯学教科書における記述の変遷

前章までと同様に，『全部床義歯補綴学』の初版（1982 年）と『無歯顎補綴治療学』第 3 版（2016 年）において紹介されているシングルデンチャーに関する内容について見ていきたい．

1．前者の記述

シングルデンチャーに関しては，「第 11 章 特殊な全部床義歯」という章の中で，「片顎全部床義歯」という項目が設定されているが，その内容は 1 ページ未満とかなり少ない．内容としては，シングルデンチャーの難しいポイントが解説されており，以下のような 5 点が挙げられている．

①　仮想咬合平面を独自な立場で別に設けられない．対顎残存歯との釣り合いの上で定めなくてはならない．

②　人工歯列の頬舌的位置，唇舌的位置を無歯顎側に好ましい位置に定めようとしても，対顎の残存歯の位置により左右されることがある．

③　全部床義歯用人工歯の咬合面は天然歯の場合より一般に頬舌幅が狭い．したがって対顎の天然歯との形態的，力学的なバランスをとりにくい．

④　対顎の残存歯と咬合させるために，片顎全部床義歯の人工歯咬合面をかなり削合して，大幅な形態修正をしなければならないことがある．

⑤　対顎天然歯の摩耗が高度で咬合面の方向が不規則であり，場合によってはアンチモンソンカーブを呈していることがある．したがって，片顎全部床義歯に全面均衡咬合型を与えることはほとんど不可能である．この場合には対顎の咬合面形態を可能な限り修復，調整してから片顎全部床義歯を製作するようにしなければならない．

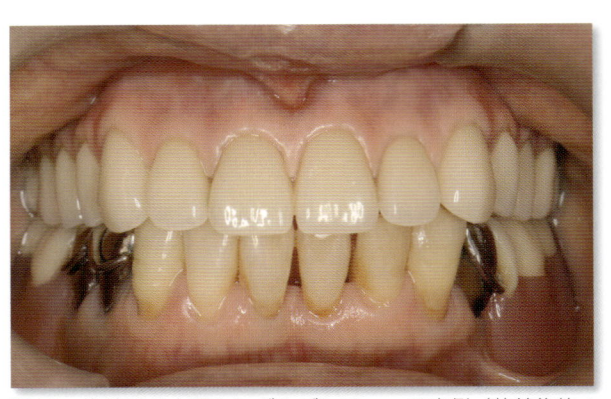

図11 当院での上顎シングルデンチャーの症例（装着後約4年経過時）．下顎に合わせて上顎の歯肉部にキャラクタライゼーションを行った

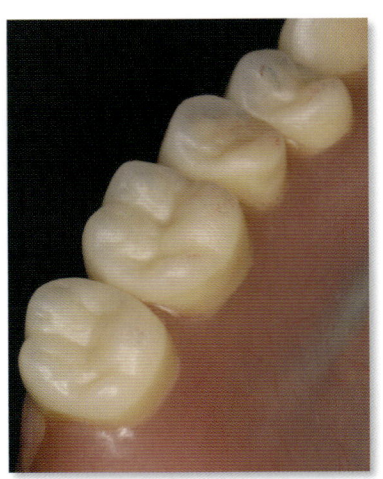

図12 同症例．最近の耐摩耗性の高い硬質レジン歯であれば，4年程度の使用なら大きな問題は生じない場合が多い

2. 後者の記述

では後者ではどのように記載されているかというと，

……実はシングルデンチャーに関する章が見当たらず，同書ではシングルデンチャーに対して特別な対応法について解説されていない．

以上のように，わが国ではシングルデンチャーに関しては以前から PTEP に比べて明らかにその解説量は少なく，その難しさについてあまり取り上げられてこなかったと言える．

おわりに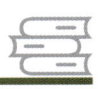

本章ではシングルデンチャーに関してその変遷をまとめてみたが，かなり多くの変遷ポイントが認められた．

使用する人工歯や，下顎のシングルデンチャーに対する対応法や考え方等は時代とともに大きく変わってきていた．特に第12版で述べられていたように，下顎無歯顎者にはインプラントの埋入が積極的に勧められるようになりつつあり，これは2002年の McGill コンセンサスの影響も強くあるのだろうと考えられた．また，我が国における教科書ではシングルデンチャーに関する記載に乏しいことがわかった．しかしながら，PTEP で紹介されてきたシングルデンチャーに対する様々な情報は現在でも非常に有用であり，我が国の教科書においても紹介されるべきではないだろうか．

筆者らの教室では，下顎のシングルデンチャーの症例に関して通常の全部床義歯を製作するケースもよく行われているが，やはりインプラントオーバーデンチャーのケースも徐々に増えつつあると感じている．また，人工歯に関しては，陶歯や金属歯ではなく，硬質レジン歯をよく用いているが，PTEP にも記載があったように，以前の人工歯に比べて耐摩耗性の非常に高い人工歯を用いれば，短期間での使用で再製を余儀なくされるような経験はあまりない（図11，12）．

引用文献
1) 日本補綴歯科学会（編）：歯科補綴学専門用語集，第4版．p54，医歯薬出版，東京，2015.

CHAPTER 23

第23章 無歯顎者に対する インプラント治療

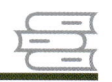

本章では，PTEP に記載されている，無歯顎患者に対するインプラント治療の変遷について調べてみたい．

無歯顎者へのインプラント治療に関する記述の変遷

PTEP においてインプラント治療に関する章が設定され始めたのは，1985 年発行の第 9 版からとなっている．

Brånemark らによるインプラントの臨床応用が開始されたのは 1970 年代であることを考えると，無歯顎者へのインプラント応用に関する解説はどちらかというと慎重であったと言えるかもしれない．

1. 第9版の記述

前述のように第 9 版からインプラントに関する記載が始まったが，そのタイトルは「Alternative treatment modalities for edentulous patients（無歯顎患者への代替治療手段）」となっており，インプラントという名称はタイトルに含まれていない．まず，冒頭には以下のような序論が記載されている．少し長くなるが，当時の無歯顎者へのインプラント治療に対する著者の思いが込もった文章であるため，紹介したい．

"これまでの章で述べた内容を応用すれば，すべての患者を満足させる全部床義歯を製作できると述べて，本書を締めくくりたいところである．しかしながら，臨床経験上，一部の無歯顎患者では，義歯を簡単には受け入れられない場合があることを認めないわけにはいかない．このことは歯科医師の技量の不足でもなく，臨床における努力に対する患者側の努力の不足でもない．臨床家として，我々は多くの患者が補綴装置に順応できないでいる事実を認めなければならない"

"このような患者の補綴治療にはその他の臨床的技術手法の応用や，心理的な理解のための努力が必要である．しかし残念なことに，このような場面に直面すると，歯科医師は難症例であるとか治療不可能な症例であるという理由や，患者の理解不足や順応性の不足から治療を断ろうとしてしまう"

"このような患者に対しては，（全部床義歯は）適切な治療ではないことは明らかで，外科的な前処置を含めて従来のすべての方法を試みても満足のいく成果が得られない時は，インプラントによる治療を考えなければならない"

つまり，あくまでも全部床義歯による治療を優先し，可能な限りの努力をした上でも患者が義歯を受け入れられない場合に，インプラントによる治療を適用すべきであるという立場を示

している.

引き続いて, インプラント治療が適応となる患者についての考察が述べられている. 興味深い内容をいくつか紹介する.

"心理的な研究によると, その他の臓器の喪失に比較すると, 歯の喪失に対しては患者が全く関心を示さなかったと報告されている. このことは, 歯を喪失することが一般的であることや, 喪失した歯に対する補綴治療による回復が成功していることに起因している"

現在でも同様な結果になるかどうかはかなり疑問であるが, 少なくとも当時はそのように考えられていたのかもしれない. 続いて, 義歯による治療に適応できない患者の特徴として, 以下のような患者はインプラント治療が適応となると述べられている.

① 義歯の維持を大きく阻害するような支持域の著しい形態変化

② 口腔周囲筋の協調不良

③ 粘膜組織の耐圧性の低下

④ 再発性の疼痛や補綴装置の不安定を生じさせる悪習癖

⑤ 補綴装置に対する非現実的な期待感

⑥ 義歯により引き起こされる強い嘔吐反射

⑦ 維持・安定に優れた義歯でも心理的に義歯を装着できない

そして, "さらに, 義歯に満足している患者でさえも, 義歯装着に伴う様々な不快症状を自覚しながら義歯に頼らざるを得ないことを, 仕方がないと諦めているこということも知らねばならない. 長期にわたるインプラントに関する研究によってその安全性が立証された時には, このような患者も適応に加えることができるだろう. このような進歩は, 補綴治療計画をより有利な方向に導くことができ, これまでの義歯の役割がかなり減少するだろう"ともある.

つまり, 現時点では義歯が優先されるが, インプラント治療が安全で容易に応用できるようになれば, 義歯に取って代わるだろうと予測されていた. 続いて, 「歯科インプラントの使用」という項目においてインプラントの発展の歴史やその科学的エビデンスが述べられている. 前半部分では, 以下のような文が記載されている.

"実験動物における歯科インプラントのデザインや材料の評価はほとんど行われていないにも関わらず, ヒトに対する治験の報告は非常に多い (Hulbert, 1975)"

"報告された多くの成功例はインプラント治療が成功したという信頼できる証拠というよりは, むしろ個々の患者の耐性を反映しているものが多い"

"多くのインプラントのうち何種類かは, 他の種類よりも失敗する速度が遅いということに過ぎず, 歯科インプラントは失敗する運命にあると思われる"

"骨膜下インプラントは, その支持範囲が広いため, 失敗する速度が遅い. そのためにある種類のインプラントが他よりも成功しやすいと錯覚してしまう"

"1980年にNIHがスポンサーとなったコンセンサス会議において, 現在既に使用されている各種のインプラントを使用するためのガイドラインの制定が試みられた. その際, 歯科インプラントに関係する歯科医師のグループが, 数人の臨床家から提供された過去の臨床データを検討したところ, やはり, 総合すると科学的根拠が不足していることが明らかとなった"

このように, 歯科インプラントが成功に至るまでの苦難の道のりを感じさせる内容となっている. 同項後半には次のような記載がある.

"この分野で成功の可能性を提示したのは, Brånemark ら (1977, 1981) のみである. 彼

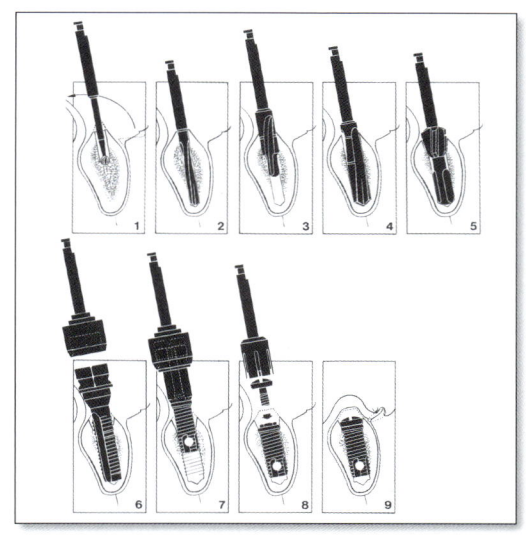

図1　第9版に掲載されている Brånemark インプラントの術式（一次手術）の解説（第9版より引用）

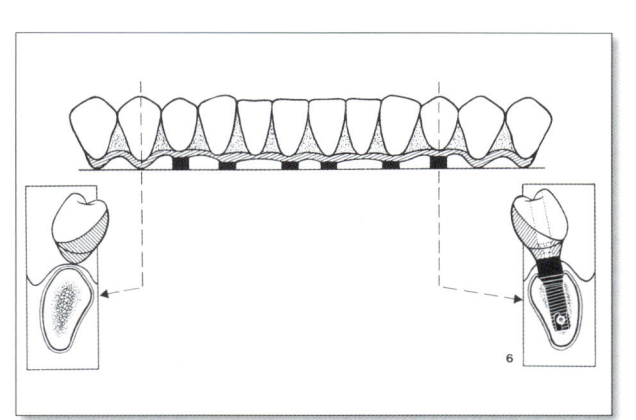

図2　前方部へインプラントを埋入し，遠心方向にカンチレバータイプとした補綴装置の解説．現在ではオーソドックスな上部構造とも言える（第9版より引用）

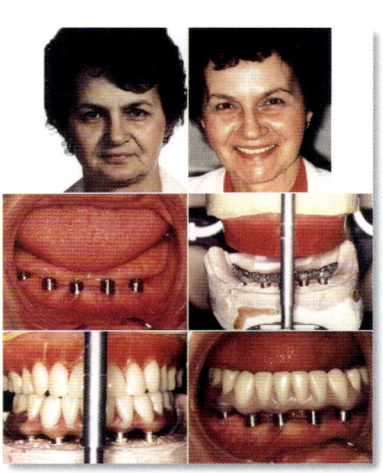

図3　Brånemark インプラントの症例（第9版より引用，第10版にも掲載されている）

らの臨床的インプラントの研究は長期間にわたる科学的な精査を行った唯一のものである"

"Brånemark は自身の研究結果をオッセオインテグレーションが生じた結果であると述べている"

　この記述から，Brånemark インプラントやオッセオインテグレーションが与えたインパクトが非常に大きいことがわかる．さらに，それらインプラントの骨との付着機構について簡単な表が掲載されているが，それを見ても，Brånemark インプラントとそれ以外のインプラントに分けられている．

　その後，具体的な症例が紹介されているが，やはり Brånemark のインプラントの症例となっている（図1～3）．そして最後は以下のように締めくくられている．

"Brånemark の研究に他の材料やインプラントを用いた場合には，同じ結果が得られるとは限らない"

"Brånemark の研究により他の材料，そして tissue integration の概念の適用が急速に発達するであろう"

"臨床における補綴は，無歯顎患者のための治療法の新しい時代に入りつつある．歯科インプラントは患者や歯科医師にとって注目の的となり，満足させるものとなるはずである"

まさに，本版における無歯顎者に対するインプラント治療に関しては，Brånemark 一色と言えるほど，彼の研究が評価されている．

ただ，その理由の1つとして，第9版から筆頭著者となった Zarb が Brånemark とともに同インプラント研究を行っていたという影響は否めない．

2. 第10版における記述

第9版のタイトルにはインプラントという用語は出てこなかったが，第10版では「Dental implants for the edentulous patient（無歯顎患者への歯科インプラント）」というタイトルに変更されている．

冒頭の序論に関して若干の内容は変更されているが，やはり，どうしても全部床義歯を装着することが困難な症例が存在することが述べられている．また，無歯顎者へ外科処置等を行い，義歯床下粘膜の面積を拡大したり，口腔前庭の拡張を行ったりすれば，義歯の安定をより向上させることはできる．しかしながら，結局は長期的に見ると説得力のある治療結果にはなかなか結びつかなかった．そのため，歯科医師はインプラントを始めとした代替治療法について開発を進めてきたと言える，といった主旨の内容が述べられている．

続いて，第9版と同じく「歯科インプラントの使用」という項目が設定されているが，内容は若干異なっている．前版では Brånemark のオッセオインテグレーションの確立に至るまでのインプラントに関する歴史が，研究者名を挙げて比較的詳しく述べられていたが，本版では，インプラントに関する誤解や科学的エビデンスの不足について，あるいは骨との結合状態の違いについて写真等を示しながら解説されている．

そして，科学的なエビデンスに関しては次の「The scientific era（科学的時代）」という項目の中で述べられている．その冒頭で，歯科におけるインプラントの応用の先駆けは Brånemark の研究であると述べられ，Brånemark によるチタン製のシリンダータイプのインプラントがオッセオインテグレーションを獲得することで，望ましい機能を回復し，さらに長期的な予後が報告されていることが述べられている．また，前版にも記載があった，義歯治療がどうしても困難な患者の7つの特徴は引き続き記載されている．

続いてインプラント治療の概要について述べられているが，前版になかった記載として，参考になるものを少し紹介したい．

"約10%のインプラントにおいて，オッセオインテグレーションの獲得に失敗する"

"インプラントの本数が3本，あるいはそれ以下の時はオーバーデンチャーによる治療も考えられる"

つまり，前版までは十分な実績がなかったために，インプラントの成功率に関する記載は行われていなかったが，徐々に Brånemark タイプのインプラントの高い成功率が明らかになりつつあることがわかる．それとともに，ついにインプラントオーバーデンチャーに関する記載が始まった．ただし，本版ではあくまでも名称の紹介だけで具体的な解説は見られない．

また，終盤に「Longitudinal Clinical Consideration（長期的な臨床的検討）」という新たな項目が追加されている．参考になる記載をいくつか紹介しておきたい．

"どのような治療方法においても，成功の基準を定める最大の理由は，公衆の口腔健康を守

るためである"

"我々が支持するインプラントの成功基準は，① 連結していないインプラントが臨床的検査を行っても不動を保っている（動揺しない）こと，② 歪みのない X 線写真上で，インプラント周囲に透過像を認めないこと，③ インプラント周囲骨の垂直的吸収が最初の 1 年経過後に 1 年あたり 0.2 mm を超えないこと，④ インプラントに起因する持続性の痛みや不快感がないこと，⑤ 患者と歯科医師双方が審美的に満足するような補綴装置の装着をインプラントデザインが妨げないこと，⑥ 前述の成功基準が各インプラントにおいて，5 年経過観察で最低 85%，10 年経過で最低 80% を達成していること"

このように，インプラント治療が徐々に行われ，その成否が臨床の分野で論じられるようになり，その成功基準を適切に定めることが重要になってきたと考えられる．

"この教科書を準備している時点では，米国の歯科医師会においてオッセオインテグレーションが認められているインプラントシステムは 2 つしかない．それは，Nobelpharma の Brånemark と，Interpore の IMZ インプラントである" ともあり，当時，Brånemark に加えて，IMZ が良好な結果を得ていたことが窺える．

3. 第11版の記述

第 11 版になると，インプラント治療に関する章が一気に増加し，かなり細かい項目に分けて述べられるようになっている．以下に章タイトルを列挙する．

「26. Implant-supported prostheses for edentulous patients（無歯顎患者へのインプラント支持補綴装置）」

「27. The significance of osseointegration（オッセオインテグレーションの意義）」

「28. Clinical protocol: implant-supported fixed prostheses（臨床プロトコル：インプラント支持固定性補綴装置）」

「29. Clinical protocol for treatment with implant-supported overdentures（臨床プロトコル：インプラント支持オーバーデンチャーによる治療）」

「30. Managing problems and complications（維持管理における問題点と合併症）」

すべての章について解説することは難しいが，これまでと同様の内容が述べられている 26 章における変遷をまず簡単に紹介したい（なお，29 章で述べられているインプラントオーバーデンチャーについては，別項にてその内容と変遷を検討する）．

さて 26 章では，第 10 版とほぼ同じ内容が解説されているが，ブレードタイプ等の各種インプラントに関する写真（図4）や，Brånemark および ITI のインプラントの写真等が加わっている（図5）．そして，成功基準について述べられている部分に若干の変更が加えられている．まず，前述の①～⑤は同じように成功基準として挙げられているが，それらに加えて「Conditions for application of criteria（基準の適用において必要な条件）」として以下の 5 つが加わっている．

① オッセオインテグレーションインプラントだけが，この基準によって評価されるべきである．

② この基準は個々の骨内インプラントに適用される．

③ 診断を行う時はインプラントに既に機能負荷が加わっていること．

④ 粘膜下にある健康なインプラントならびにその周囲骨に関しては評価に加えないほうが

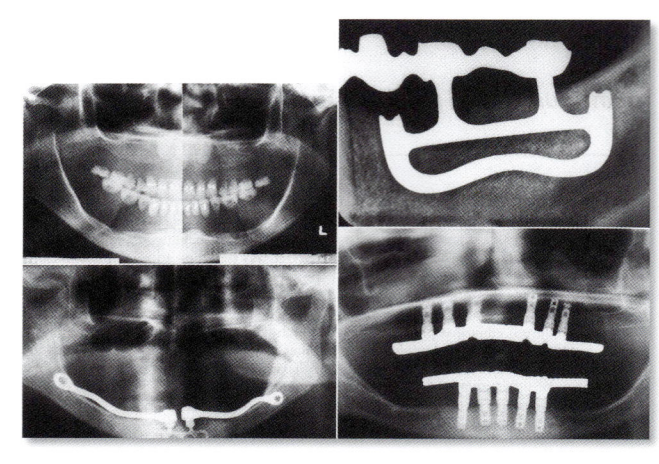

図4 第11版におけるインプラント（ブレードタイプ等）についての解説（第11版より引用）

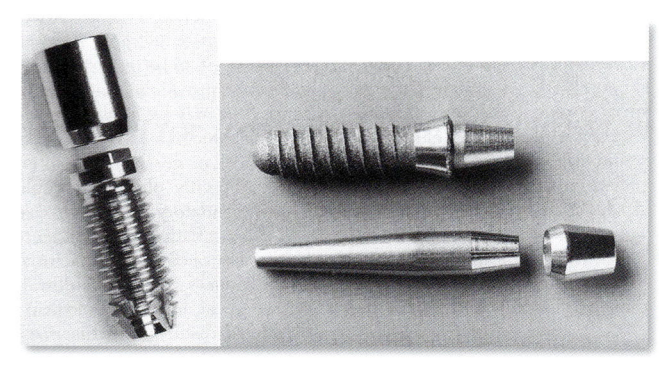

図5 第11版で推奨されている Brånemark インプラントおよび ITI インプラント．当時はまだ機械研磨のインプラントも多く用いられていた（第11版より引用）

好ましいが，合併症として記録するべきである．

⑤マテリアルやデザインに起因しない医原性の合併症に関しては，成功率の計算の際には分けて考慮するべきである．

なお，その他の項目に関しては，内容自体には大きな変更はないものの，これまでの版に比べて，細かな章に分けて解説されている．

4. 第12版における記述

第12版では，第11版で大幅に増えた5つの章に加えて最終章として「Implant prosthodontics for edentulous patients: Current and future directions（無歯顎患者へのインプラント補綴：現在と将来の方向性）」という章が加わっている．同章以外の内容に関しては，基本的には前版の内容を引き継いでいるが，変更されている箇所のうち，参考になる部分を紹介したい．まず，インプラントの「科学的時代」に関する項目に以下のような追記が行われている．

"残念なことに，多くの状況でインプラントへの移行の際にある種の典型的な反応が生じるようになってきている．以下の重大な理由によりこれには注意が必要である"

"従来の治療法の利点（機能的，審美的，費用的にも）が無視されていることは非常に大きな懸念である"

"インプラント埋入の外科的治療法だけに気を取られるよりも補綴的治療（義歯）のほうが受け入れられる場合がある"

"市販のインプラントシステムが爆発的に増加したことにより，科学的厳格さが重要視されなくなりつつある"

"いまだに我々が好んで使うのは，ノーベルバイオケアのシステムと ITI のシステムにとどまっている"

以上の記述が追加されたのは，前版刊行から 7 年が経過し，インプラントへの偏重が徐々に問題を引き起こしつつあるという状況への警鐘であると言える．また，第 10 版まで推奨されていた IMZ に代わり，ITI インプラント（現在で言うストローマンインプラント）をよく用いていると述べられている．

本版からは 1998 年のトロント会議（Consensus conference on treatment outcome criteria）の報告の有用性を認め，推奨しているとの記述とともに，表として掲載している．

なお，その中のインプラントの成功基準について，若干の変更が見られる．第 10 版で述べられた①〜⑤の項目のうちの「② 歪みのない X 線写真上で，インプラント周囲に透過像を認めないこと」が省略されている．

5. 第13版の記述

第 13 版では，無歯顎者に対する 1 つのオプションとしてのインプラント治療に関しては第 6 章の「Additional treatment planning options for both edentulous and potentially edentulous patients（無歯顎患者および潜在的無歯顎患者のための治療計画のさらなる選択肢）」という章の中で，これまでの内容がほぼそのままの形で掲載されている．

さらに「Part 5　Clinical Protocols Specific to Implant-retained and Implant-supported Prosthodontic Management（インプラント維持・支持補綴による管理に関する臨床プロトコル）」というセクションで，以下のような章が割り振られている．

「16. The science of osseointegration（オッセオインテグレーションの科学)」

「17. Implant overdentures（インプラント支持オーバーデンチャー)」

「18. Fixed full arch implant-supported prostheses for edentulous patient（無歯顎患者のためのインプラント支持固定性全顎補綴装置)」

「19. Maxillofacial prosthodontics for the edentulous patient（無歯顎患者のための顎顔面補綴)」

「20. Managing problems and complications（維持管理における問題点と合併症)」

「21. Immediately loaded complete dental prostheses（即時荷重全顎補綴装置)」

「22. Current and possible future directions in implant prosthodontics（インプラント補綴：現在と将来の方向性)」

以上のように，前版に比べてさらに章が増えて全 8 章で構成されている．顎顔面補綴の章では，インプラントを用いた顎顔面補綴の概略と診療ポイントが新たに加わっている．

さらに，即時荷重の補綴に関する章として，抜歯即時荷重での全顎補綴について，症例を紹介しながら解説が加えられている．

インプラントオーバーデンチャーに関する記述の変遷

1. 第11版の記述

前述のように，PTEP においては第 11 版からインプラントオーバーデンチャー（IOD）について独立した章が設定されるようになっている．その内容を簡単に紹介する．

まず，序論には IOD に至るまでに全部床義歯治療で考慮すべきポイントが述べられている．

① 全部床義歯の治療結果は歯科医師と患者の両者の要素に左右される．

② 治療の目標は適応可能な義歯の提供であり，それは多くの場合達成される．しかし，解剖学的・生理的状況は経時的に変化していくため，長期にわたる適応が得られるかどうかは定かではない．

③ 義歯に適応しない患者に対しては，義歯の支持域を拡大しても結局は長期経過を得ることは難しい．

④ オッセオインテグレーテッドインプラントは高い汎用性があり，予知性が高く，成功率の高いインプラント補綴治療の新しい時代の到来を告げるものであった．この技術により，治療を受ける患者の QOL は向上したが，同時に，無歯顎治療にかかる費用も急激に上昇した．そのため，従来のオーバーデンチャーの技術をインプラントと組み合わせて，費用対効果の優れたインプラント支持補綴装置とすることも可能となった．

⑤ 従来のオーバーデンチャーの有効性が高いことはよく知られている．そのため，IOD の低コスト化が望まれている．

以上のように，義歯による補綴から IOD による治療に至るまでの歯科医師への提言が述べられている．

そして，*"IOD は多くの無歯顎患者に対して標準的な治療（standard of service）として考慮に値するものである"*と，IOD の利点について強調されている．

その他の項目としては……

・オーバーデンチャーによる治療ゴール

・IOD に対する包含・除外基準

・インプラントシステムや術前診査，治療計画

・外科手術術式とオッセオインテグレーションの獲得

・補綴プロトコル

・デンチャーデザイン，人工歯排列，臨床・技工操作

・維持・固定装置の選択ガイドライン

・メインテナンスケア

以上のような項目で，IOD に関わる様々な内容が，充実した写真資料とともに解説されている（図 6 〜 10）．

2. 第12版の記述

第 12 版では基本的には前版と同じ内容が踏襲されているが，前述した序論の提言の 5 番目が省略され，以下のような記載に変わっている．

"義歯装着に問題があるという理由で，インプラントを希望する患者では，少なくとも臨床的かつ客観的に判断すると，実は良好な新義歯が必要なだけの場合が多い．患者はインプラントが義歯の技術や機能の不十分な点を補うものではないことを認識しなければならない"

その後の記述も若干ニュアンスが変わっている．

"以上より，我々はインプラント支持の補綴はほとんどの無歯顎患者，特に義歯に適応できない患者に対する標準的な治療であると考えている．しかし，経済的な問題，特に高齢者では収入が限られており，選択肢とならない場合が多い．一方，オーバーデンチャーの選択肢は，

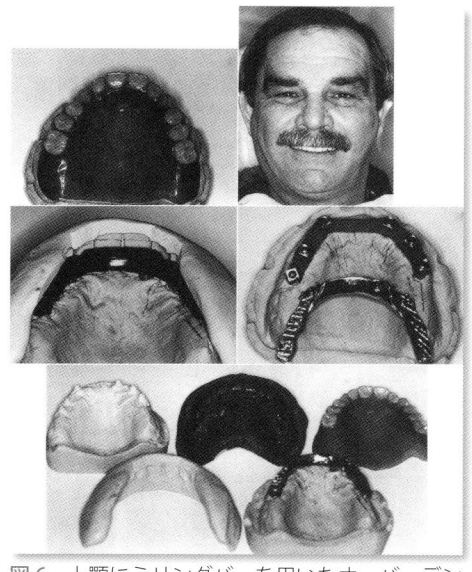

図6　上顎にミリングバーを用いたオーバーデンチャー症例（第11版より引用）

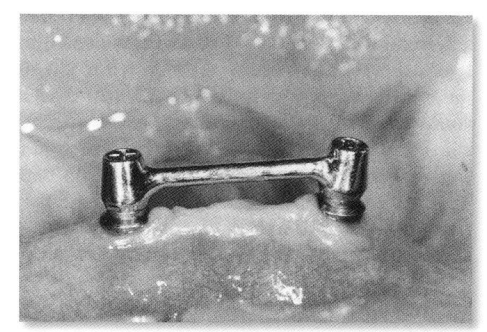

図7　インプラントを2本埋入し，バーアタッチメントを装着する2-IOD症例（第11版より引用）

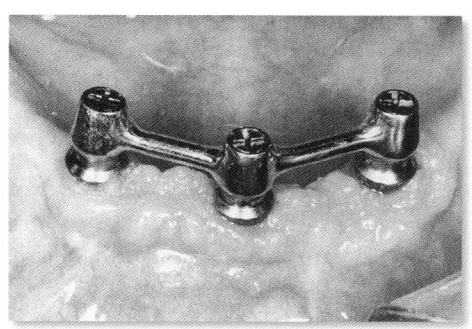

図8　インプラントを3本埋入し，バーアタッチメントを装着する3-IOD症例（第11版より引用）

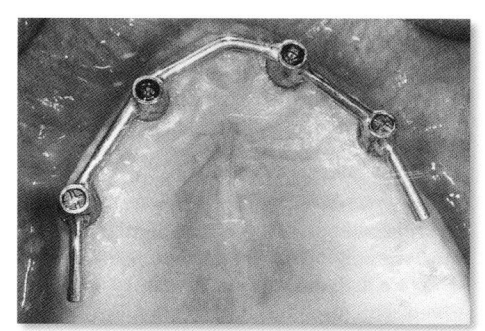

図9　上顎にインプラントを4本埋入し，バーアタッチメントを装着する4-IOD症例（第11版より引用）

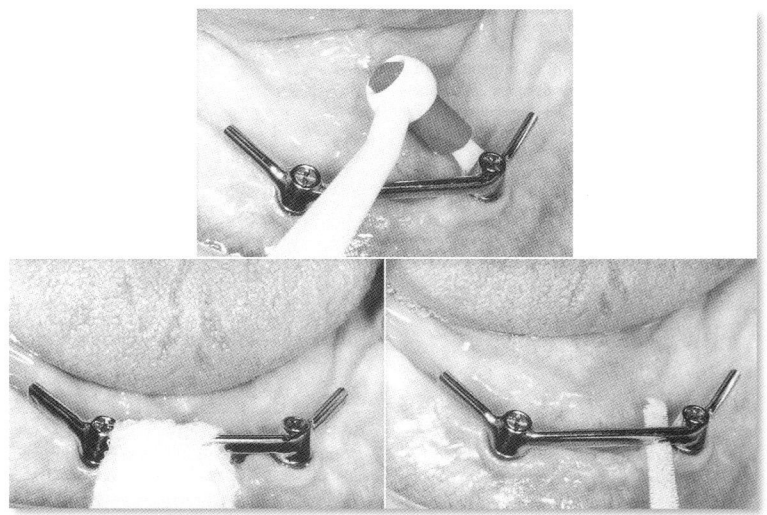

図10　メインテナンスの方法を示す写真．バーアタッチメントがよく用いられていたと考えられ，バーの下部をガーゼや歯間ブラシで清掃している様子が解説されている（第11版より引用）

より経済的に受け入れやすい*治療法であり，しかもほぼ同等の利点をもたらすと考えることができる"*

とは言え，その大意は変わらず，その他も同じ項目が挙げられており，内容も大きな変更は認められない．

3. 第13版の記述

第13版における序論でも，大半はこれまでの内容が引き継がれているが，いくつか追加と変更が認められる．全部床義歯の治療前の床下粘膜の外科的拡大に言及している部分で，「The older preprosthetic surgical technique（より古い外科的前処置）」と書かれていることから考えられると，現在ではあまり行われていないことがわかる．

また，*"天然歯上のオーバーデンチャーについては，天然歯の齲蝕や歯周病の懸念から，残念ながら長期経過等は予測ができない"* といった記述が追加されている他，*"オーバーデンチャー下のインプラントによって，ある種の感覚運動のフィードバックが現れる．これにより，咀嚼機能や咬合力，咀嚼能率が改善するとの研究が見られる"* と，インプラントによる義歯の固定がもたらす恩恵の1つとして，感覚運動に与える影響が述べられるようになった．その他，症例の写真がいくつか変更になっており，下顎正中にインプラントを1本埋入する1-IODの症例写真が掲載されているのも特徴である．その他の項目としてはほとんどが前版を踏襲しているが，内容がブラッシュアップされ，その記載量が徐々に増加しているように感じた．

我が国の全部床義歯学教科書における記述の変遷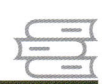

ここまでの章では，『全部床義歯補綴学』（林 都志夫）の初版（1982年）と『無歯顎補綴治療学』（細井紀雄，ほか）の第3版（2016年．いずれも医歯薬出版）における記述を比較し，その変遷をたどってきたが，前者ではインプラントに関する章は設定されていない．そのため，後者におけるインプラント治療に関する内容を簡単に紹介しておきたい．

1. 後者のインプラント治療に関する記述

同書では「インプラント義歯による治療」というタイトルで章が設けられており，「1. 無歯顎におけるインプラント治療の利点と欠点，2. インプラント材料に対する生体反応，3. インプラント治療の基本術式，4. 固定性上部構造，5. 可撤性上部構造（インプラントオーバーデンチャー），6. インプラント治療の有効性とその将来」の6項目に分けて解説されている．それぞれの項目は短い内容であるが，IODに関しては利点や欠点，治療手順，アバットメントの選択等，比較的詳しく解説されている．

ただし，それでもやはりPTEPに比べるとその情報量は少ないと言えるが，IODの適応症例が増えるにつれて，今後の改訂で徐々に充実していくことが予測される．

おわりに

本章では無歯顎者に対するインプラント治療についての記述の変遷について調べてみたが，1980年代（第8版）までは，インプラントに関してはまだ十分な臨床応用がなされていなか

ったために紹介されておらず，第9版からようやく章が設けられるようになった．

　つまり，第9版〜第13版で計5回の改訂が行われたことになるが，当然ながらその分量は徐々に増え，第9版では10ページ程度だったものが，最新版の第13版では100ページ近く，つまり全ページ数の1/4近くがインプラントに関係する内容となっている．そのため，本章では残念ながら細かい項目内の変遷等は解説できず，あくまでも序論やIODに関する項目の紹介にとどまっている．

　ただ，ここで紹介した内容の中でも，第9版の序論によると，インプラントの利用は全部床義歯で行えることをすべて検討した上で，それでも無理な場合に適用となるという記載であったが，第12版では，IODは無歯顎者に対する標準的な治療であると述べられているように，インプラントの利用がより一般的に行われるようになってきたことがわかる．

あとがき

エビデンス時代の義歯治療に必要なもの

　「医療は科学的根拠に基づいて行われるべきだ」と言われて久しいが，全部床義歯臨床にはいわゆる研究論文による「エビデンス」は残念ながら十分とは言えない．そのため，エビデンスのみを重視して，論文で有効性の証明されていない方法を省略し，最低限の手法だけを探求したり，"この方法だと上手くいくのだからエビデンスや理由は必要ない"とエビデンスを否定したりする見解もあるようだ．両者はある意味でどちらも怠慢であると私は思う．前者はより良い義歯を患者へ提供するという努力を，後者はなぜその方法が上手くいくのかを考察し，後世へ遺す努力を怠っている．なぜなら，論理性に欠けた根拠の乏しい方法は，たとえそれがどんなに有効な方法であっても，結局は多くの人に受け入れられず，後世に伝わらないことはこれまでの歴史が証明しているからである．そのことは，本書を読んだ読者ならきっと理解してくださるだろう．よって，良い方法であればあるほど，理論と根拠を大切にしておかねばならない．たとえ研究論文によるエビデンスが不足していたとしても，正しい論理で説明できる医療を患者へ提供しなければ，それは民間療法となんら変わらないのではないだろうか．

　つまり，「義歯臨床に魔法はない」と私は考えている．義歯が口腔内で機能する事象はすべて物理現象として証明できるはずであり，治療に用いられる臨床手法はすべからく，なぜそれを選択したか，あるいはなぜ有効なのかについて，多くの人が理解・納得できる"論拠"を内包していなければならない．そのような臨床手法を正しく次世代へ伝えていくことが，これからの義歯教育にとって重要なことではないだろうか．

　最後に，本連載記事の執筆から本書の編集に至るまで多大なサポートをしてくれた医歯薬出版の上田雄介氏ならびに山﨑聡子氏，また私が執筆に専念できる環境を整えてくださった前田芳信教授や池邉一典教授，診療グループの同僚や家族に心から感謝を伝えたい．

2019年2月

松田謙一

PROFILE

著者・監修者プロフィール

松田謙一 Kenichi Matsuda	2003年　大阪大学歯学部 卒業 2007年　大阪大学大学院歯学研究科 修了　学位取得（歯学博士） 2007年　大阪大学大学院歯学部附属病院　第二補綴科 医員 2009年〜 大阪大学大学院歯学研究科　顎口腔機能再建学講座 　　　　有床義歯補綴学・高齢者歯科学分野 助教
前田芳信 Yoshinobu Maeda	1977年　大阪大学歯学部 卒業 1981年　大阪大学大学院歯学研究科 修了 1984年　大阪大学歯学部歯科補綴学第二講座 講師 1992年　大阪大学歯学部歯科補綴学第二講座 助教授 1997年　大阪大学歯学部附属病院総合診療部 教授 2006年　大阪大学歯学部附属歯科技工士学校学校長（併任） 2007年　大阪大学大学院歯学研究科　顎口腔機能再建学講座 　　　　歯科補綴学第二教室（現：有床義歯補綴学・高齢者歯科 　　　　学分野）教授 2014年　大阪大学歯学部附属病院病院長（併任） 2017年〜 大阪大学大学院歯学研究科 特任教授・名誉教授 　　　　オーラルケアステーション本町歯科 院長

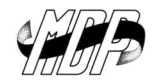

全部床義歯臨床のビブリオグラフィー
時代を映した材料・手技・コンセプトに
見る教育・臨床の変遷　　　　　　　　ISBN978-4-263-44545-7

2019年2月20日　第1版第1刷発行

著　者　松　田　謙　一
監修者　前　田　芳　信
発行者　白　石　泰　夫
発行所　医歯薬出版株式会社

〒113-8612　東京都文京区本駒込1-7-10
TEL. (03) 5395-7638 (編集)・7630 (販売)
FAX. (03) 5395-7639 (編集)・7633 (販売)
https://www.ishiyaku.co.jp/
郵便振替番号 00190-5-13816

乱丁, 落丁の際はお取り替えいたします　　　印刷・木元省美堂／製本・榎本製本